「傷寒・金匱」薬方大成

中川 良隆

七味編

源草社

「傷寒・金匱」薬方大成　七味編

序　文

　やっと、『「傷寒・金匱」薬方大成　七味編』を上梓出来て、嬉しい。平成27年の12月、六味編の上梓を終えた時、やれやれ、これで登山に例えれば八合目に達したかな、とほっとしたが、いざ七味編に取り掛かると、それはとんでもないことと思い知らされた。

　七味薬方で薬価に収載されているものは、黄耆建中湯、黄連湯、葛根湯、芎帰膠艾湯、桂枝加厚朴杏仁湯、桂枝加竜骨牡蛎湯、柴胡桂枝乾姜湯、小柴胡湯、大柴胡湯、半夏瀉心湯、苓甘姜味辛夏仁湯の11方であるが、いずれも重要処方であり、特に葛根湯、小柴胡湯、大柴胡湯は正に横綱である。ちなみに、小柴胡湯の傷寒論・金匱要略の条文は関連条文まで含めて28条に及び、桂枝湯、大承気湯に次いで第3位である。更に、条文そのものの内容の濃いものが多く、その解釈に難渋した。一方、重要処方だけに、これら治験は厖大である。このため、本シリーズの当初試みていた可及的に多くの症例を集め、それを整理し、その中から方剤の姿を浮かび上がらせようとする作業までは手が回らず、治験は主に私のもので体裁をととのえた。時間がかかろうとも、それをやり遂げるのが筋と思うも、正直にいって私には残された時間が少ない。条文の全てに当たり、そこから方意を探るという基本的検討のみでも、とに角、本シリーズを最後までやり終えることを優先した。抜け落ちたものは後学の先生方にお任せする。このような気持ちで作業を進めた。

　これまでも、序文で何度か述べてきたように、この仕事が傷寒論、金匱要略の研究の、どんなに小さかろうと、礎石の一つとなれば本望である。

　本稿を今改めて読み返して、文がくどくどしく分かりにくいことが気になる。偏に自分の頭の中の整理が十分でないからで、これも限られた時間の中での見切り発車の結果といえよう。

以上、あれやこれやの不満はあるも、私の現時点での一つのまとめとして、ご了承いただければ幸いである。

　最後に、本書の上梓にあたり、当院職員 北村由香理さんの献身的な協力のあったことを申し述べ、厚くお礼を申し上げる。また、源草社の吉田幹治さんには、販路の限られた、このような書の発行を心よく引き受けて下さり、誠に有り難く感謝する。

平成 29 年 10 月吉日
中川　良隆

凡　例

1) 本書は、『東靜漢方研究室』の通巻 No.177 より、通巻 No.191 にわたって連載した「傷寒・金匱の七味薬方の検討」をまとめたものである。
2) 『東靜漢方研究室』の連載では、小柴胡湯を例にとれば、小柴胡湯の内容、小柴胡湯の構成生薬、小柴胡湯の方意、小柴胡湯の運用、まとめの順に記述した。
3) 本書では、まとめを最初にもってきて point として示し、次いで薬方の内容、方意、運用とした。
4) 構成生薬の解説は別にまとめて、利用の便を図った。その大部分は既刊の六味編までに述べているので、例えば、柴胡は『「傷寒・金匱」薬方大成 六味編』で詳述したので省略する、と記した。
5) 中核としたテキストは、大塚敬節の『傷寒論解説』『金匱要略講話』、金子幸夫の『傷寒論解説』『金匱要略解説』、龍野一雄の『新撰類聚方』、及び中国・中医研究院編『傷寒論』『金匱要略』である。
　その他、巻末に示した書も常時参考にしたが、特に奥田謙蔵の『傷寒論講義』は考え抜かれた的確にして簡潔な記述で、現代の傷寒論研究の礎とされるべきものと考えられ、最も多く参考にさせて頂いた。
　構成生薬では、浜田善利・小曽戸丈夫の『意釈神農本草経』、吉益東洞 著・尾台榕堂 註・西山英雄 訓訳『和訓重校薬徴』、荒木性次の『新古方薬嚢』、伊田喜光 総監修『傷寒・金匱薬物事典』を主な参考書とした。
　また、龍野一雄の『傷寒論・金匱要略要方解説』の生薬解説も理解し易く、随分参考にさせて頂いた。
　生薬解説の参考書がかなり片寄ったものとなっているとの批判があろうが、これに関する私のスタンスは『「傷寒・金匱」薬方大成 一味・二味編』の序文で触れておいた。
6) 新旧字体の使い分けは、テキスト自体が既に新旧字体が入り乱れていたり、更に別体字を使用したものもありで結構煩雑であるが、原則として引用文はそのまま、解説文は新字体に統一した。
7) 文中の方意の解説で示す条文は旧字体で統一した。別体も旧字体に直した。

例えば、テキストの"脉"は"脈"とした。
また、読点、句点は、原則として読点で統一した。どこに読点を振るかは確固とした条文の理解に基づくものでなく、かなり直感的なものであることを述べておく。

8) 解説文に於いて、引用文は「　　」で、その語とか語句を強調する場合は"　　"で示すことを原則とした。

9) 薬方の内容の項で、"諸家の〇〇湯方"として示した図表中、"右七味云々"となっているものが多い。これは原典の縦書きを横書きにしている為で、"左七味"とでも直そうと思ったが、原典のままとした。

10) 大塚敬節・矢数道明の『経験・漢方処方分量集』、龍野一雄の『漢方処方集』の常煎法につき記しておく。

『経験・漢方処方分量集』

「薬剤はすべて大人 一日量で、特に示されていない場合は、一日分に

水六〇〇cc（約三合三勺）加えて、約一時間位、細火にかけて三〇〇cc（約一合七勺）に煮つめ、これを一〇〇cc（五．五勺）宛三回、または一五〇cc（八勺）宛二回に分けて食前一時間或は食間空腹時に温服するものである」

『漢方処方集』

「常煎法　一日分につき水四〇〇（二合）を以て煮て二〇〇（一合）に煮つめ、滓をこして取去り、食前三回に分服する」

目　次

序　文 (1)
凡　例 (3)

■■■■■ 七味藥方

黄耆建中湯	11
黄土湯	29
黄連湯	37
葛根湯	51
甘草瀉心湯	85
芎帰膠艾湯	103
桂姜棗草黄辛附湯	117
桂枝加厚朴杏仁湯	145
桂枝加竜骨牡蛎湯	155
桂枝去芍薬加蜀漆牡蛎竜骨救逆湯	185
桂枝二越婢一湯	205
桂枝二麻黄一湯	219
桂麻各半湯	231
厚朴七物湯	253
柴胡去半夏加栝楼湯	263
柴胡桂枝乾薑（姜）湯	273
小柴胡湯	297
旋復花代赭石湯	365
大柴胡湯	383
大青竜湯	429
竹葉石膏湯	467
当帰四逆湯	477

治馬墜及一切筋骨損方 …………………… 493
半夏瀉心湯 ……………………………… 499
文蛤湯 …………………………………… 519
牡蛎沢瀉散 ……………………………… 529
苓甘薑（姜）味辛夏仁湯 ……………… 535

◆ 附．七味薬方　**構成生薬**

阿膠（あきょう）〈三味編 p.505〉
黄耆（おうぎ）〈三味編 p.510〉
黄芩（おうごん）〈三味編 p.512〉
黄連（おうれん）〈一味・二味編 p.372〉
海藻（かいそう）　547
艾葉（がいよう）〈三味編 p.516〉
葛根（かっこん）〈四味編 p.452〉
栝楼根（かろこん）〈一味・二味編 p.375〉
乾姜（かんきょう）〈一味・二味編 p.378〉
甘草（かんぞう）〈一味・二味編 p.381〉
枳実（きじつ）〈一味・二味編 p.385〉
芎藭（きゅうきゅう）〈四味編 p.477〉
久用炊単布（きゅうようすいたんふ）　550
杏仁（きょうにん）〈一味・二味編 p.389〉
桂枝（けいし）〈一味・二味編 p.390〉
膠飴（こうい）〈六味編 p.399〉
粳米（こうべい）〈三味編 p.529〉
厚朴（こうぼく）〈三味編 p.530〉

五味子（ごみし）〈四味編 p.460〉
柴胡（さいこ）〈四味編 p.462〉
細辛（さいしん）〈三味編 p.533〉
芍薬（しゃくやく）〈一味・二味編 p.403〉
熟地黄（じゅくじおう）〈一味・二味編 p.397〉
生姜（しょうきょう）〈一味・二味編 p.406〉
商陸根（しょうりくこん）　553
蜀漆（しょくしつ）〈三味編 p.541〉
石膏（せっこう）〈四味編 p.475〉
旋覆花（せんぷくか）〈三味編 p.543〉
竈中黄土（そうちゅうおうど）　555
大黄（だいおう）〈一味・二味編 p.411〉
代赭石（たいしゃせき）〈三味編 p.545〉
大棗（たいそう）〈一味・二味編 p.413〉
沢瀉（たくしゃ）〈一味・二味編 p.416〉
竹葉（ちくよう）　557
通草（つうそう）　558
葶藶子（ていれきし）〈一味・二味編 p.421〉

当帰（とうき）〈一味・二味編 p.422〉
桃仁（とうにん）〈三味編 p.550〉
人参（にんじん）〈三味編 p.551〉
敗蒲（はいほ） *560*
麦門冬（ばくもんどう） *411*
半夏（はんげ）〈一味・二味編 p.427〉
緋帛（ひはく） *561*
白朮（びゃくじゅつ）〈一味・二味編 p.432〉

茯苓（ぶくりょう）〈一味・二味編 p.434〉
附子（ぶし）〈一味・二味編 p.435〉
文蛤（ぶんごう） *562*
牡蛎（ぼれい）〈一味・二味編 p.440〉
麻黄（まおう）〈一味・二味編 p.441〉
乱髪（らんぱつ）〈一味・二味編 p.448〉
竜骨（りゅうこつ）〈三味編 p.565〉

七味薬方

黄耆建中湯
おうぎけんちゅうとう

POINT

①本方は金匱要略の血痺虚労病篇の小建中湯に続いて収載されている。
②本方条文は"虚労裏急、諸不足、黄耆建中湯主之"といたって簡単で、その方意の理解を困難にする。
③"虚労裏急"は小建中湯の検討で詳述した。
④"諸不足"の解釈がむずかしく、諸家により種々の見解が述べられているが、荒木性次は"不足より起る諸證の意"と解している。
⑤気血が不足しているだけでなく、各々の臓腑の本来的働きが阻害され衰えた（つまり不足した）病態も含め、そして生体の各々のまたその時々の、の意を込めて"諸"と総括したと理解し、荒木の説に賛成する。
⑥本方は、小建中湯に黄耆を加えたものであり、小建中湯が"裏虚に基づく虚労諸症"（龍野一雄）に用いられるに対し、主として表（軀殻）に向かい表湿を去りその本来的機能を活発にする（正常にする）黄耆を加えることで、表裏の虚損に対する、と理解してよかろう。
⑦本方方後に三通りの加減が記されている。これは後人の註釈で必要ないものとする立場もあるが、金子幸夫、及び中国・中医研究院編『金匱要略』は、各々３つの独立したケースとして中医学的に解説する。一方、荒木は一連の病態の流れの中でこれを理解しようとする。荒木のスタンスに賛成する。
⑧後人の註釈だからとして、しりぞけることに賛成出来ない旨を述べた。
⑨本方は薬価に収載されているが、私には呈示し得る程の症例は多

くない。つい使い慣れた小建中湯に手が行く。
⑩拙著に報告した症例を再載し、参考に荒木の症例を引用させていただいた。

黄耆建中湯の内容

図表1は、大塚敬節の『金匱要略講話』、龍野一雄の『新撰類聚方』、金子幸夫の『金匱要略解説』、及び中国・中医研究院編の『金匱要略』で黄耆建中湯方をみたものである。

条文に各書で異同をみない。方に於いては、龍野は各生薬名とその分量を明記し、(用法小建中湯に同じ)、と作る。類聚方という書の性格上このようにするのが適切と考えたのであろう。他は全て"於小建中湯内、加黄耆一両半、余依上法"である。

図表2は、諸家の黄耆建中湯方である。

奥田の量は1回量であるから、これを通常1日、2、3回服すとなると、他の2倍、或いは3倍量となるものもある。荒木、龍野の黄耆の量は桂枝の半量だが、他は同量である。森田の膠飴の量が少ない。これらの違いは規格化された工場製品でなく、あくまでも天然のものということで、その産地による違い、品質の問題等々があって、避けて通れないだろう。それに、何よりその使用者の病理観、経験が加味されるので、むしろ差があって当然ともいえよう。

そもそも漢方は、本質的にこのようなもの、といえるかも知れない。それをいかにして効かせようかとの努力も、漢方治療の基底の一画をなしていると思う。

図表 1　黄耆建中湯の条文とその方

大塚敬節『金匱要略講話』 "虚勞裏急。諸不足。黄耆建中湯主之。"（金・血痺虚勞病） 黄耆建中湯方 　　於小建中湯內。加黄耆一兩半。餘依上法。○氣短胸滿者。加生薑。腹滿者。去棗。加茯苓一兩半。及療肺虛損不足。補氣加半夏三兩。
金子幸夫『金匱要略解説』 "虚勞裏急、諸不足、黄耆建中湯主之。（於小建中湯內、加黄耆一兩半、餘依上法。氣短胸滿者加生薑。腹滿者去棗加茯苓一兩半。及療肺虛損不足、補氣、加半夏三兩。）"（金・血痺虚勞病）
龍野一雄『新撰類聚方』 "虚勞、裏急、諸不足、本方主之、"（虚勞） 黄耆建中湯 　　黄耆 一両半　　桂枝 三両去皮　　甘草 三両炙　　大棗 十二枚擘　　芍薬 六両　　生薑 三両切 　　膠飴 一升　　（用法小建中湯ニ同ジ） 気短胸満者、加生薑、腹満者、去棗、加茯苓一両半、及療肺虛損不足、補気加半夏三両、
中国・中医研究院編『金匱要略』 "虛勞裏急，諸不足，黄耆建中湯主之。"（金・血痺虚勞病） 黄耆建中湯方 　　於小建中湯內加黄耆一兩半，餘依上法。氣短胸滿者加生薑；腹滿者去棗，加茯苓一兩半；及療肺虛損不足，補氣加半夏三兩。

図表2　諸家の黄耆建中湯方

	桂枝	甘草	大棗	芍薬	生姜	黄耆	膠飴	
荒木性次 『新古方薬嚢』	3.0g	3.0g	4.0g	6.0g	3.0g	1.5g	26.0g (堅き赤きあめ)	右七味の中あめ以外の六味を水一合四勺を以て煮て六勺に煮つめ、滓を去り赤あめを内れ、再び火にかけ極く弱い火にてよくかきまわし乍ら温め熔かし、一日三回に分けて温服すべし。
奥田謙蔵 『漢方古方要方解説』	1.8g	1.2g	1.8g	3.6g	1.8g	1.8g	16.0g	右七味、水一合四勺を以て、先づ六味を煮て六勺を取り、滓を去り、後膠飴を入れ、更に微火にて溶解せしめ、之を一回に温服す(通常一日二、三回)。
大塚敬節・矢数道明 『経験・漢方処方分量集』	4.0g	2.0g	4.0g	6.0g	4.0g (乾一.〇)	4.0g	20.0g	右法の如く煎じ滓を去り膠飴二〇.〇を加え再び火に上せ煮沸すること五分間にて止め温服す
龍野一雄 『漢方処方集』	3.0g	3.0g	3.0g	6.0g	1.0g (干姜)	1.5g	20.0g (水飴)	水二八〇を以て煮て一二〇に煮つめ、滓を去り、水飴を加え、一日三回に分服 便法；常煎法
森田幸門 『金匱要略入門』	小建中湯内に、黄耆1.5を加えよ。餘は上法に依れ。							

【参考】小建中湯

	桂枝	甘草	大棗	芍薬	生薑	膠飴	
森田幸門 『金匱要略入門』	3.0g	2.0g	4.0g	6.0g	3.0g	8.0g	以上六味、水700瓧をもつて煮て300瓧となし、濾過して之に膠飴を投入し、再び微火を以て煮て溶解し、100瓧を温服すること一日三回せよ。

黄耆建中湯の方意

> 虚勞裏急、諸不足、黄耆建中湯主之、(金・血痺虚勞病)

　小建中湯も"虚勞裏急"で、これについては小建中湯の検討で述べた。簡単に復習しておく。
「虚勞」。「虚損勞傷の略称で、勞怯ともいう。五臓の全てが虚して、不足して生ずる多くの疾病の総称である。(中略) 長いこと病気で体が弱っているものが虚で、久しく虚して回復しないものが損、虚と損が長びいたものが勞となる。虚・損・勞は病状の変遷であり、互いに関連がある。(中略) 現代病名では肺結核などに相当する」(『漢方用語大辞典』)。
"五臓の全てが虚し"は、心・肝・脾・肺・腎の5種の臓器全てが虚しで、この場合の"虚"は不足する意と考えられ、当然正気、陰血の不足を意味しているのであろう。
　一方、中国・中医研究院編の『金匱要略』は、「過勞その他の原因で身体が衰弱、消耗し、病気になるから、虚勞と言ふ。虚勞病の範囲は非常に広いが、後世言われる肺癆とは異なる」と記し、『漢方用語大辞典』とその見解を異にする。中国・中医研究院編『金匱要略』に従う。
　しかし、疲れ、体力のなくなった病態であるから、正気、陰血の不足はあるとして、それのみでは虚勞といわない。金匱要略の虚勞病篇の条文の症候をみると、多くの矛盾症候が記されており、ここに勞の病の本質がある。つまり、疲れ、体力のなくなった病態にこの矛盾症候を呈する病理が加味され、初めて"虚勞"となる。矛盾症候は往々にして疲れ切っている際にみられる現象である、と述べた。
　本方証は、まずこの"虚勞"の病態であると大枠をはめる。
　そして"裏急"である。
「裏急」。
　荒木性次、「裏急とは裏のつまりたること」(『方術説話 第四巻』)。
　大塚敬節、「下腹が突っ張って」(『金匱要略講話』)。
　龍野一雄、「裏急は腹部がつれるとの意で、つれるのが腹筋であっても腸管であってもいいのだから、古方家は之を直腹筋が緊張するものとして解してそれを小建中湯の大切な腹証にしているが、実際には直腹筋だけとは限らない。また反対に腹壁が軟弱なこともある。腸管にとれば腹中で何かつれる感じとし

てもよく、そのつれるのが腸管の蠕動が急に昂るために起ったもの、或は部分的な痙攣であってもいいわけだ」(『漢方医学大系⑧・漢方入門1』)。

柔軟に、かなり広義に解釈している。上述した虚労という枠内ではこの解釈の方が似つかわしい。虚労であるから、その動きはがたぴしとし、無秩序に左右に大きく揺れる。例えば腹筋がコチコチかと思えばフナフナであったりする。

森田幸門、「腹内が拘攣して急迫し」(『金匱要略入門』)。

何任、「腹中のひきつれるような痛み」(『金匱要略解説』)。

金子幸夫、「腹部が拘急」(『金匱要略解説』)。

中国・中医研究院編『金匱要略』、「腹部が突っ張って気持が悪く感じ」。

以上、手持ちの書で裏急を調べてみると、種々に表現され、その意味するところも微妙に異なる。まず部位であるが、下腹、腹部、腹内、腹中、と色々である。表は体表をさし、裏は主に腹部の内臓をさすから、腹中と訳すのが正確であろう。勿論、"腹が痛い"とか"お腹が気持ちわるい"と日常茶飲に口にする"腹""お腹"は、殆どが腹中の意であるから腹とか腹部でも誤りではなかろうが、厳密性、正確性を持たせればやはり腹中がよいであろう。では、何故、腹中急という言葉を用いず、わざわざ裏急と表現したのだろうか。これはあくまでも表でなく、裏に問題の本質があるとの病理観を強調する為と考える。

次に、"裏急"の"急"であるが、多くは引きつれ、拘急、拘攣と訳されている。しからば、何故裏拘急とでもしないのか。

柴崎保三は、「これでもまだ追いつけぬかと、いらいらした心持を急という。追求するときの気持である。転じて筋などが弾力性を失うてひきしめられる状態となるを又急という」「急とは心が何かに引きつけられてあせること、つまり緊張の過ぎた状態をいう」「及とは逃げる相手に追いつく意を寓した文字である。これでもまだ追いつけぬかといらいらした気持、それが急である」と解説する (『鍼灸医学大系③・黄帝内経素問』)。

また、素問の"天気以急"を天の気、つまり陽気がせまり来るような状態と解釈する。"風雲急を告げる"なる言葉もある。

『漢方用語大辞典』で"裏急"をみると、「①筋脈の攣縮のこと。②腹内の気が促迫すること」とある。単なる筋の引きつれだけではなさそうだ。

また、白川静の『字通』で、"急"の訓をみると、「①すみやか、いそぐ、あわただしい。②はげしい、きびしい、あくせくする。③さしせまる、大事な、重要なこと」とある。ここに筋の攣縮はない。

以上、急の字義を調べてみると、単純に筋の攣縮としてよいものかとの疑問を覚える。やはり、腹内の気が急迫するとか腹中があわただしい、あくせくし

ている、何か大事がさし迫っている感がするというのが原義で、その結果の症候として筋の引きつれ、攣縮があると理解すべきではなかろうか。

　傷寒・金匱の条文で、"急"の字のみられるのは、大柴胡湯の"心下急"、薏苡附子敗醬散の"腹皮急"であり、小建中湯、黄耆建中湯、茯苓甘草湯、八味丸、当帰生薑羊肉湯の"裏急"であり、温経湯、焼褌散の"少腹裏急"である。これら条文は"急"を上記原義の如く解釈する方がより素直に納得出来る。

　例えば、大柴胡湯の"……先与小柴胡湯嘔不止、心下急、……"は単に心下の筋が攣急しているだけではない。

　薏苡附子敗醬散の"腸癰之為病、其身甲錯、腹皮急、……"も、単に腹皮が張っているだけではない。或いは下手をすると破れてしまうかも知れないとの緊迫感が込められている。

　以上の如く裏急を理解して、では何故"虚労裏急"と、虚労に続けて裏急を持ってきたのであろうか。

　これは虚労の病理が建中湯の"中"、つまり腹中に於いてまず展開し、全身に拡散するということではないか。

　その具体的な症候としては、小建中湯の条文の悸であり、衄であり、腹中痛であり、夢失精なのである。これを図示すると下図の如くになろう。

　この視点からも、腹が突っ張るとか、腹部がつれるとか、腹中が引きつれる

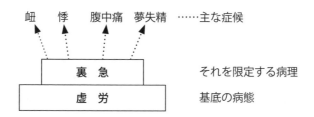

と裏急を解釈すると、"衄""悸""腹中痛"等と同レベルの一症候となって、適切でないことが分かる。

　さて、ここで本方条文に戻って、"虚労裏急、諸不足、黄耆建中湯主之"をみるに、具体的な症候は何一つ記されていない。が、"虚労裏急"で小建中湯の条文に記された症候は当然あってよい、いやあるべきである。では続く"諸不足"はなにが不足するのだろうか。

　再び、諸家の見解に耳を傾けてみよう。

　荒木性次、「諸不足しょふそく、不足より起る諸證の意、例えば外に在りては自汗盗汗痛痒の類、内に在りては悸腹中痛腹滿の類、上部に在りては衄目瞑

目眩等の類、下に在りては大便小便の自利不利の類、中部に在りては喘短氣胸滿の類の如し。（中略）虛勞より來り裏急を主として諸の不足の證を發する者は黃耆建中湯之を主どると謂ふ也」（『方術説話 第四巻』）。

"諸不足"をそのまま解釈しようとすると、諸、もろもろで、つまり何の不足かが問題の中心となってしまう。荒木の"不足より起る諸証の意"の訳はこの意味でさすがだと思う。そして具体的にその不足に基づく症候を列記しているのも、本方運用上大変参考になる。ただ、荒木はそもそも何が不足するのかに直接言及していない。各自、自分の頭で考えろということか。単純に気、血をいっているのではないと思う。私は以前虚労について、それを社会に例え、次のように述べたことがある。食糧を初めとする日常生活用品が、社会全体としてみるとさして不足してはいないが、偏在して不平不満が鬱積して社会の乱れている状況、これに類する病態が虚労ではないか、と。この視点に立つと、気血の不足とだけはいいきれない。

本条文は冒頭に虚労と記し、本病態の大枠を規定している。荒木の列記している上記症候は、全て結果としてのそれである。これらはいってみれば、各々の臓腑、器官、組織の本来的働きが阻害され衰えた、つまり不足した結果といえる。とすれば"諸不足"の"不足"は、この本来的働きの不足ということになる。生体の各々の、またその時々の、の意を込めて"諸"と総括したのではないか。

他の説にも一応目を通しておこう。

大塚敬節、「『もろもろの不足』というのは、たくさんあって書けないから、体力、気力、その他、いろいろの足りないもののことを云っているのですが、黄耆の用い方がわかれば、わかってくるわけです」（『金匱要略講話』）。

龍野一雄、「諸不足は六脈不足とも、表裏共に虚すとも、気血共に虚すとも、何とでもとれる。だがそれだけでは臨床上の取り柄がない」（『漢方医学大系⑧・漢方入門1』）。

金子幸夫、「『諸々の不足』は、本証が陰陽気血の不足によって発症することを指す。本方は、小建中湯に補中益気の黄耆を加えた処方である。即ち、本証は陰陽両虚証に属しているが、気虚が甚だしくなった状態である」（『金匱要略解説』）。

中国・中医研究院編『金匱要略』、「虚損不足の症候が多くある場合には……」

森田幸門は、尤在涇、浅田宗伯の説を引用して次のように述べる。

「尤在涇は、諸不足とは陰陽の諸脉は並びに俱に不足して、眩悸、喘喝、失精、亡血等の証の相因つて至るなり。といい、浅田栗園は、諸不足は諸虚百損を謂

うなり。劉棟は以て諸不仁となすは非。凡そ諸と日うものは、その候の一二挙ぐべからざるを言うなり。蓋し前条（注：小建中湯の条文）は虚労裏急の証象を列して建中を用い、而してこれは諸不足と云う。乃ち表裏病を兼ねて枚挙すべからざる象あり、故に黄耆を加え以てその力を助くるなり、という」（『金匱要略入門』）。

　先達も、その解釈に苦労していることが分かるが、そのいずれもの見解にそのまま賛成しかねるのである。
　次に、構成生薬の視点より本方の方意、証を考察してみよう。
　本方は方名の通り、小建中湯に黄耆を加えたものであり、小建中湯は桂枝湯の芍薬を増し、膠飴を加味したものである。私は小建中湯の検討で次の如く述べた。
「本方（小建中湯）は前にも触れたように、桂枝湯を中核とする。その桂枝湯の芍薬を増すことで桂枝湯としての（総体の）エネルギーのベクトルを裏に向け、それに補虚の甘草を増量し、更に脾胃の虚を補う膠飴を加えたものである。桂枝湯の病態を龍野は『気血栄衛の不和による表虚熱或は気上衝』（『漢方医学体系⑭・傷寒論・金匱要略要方解説』）と定義する。ここで、桂枝は勿論"気"、つまり"衛"に、芍薬は"血"、つまり"栄"に作用すると考えられる。その気血 or 栄衛が不和、和していない病態である。ここが重要な点といえるのではないか。その"気""血"の多い、少ないは勿論千差万別であろうとも、多ければ多いなりに、少なければ少ないなりに、多少語弊もあろうが、金持ちは金持ちなりに、貧乏人は貧乏人なりに、夫婦仲良く家庭円満が好ましいのである。
　ここで気剤は一杯あるのに何故桂枝なのか。血剤も同じなのに何故芍薬なのかは、今は問わない。桂枝と芍薬なのである。不和であって、単なる不足でないので、わざわざ人参の出るまでもない。ここに桂枝湯が虚労の小建中湯に展開していく胚芽がある、と考える。
　本方は、裏、つまり脾胃に於ける栄衛不和を調整するのではないか。栄衛不和。社会に例えれば必ずしも物資が絶対的に不足しているのではないのに、それを奪い合って乱れている、このような状況をこの言葉に想像する。それをいやすには、一方でピリッとした桂枝が必要であり、血虚による筋急を緩める芍薬が、そしてこれ等の仲を取り持つ甘草を必要とする。甘草の甘味は確かに強烈だが、そこにはまろやかさがない。別の言葉でいえば、"カド"がある。ただまろやかな甘味のみでは桂枝 or 芍薬に侮蔑されかねない。そんな思いを巡らす。
　一方、上質の膠飴はまろやかな嫌味の全くない甘味である。大棗も然りである。これ等の相互作用によって、裏の虚労といわれる病態を、時に喝を入れ、

時になだめながら調整し、立て直す。更に上質の膠飴は腸内細菌叢を好ましい状態に戻すのではないか。

いずれにしても、虚労の小建中湯はあくまでも桂枝湯を中核とした方であることを忘れてはならない」(『東靜漢方研究室』通巻 No.175、p.42〜p.43)。

傷寒・金匱方で黄耆の用いられているのは黄耆芍薬桂枝苦酒湯、黄耆桂枝五物湯、防已茯苓湯、烏頭湯、桂枝加黄耆湯、千金三黄湯、及び本方である。烏頭湯、千金三黄湯が少し分かりにくいが、水気に関連した方に多く用いられている。そして、その向かうのは身体の主として表である。私は『「傷寒・金匱」薬方大成 三味編』で黄耆の薬能について次の如く述べた。「『神農本草經』『新古方藥囊』より考えれば黄耆は主として皮膚と一部皮下の組織の働きを活発にする（正常にする）といってよいのではなかろうか」、と。

大塚敬節は、「小建中湯の裏急を目標とするに対し、この方（黄耆建中湯）は表裏の虚損を目標として、黄耆を加える。自汗、盗汗、瘻孔、下腿潰瘍、損傷や術後に肉芽の発生のよくないものなど、この方を用いる目標となる」(『金匱要略の研究』)と記している。やはり表の病証を主眼にしている。勿論小建中湯をこれら疾患、症候、特にね汗などに用いるのは周知のことであるが、これはあくまでも裏を主体とした虚労の副次的症候としてである。黄耆を加えることで、小建中湯としての力の多くを表に向けると考える。このような操作は、本来の力を分散させてあぶはち取らずの結果を招くのではないかとの指摘もあろう。が、本方証は虚労、裏急という基本的病態、病理の範疇に属するも、その表現されるというか、取りあえず対処すべき症候がより表に偏重したと考えれば納得がいく。大塚が「表裏の虚損」と表現するのはこの意を含むと考える。表も脆弱なのである。

中医の金子は「小建中湯に黄耆を加えて益気補脾(えっきほひ)を増強する」(『金匱要略解説』)、中国・中医研究院編『金匱要略』は「小建中湯に黄耆を加えて脾を強くするので、補虚力は小建中湯より更に強い。虚労不足の疾病の治療は脾胃を強健にすることを主とするが、……」と述べる。共に補脾を強調している。しかし、これのみだと表証の治療の説明が困難となる。『傷寒・金匱薬物事典』の「傷寒論・金匱要略における運用法」をみると、「(黄耆の)効能主治……気を行(めぐ)らし、強壮をはかり、表虚の自汗(じかん)を止め、表湿を除き、筋肉関節痛を治す」とあり、逆に表の病証に重点をおく。このいずれが正しいのか。いずれもが正しいと考える。これは黄耆という個性を持った存在を眺める視点の差と理解すればよい。もともと個性の類を一つの言葉で表現しつくすなど不可能である。我々は経験、実験を積み重ねる中で、その個性をより深く理解するより他に方法はない。そ

の個性の一断面を取り出し、それを分析的に研究し、個性に迫ることは可能であろうが、あくまでも個性の一断面である。

　本方後に三通りの加減が記されている。大塚はこれを、後人の註釈で必要なかろうと、ばっさり切り捨てている。中医の何任も、これは趙本では注になっているとして解説を略す。

　対し、金子、及び中国・中医研究院編の『金匱要略』は、各々以下の如く解説する。

　金子幸夫、「もし陽気が虚して温煦出来なくなり、肺が冷えて痰飲が形成され、息切れがして胸部が脹満する場合は、生姜を増量して温寒散飲(おんかんさんいん)・化痰理気(かたんりき)する。

　もし寒湿が脾胃に停滞し、脾の運化を主る機能が失調し、腹部が脹満する場合は、甘で膩滞(じたい)の大棗を除去し、茯苓を加えて利水滲湿(りすいしんしつ)する。

　もし肺気が不足して痰飲が停滞し、肺気が下降しなくなる場合は、半夏を加えて滌痰降逆(できたんこうぎゃく)する」(『金匱要略解説』)。

　四文字熟語を駆使し、整然とした説明であるも、机上の形式的論理の臭いをここにどうしても感じる。この金子の解説でみるように、中医学が整然とした論理を易々として展開し得るのは、個々の生薬の薬能に重点を置く、つまり要素還元論的立場に立つからではなかろうか。後は中医学の臓腑理論に当てはめれば論は自動的に進んでいく。

　中国・中医研究院編『金匱要略』、「たとえば、呼吸が促迫して胸苦しい場合には、生薑を加えて逆気を排除しなければならない。腹部が膨満する場合には、甘味の強い大棗を除き（甘草や飴糖もともに甘味薬だが、大棗ほど甘味が強くない）、代りに茯苓を入れて清気を上昇させ、濁気を降下せしめる。肺虚で咳がひどい場合には、半夏を加えて気を通行させ、痰を除去し、咳を止めるのであり、肺の虚損不足を治療する」

　"たとえば"はいただけない。"もし"とすべきだ。それと"甘味の強い大棗を除き云々"もどんなものか。これは金子のいう"甘で膩滞の大棗"と解すべきだ。が、これらはまず置いて、各々の論理は共にこれで完結するも、本方条文の"虚労、裏急、諸不足するは黄耆建中湯之を主る"とどう整合するのかが明確でない。中医学の薬能論に依拠して機械的に論を組み立てているといって過言でないと思う。

　一方、荒木は異なる解釈をする。

　「諸不足の證のうち特に氣短胸満する者は更に本方中に生薑を加ふ、若し此場合腹満する者は大棗を去って茯苓一兩半を加へそれでも尚ほ氣の不足する者には半夏三兩を加ふと謂ふ、……」(『方術説話』第四巻)。つまり、気短胸満、腹満、肺気

虚損不足を各々独立したものとせず、一連の病態の流れの中で理解しようとする。それは何故か。荒木は続けていう。「案ずるに此場合の腹滿は上の氣短胸滿に連ねて解するが至當なるべし、何となれば建中湯證に腹滿あるは何も珍しきことに非ず、故に殊更に大棗を去りて茯苓を加ふるの要なし、然るに今氣短胸滿して腹滿する者は内に必ず水氣の留滯あるべし氣短胸滿既に内飲に由るもの多し此條の氣短胸滿も弁此類なり故に生薑を加えて之を捌く加ふるに腹滿ある者は之水氣下部に迄及ぼすとなす故に茯苓を加ふ、大棗を去るは大棗よく血中に入り鹹を抑ふ、鹹を抑ふれば水血中に入るを得ず水血中に入らざれば胸腹の滿を去る能はず故に棗を去りて茯苓に依り捌きたる水を血中より去らしむるなり、又氣を補ふに半夏を加ふるものは、半夏よく留滯を散ずるが故なり」(同書)。

　細かい個々の点に関してはよく分からないことが多々あるも、荒木の見解に従いたい。第一に、条文、方、及び方後について、与えられたものを、そのものとして、そのまま理解しようとするスタンスに共鳴する。次に、荒木の解釈の方が本方条文との整合性が取りやすいからである。この本方方後の文章は、確かに後人の註釈のようにも思われる。しかし、その後人も金匱要略を真剣に読み解こうとした優れた医師、研究者であった筈である。後人のものだから必要ないといいきる資格が果して我々にあろうか。勿論、仲景の文であるか否かを研究の目的とする考証学であれば、これは必要といえるであろう。

黄耆建中湯の運用

●『類聚方広義』（西山英雄 訓訳『和訓類聚方広義』）
「小建中湯証にして、盗汗自汗する者を治す」
　頭註に、
「此の方に当帰を加え耆帰建中湯と名づけ、諸瘍にして膿潰後、荏苒（のびのびになる）愈えず、虚羸（精虚し羸痩す）し、煩熱し自汗盗汗あり、稀膿止まず、新肉長せざる者を治す。若し悪寒し、下痢し、四肢冷える者は更に附子を加う。又痘瘡にして淡白にして潅膿せず、及び潅膿の際、平揚にして灰白か或は内陥し外剝し、下利して微冷し、声啞して脈微なる者を治す。伯州散を兼用す。若し下利せず、通身灼熱し或は寒戦して咬牙し、胸腹脹満し、痰喘あり、口渇して短気煩躁し、脈数急なる者は死生反掌に在り。調胃承気湯、大承気湯、走馬

湯、紫円の類を撰用して以て酷毒を一挙に殲(ツ)けば則ち庶幾(ショキ)(こいねがう)百死を一生に回すべし」

　かつての漢方医師が、この如き重態の者を扱っていたとすれば、我々は如何に安易な生き方をしているか。これら患者は、現在ならば確実に外科に回され、そこで補液を、抗生物質の投与を、或いは血漿製剤の投与を受けながら局所処置を施される。一方、日々それに接している外科医にとっては、或いはこれは日常茶飯の事なのかも知れない。死に直結する疾患を殆ど扱わない私は、薬としては漢方薬を中心としているが、尾台榕堂らとは決定的に違っているのかなと反省しつつ、ここでは榕堂の考え方をしっかり学びたい。

　上記難治性の出来物に何故当帰を加えることを思いついたのであろうか。帰耆建中湯は華岡青洲の創方である。山本巌は、当帰には血流を良くして腫脹を除き排膿を助ける作用があるという（『山本巌の臨床漢方』）。難治性の化膿性疾患を診る時、漢方をやっているものはそこに何等かの血剤の必要性を感じるのだと思う。

　後世方を用いるものは、或いは十全大補湯を用いるかも知れないが、古方に徹した榕堂はかたくなまでに古方にこだわった。榕堂は華岡青洲のこの方を当然知っていたであろうし、一方に於いて、金匱の当帰建中湯にも習熟していたであろうから、黄耆建中湯と当帰建中湯を合方した帰耆建中湯を用いる発想も容易であったであろう。もう一つここで学ぶべきは、ただ帰耆建中湯を与えるのみでなく、その傷の状況を具さに観察し、必要に応じ外科的処置をした上で附子を加えたり、伯州散を兼用したり、時には紫円まで使用していることである。プロ中のプロであり、"酷毒を殲けば則ち庶幾百死を一生に回すべし"と述べる。本物の医師である、と改めて思うのである。

● 荒木性次『新古方薬囊』

「黄耆建中湯の證……身體なんとなく重く氣力少なく汗出で易く、或は腹痛あり、或は下利あり、或は便秘するものあり、或は口唇口中等はしやぎ腹滿あるもの、或は脚弱くして膝がくがくするものあり、大病の後に本方の證を發する者多し、注意あるべし」

　荒木の文は、分析的に読めば殆ど理解出来ない。何度も何度も読んで全体としての雰囲気をつかむことが肝要である。そして荒木がこの方をどのようにとらえていたかを知る。ここではやはり建中湯という名の示すように消化器の症

状が中心となっている。

● 奥田謙蔵『漢方古方要方解説』
「応用
　Ⅰ）諸種の貧血性疾患にして、自汗或は盗汗等ある証。
　Ⅱ）産後の脚気等にして、骨立羸痩し、常に身体、四肢に冷感ある証。
　Ⅲ）慢性下痢等にして、衰弱殊に甚だしく、時々腹痛し、食思無く、脈細弱にして或は微汗出づる証。
　Ⅳ）痔瘻、或は諸種の腫瘍膿潰して後、所謂虚熱を発し、自汗、盗汗等ある証には、此の方に当帰を加ふ」

● 龍野一雄『新撰類聚方』
「Ⅰ）小建中湯よりも表裏の虚が一段と著しく後世方の十全大補湯証という所に使う
　Ⅱ）自汗盗汗し全身虚弱のもの
　Ⅲ）潰瘍・漏孔・中耳炎・蓄膿症・痔漏・臍炎などで虚証で分泌物が薄く多量のもの
　Ⅳ）風邪を引きやすく咳が止まぬのを治した例がある
　Ⅴ）腹痛腰痛に使つた例がある
　Ⅵ）結核性腹膜炎で腹満腹痛するのに使つた例がある
　Ⅶ）暑気にあたり手足だるく息切れ口渇するもの
　Ⅷ）肺結核の軽症又は回復期で虚労を目標に加人参湯を使つた例がある
　Ⅸ）肺気腫で息切れするのに加人参半夏湯を使つた例がある」

● 稲木一元『臨床医のための漢方薬概論』
「黄耆建中湯の使用目標と応用
　〇応用
　・虚弱体質者・虚弱児の体質改善，大病後・手術後の体力回復，湿疹，アトピー性皮膚炎，慢性中耳炎，寝汗，過敏性腸症候群など
　〇症候
　・疲労倦怠感，かぜをひきやすく治りにくい，腹痛（疝痛性），腹部膨満感，便秘または下痢
　・皮膚粘膜の栄養不良，発汗しやすい，寝汗
　〇腹部所見

・腹直筋緊張または腹部軟弱，多くは心窩部拍水音（振水音）をともなう
○体質
・虚弱，痩せ型」

本方は薬価に収載されているが、私は余り使っていない。特別な理由があるのではなく、つい使い慣れた小建中湯に手が行くのである。呈示する程のものではないが、私の治験として拙著に発表したものを再載する。

「肺葉切除術後状態の低肺機能患者に黄耆建中湯（加味）」
大正6年生　68歳　♂
初診：昭和57年2月18日
　右肺の中・下葉切除術後状態、慢性気管支炎、高血圧、脳血栓後遺症（構音障害）等にて通院中。週1〜2度抗生物質の点滴をしている。VC48％、1秒率85.9％と肺機能は拘束性障害を示し、PCo 246％、PO 280％で歩行時呼吸困難が強い。痰が多い。すぐかぜを引き発熱して、全身状態が急速に悪くなる。やはりかぜから病状が悪化して、本年（昭和60年）3月27日より4月13日迄入院した。
　ジギタリス剤に漢方薬をあれこれ工夫し投与して来たが、3月25日、黄耆建中湯に変えたところ、"これは体に合うようだ"という。
　6月末、また発熱する。29日、いつも1人で来院していたのが奥さんに付き添われてやって来た。顔がホンノリ赤く、手足が冷たい。ボンヤリしている。脈100/分、小硬弱。血圧120/80mmHgといつもより低い。勿論ゼロゼロしているし口中は唾液が一杯という感じ。舌；暗赤色、苔（±）、湿（++）。このしめりは病態が悪いと強くなる。
　内心、これは入院させなくてはならないだろうと考えたが、取り敢えずいつもの抗生物質の点滴をした上で、"燥湿化痰"の半夏と"固精""収斂固渋"の竜骨、牡蛎を加えた黄耆建中湯加半夏竜骨牡蛎を処方した。
　1週後の7月5日、"昨日また少し熱が出たが具合がよかった"と言う。舌の湿りもよくなっている。一つ一つの生薬の重要性を改めて痛感した。

（『漢方精選300例』〈症例49〉p.69）

「乳児の湿疹と黄耆建中湯」
昭和59年生　1歳　♂
初診：昭和60年4月30日

皮膚が弱く湿疹が絶えないと来院した。黄耆建中湯（煎薬）大人の1日量を3日で服すよう指示して投与したが、いやがらずに服すというのでこれを続けることにした。3ヶ月後の8月1日、湿疹は殆ど出なくなりましたと報告してくれた。

『漢方精選300例』〈症例205〉p.319)

「頑固な幼児の便秘に黄耆建中湯加大黄」
　　平成13年生　5歳　♀
　　初診：平成16年5月19日
　　主訴：便秘
　赤ちゃんの頃より便秘症でラキソベロンを毎日使用している。先日3日程排便がなく嘔吐した為病院に行くと、レントゲンで便が詰まっていると言われた。便の出ない時はグリセリン浣腸をするよう指示され帰宅するも、何か根本的に治す方法はないものか、漢方によいものはないかと思い来院したという。小児科よりはラキソベロン、ポステリザン軟膏、テレミンソフト、酸化マグネシウム、グリセリン浣腸（小児用）等が処方されていた。身長90.2cm、体重11.5kg。
　小建中湯（煎）を処方し、従来の薬は当分今迄通り使用するよう指示する。
　6月5日（二診）。いやがらずに服す。3日に1度の排便。腹診で柔らかくやや膨隆した腹壁をとおし、石ころ状の糞塊を左下腹を中心に一杯触れる。
　　　　　Rp. 小建中湯加大黄 0.5g
　　　　　　　（大塚・矢数分量集に従い、1袋を3日で服すよう指示、以下同）
　7月3日（三診）。やはり3、4日に一度しか出ない、最初の便が硬い。
　　　　　Rp. 大黄甘草湯（エキス）を頓用として追加。
　8月3日（四診）。やはり3〜5日に一度の排便で便意がないみたい、と。
　　　　　Rp. 小建中湯加大黄 1.0g
　9月2日（五診）。まだ便が出ない。切れ痔になった。
　　　　　Rp. ⅰ）do
　　　　　　　ⅱ）麻子仁丸（エキス）追加　　夜一回
　10月6日（六診）。まだ最初の部分は小石みたい、便は1週間に1度。お腹を痛がることはない。先日肛門出血した。汗をかき易い。腹診では当初の小石の如き糞塊はなく左下腹に比較的やわらかい太い腸管をクリンクリンと触れる。軽症のヒルシュスプルング病の類を疑う。
　　　　　Rp. ⅰ）黄耆建中湯加大黄 1.5g
　　　　　　　ⅱ）麻子仁丸（エキス）頓用

11月6日（七診）。多少よい。
　　　　Rp. do
12月4日（八診）。5日に1度、大量に排便がある。腹診で左下腹の太いソーセージ様の腫塊は消え、全体にやわらかい抵抗となっている。同方の大黄を2.5gとする。

平成17年1月19日（九診）。具合よい。2、3日に1度排便がある。麻子仁丸（エキス）は多少余ってきた。
　　　　Rp. do
3月3日（十診）。具合よい。腹診で左下腹のやわらかい抵抗は消え、ほぼ平常のお腹となる。
　　　　Rp. do

その後幼稚園で神経を使い一時また便の出の悪い時があったが、基本的には順調な経過をたどった。同年12月には、以前は放っておけば1週間から10日も出なかったのが、今は漢方のお陰で隔日にあると喜んでいた。

平成18年の3月には、今月に入ってからは毎日排便があるという。ふっくらとして子供子供した顔つきになる。腹診でも全く健常腹という感じ。麻子仁丸は時々服している様子。現在の大黄量は2.8g。

2年を要し、ほぼ漢方のみで平常便が出る迄になった。小学校入学迄は続けましょうと母親に話している。

初診時従来の薬は今迄通り当分は使いましょうと指示したが、殆んど使用しなかったようだ。幼少児を診ていて、母親の姿勢がいかに重要かを改めて感じる。せっかちな母親なら3日も出なければすぐああだこうだと騒ぎ立てる。子供も神経質になり更に便秘する。漢方を信じよく頑張ってくれた、とこちらが感謝したくなる。その母親の子供だけあって、ニコニコした本当に子供らしいよい児である。子供の便秘に小建中湯或いは黄耆建中湯を用いることはごく当たり前の話だ。ただ、太いクリンクリンした腸管抵抗が次第に消えていったことに強く興味を引かれる。解剖学的或いは生理学的にどうなったのであろうか。
　　　　　　　　　　　（『漢方臨床320例』〈症例212〉p.458）

「肥満患児に黄耆建中湯加附子」
　平成9年生　9歳　♂
　肥満で知人に当院を紹介された。身長136㎝、体重49.5㎏。持参した横断的標準身長、体重曲線（0－18歳）2000年度版をみると小学入学時より、身長は平均値で伸びているが、体重は常に＋2SD以上である。学校健診で肥満

を指摘され、掛かり付けの医師に相談するように言われた折、漢方ファン一家で以前より当院に何かといって来ていたその知人に漢方を勧められて来院した。

　ご飯が大好きで間食も多い。ジュース類は一応飲ませないようにしている。持久力がなく、体が重たく、運動は余り好きでない。汗かきで水をよく飲む。それでいて寒がり。寝汗をかくことはない。小児の頃はしょっちゅうかぜを引いたが、学校に上がってからは丈夫になった。便通も睡眠もよい。夜10時頃床に就き朝6時半頃起きる。癇は強くない。おとなしい感じだ。新潟大学の安保徹教授のリンパ球優位の体質といえるであろう。黄耆建中湯に少量の附子を加えて投与。

　6月25日（二診）。ニッキの臭いが余り好きではないが、服すと体が温かくなる。

　　　　Rp．do
　7月9日（三診）。頑張ってご飯を一杯にしている。我慢が出来るようになった。散歩もする。意識が変って来た。嫌がらずに服している、と。

　黄耆建中湯は肌肉虚軟の水肥りから選択した。防己黄耆湯をこのような子供に使った経験は殆どない。子供は、やはりまず小建中湯である。肥っているが実証ではない。副交感神経優位のゆるんだ体に少しく活を入れてみたい、そのような気持ちで附子を加味した。湿の存在があり大量では却ってマイナスだろう、とごく少量にした。

　子供によく使う小柴胡湯は、癇が強くないことと肌肉虚軟より除外した。安保教授の理論で患者を診て漢方を考えるときれいに整理される感じだ。
　　　　　　　　　　　　（『日常外来の漢方380例』【小児科〈症例3〉】p.415）

　最後に荒木性次の症例を引用する。
「應用例の二（黄耆建中湯）……一男子風邪後、鼻つまり汗出で了了たらず、頭重く眉間のほとりに少しいたみを覺え、その鼻汁の色純黄なるものに腹のはると多少大便ゆるきとを目標として黄耆建中湯を與へ、一日にて全く愈えたるものあり」（『新古方藥嚢』）。
　やはり、荒木は全体として病人を診る。頭重、眉間のほとり、いたみ、黄色鼻汁とあれば、副鼻腔炎の合併を考え、西洋医学なら抗生物質を主にし、我々なら葛根湯加川芎辛夷とか排膿散及湯などをまず考える。そして、"一日で全く癒える"という如きは恐らくないと思う。少しでも荒木の域に近づきたい。

黄土湯
おうどとう

POINT

①本方の竈中黄土は、半世紀前までは農家に行けば全てに竈があって、その造り替えもしばしば行なわれていたので、入手は容易であった。

②が、昨今は竈は姿を消してしまったので、その入手が不可能である。

③更に、例え竈があっても、新建材を燃やしたものは使いものにならない。

④伏竜肝として市場品を入手可能であるかも知れないが、何を燃やしていたかが不明で、安心して使えない。

⑤従って、当分は書籍の中の方として大切に守っていくことが必要である。

⑥この黄土の薬性を中医学は"温燥"と巧に表現している。私はこの薬性から導かれる薬能以外に、崩れた所を補修する、ただれを被覆して保護するといった薬能を併せ持つと理解する。

⑦本方の第一の運用は"遠血"、つまり肛門より遠いところの腸管出血である。

⑧一方、肛門からの出血に対し、逆の上の口……鼻腔、口腔より出血にも用いられる。

⑨これは漢方、東洋医学によくみられる上部の疾患を下部への介入で、逆に下部の疾患を上部の処置で治療する発想に基づくものであろう。

⑩本方の治験報告は殆どない。『新古方薬嚢』に荒木性次の治験が載っているが、あっけにとられる。龍野一雄のこの治験に関するコメントがある。

⑪ "土" を修復することで "肝(木)" を整える五行概念の応用という。
⑫ 勿論私には一例の治験もない。

黄土湯の内容

　図表3は、大塚敬節の『金匱要略講話』、龍野一雄の『新撰類聚方』、金子幸夫の『金匱要略解説』及び中国・中医研究院編の『金匱要略』で黄土湯方をみたものである。
　条文で、大塚、金子及び中国・中医研究院編の書が"黄土湯主之"で終るに対し、龍野は"……本方主之、亦主吐血衂血"とする。大塚、金子、中国・中医研究院編の書は"亦主吐血衂血"を"黄土湯方"の後に置く。この6文字は後人の註文と考えられる。仲景の文言ならこのような記述をする筈がない。龍野の示した如きの文とするであろう。龍野は類聚方をまとめるに際し、図表3のように書き直したのである。
　条文"下血、……黄土湯主之"に各書で異同はない。方にも異同はない。
　図表4は、諸家の黄土湯方である。
　奥田の量は1回量で、これを日に2、3回服すのだから、他者より多くなる。
　龍野、森田は附子の量を共に3gとするが、これは原典が"甘草、乾地黄、白朮、附子、阿膠、黄芩 各三両"となっていることより導いたのであろう。龍野は白川附子とし、森田は炮附子とする。対し、荒木は附子0.6（炮）と5分の1量に減じている。奥田は他の生薬量1.6gと同じだが、（　　）して注意を入れている。臨床的には荒木に従うべきだろう。一方で、仲景がどのような思い、考えで附子の量を多く（三両）したかも考えなくてはならないと思う。

図表3　黄土湯の条文とその方

大塚敬節『金匱要略講話』
　"下血。先便後血。此遠血也。黄土湯主之。"（金・驚悸吐衄下血胸満瘀血病）

　　黄土湯方　亦主吐血衄血

　　　甘草　乾地黄　白朮　附子 炮　　阿膠　黄芩 各三両　　竈中黄土 半斤

　　　右七味。以水八升。煮取三升。分温二服。

金子幸夫『金匱要略解説』
　"下血、先便後血、此遠血也。黄土湯主之。"（金・驚悸吐衄下血胸満瘀血病）

　　黄土湯方（亦主吐血、衄血。）

　　　甘草　乾地黄　白朮　附子（炮）　阿膠　黄芩（各三両）　竈中黄土（半斤）

　　　右七味、以水八升、煮取三升、分温二服。

龍野一雄『新撰類聚方』
　"下血、先便後血、此遠血也、本方主之、亦主吐血衄血、"（吐血）

　　黄土湯

　　　甘草　乾地黄　白朮　附子 炮　　阿膠　黄芩 各三両　　竈中黄土 半斤

　　　右七味、以水八升、煮取三升、分温二服、

中国・中医研究院編『金匱要略』
　"下血，先便後血，此遠血也，黄土湯主之。"（金・驚悸吐衄下血胸満瘀血病）

　　黄土湯方　亦主吐血, 衄血

　　　甘草　乾地黄　白朮　附子（炮）　阿膠　黄芩（各三両）　竈中黄土（半斤）

　　　右七味，以水八升，煮取三升，分温二服。

七味薬方　黄土湯　内容

図表4　諸家の黄土湯方

	甘草	乾地黄	白朮	阿膠	黄芩	附子	黄土	
荒木性次 『新古方薬嚢』	3.0g	3.0g	3.0g	3.0g	3.0g	0.6g (炮)	8.0g (竈中黄土)	右七味を水一合六勺を以て煮て六勺を取り、滓を去り三回に分けて温服すべし。
奥田謙蔵 『漢方古方要方解説』	1.6g	1.6g	1.6g	1.6g	1.6g	1.6g (注意)	4.0g (竈中黄土)	右七味を一包と為し、水一合六勺を以て、煮て六勺を取り、滓を去りて一回に温服す（通常一日二、三回）。
大塚敬節・矢数道明 『経験・漢方処方分量集』	2.0g	3.0g (地黄)	3.0g (朮)	3.0g	3.0g	1.0g	7.0g	（一日量）
龍野一雄 『漢方処方集』	3.0g	3.0g	3.0g	3.0g	3.0g	3.0g (白川附子)	8.0g (一名伏竜肝)	水三二〇を以て煮て一二〇に煮つめ二回に分服 便法；常煎法
森田幸門 『金匱要略入門』	3.0g	3.0g	3.0g	3.0g	3.0g	3.0g (炮)	8.0g (竈中黄土)	以上七味、水800㍉をもって煮て300㍉となし、150㍉を温服すること二回せよ。

黄土湯の方意

下血、先便後血、此遠血也、黄土湯主之、（金・驚悸吐衄下血胸満瘀血病）

　下血で大便が先に出て、最後の方になって血の出るのは肛門の近くでなく、遠くからの出血、つまり遠血で、黄土湯の主治である、というのだ。
　「遠血……大便が出た後に暗黒色の出血をする症状をさす。これは直腸や肛門

の部位を遠くはなれた出血なのでこの名がある。これは上部の消化器官の出血によくみられる」(『漢方用語大辞典』)。

"遠血"などと場を和ませる表現をした古人が偲ばれる。

次に、大塚、金子及び中国・中医研究院編の書は"黄土湯方"の後に、龍野は条文中に組み込んで"亦主吐血衄血"の6文字がある。これは前述したように、明らかに後人の註文と考えられる。上部の疾患を下部への介入で、逆に下部の疾患を上部の処置で治療することは、漢方、東洋医学の世界では稀ではない。痔疾患に百合の灸、漢方では頭痛、肩こりに大黄剤の使用等々である。これより金匱要略を読んでいた者が、この方は下血のみでなく吐血、衄血にもよいよ（これら知識からよい筈だとしたとも考えられるし、既に実際に試してその効を経験した上かも知れない）と註文を附したのであろう。それがそのまま筆写され、後世に伝わったと考える。

このようにして、運用の幅を広げていくことは、漢方の世界では日常茶飯である。この多くは漢方病理より論理的に展開するのでなく、まず臨床的勘によってであり、論理は後から付ける。この6文字もこれに類するものと考える。頭の片隅に入れておいて機をみて使ってみればよいだろう。

本方の各生薬の働きにつき、中国の何任の解説を引用する。

「黄土湯中の黄土（つまり伏竜肝）は薬性が温燥で、脾に入り、白朮、附子を配合することにより、祛寒、健脾の役割りをはたしている。阿膠、地黄、甘草は益血止血の作用がある。この方剤に薬性が苦寒の黄芩も入っているのは、辛温の薬が温燥の作用が過ぎて血分を損傷する恐れを持っているためであり、黄芩はそれを防止する目的で使用されている。この使い方を称賛し、尤在涇は黄土湯を『制を有するの師』と言っている」(『金匱要略解説』)。黄土の薬性を"温燥"と抽象化するのは見事だが、竈を知らないものが言葉としてのみ"温燥"を理解すると、いずれはその言葉がどんどん一人歩きし、ついには机上での論理としての道具に変質するだろう。かといって、全ての者に竈を知ることを求めても無理である。時々、我々は論理の道具として使っている言葉の原義を考えて（想像して）みることが必要だということだろう。"温燥"だけでは、ただれの補修に使う意味が理解できないであろう。

龍野一雄は、本方の構成につき、次のように述べている。

「黄連阿膠湯とくらべると黄芩と阿膠が共通しているだけだが血熱という点では共通し、ただ黄連阿膠湯は主として心にかかり本方は腎にかかっていて且つ陽虚である点が違う」(『漢方医学大系⑨・漢方入門2』)。

更に次のようにも述べている。

● 七味薬方　黄土湯　方意

「処方内容を検討してみると黄土は火にかけたものだから熱性の陽気を帯びて辛温で陽気を補い、且つ土だから収斂性である。地黄、阿膠、黄芩がある所から血熱、血燥、血煩の傾きが認められる。血熱は心熱だから本方が黄連阿膠湯より虚してはいるが、ややそれに近いものがあると見るべきだ」(同書)。

そして、宇津木昆台の説を引用している。

「この薬は十分陽気を行らし、水を利し、血にしまりなきを能く引しめて滋潤をつける方なり。第一竈中の黄土はよく瘀湿を乾かして血の下るを引とめるを以て主とせり。故に方名を黄土湯と云り。この証に下血せずして血の滋潤のなき所より気逆につれて吐血衂血をなす者あり。此亦別の証にあらざればこの黄土湯の主る者なり。さて一種下血の者に黄土湯又は婦人漏下の芎帰膠艾湯などを用ひても、少しも応せざる者あり。これは下血はすれども血分は客にして、気逆上衝主となりて下部の気までを引上られ、其為に下部不順になってしまりのなき者なれば、上衝気逆を下降さすときは下血は自ら止むなり。これ竹葉石膏湯の主る証なり」(『古訓医伝』)。

龍野の"本方は腎にかかっていて且つ陽虚である"、宇津木昆台の"この薬は十分陽気を行らし、……"、に附子が関わってくるのであろう。

高山宏世は次の如く述べる。

「処方内容からみると、本条の出血の原因は陽虚で、脾気が不足し脾が受けもっている正常な統血作用が失われる結果、中焦で出血が生じると考えられます。したがって、血便のほかに、顔色が蒼白い・舌質淡白・手足逆冷・脈が沈細無力といった証候を呈します」(『金匱要略を読もう』)。

なお高山は、「遠血の場合、下血は便と混じって、たいてい黒色軟便やタール状を呈しています」と記す。指摘されればその通りである。では古人が遠血と呼んだのはどのようなものか。多分黒っぽい便塊の上に、赤黒いドローッとした血液が乗っている如きケースをいったのではないか。

黄土湯の運用

● 『類聚方広義』(西山英雄 訓訳『和訓類聚方広義』)
頭註に、
「吐血、下血の久々止まず、心下痞し、身熱ありて悪寒し、面青く、体痩せ、

脈弱にして、舌色刷白（きよらか）或は腹中下利、或は微に腫する者を治す」
「臓毒、痔疾にして、膿血止まず、腹痛して濡瀉し、小便不利し、面色痿黄にして、日に漸く、羸瘠し或は微腫する者を治す」

● 荒木性次『新古方薬囊』
「黄土湯の適證……便血ありて其の出血が大便が出てから其の後に下りる者、又吐血する者、又鼻血出づる者。黄土湯の出血は遠血と謂ひて深部よりする者なり」

● 奥田謙蔵『漢方古方要方解説』
「応用
　Ⅰ）衄血、或は吐血の諸証にして、手掌煩熱し、下肢に冷感あり、其脈細弱なる者。
　Ⅱ）腸『チフス』に於ける腸出血等にして、体温俄然として下降し、手足厥冷し、虚煩し、其の脈微細なる証。
　Ⅲ）痔出血止まず、顔色蒼白、四肢寒冷にして、心煩あり、其の脈細遅なる等の証。
　Ⅳ）子宮出血等にして、其の脈沈細なる証。
　Ⅴ）子宮内膜炎等にして、血性分泌物断続し、下肢寒冷にして虚熱上逆し、其の脈細小遅なる証」

● 龍野一雄『新撰類聚方』
「Ⅰ）肛門出血・腸出血・痔出血・血尿・子宮出血・吐血・鼻血・胃潰瘍等のタール便、或は黒味がかつたもの、或は貧血皮膚乾燥気逆、或は煩熱、或は脈緊、或は心下痞身熱悪寒貧血脈弱、或は腹痛・下利、或は微腫するもの
　Ⅱ）直腸潰瘍・直腸癌・痔等で膿血止まず腹痛軟便小便不利面色萎黄、或は微腫するもの（類聚方広義）
　Ⅲ）自律神経不安定症・高血圧症・ノイローゼ・神経衰弱等で不眠手掌足心煩熱のぼせ甚しきときは精神錯乱健忘胸中苦悶等するもの
　Ⅳ）てんかん・脳症・脳水腫・アテトーゼ・運動失調症・錐体外路疾患等で振顫するもの
　Ⅴ）脳中出血・卒中発作（陽結）」

Ⅳ）を解説し、龍野は次のように述べる。
「風によって木が揺れると土を引締めてやれば木の揺れが止む。肝は筋を支配するから筋の痙攣に黄土の入った本方を使うとよい。これが本方をてんかん、痙攣、アテトーゼ、運動失調症、錐体外路系の疾患に使う所以である」（『漢方医学大系⑨・漢方入門2』）。

　本方の治験は殆どない。処方構成も面白く、ケースによっては著効が期待出来そうだが、肝心要の竈中黄土の入手が不可能である。書籍の中の方剤として守っていくということだろう。勿論私には一例の経験もない。
　荒木性次の症例があるので引用させていただく。
「黄土湯の應用例……一媼七十數歳。血壓高くして數日頭痛を病み、熱少しありしが一日精神朦朧となり幻覺を生じ右手を盛んに振る樣になりし者に本方を服さしめ、一服にして手の動き止み、意識漸く取り戻し其の後全く慂えたるものあり。之れは土よく水に勝ち木を平げ風自ら止むの理に依りたるものなり」（『新古方藥嚢』）。
　正に名人の技である。

黄連湯
おうれんとう

POINT

①本方条文の冒頭は"傷寒"であるも、前後の条文より"激しい傷寒の表証はなんとかとれたものの"の意を含んでいると考える。

②多くの要因の絡みで、傷寒がすっきり解されず、"胸中有熱""胃中有邪気"の病態に陥ったものの治法を述べている。

③まず"胸中有熱"であるが、これを直接示す症候は記されていない。

④が、傷寒の激しい表証はなんとかとれたものの、胸中にはその余燼としての熱症候のなお残っていることは当然考えられよう。

⑤胸中（胸の奥、深いところ）の余燼としての熱症状に誘発されて"欲嘔吐"のおこることを述べた。つまり、逆に"欲嘔吐"より"胸中有熱"を推測するのである。

⑥次に"胃中有邪気"。"邪気"は"傷寒"つまり寒邪に傷ぶられたのであるから、当然"寒邪"が中核となっていよう。

⑦また、条文に"寒（邪）"を直接示す症候はない。やはり他の症候より類推するより他はない。

⑧条文症候の"腹中痛"の"中"は中の方、深いところ、奥の方の意を含むと考えられる。龍野一雄は「冷えによる痛みは深い所に感じる」という。これより逆に"腹中痛"から"寒"の存在を考えるのである。

⑨傷寒の経過中、顕著な表証は取れたが、病者は何か胸をあつがるようなしぐさを示し、一方お腹を痛がる。が、下痢はなく、逆に軽い嘔気があり、時々エッエッと吐きそうになる。仲景はこのような病者をイメージして本条文を記したのではないか。

⑩本方の病理を、龍野は"上熱中寒"といい、高山宏世は"上焦に邪熱があり、中焦に寒邪があるので、脾と胃の気が正常に交わる

ことが出来ない（もの）"といい、江部洋一郎は"胸中には熱＋飲、胃中には寒＋飲が存在する"という。同じ病理を述べていると理解してよかろう。
⑪本方条文は、"腹中痛"に続く"欲嘔吐者"がなければ当然下痢があるものとして処方が異ってくる筈である。一症候を加えることで処方の方向性を大きく変える筆法は傷寒論によく見られる。
⑫本方はエキス製剤があり、薬価に収載されているも、私には本方の経験は余りない。
⑬その方意を十分に理解し得ないからである。
⑭"温服昼三夜二"の意味がよく分からない。

黄連湯の内容

　図表5は、大塚敬節の『傷寒論解説』、龍野一雄の『新撰類聚方』、金子幸夫の『傷寒論解説』及び中国・中医研究院編の『傷寒論』で黄連湯方をみたものである。
　条文に各書で異同はない。
　方に於いて、大塚の『傷寒論解説』は方後の説明文が"温服"で終るに対し、他書は"昼三夜二"と続き、金子は更に"疑非仲景方"の5文字を付す。大塚は〔校勘〕で、「宋本は『温服』の下に『昼三夜二、疑非仲景方』の九字があり、成本は『温服一升、日三服夜二服』に作る。（中略）康平本は『温服』の下に『昼三夜二』の嵌註があり、更に、この嵌註に『昼三夜二疑非仲景法』の傍註がついている。（中略）今、『昼三』以下を原文から去る」（『傷寒論解説』）と述べる。つまり、宋本は黄連湯そのものが仲景方ではないらしいといい、康平本は服用法が仲景の法ではなさそうだというのである。その根拠が示されていないし、明確な決め手はない。本稿では"温服、昼三夜二"として検討する。
　図表6は、諸家の黄連湯方である。
　龍野の半夏の量は多く、森田は少ない。病理観によるものと考える。

図表5　黄連湯の条文とその方

大塚敬節『傷寒論解説』 "傷寒、胸中有熱、胃中有邪氣、腹中痛、欲嘔吐者、黃連湯主之。" 　　　　　　　　　　　　　　　　　　　　　　　　　　（傷・太陽病下篇） 　黄連湯方 　　　黄連　三両　　甘草　三両炙　　乾姜　三両　　桂枝　三両去皮　　人参　二両　　半夏　半升洗 　　　大棗　十二枚擘 　　　右七味、以水一斗、煮取六升、去滓、温服。
金子幸夫『傷寒論解説』 "傷寒、胸中有熱、胃中有邪氣、腹中痛、欲嘔吐者、黃連湯主之。" 　　　　　　　　　　　　　　　　　　　　　　　　　　（傷・太陽下篇） 　黄連湯方 　　　黄連（三兩）　甘草（三兩、炙）　乾薑（三兩）　桂枝（三兩、去皮） 　　　人参（二兩）　半夏（半升、洗）　大棗（十二枚、擘） 　　　右七味、以水一斗、煮取六升、去滓、温服、晝三夜二。疑非仲景方。
龍野一雄『新撰類聚方』 "傷寒胸中有熱、胃中有邪気、腹中痛、欲嘔吐者、本方主之、"（太陽下） 　黄連湯 　　　黄連　三両　　甘草　三両炙　　乾薑　三両　　桂枝　三両去皮　　人参　二両　　半夏　半升洗 　　　大棗　十二枚擘 　　　右七味、以水一斗、煮取六升、去滓、温服、昼三夜二、
中国・中医研究院編『傷寒論』 "傷寒，胸中有熱，胃中有邪氣，腹中痛，欲嘔吐者，黃連湯主之。" 　　　　　　　　　　　　　　　　　　　　　　　　　　（傷・太陽病〈下〉） 　黄連湯方 　　　黄連　甘草（炙）　乾薑　桂枝（去皮）各三兩　人参（二兩）　半夏（半升洗） 　　　大棗（十二枚擘） 　　　右七味，以水一斗，煮取六升，去滓，温服，晝三夜二。

七味薬方　黄連湯　内容

図表６　諸家の黄連湯方

	黄連	甘草	乾姜	桂枝	大棗	人参	半夏	
荒木性次 『新古方藥嚢』	3.0g	3.0g	3.0g	3.0g	4.0g	2.0g	5.0g	右七味を水二合を以て煮て一合二勺となし滓を去り一回に二勺宛一日三回、夜二回、温服すべし。
奥田謙蔵 『漢方古方要方解説』	1.8g	1.8g	1.8g	1.8g	1.8g	1.2g	3.6g	右七味を一包と為し、水一合を以て、煮て六勺を取り、滓を去りて一回に温服す（通常一日二、三回）。
大塚敬節・矢数道明 『経験・漢方処方分量集』	3.0g	3.0g	3.0g	3.0g	3.0g	3.0g	6.0g	（一日量）
龍野一雄 『漢方処方集』	3.0g	3.0g	3.0g	3.0g	3.0g	2.0g	8.0g	水四〇〇を以て煮て二四〇に煮つめ滓を去り昼三回夜二回に分服 便法；常煎法
森田幸門 『傷寒論入門』	3.0g	3.0g	3.0g	3.0g	4.0g	2.0g	2.5g	以上七味、水1000瓱を以て煮て600瓱となし、濾過して100瓱を昼間三回、夜間二回温服せよ。

黄連湯の方意

傷寒、胸中有熱、胃中有邪氣、腹中痛、欲嘔吐者、黄連湯主之、

(傷・太陽病下篇)

奥田謙蔵は「此の章は第百六十四章の『傷寒。汗出解之後。胃中不和云云』

を承け、且前章（中川注：黄芩湯及び黄芩加半夏生姜湯の条文）の自下利する者及び嘔する者に対して、腹中痛み、嘔吐せんと欲する者を挙げ、以て黄連湯の主治を論ずるなり」（『傷寒論講義』）、と本方の立ち位置を述べる。

　つまり本条文は、冒頭がただ"傷寒"であるも、激しい傷寒の表症はなんとかとれたものの、の意を含んでいると解釈すべきであり、更に黄芩湯の条文は"太陽与少陽合病"であるから、本条文の病位は少陽にまで拡大していると理解しなくてはならない、ということである。少陽は膈を中心とし上下に胸部及び心下を左右に季肋部を含むが、この部の邪正相争によって、また発汗による津液乏で惹起される虚熱によって、更には傷寒の残存する表熱が加わって胸に熱症状、つまり"胸中有熱"がおこる。胸部は表に直接連なる部位でもあるので熱症状が強調されるということも考えられよう。条文は"胸有熱"でなく"胸中有熱"とわざわざ"中"の字を付している。『漢方用語大辞典』は「胸中……胸腔のこと」として『類経』の「胸中とは肺の居す所なり」（同書）の例文を引用している。これはこれで勿論よいが、"中"には奥の方、深いところの意があり、胸腔の深くより膈に近い部位の意を更に持たせている、と考えたい。膈に近いということが"欲嘔吐"にも関連してくるのではないか。

　"胃中有邪気"の"邪気"は、"傷寒"つまり寒邪に傷ぶられるのだから、当然"寒邪"が中核となろう。その"寒邪"によって健常な胃の生理機能が阻害され胃中には生体にとって好ましくないものが発生、蓄積する。臨床的にはこれら全てを含めるべきであるが、病理、病因的にはあくまで"寒"という無形のものが中核をなしている。条文が"邪気"と"気"をわざわざ付すのは、このことを述べようとしていると理解する。太陽と少陽の合病（黄芩湯、及び黄芩加半夏生薑湯の条文にある）は、正気に対し寒邪がより強い場合におこり、寒邪はその勢いにまかせ少陽（胃）にまで進軍したと考えてよかろう。この場合の"胃"及び本方条文の"胃中"の"胃"は陽明病の"胃家実"の"胃"でなく、"心下"の"胃"と捉えるべきと考える。森田幸門は「本条の場合は胃及びそれに隣接せる腸を指すやうである」（『傷寒論入門』）という。"胃中"の"中"は、ここでは単純に"なか"と解す。

　今、"胃中有邪気"の"邪気"は"寒邪"が中核となろうと述べた。ならば、何故条文を"胸中有熱、胃中寒、腹中痛、……"と記さないのか。このようにする方が揃ってすっきりするのに。

　しかし、ここでよく考えれば、"胸中有熱"の"熱"は病因でなく症候であるに対し、"胃中有邪気"の"邪気"は病因である。これがつまり"太陽与少陽合病"を踏まえてのことと考える。太陽と少陽が同時に同じ寒邪に冒される

七味薬方　黄連湯　方意

ので、少陽（心下、胃）も表と同様の邪正相争が惹起する筈だ。

　しかし、胃（消化管）の場合、表（皮膚）程、邪正相争によって熱を帯びるということが少なく、専らすみやかに排除する機序が働く。胃中の邪気によって"腹中痛"とか"欲嘔吐"がおこると理解してもよいだろうが、この点はもう少し検討する。

　「腹中痛、欲嘔吐者」。"胸中有熱""胃中有邪気"が病理を示すに対し、"腹中痛""欲嘔吐"は症候である。『漢方用語大辞典』で腹中をみると、「横膈膜以下を腹中といい、胃・腸・腎・膀胱などが内在する」とある。が、やはりここでも（腹の）中の方、奥の方、深い所の意を持たせたい。龍野一雄も「冷えによる痛みは深い所に感じるから腹中痛むという」（『漢方医学大系⑧・漢方入門1』）と述べる。何故"腹中痛"をきたすか。奥田は「胃中に寒邪あれば冷ゆる状態にあり。故に腹中痛む」（『傷寒論講義』）といい、龍野は「寒のために腹中痛み」（『漢方医学大系⑭・傷寒論・金匱要略解説』）といい、江部洋一郎は「胃中の寒飲が小腸に影響する」（『経方医学④』）からといい、高山宏世は「脾気が寒邪によって凝滞させられる結果、腹痛や下痢を生じるものです」（『傷寒論を読もう』）という。皆同じことを述べている。漢方医学的にはこれでよいが、現代医学の知見を加えるとどういうことであろうか。森田幸門は「腹中痛むは胃中に病変があるため」（『傷寒論入門』）とし、"胃中"の"胃"については上述したように"胃及びこれに隣接する腸を指す"といい、「この部分に病変のあるときには腹痛を訴える」（同書）という。"病変"という言葉を使っている。冷えにしろ、ウイルスにしろ、それらによって消化管壁に何等かの病理的変化を、或いは消化管の運化機能に何等かの異常を生ずるであろう。これをいっていると考える。この病変の生じた時、或いは消化管の運化機能の異常を生じた時、生体はそれを修復、或いは調整しようとする一連の動きをおこし、その動きのなかで現われる症候として痛みがあり、或いは嘔吐があり、下痢がある。本条文は"腹中痛"であるので、お腹の深いところ、奥の方が痛むのだから、一般的には下痢があってよい筈なのに、そうでなく却って"嘔吐"しようとする。ここに本方証の特異性がある。また、これが"胃中有邪気"の"胃"を"心下"の"胃"と捉えるべきとした理由の一つである。本条文で"腹中痛"に続けて"欲嘔吐者"がなければ、当然下痢があるものとして処方が異なってくる筈だ。実に考え抜かれた文章である。一症候を加えることで処方の方向性を大きく変える筆法は、傷寒論によく見られるものである。

　本方の病理は条文にある"胸中有熱、胃中有邪気"であるが、これに関して龍野は、「註釈書には之を上熱下寒とするが、上熱中寒が本当であろう。上の

陽気は降ることを得ず、下の陰気は升ることを得ず、陽は上に留り陰は下に留り陰陽は升降せぬから相変らず陰陽痞塞して上に於ては熱を、下に於ては寒を生じてこの様な容態を起すと考えられている」(『漢方医学大系⑧・漢方入門1』)と、高山は「傷寒の経過中，上焦に邪熱があって胃気が下降できず，一方中焦には寒邪があって脾気の上昇を妨げる結果，脾と胃の気が正常に交わることができず脾胃の働きが失調するものである。病態は，上熱下寒・昇降失調・脾胃不交である」(『傷寒論を読もう』)という。龍野、高山は、用語に多少の違いはあるも、同じことを述べていると考えられる。

　江部は「広義の傷寒病の経過中に胸中に熱を持ち、胃中に寒飲を生じるものに対して使用する」(『経方医学④』)と非常に分かり易く述べる。

　机上の論理としてはこれで十分であろうも、実際の臨床に於いて、胸中熱、胃中寒をどのようにして判断するであろうか。心煩があれば熱と捉えることが出来るも、本条文には心煩なる言葉はない。胃中寒は、胃部寒ではないから、触診で胃部が冷えているという訳でもなかろう。結局のところ、これは症候の組み合わせで判断するしかないということになる。龍野は「冷えによる痛みは深い所に感じるから腹中痛むという」といい「胃冷があっても上に熱があっても嘔吐が起る」(同書)という。これより逆に"腹中痛"より胃寒を、"欲嘔吐"より"胸中有熱"を推定したではないか。条文は"嘔吐"でなく"欲嘔吐"である。胃に直接的原因のある時は"嘔吐"という症候を呈するのに、他部からの干渉("胸中有熱")が主病因であるから"欲嘔吐"という反応を示すと解釈する。傷寒(或いは江部のいう広義の傷寒病)の経過中、顕著な表症は取れたが病者は何か胸をあつがっているかのようなしぐさをし、一方お腹を痛がる。が、下痢はなく、逆に軽い嘔気があり、時々エッエッと吐きそうになる。このような病者をイメージして仲景は本条文を記したのではないか。少なくとも薬能より論理的に組み立てた処方ではないだろう。ああだこうだとやっているうちに、次第に出来上がってきたと考える。しかし、完成した本処方を見ると、現在、我々の持っている薬能の知識からみても、実にうまく出来ていると思えるのである。多くの人々の経験知の結晶はこういうものだということであろう。

　本方の構成について龍野は次のように述べる。

「半夏瀉心湯の黄芩の代りに桂枝が入ったような組み合わせだが、黄連は多く人参は少なくなっている。黄連が多いのは実熱であり、従って人参が減量されているのだ。黄連も血熱には働くが直接心熱に働くのは黄芩で、瀉心湯の類柴胡剤に心煩があるのは黄芩の働きによるが、黄連湯では心煩は主症ではないから黄芩を抜いた。その代り胃中に寒があるために上焦の陽虚を起しているから

● 七味薬方　黄連湯　方意

桂枝を加えたのであろう。心熱とか心煩とか言わずに胸中有熱としたのに深意があるようだ」（『漢方医学大系⑧・漢方入門1』）。"胃中に寒があるために上焦の陽虚を起しているから桂枝を加えた"がよく分からない。
　高山宏世はいう。
「一見半夏瀉心湯証に似ていますが、本条の場合は（中略）、上熱下寒によって脾胃の気が正常に交われない病態ですから、治法は黄連湯で上焦の熱を清し、中焦の寒を温補して、寒熱の平衡を回復・調整してやります。（中略）分量の多い黄連は上焦の熱を清し、乾姜で中焦を温めます。桂枝は温通の作用により上下の陽気の交通を促進するとともに傷寒残余の表邪を解除するように働きます。半夏で胃気の上逆を降ろして嘔吐を止め、甘草、人参、大棗は益脾和胃に働き、脾胃をともに補い気の昇降を調整します」（『傷寒論を読もう』）。
　江部洋一郎はいう。
「半夏，黄連にて胸中の熱，飲を捌き，半夏，乾姜にて胃中の寒飲を捌く。人参，大棗，炙甘草，乾姜は胃気を助け，守胃する。黄連（苦・寒・降），桂枝（辛・温・昇）で胸―心下の昇降を調える」（『経方医学④』）。
　皆、気の昇降を強調している。
　以上によって、本方構成生薬の働きの大略を知ることが出来る。
　龍野は、胃中寒を述べるも、乾姜には触れていない。当然のこととして触れなかったのであろう。それよりも、本方に於ける桂枝の働きに目が向けられたと考える。
　高山は、本方の桂枝が傷寒残余の表邪を解除するように働くというが、本方証に表証が果して残余しているか否かは議論のあるところだろう。
　江部の桂枝の理解は龍野と共通する。
　なお、本方の服法「温服、昼三夜二」の意味は、よく分からない。

黄連湯の運用

●『類聚方広義』（西山英雄 訓訳『和訓類聚方広義』）
「心煩し、心下痞鞕し、腹痛嘔吐し、上衝する者を治す」
　頭註に、
「霍乱、疝瘕にて、攻心腹痛し、発熱上逆し、心悸して、嘔吐せんと欲し、及

び婦人の血気痛にて、呕して心煩し、発熱頭痛する者を治す」とある。

霍乱……「病名。発病が突然で，大いに吐し，大いに瀉し，煩悶して気持ちが悪いことが特徴である。生冷のもの，腐ったものを食べたり，寒邪・暑湿・疫癘の気を感受しておこる。(中略)本病はコレラ，細菌性食物中毒などの疾病にもみられる。俗にはきくだしという」(『漢方用語大辞典』)。

疝瘕……「風寒と腹内の気血が相結しておこるもので，腹皮の隆起がみられ，そこを推すとその隆起が移動し，腹痛が腰背にまで及んでいるもの」(『漢方用語大辞典』)。

血気心痛……「婦女の血気虚弱のものが，風邪を心包絡に感受しておこる。心下部が疼痛し，痛みが全身をめぐる」(『漢方用語大辞典』)。

頭註は"血気痛"だが、"血気心痛"のことであろう。

霍乱、疝瘕でも、病変が心下に比較的限局されたものが対象となることがわかる。

● 荒木性次『新古方薬嚢』

「黄連湯の證……身熱ありて腹中痛み、胸むかむかとして吐せんと欲し、又は嘔吐するもの、或ひは下利し、或は下利せず、時に身體顔面など紅くなることあり。又は風邪などにて發熱してさむけあり、嘔吐腹痛ありて胸中悶へ或は氣わくわくして落ち付かず、柴胡の證に紛らはしく柴胡を與へて差へざるものに本方のゆく所あり。又一考の要あり、然れどもつまる所は心煩と身熱とに目を付くるにあり。

又數年前魚肉にて中毒したるものに本方を用いて即効を見たることあり」

● 奥田謙蔵『漢方古方要方解説』

「応用

Ⅰ）胸部に熱煩、鬱満の感ありて食慾欠損し、時に胃痛んで堪ふ可らず、二便に著変なき証。

Ⅱ）胸部に煩熱を覚え、或は腹痛し、或は便通不整にして、脈弦数なる証。

Ⅲ）脈微緩にして、胸腹部に不快感あり、心下部殊に膨満するも、之を按ずるに軟、時に呕吐を発せんとする証。

Ⅳ）胸中煩熱し、心下部膨満し、或は喘し、或は呕吐し、或は腹痛し、両便に著変なく、脈微しく弦なる証。

Ⅴ）下痢性疾患にして、腹痛し、呕気ある証。

Ⅵ）飲酒過度、或は宿酔等」

● 龍野一雄『新撰類聚方』
「原方は五回分服になつている
 Ⅰ）胃炎・腸炎・胃腸炎・コレラ・消化不良・自家中毒・胆石・蛔虫・急性虫垂炎初期などで嘔吐腹痛とも著しいもの
 Ⅱ）胃酸過多症・胃潰瘍・胃癌・十二指腸潰瘍等で胃部疼痛し或は嘔き或は胸やけ噯気し或は吐血するもの
 Ⅲ）二日酔いで悪心嘔吐胸中不快で或は胃痛を伴うもの
 Ⅳ）歯痛・口内炎・口角糜爛・口臭等でのぼせ感があり心下痞硬足冷などを伴うもの
 Ⅴ）ノイローゼ・てんかん・血の道症等で心煩身熱し或は頭痛腹痛を伴うもの
 Ⅵ）肺結核で神経症状が強く心煩身熱するもの　皮膚病、煩熱かゆみ強く胃中には反って寒あるもの」

● 稲木一元『臨床医のための漢方薬概論』
「黄連湯の使用目標と応用
　○応用
　・機能性胃腸症（急性胃炎，慢性胃炎），胃食道逆流症（逆流性食道炎），急性胃腸炎，口内炎，二日酔いなど
　○症候
　・心窩部の痛みあるいは膨満感不快感，悪心，嘔吐，胸やけ，胃酸逆流，食欲低下，急性下痢など
　○所見
　・腹部はやや膨満して軽い抵抗圧痛
　・急性胃腸炎では厚い舌苔（白または黄白色）
　○体質
　・栄養中等度〜やや虚弱」

私に本方の、これだと誇示し得る治験はない。
本方がそれなりに効いた症例を2例呈示する。

「過食の急性胃炎に黄連湯加味」
　昭和20年生　♀　47歳
　高血圧、更年期障害等の傷病名で治療中の患者。

最近血圧はほぼ正常にコントロールされて更年期様症状が主体になっている。

平成4年1月14日。正月で食べすぎ等が続き胃腸でも弱ったのか、胃がムカムカする、多少痛みもあると言う。中肉中背。顔色も悪くなく、却って赤味のさすことが多い。舌には舌尖が紅潮している以外特記すべき所見はない。下痢もなし、血圧140/80mmHg。

黄連湯（エキス）に四逆散を少量加えて与えてみた。同日これを1服したらムカムカして胃の中のものを全部嘔吐してスカッとした、と。その後粥等の消化のよいものにしながら服薬を続けていたらスッカリよくなったとのこと。

この治癒機転に興味を覚える。胃が弱っていたので嘔吐する力もなかったのであろう。黄連湯でその力を得て、胃に滞留していたものをまず外に排除して楽になったと単純に考えてよかろう。もしこの薬が合わなくて嘔吐したのであれば、嘔吐後続けて服すことはできなかった筈である。患者は嘔吐後もこれをきちっと服していた。

これが洋薬だったらどうであろうか。胃腸の痛みにはまず鎮痙剤、例えばブスコパンを頻用する。この病態にブスコパンを使えば却って嘔吐機能を減弱させて、治癒を長引かせるのではなかろうか。

舌の所見と腹鳴、下痢のなかったことで私は半夏瀉心湯でなく黄連湯にしたのであるが、半夏瀉心湯でもよかったかもしれない。四逆散は前々から精神的症状の多い患者であったので加味したというもので、蛇足であったかとの思いは残る。

（『漢方精選300例』〈症例62〉p.96）

「"心下気実する"（龍野一雄）症例」

昭和37年生　44歳　♀

以前より屡々来院していた。便秘症、過敏性腸症候群、四肢末端の循環障害。こんな傷病名がカルテに記されている。背は高い方だがやせていて、一見して胃下垂タイプである。小建中湯（エキス）、麻子仁丸（エキス）が最終処方であった（平成17年1月18日）。

平成18年2月10日。一年振りにやって来た。2日前（8日）寒気がして、その後中等度（37.6℃）の熱が出た。昨日（9日）は下熱するも嘔吐が続いた。本日になって前胸部より胃部にかけておもぼったいような痛みを感じ、横になるとまだジワーッと嘔気を催して来る。口はかわくが口苦はない。咳もない。食欲はあるが満腹になると気持ち悪くなる。便通はよい。下痢はない。服した

ものを聞くと、実はラカン果を飲んでいたと。胃症状の直接原因はその為と思われたので中止を指示し、半夏瀉心湯（エキス）を深く考えることなく処方。

　2月27日。胸骨部の焼けるような痛みがつらい。便は軟らかいがスッキリ出ない。お腹にガスがたまる。舌は紅舌で苔は殆どなくやや乾いている。黄連湯（エキス）を主方に大黄甘草湯（エキス）を頓用として出した。早速その日黄連湯を2回服し、夜大黄甘草湯を1回服したら症状がとれたので後服を中止したと3月10日の来院時に報告してくれ、今日は1昨日より下痢っぽくなり、左耳の前の辺りとか左頸部を中心にポツポツとした紅疹が出て気に掛かる。昨夜残しておいた黄連湯を一包服し、いくらか軽くなった。本日はまだ排便がない、と訴える。黄連湯で様子をみるよう指示。

　3月14日。上腹部がバンバンに張って苦しいと来院。両腹直筋が胃脘部を中心に盛り上がる程に緊張し、胃脘部もバンと張っている。とても体型からは想像出来ない腹証である。

　　　　Rp. 大柴胡湯（エキス）　　5日分

　3月18日。昨日思い切り沢山の便が出てスッキリした。胸が張って苦しく眠られなかったのが気持ちよく眠られた、と。

　腹証では上腹部の異常の緊張は明らかにとれていた。胃症状の原因は何であるか。多くを語らないが、"非常にストレスがあるもんで"、と時々口にする。お店の経営を中心になってやっている様子で、種々苦労が重なるのだろう。

　2月10日の半夏瀉心湯は蛇足であったかも知れない。2日分を投与したが後なんとも言って来なかったところをみると、ラカン果を中止し、この方を服したりしているうちに自然に楽になったのであろう。2月27日の黄連湯と大黄甘草湯は奏効した。

　荒木性次は『新古方藥嚢』で"黄連湯の證"を次の如く述べている。

「身熱ありて腹中痛み、胸むかむかとして吐せんと欲し、又は嘔吐するもの、或ひは下利し、或は下利せず、時に身體顔面など紅くなることあり。又は風邪などにて發熱してさむけあり、嘔吐腹痛ありて胸中悶へ或は氣わくわくして落ち付かず、柴胡の證に紛らはしく柴胡を與へて差へざるものに本方のゆく所あり。又一考の要あり、然れどもつまる所は心煩と身熱とに目を付くるにあり」

　この患者の胸骨部の焼ける如くの痛みはまさしく心煩である。黄連湯は半夏瀉心湯から黄芩を去り桂枝を加え黄連を増量したものである。

　"半夏瀉心湯を用ふるの證"を荒木の書でみてみよう。

「胃のあたり重苦しく或は脹り或はつかへ或は痛み、むかむかと嘔氣あるものあり。胸やけ強きものあり、腹部脹りて時にゴロゴロと鳴るものあり。食は一

向に進まざるものあり、又は平常と變りなきものあり。便通は多少ゆるみ勝ちのものもあり、平常の如きものもあり。然れども長く秘結して腹鳴し嘔氣あるものには本方の證少なし。小便は大抵常の如し、餘り近きものには本方の證少なし。兎に角心下部の重苦しきを第一として本方は用ふべきものなり」(『新古方藥嚢』)。

　黄芩、黄連の薬能につき、龍野一雄は次の如く述べる。
「ともに心下の実を瀉すが、黄芩は心下から上又は表にかかり、血熱血煩を治し、黄連は心下から下方にかかり動的な煩躁症状を治す」(『漢方医学大系⑭・傷寒論・金匱要略要方解説』)。

　なら何故"心煩"に黄芩を去り辛温の桂枝を加えた黄連湯なのか、ここはよく分からない。桂枝で黄連を増量したその薬力のスペクトルを上に向けるのだろうか。

　この症例では"胸が焼けるように痛む"といったので単純に黄連の多い黄連湯を用いたまでである。半夏瀉心湯はやはり胃部症状が第一。大柴胡湯が効いた時の患者の表現が面白かった。"思い切り沢山の便が出た"。

　大柴胡湯の基本病態は"心下気実するもの"(龍野)という。根本は気である。それにしても両腹直筋を含め胃脘部が盛り上がるように緊満していたことは興味深い。西洋医学的にはどうなっているのだろう。膈下…心下は構造的にも気が結聚し易いのであろう。

　気の絡み合った病態は今後益々多くなるであろう。本症例も単純な消化器疾患とすべきではない。
　　　　　　　　　　　　　　　(『漢方臨床320例』〈症例89〉p.218)

葛根湯
かっこんとう

POINT

①葛根湯は我国に於いて最も馴染みのある漢方薬で、殆どの者が"かぜ薬"としてその名を知っている。

②我々医療現場でも多く使われる処方の一つといえよう。

③本方条文は、傷寒論に2条文、金匱要略に1条文ある。

④金匱要略の条文は、傷寒論の太陽病中篇にあっても何等違和感がないのに、何故金匱要略に組み込まれたかは書誌学的には大変興味深いが、本方方意の研究には何等問題はないので、指摘にとどめた。

⑤傷寒論の第1の条文の「項背強几几」の解釈が混乱している。

⑥まず、その字形を"几几"とするもの、"几几"とするものがあり、その読みも"シュシュ""キキ"とまちまちである。

⑦諸橋轍次『大漢和辭典』、藤堂明保 他『漢字源』、及び柴崎保三の語源的研究より"几几"と記し"シュシュ"と訓ずるのが正しいことを述べた。

⑧"几"は「短くて曲がった鳥の羽毛の形を描いた字」(『漢字源』)というも、"几几"を"鳥が首をのばして飛びあがらんとしている状態の形容"と解説するものが多い。

⑨私は短羽の鳥が寒さで身をちぢめて立ちすくんでいる姿と理解したい。

⑩また、「項背強几几」の"強"を殆どの成書が"こわばる"と訓じるが、"強"の字を語源的にみた時、それだけでないことに言及した。

⑪傷寒論の第2の条文の「必自下利」について、奥田謙蔵の立ち

位置よりその病理を述べ、中医系の書の太陽経と陽明経が同時におかされるとの解釈に異論をとなえた。

⑫龍野一雄の『新撰類聚方』は、桂枝加葛根湯は桂枝剤とし、葛根湯は麻黄剤として分類している。奥田は葛根湯、葛根加半夏湯、葛根黄連黄芩湯の3方をまとめ葛根湯類として独立させているが、葛根湯は桂枝湯の発展方と考えるのが適切だろう。

⑬龍野は桂枝湯証を定義して、"気血栄衛の不和による表虚熱"と述べる。気・衛に対するのが桂枝であり、血・栄に対するのが芍薬である。一方、気・衛は陽、血・栄は陰である。つまり、桂枝湯証を"（表の）陰陽不和による表虚熱"といい換えることが出来る。葛根湯もこれにならえば麻黄が陽で葛根が陰となるから、やはり"陰陽不和"がその病態のベースといえる。ただ本方の病位は、同じ表としても桂枝湯より深い。

⑭葛根、麻黄の働きについて、麻黄は一般的には強力な発表剤と考えられているが、葛根と組むことで逆に葛根の働きを助けるのではないか。いずれにしても麻黄は表裏でいえば表、もう少し広く筋肉とか関節まで含めた軀殻に働き、気・津を動かすので、葛根にとってはその作用をよりスムーズに発揮し得るのではないか、との私見を述べた。

⑮成書を参考に本方の運用に触れた。主として上半身の疾患に運用される。また、現代医療の中での本方の見事な治験もあり、本方の可能性の広さを知る。

葛根湯の内容

図表7は、大塚敬節の『傷寒論解説』『金匱要略講話』、龍野一雄の『新撰類聚方』、金子幸夫の『傷寒論解説』『金匱要略解説』、及び中国・中医研究院編の『傷寒論』『金匱要略』で葛根湯方をみたものである。

条文に各書で異同はない。

龍野は金匱要略の痙湿暍病篇冒頭の剛痙の定義「太陽病、発熱無汗、反悪寒者、名曰剛痙」を(宜本方)として関連条文とする。方に於いて、各生薬量に異同はないが、記載順が傷寒論で生姜、甘草、芍薬となっているに対し、金匱要略は芍薬、甘草、生姜である。中国・中医研究院編『傷寒論』は芍薬、生姜、甘草とまた異なっている。金子の『金匱要略解説』は"以水七升"に作るも、他は全て"以水一斗"である。服し方で、大塚の『傷寒論解説』が"将息及禁忌"で終るに対し、他は"諸湯皆倣此"の5字が続く。金匱要略は"将息及禁忌"で終る。

図表8は、諸家の葛根湯方である。

大塚敬節・矢数道明の分量集は葛根の量が麻黄の倍量で多い。他は全て約1.3倍であることから考えると、何か特別な意味が込められているのであろうか。方意、運用の項で触れよう。奥田謙蔵の大棗の量が少ないが、特に意味があってのこととも思われない。長年の経験の結果であろう。

図表7　葛根湯の条文とその方

大塚敬節『傷寒論解説』 　"太陽病、項背強几几、無汗惡風、葛根湯主之。"（傷・太陽病中篇） 　葛根湯方 　　葛根 四両　麻黃 三両去節　桂枝 二両去皮　生姜 三両切　甘草 二両炙　芍藥 二両 　　大棗 十二枚擘 　右七味、以水一斗、先煮麻黃葛根減二升、去白沫、內諸藥、煮取三升、去滓、溫服一升。覆取微似汗。餘如桂枝法、將息及禁忌。 　"太陽與陽明合病者、必自下利、葛根湯主之。"（傷・太陽病中篇）
大塚敬節『金匱要略講話』 　"太陽病。無汗而小便反少。氣上衝胸。口噤不得語。欲作剛痙。葛根湯主之。" 　　　　　　　　　　　　　　　　　　　　　　　　（金・痙湿暍病） 　葛根湯方 　　葛根 四兩　麻黃 三兩去節　桂枝 二兩。去皮。○原本。脱枝字。今據傷寒論補。　芍藥 二兩　甘草 二兩炙 　　生薑 三兩　大棗 十二枚 　右七味。咬咀。以水一斗。先煮麻黃葛根。減二升。去沫。內諸藥。煮取三升。去滓。溫服一升。覆取微似汗。不須啜粥。餘如桂枝湯法。將息及禁忌。
金子幸夫『傷寒論解説』 　"太陽病、項背強几几、無汗、惡風、葛根湯主之。方一。"（傷・太陽中篇） 　葛根湯方 　　葛根（四兩）　麻黃（三兩、去節）　桂枝（二兩、去皮）　生薑（三兩、切） 　　甘草（二兩、炙）　芍藥（二兩）　大棗（十二枚、擘） 　右七味、以水一斗、先煮麻黃、葛根、減二升、去白沫、內諸藥、煮取三升、去滓、溫服一升。覆取微似汗。餘如桂枝法將息及禁忌。諸湯皆倣此。 　"太陽與陽明合病者、必自下利。葛根湯主之。方二。（用前第一方。一云用後第四方）"（傷・太陽中篇）

金子幸夫『金匱要略解説』 "太陽病、無汗、而小便反少、氣上衝胸、口噤不得語、欲作剛痙、葛根湯主之。" 　　　　　　　　　　　　　　　　　　　　　　　　　　　　　　（金・痙濕暍病） 　葛根湯方 　　葛根（四兩）　麻黄（三兩、去節）　桂（二兩、去皮）　芍藥（二兩） 　　甘草（二兩、炙）　生薑（三兩）　大棗（十二枚） 　右七味、㕮咀、以水七升、先煮麻黄、葛根、減二升、去沫、內諸藥、煮取三升、去滓、溫服一升、覆取微似汗、不須啜粥、餘如桂枝湯法將息及禁忌。
龍野一雄『新撰類聚方』 "太陽病、項背強几几、無汗惡風、本方主之、"（太陽中） "太陽与陽明合病者、必自下利、本方主之、"（太陽中） "太陽病、無汗而小便反少、気上衝胸、口噤不得語、欲作剛痙、本方主之、"（痙） "太陽病、発熱無汗、反惡寒者、名曰剛痙（宜本方）"（痙） 　葛根湯 　　葛根 四両　麻黄 三両去節　桂枝 二両去皮　生薑 三両切　甘草 二両炙　芍薬 二両 　　大棗 十二枚擘 　右七味、以水一斗、先煮麻黄葛根、減二升、去白沫、內諸藥、煮取三升、去滓、溫服一升、覆取微似汗、不須啜粥、余如桂枝法、将息及禁忌、諸湯皆倣此、
中国・中医研究院編『傷寒論』 "太陽病，項背強几几，無汗惡風，葛根湯主之。"（傷・太陽病〈中〉） 　葛根湯方 　　葛根（四兩）　麻黄（三兩去節）　桂枝（二兩去皮）　芍藥（二兩） 　　生薑（三兩切）　甘草（二兩炙）　大棗（十二枚擘） 　右七味，以水一斗，先煮麻黄葛根，減二升，去白沫，煮取三升，去滓，溫服一升，覆取微似汗，餘如桂枝法將息及禁忌，諸湯皆仿此。 "太陽與陽明合病者，必自下利，葛根湯主之。"（傷・太陽病〈中〉）
中国・中医研究院編『金匱要略』 "太陽病，無汗而小便反少，氣上衝胸，口噤不得語，欲作剛痙，葛根湯主之。" 　　　　　　　　　　　　　　　　　　　　　　　　　　　　　　（金・痙濕暍病） 　葛根湯方 　　葛根（四兩）　麻黄（三兩、去節）　桂枝（二兩、去皮）　芍藥（二兩） 　　甘草（二兩、炙）　生薑（三兩）　大棗（十二枚） 　右七味，㕮咀，以水一斗，先煮麻黄葛根，減二升，去沫，內諸藥，煮取三升，去滓，溫服一升，覆取微似汗，不須啜粥，餘如桂枝湯法，將息及禁忌。

図表8 諸家の葛根湯方

	葛根	麻黄	桂枝	芍薬	甘草	生姜	大棗	
荒木性次 『新古方藥嚢』	4.0g	3.0g	2.0g	2.0g	2.0g	3.0g	4.0g	右七味を水二合を以て先づ葛根麻黄を煮て四勺を減じ、諸薬を内れ六勺に煮つめ滓を去り三回に分ちて温服すべし。
奥田謙蔵 『漢方古方要方解説』	2.8g	2.1g	1.4g	1.4g	1.4g	2.1g	2.1g	右七味を一包と為し、水二合を以て、煮て六勺を取り、滓を去りて一回に温服す（通常一日二、三回）。
大塚敬節・矢数道明 『経験・漢方処方分量集』	8.0g	4.0g	3.0g	3.0g	2.0g	4.0g (乾1.0)	4.0g	(一日分)
龍野一雄 『漢方処方集』	4.0g	3.0g	2.0g	2.0g	2.0g	1.0g (干姜)	3.0g	水四〇〇を以て葛根麻黄を煮て八〇を減じ白沫を去り他の諸薬を加えて再び煮て一二〇に煮つめ、滓を去り三回に分服 便法；常煎法
森田幸門 『傷寒論入門』	4.0g	3.0g	2.0g	2.0g	2.0g	3.0g	4.0g	以上七味、水1000瓩を以て先づ麻黄と葛根とを煮て800瓩となし、濾過して之に残りの諸薬を入れ再び煮て300瓩を取り、濾過して100瓩を温服す。衣服を以て覆うて軽度の発汗を来さしむ。熱稀粥を啜るを要しない。その他は桂枝湯を服用するときの如く将息及び禁忌せよ。

葛根湯の方意

> **太陽病、項背強ㄦㄦ、無汗惡風、葛根湯主之、**（傷・太陽上篇）

　冒頭の太陽病については桂麻各半湯、桂枝二越婢一湯の検討で奥田謙蔵の見解に従う私の立ち位置を述べた。特に桂枝二越婢一湯の項で"太陽病"は病名でなく病態と理解すべきことを述べたが、本条文もこれでよいと考える。再載する。奥田は「太とは太初の謂、陽とは積極性の意にして、即ち発動、上行、温暖の義なり。故に病の初発に於て、其の勢主として體表及び上部に動き、其の證積極性に属する者は、総て之を太陽病と謂ふ。依て太陽病は、體表、即ち表部を以て其の位と為す」（『傷寒論講義』）と説く。一般的にかぜ症候群、インフルエンザの類の初発病態と考えてよいであろう。

　「項背強ㄦㄦ」。"項背"、日本語でいえば、うなじから背中にかけてとなろうが、龍野一雄は「大体に於て僧帽筋の範囲」（『漢方医学大系⑧・漢方入門1』）という。それで可であろう。傷寒論に於いてこの部位の表現が微妙に異なる。桂枝去桂加茯苓白朮湯、柴胡桂枝湯、大陥胸丸の"頭項強痛"、大陥胸丸の"項亦強"、本方及び桂枝加葛根湯の"項背強"であり、方剤によって作用する部位がずれてくる。その病理を詳細に検討すれば面白かろうが、今は宿題とする。"強"。現在の日本人の殆どは"強"を"強、弱"つまり"つよい、よわい"の"つよい"の意味に理解するのに、成書の全てが"こわばる"と訓じる。この訓訳が誤りとはいえないものの、何故あえて"強"の字を用いたかが疑問として浮かびあがる。柴崎保三は次の如く述べている。

　「強〈説文〉には『強とは蜥（かぶとむし）なり。虫に従い弘の声』と解説している。かぶと虫は衆知の如く身には固い甲をかぶり、頭にはいかめしい角を持った虫で、固い甲は敵の侵襲にそなえた防備であり、角は一種の武器であろう。強とは一般には『がっちりと固い』『丈夫な』という意に用いられているが、その内面には前記の如く外敵防止の十分なる防備をそなえているのである」（『鍼灸医学大系②・霊蘭祕典』）。

　「強（中略）以上の如く強という文字について、其の構成と語原の上から検討して見れば『強とは、がっちりと固いかため』であり、又『そういう働きを有する力』であり、同時に又外敵を防衛する力でもあることがわかるであろう」（『鍼灸医学大系③・脈要精微論』）。

　柴崎の解説をみると、仲景がわざわざ"強"の字を用いた意味がよく理解さ

れる。外邪が襲ってくるのに対して、がっちり身を固め外敵を防衛する意を含ませているのである。

　現在、我々が手にする成書の殆どの訓訳"こわばる"にはマイナスイメージが強い。しなやかさを失っている、かたくなってもろい、動き難い等々である。本条文は、冒頭に太陽病と枠づけしているから、この太陽病としての基本的特性は保持している筈であり、奥田の説く積極性を有し、発動性、上行性等がみられると考えるべきであるから、"こわばる"に付随する意の"かたくなってもろい""動き難い""動きが止まる"では整合性が取れない。

　更に、現在の国語辞典の全てがこわばるを"強張る"と漢字表記する。以上より本条文の"強"を"こわばる"と訓じることは必ずしも正確ではないと考える。この件は"几几"の検討を終えてもう一度触れる。

「几几」。この字の字形及びそのよみには混乱が多い。
　荒木性次、「几几」と記し、"シュシュ"とよませる（『方術説話 第二巻』）。
　大塚敬節、「几几」と記し、"きき"とよませる（『傷寒論解説』）。
　奥田謙蔵、「几几」と記し、"しゅしゅ"とよませる（『傷寒論講義』）。
　藤平健、奥田の『傷寒論講義』を"几几（しゅしゅ）とよんでいるもの"に分類している（『漢方臨床ノート・論考篇』）。
　龍野一雄、「凡凡」と記し、"キキ"とよませる（『漢方医学大系⑬・和訓傷寒論』）。
　森田幸門、「几几」と記し、"シュシュ"とよませる（『傷寒論入門』）。
　金子幸夫、「几几」と記し、"きき"とよませる（『傷寒論解説』）。
　高山宏世『傷寒論をよもう』、「几几」と記し、"しゅしゅ"とよませる。
　龍野の"凡凡"は単純ミスであろう。
　以上、我国成書は字形及び読みに於いて、既にかなり混乱している。
　諸橋轍次『大漢和辞典』巻二、p.164

「[几] キ、①おしまづき。ひぢかけ。坐ったときにひぢを凭せて體を安ずる具。②祭祀又は燕饗に犠牲を載せて薦める具。③つくえ。④盛なさま。物の飾のさま。ともに。……」

　そして「几几」をあげ、「①沓の飾のさま。又、安らかで重々しいさま。②さかんなさま。③ともにするさま」と解説する。

　一方、"几"の字をあげ、「短い羽の鳥が飛ぶさま。②一種の兵器。殳の柄」とある。

　藤堂明保 他編『漢字源』も『漢和大辞典』と同じで、"几"と"几"を別々に説明し、参考とし、『几キ』は、(几と) 別字」と注意を促している。そして。「『几几シュシュ』とは、うなじや背がこわばって伸びないさま」とし、例文に

葛根湯の本条文を引用する。
『大漢和辭典』、『漢字源』は明確に"八"と"几"を分けている。

では傷寒論、金匱要略の"几几（儿儿）""几几然（儿儿然）"はどちらが正しいであろうか。仲景の直筆をみるより他にその正解は得られないが、それは不可能なので、本条文の述べようとしている意味より推定するか、語源的に検討するより他に方法はない。

まず本条文の述べようとしている意味より検討してみよう。

まず、本条文は冒頭に"太陽病"と記し、外感性熱病の初期であることを示しているが、外感性熱病、ここではインフルエンザの類、で思い浮かぶのは項、肩、或いは背中に力を入れ、首をすくめ両腕をちぢめ或いは前胸部に組むような恰好をして、おぉっ寒いといっている姿である。これからは"几几"の"ひじかけ""つくえ"はどうしても結び付かない。

ましてや"几几"の「杳の飾のさま」（諸橋轍次『大漢和亂典』）はなお更である。やはり"八"とするべきであろう。では一体、"八八（シュシュ）"はどういう意味であろうか。

ここで諸家の解説をみてみよう。

大塚敬節は「几几」と記し"きき"とよませ、「項背強几几—項から背にかけて強ばること。几几は机机と同じで、重くて動かしにくい意」と解説する一方で、八「几几を八八と書いて、シュシュと訓ませている人がある。この八八は、羽の短い鳥がまさに飛ばんとして羽をひろげて首をのばしたかたちであるから、首の凝る状をいったものだと説明している」と他説を紹介し、「ところが、困ったことに、金匱要略に、太陽病、其の証備わり、身體強ばること几々然（きんき）という章がある。身體強ばる時に、首をのばすということはおかしい。それで私は几几と訓み、重くて動かしにくい意にとる」（『傷寒論解説』）と、几几説の根拠を述べる。高山宏世も「几几」と記すが"しゅしゅ"とよませて、「水鳥が飛び立つとき、首をまっすぐ伸ばして羽ばたく様子を表現した文字」（『傷寒論を読もう』）といい、中国・中医研究院編『傷寒論』も「鳥が首をのばして飛びあがらんとしている状態の形容」という。一方、この"首をのばして"に対し、逆に奥田謙蔵は「几几とは頸を引くの貌」（『傷寒論講義』）と説く。柴崎保三は素問の刺腰痛篇の「腰痛俠脊而痛至頭几几然」の解釈で"几几然"を語源的に詳細に検討し、「几（シュ）とは『ぬけ出たように直立している状態』をいうもので、本文を『痛み頭に至り几几然たり』ととれば、それは腰の痛みが頭の方までぬけ出るように痛むことである」（『鍼灸医学大系⑦・刺腰痛篇』）と述べる。また、成無己の『傷寒明理論』には「几は頸を引くの貌、几は短羽の鳥なり。短羽の

●七味薬方　葛根湯　方意

鳥飛騰する能わず、動くときは則ち先づその頭を伸引するのみ項背の強ばるものの動くときも亦この如し」と記されているという。

正に諸説まちまちであるが、諸橋轍次『大漢和辭典』には「几　短い羽の鳥が飛ぶさま」とあり、藤堂明保 他編『漢字源』は「几 解字 象形。短くて曲がった鳥の羽毛の形を描いた字」と解説する。

いずれにしても、短羽の鳥に関係している。先に触れたように、短羽の鳥が寒さで身をちぢめて立ちすくんでいると解釈したい。いみじくも細野史郎が「やはり水鳥が竦んだような格好で、あああれが肩が凝るのだなと覚えてもらったらよいと思います」(『臨床傷寒論』)と述べる。

この、几几(シュシュ)(几几キキ)について、藤平健が詳細に論じている(『漢方臨床ノート・論考篇』)。ここで藤平は更に多くの文献にあたり、"几几(しゅしゅ)と読んでいるもの"、"几几(きき)と読んでいるもの"、"几(き)でも几(しゅ)"でもどちらでもよいとするものを各々あげ、柴崎保三の研究に基づき、几几(しゅしゅ)とするのが正しいとの結論を出している。そこで柴崎は、"項背強几几"は"後頭部から、せなかにかけて、強直し、まるで一本の柱のように……"の意味だろうと述べている。首を竦め身を縮めている様と上述したが、"一本の柱のように"が多少ちぐはぐ感があるも、これ以上は想像の域を出ない。柴崎は"几"の古形は"几"で"立った姿"であるというから、鳥が立ち竦むイメージが湧きあがってくるともいえるが。

以上に関し、柴崎は結論的に次のように述べている。

「つまりもとは『几几(シュシュ)然』と書かれていたものが、伝写の際誤られて『几几(キキ)』然となってしまった(これは屡々おこることである。無意識的に"ヽ"に鉤挑をつけ"ヽ"としてしまう)ものを、後世の人が文字の意味がわからぬまま『几几(キキ)然』として、通って来たものと考えられる」(『鍼灸医学大系⑦・黄帝内経素問』、p.3166)。

この短羽説を採ると、「項背強几几」は"項背強ばりて几几(シュシュ)"と訓じるのがよいであろう。"項背強ばること几几(シュシュ)"では意味が通じ難くなる。

一般的に、肩をあげ、首をすくめ、身を縮める姿勢は、何かを警戒する時、逆に何かに飛び掛ろうとする姿勢といってよい。外感熱病に襲われる際も、生体は自然にこの体形をとるよう設計されているのではなかろうか。

条文の"項背強"もその一表現との理解が可能であろうし、本項前半で"強"の意の検討でこれに通じる解釈をした。

日常の臨床で、かぜを引いたと来院する患者が、項から背中にかけて張って痛むとか、こわばる、と訴えることは決して多くない。仲景の時代と現在とでは医師の診る病態像が違うとも考えられるし、なにより現在我々を訪れる患者

の大半は仲景の時代には多分受診しなかったであろう。つまり、我々は安静にさえしていれば自然と治癒に向かう患者を多く扱っているのである。こうした事情の影響があるのかも知れない。しかしそれはさておいて、葛根湯は項背強を認めずも、初期の患者に大変評判がよいことは確実である。
「無汗」。当然桂枝湯の"汗出"に対して述べていると考えられるが、諸家の見解をみてみよう。

　大塚敬節、「汗出で悪風は表虚であり、汗なく悪風は表実である。さて、汗無しという状を患者で知るには、皮膚に、しめりがあるか、ないかを診る。もし頸部、項部、頭部などを撫でてみて、しめりがあれば、汗無しということはできない。汗出ずといったからとて、流れるほどに出るのではなく、しっとりと、しめる程度のものが多いから、注意を要する」(『傷寒論解説』)。

　そして、「汗なく悪風を挙げて、汗出で悪風の桂枝加葛根湯との鑑別を示している」(同書)という。

　エアコンの普及していなかった大塚の時代には、肌に触れてそのしめり具合で汗をかいたか否かを判別することが出来ただろうも、エアコンの普及した今日では、それは無理である。すぐ乾燥してしまうからである。従って、我々が汗をかきましたかと尋ねるより仕方ないが、患者の多くは着替える程の汗と解するので注意を要する。

　荒木性次も同じようないい方をしている。「無汗は汗が無い無いとは出てゐないことで皮膚が濕ってゐないことを謂ふ」(『方術説話 第二巻』)。そんなことは当たり前だとつき放すようないい方に頑固な職人的荒木を想像する。

　奥田謙蔵、「無汗　桂枝加葛根湯は汗出づ、此の證は汗無し、此れ其の異る所にして、即ち彼よりも其の位更に深し」(『傷寒論講義』)。

　龍野一雄、「汗無くは消極的に限定したもので若し汗があれば桂枝加葛根湯だとの鑑別点にする伏線がしいてあるわけだ」(『漢方医学大系⑧・漢方入門1』)。

　金子幸夫、「『太陽病』に続く『汗無し』、『悪風』は、風寒の邪が肌表に外束し、衛陽(えよううつあつ)は欝遏され、営陰(えいいん)は欝滞した為に引き起こされる証候であり、いずれも太陽傷寒証(たいようしょうかんしょう)の証候を表わしている」(『傷寒論解説』)。

　中国・中医研究院編『傷寒論』、「汗がないのは表実であるから、麻黄を臣薬として用いるのである」

　中医系の書は病理に重点がおかれている。

　我々は、中医学の影響もあってか、表実、表虚を言葉として理解しているように思っているが、具体的に表実or表虚は一体どういう病理かといわれると返答に窮する。上記金子の如き中医の論理で説明すれば、論理としては成立す

●七味薬方　葛根湯　方意

るも、我々日本人には今ひとつすっきりしない。龍野一雄が桂枝湯証を定義して「気血栄衛不和による表虚熱或は気上衝」(『漢方医学大系⑭・傷寒論・金匱要略要方解説』)と述べているのは、桂枝湯の検討で紹介した。気血栄衛は陰陽と言い換えてもよいであろうから、つまり陰陽が和していないというのである。

ここで、では表の陽とは具体的に何を指しているか、表の陰はどうかと問われても、やはり答えに窮する。陰と陽とが互いにバランスをとり合って、生命体、いや広く万物は存在し得るとの自然哲学的概念であるからである。この陰陽の属性は、成書の多くで解説されている。この属性から逆に陰陽の本質を考えるより他に方法がない。いずれにしても、陰陽が程よく和して初めて生体は健全に生存し得るのであり、これは生体の各部分にもそのままあてはまる。体表に於いては、そこでの陰陽が和してこそ、その本来的機能を遂行し得る。その本来的機能が十分発揮されている状態を"表実"、その逆を"表虚"と理解してよいのではないか。

条文に戻って、表の本来的機能が十分に発揮されていれば、無意味な発汗など起こりようがない(条件が十分に調った上で必要に応じ発汗させるのも表の本来的機能である)。条文の"無汗"はこのことを述べているのであろう。

もう一つ、この"無汗"には外邪におそわれてごく初期という意も含まれているのではないか。汗が出るまでにはそれなりの準備が必要であり、条件が調わなければならないからである。

「悪風」。「悪風 病証名。さむけのこと。風にあたれば寒さを感じ風を絶てばなくなる。これは外邪が衛を傷っておこる」(『漢方用語大辞典』)。

荒木性次、「悪風は風を忌むこと、忌むとは重なるを忌むの意、已に風に苦しめられてゐるので此の上風に吹かれては敵はないと云うことで則ち冷風にさらされてゐるやうにさむけのすることを言ふ」(『方術説話 第二巻』)。

奥田謙蔵、「悪風、悪寒は互に稱す。必ずしも浅深の別に非ず」(『傷寒論講義』)。

大塚敬節、「悪寒は(中略)、寒けで、蒲団を着て寝ていても、ぞくぞくと寒いのであるが、あたたかくしておれば別に異常を感ぜず、着物を脱いだり、風の吹くところに出たりした時にだけ、寒けを感ずる場合がある。傷寒論では、このような状態を悪風(おふう)と名づけている」(『傷寒論解説』)。

中国・中医研究院編『傷寒論』は、文字通り「寒さをきらう場合には」と口語訳している。

また細野史郎は、分かり易く、以下の如く述べている。

「ここの悪風とは悪寒と同じものではないかと思われるでしょうが、悪寒よりももっと軽いのです。悪風は風を言うのです。例えば、こうして扇いだら『あ

あ寒い、ああ寒い』と言われるでしょう、これが悪風です。ですから、風が吹いてない密室に入れば、それほど『寒い、寒い』と言わない」（『臨床傷寒論』）。

　日常の外来診療で、かぜの患者は殆どがかぜを引いたようだ、と訴えて受診する。咽が痛いのも、頭が痛いのも、鼻水の出るのも、節々の痛いのも、全てをかぜと表現する。その症状の激しい場合には、インフルエンザではないかという。各々の患者は過去にそれこそ数え切れない程かぜを引いているであろう。一見違った病気のようでも、時間の経過と共に次第にああやはりかぜだったんだと納得し、この経験の蓄積の上に、今の症状は体が変にだるいだけであるが、そのうち典型的なかぜ症状が現われてくることを予感するのであろう。かつては患者がかぜを引いたと思うと口にすると、医者でもないものがどうしてそれが分かるんだと叱られたという話をよく耳にしたが、さすがに今はない。患者の体内で生じていることはやはり患者が最もよく分かる筈だ。患者のこういった訴えにすなおに耳を傾け、それを中心に考えていくようにしている。

　「悪風」に話を戻して、私は風に当たると寒くて気持ちわるい、暖かくして身を縮めてじっとしていればよい、といった意に解したい。この意味でかぜのごく初期の病証で悪寒の軽いものといってよいだろう。

　「悪風、悪寒は互いに称す。必ずしも浅深の別に非ず」（『傷寒論講義』）との奥田の見解とは異なるが。

　図表9 は、桂枝湯、桂枝加葛根湯、葛根湯、麻黄湯の構成を見たものである。この表でみると、葛根湯は桂枝湯の発展方ともいえる。つまり、「気血栄衛の不和による表虚熱或は気上衝」（桂枝湯の証〈龍野一雄〉）の"気・衛"を主る桂枝と血・栄を主る芍薬を少しく減じ、その作用を控え目とし、他者を受け入れる準備を整えた上で人のよい（気味甘平の）葛根を迎えたのが桂枝加葛根湯であり、桂枝加葛根湯に更に麻黄を加えて葛根湯となる。桂枝加葛根湯では桂枝、芍薬を減じたとはいえ、なお葛根はその二者に遠慮がある。桂枝湯としての作用がやはり中心となっている。そこに荒れくれもの（気味苦温）の麻黄が入り込むとたちまち麻黄が主導権を握り、麻黄の性質が表面に出てくる。しかし、旧家の家風は完全になくなったのではないので、麻黄は多少のしばりを受ける。

　そこで、相性のよくない芍薬、生姜、大棗を追い出し、人はよいが何かとまとわりついてうっとうしい葛根も追い出し、気に入っている杏仁を連れてきたのが麻黄湯、と例えて語ることも出来よう。

　このようにみると、麻黄湯も桂枝湯から派生した方と考えてもよかろう。しかし一般的には桂枝湯と麻黄湯は別々のグループとし、葛根湯は麻黄湯の仲間として分類されることが多い。

● 七味薬方　葛根湯　方意

図表9　桂枝湯、桂枝加葛根湯、葛根湯、麻黄湯の構成

	桂枝	芍薬	甘草	生姜	大棗	葛根	麻黄	杏仁
桂枝湯	三両	三両	二両	三両	十二枚			
桂枝加葛根湯	二両	二両	二両	三両	十二枚	四両		
葛根湯	二両	二両	二両	三両	十二枚	四両	三両	
麻黄湯	二両		一両				三両	七十箇

　龍野の『新撰類聚方』は桂枝湯、桂枝加葛根湯は桂枝剤とし、葛根湯は麻黄剤として分類している。一方、奥田謙蔵は、葛根湯、葛根加半夏湯、葛根黄連黄芩湯の3方をまとめ葛根湯類として独立させている。些細なことにも思えるが、先達がこれら薬方を如何に理解しようとしていたかが分かり、興味深い。
　いずれにしても、葛根湯は桂枝湯と麻黄湯の中間的な位置づけになる。
　図表10は、桂枝湯、桂枝加葛根湯、葛根湯、麻黄湯の条文を比較したものである。これにより仲景のいわんとしていることがより深く理解出来るし、各薬方の位置づけも明確になるのではないか。
　桂枝加葛根湯、葛根湯には"頭痛、発熱"がないが、これは当然あるものとして省略したとも考えられるし、或る場合も、ない場合もあり、症候としては二次的なもの故に略したとも考えられる。両者のケースがあるとしてよかろう。桂枝湯には"項背強"とか"身疼、骨節疼痛"等の痛みの症候がなく、空白となっている。これは外邪が表の浅い部にのみとどまることを意味しているのだろう。対し、麻黄湯の痛みは、外邪が表裏の表にあるものの、深い部の筋とか関節に及ぶ。"悪風"は四者に共通するが、桂枝湯、桂枝加葛根湯は"悪風者"と"者"の字が付いている。これは元来、体質的に虚弱な者といった意を含めているのではなかろうか。"者"の字の無いのは、悪風する場合は、とその時々の条件で変化する一時的な症候の意と考える。
　主薬の葛根の薬能は、桂枝加葛根湯のところで詳述しているので参照して頂

図表10　桂枝湯、桂枝加葛根湯、葛根湯、麻黄湯の条文の比較

太陽病	頭痛、発熱			汗出	悪風者		桂枝湯
太陽病		項背強ﾉﾉ		反汗出	悪風者		桂枝加葛根湯
太陽病		項背強ﾉﾉ		無汗	悪風		葛根湯
太陽病	頭痛、発熱	身疼腰痛、骨節疼痛			悪風	無汗而喘	麻黄湯

きたい（『「傷寒・金匱」薬方大成 六味編』、p.121）。

　ここで構成生薬の働きについて、龍野と中国・中医研究院編『傷寒論』の解説を参考に挙げておく。

龍野一雄『傷寒論・金匱要略要方解説』
「構成　本方は桂枝湯の桂枝芍薬を減量し、葛根麻黄を加えたものである。
　第一主薬　葛根　　　　血滞り筋攣縮するものを治す。
　第二主薬　麻黄、桂枝　発表する。
　補助薬　　生姜は表気を順らし、甘草は緩和し、芍薬は葛根を助けて血を順らし筋攣縮をやわらげ、大棗は上部を和潤する」

中国・中医研究院編『傷寒論』
「〔処方解〕葛根湯は桂枝湯に麻黄と葛根を加えたものである。葛根は薬味は甘、薬気は涼で、津液を作り、筋脈を養い育てることができるから、うなじと背中の強ばりを解除できるので、君薬とする。汗がないのは表実であるから、麻黄を臣薬として用いるのである。太陽病には風をきらう、脈象は浮で、緊数ではないなどの症状があるから、やはり桂枝湯で主治する」

太陽與陽明合病、必自下利、葛根湯主之、（傷・太陽中篇）

　まず合病について復習しておく。
　『漢方用語大辞典』には「傷寒病の二経あるいは三経が同時に邪を受け，病気になると同時に各経の主証が出現することをいう」とある。中医系の書の多くはこの解釈をとっている。

大塚敬節は、「太陽と陽明と同時に病むものを、太陽と陽明の合病という。この場合には、太陽病の症状と陽明病の症状とが、同時に現われているわけであるが、すべての症状が悉く出揃うわけではない」(『傷寒論解説』)という。非常に臨床的であるが、その病理への考察がない。
　奥田謙蔵、「病の所在一途にして、同時に其の勢を二途或は三途に現す者は、之を合病と云ふ。今、太陽と、陽明との合病と云ふは、太陽を其の本位と為し、同時に其の勢を陽明に現せる者なり。茲に所謂陽明とは、胃實の謂に非ずして、裏を指すなり」(『傷寒論講義』)。
　この奥田の説に基づきながら、更に具体的に分かり易く藤平健が論じているのは衆知のことである。
　藤平はいう。
　「合病とはあくまでも一薬方が主役を演じている状態であるが、たまたま勢いあまって他病位にまで一部の症状が波及するか、または病勢の進行があまりにも速いために、通過した他病位はなお一部の症状を残すことがある、といった病態であることがわかる。したがってその治法は一薬方のみで足りるのである」(『漢方臨床ノート・論考篇』)。
　「合病は一薬方証のみの存在であるにもかかわらず、その薬方証の一部の症状が、形を変えて他病位類似となって現われているために、あたかも二病位または三病位にそれぞれの薬方証が併存するが如き感を呈する病態である。(中略)これに対し併病は、二薬方証が併存する病態であって、その治療は先表後裏、先外後内、先急後緩、合方などの一定の法則にしたがってこれを行なう」(同書)。
　薬方の視点で合病、併病を論じた藤平の慧眼に敬意を表する。これこそ師の説を更に発展させたものといってよいであろう。
　奥田、藤平の見解に従う。
　「自下利」。
　『漢方用語大辞典』、「服薬しないのに自然に下痢すること」
　勿論下剤を服薬しないのに、ということである。
　大塚敬節、「自下利―これは下したために下痢するのではなく、また邪毒が胃腸内に侵入したために下痢するのでもなく、合病のために下痢するのであるから、これを自下利と呼んだ」(『傷寒論解説』)。"合病のために下痢する"というが、何故"合病のために下痢する"のかが明確でない。
　奥田謙蔵、「自下利とは、服薬に因らずして自然に下利するの謂なり。此れ項背に欝積せる邪熱の、其の餘勢裏に至るの致す所なり。是必然の結果なり。故に必ずと言ふ」(『傷寒論講義』)。"自然に下利する"は、"自然の流れとして

下利する"とした方がより正確となろう。

　更に奥田は、これに〔補〕章して、「考ふるに、自下利とは、之を下すに因らず、又邪毒の腸胃に入るに非ずして下る者なり。若し邪毒の腸胃に在りて下利する者は、其の邪に因れる内寒、或は内熱を温散若しくは瀉下するに非ざれば治せず。是下利自下利の名を設くる所以なり」（同書）と述べる。

　これより、大塚の記述は奥田の見解を参照していることが想像される。ここで蛇足だが、大塚、奥田の解説に補足する。

　"合病""自下利"の解説をした上で、その病理を奥田は次の如く述べる。
「此の證。表熱盛にして汗出づること能はず、一時裏に迫り、裏氣發散すること能はずして其の勢擾動し、下に走りて自下痢を致す者なり」（同書）。この文言より単に外邪が勢い余って一部裏に侵入して陽明病を惹起したのではないことが分かる。つまり、表に於ける外邪と正気との格闘による励起状態が裏に影響するのである。励起状態は熱を帯びる。奥田が"表熱盛"といったのはこれを示すのであろう。励起状態によって結果的に生じた熱であろうと、これは余分の熱であるから裏はこれを排除しようとする。それが上に向った場合は嘔吐となり下に向えば下痢となる。本条文のケースは後者である。

　龍野一雄は本条文を解説していう。
「太陽の表と陽明の裏が充塞し、自然排泄の路を上下に求めるが、下に求めれば下痢となる。上に求めれば葛根加半夏湯の嘔になる。自とはこの意味である」（『漢方医学大系⑭・傷寒論・金匱要略要方解説』）。

　"太陽の表と陽明の裏が充塞し"と述べるも、何が充塞するのか、或いはどういう状態になるのかを、更にこのケースに於ける太陽と陽明との関係はどうなのかを明確に記して欲しい。後半の記述は素直に納得出来る。が、上記したことと略同じことを述べようとしていると理解する。

　中医の解説をみてみよう。

　金子幸夫、「『下利』が出現するのは、太陽と陽明の二経で邪正相争が引き起こされ、生じた壅熱（ようねつ）が表に外泄（がいせつ）されず、陽明の腸に内迫（ないはく）し、水穀（すいこく）が泌別（ひつべつ）されなくなるからである」（『傷寒論解説』）。

　高山宏世、「体表の太陽経と陽明経が同時に邪を受けますが、ここではどちらかといえば陽明経の方がより強く邪を受けています。その為陽明経に連なる胃気の昇降作用が失調して、下痢を生じている状態です。下痢という裏（胃腸）の症状であっても、原因は表にあるので、太陽と陽明両経の邪を逐えばよいわけです」（『傷寒論を読もう』）。

　経脈がおかされるという点では金子、高山は同じだが、病理の説明が微妙に

異なる。また奥田の"表熱盛"で一時裏に迫るとする解釈と、二経が同時に邪を受けるとする中医の解釈は明らかに異なる。奥田の見解に従う。

高山は"体表の太陽経と陽明経が同時に邪を受ける"と説明するが、如何なる機序でそれが起こるのか。経脈図をみると、太陽膀胱経により近いのは少陽三焦経、少陽胆経であるから、ごく常識的に考えれば、太陽膀胱経が外邪におかされると、少陽三焦経、少陽胆経が同時におかされる方が確率が高い筈である。何故遠い陽明経がおかされるのか。金子、高山の中医学に立脚した説明は、傷寒論の六経を強いて経絡に結びつけて解釈しようとしている。仲景は、勿論全く無視したとまではいわないが、素問の経絡の概念とは異なった視点で病態の変転を述べようとした、と私は考える。外感熱病にかかると、上述したように僧帽筋を中心とした筋群が緊張し、身構える。この部位に太陽膀胱経が存在するので、太陽経がおかされたと理解する一つの根拠となって中医の解釈が構築されたのであろう。中医の論理、解釈はなる程と思わせることも多々あるも、机上で説明に都合のよいように考えられたものではないかと思われる箇所も少なくない。

太陽病、無汗而小便反少、氣上衝胸、口噤不得語、欲作剛痙、葛根湯主之、

(金・痙湿暍病)

冒頭が太陽病となっているから外感性熱病を述べているのに、何故金匱要略に収載されているのか。何故傷寒論の太陽病中篇にでも入れなかったのか。書誌学的には大変興味深いが、今私が目指していることとは違うので、この件は脇に置く。

成書をみても、傷寒論に比べて金匱要略の解説は底が浅い。荒木性次の『方術説話 第四巻』の本条文の解説も字句のそれで終っているし、大塚敬節の『金匱要略講話』も、中国・中医研究院編『金匱要略』も然り。ただ、金子の『金匱要略解説』は『傷寒論解説』と全く同じペースで中医の立場でたんたんと解説している。金子の労に頭の下がる思いである。私もこれまで同様に、条文を如何に解釈するかのスタンスで葛根湯の姿を明確にしていきたい。

まず「太陽病」、これはこれまで述べてきた解釈と同じ、つまり、奥田の見解に従った外感熱病の初期の病態である。

「無汗」。表面的には眼前の病人は汗をかいていないことであるが、『漢方用語大辞典』には「汗があるべきはずなのに汗のないこと」とある。"汗をかいていないこと"と"かくべきはずなのに汗のないこと"とでは前者が現症候を述

べるに止まるに対し、後者はその拠って立つ原因を内包している。本条文は前者と考えるのがよいと思う。勿論、何故汗をかかないのだろうとの疑問は疑問のままとして、とにかく今は汗をかいていない、とのみして、大きく病態の枠組みをつくる。

「而小便反少」。この"而"についてはこれまで何度も触れたが、"○○而△△"とある場合は"○○"と"△△"が対等の症候であることを示す。"○○"の結果"△△"となるのではない。"小便少"は小便が少ないことであるが、ではこの"反"はどういう意味であろうか。

荒木性次、「熱あって汗無ければ小便當に多かるべし今少し故に反ってと言ふ」(『方術説話 第四巻』)。

大塚敬節、「汗が出なければ、小便が多くなければならないのに、かえって小便が少なくなる」(『金匱要略講話』)。

中国・中医研究院編『金匱要略』、「汗が出ないのに小便が少なく」

つまり、汗が出ないのだから体中の水分は小便として出る筈なのに、それが少ない、よって"反"というのだと説く。

一方龍野一雄は、「表に水乏しく汗にならず、気上衝して小便の出が悪くなり、……」(『漢方医学大系⑭・傷寒論・金匱要略要方解説』)と異なる解釈をする。つまり、龍野によれば"無汗"は"表に水乏しく汗にならず"の結果であり、"小便少"は"気上衝胸"の結果である。

「氣上衝胸」。上で触れたように、龍野は"小便少"の原因病理として解釈するに対し、荒木は「下から胸に衝き上げて來る感じ」(『方術説話 第四巻』)、中国・中医研究院編『金匱要略』は「気が上行して胸部を衝き上げる自覚症状」と単なる症候として解釈する。大塚も「何か胸に突き上がってきて」(『金匱要略の研究』)と解しているから自覚症状である。

症候のみを挙げて直接病理を述べない傷寒論、金匱要略のスタンスから、私も症候を述べたものと解釈する。一方、ある症候を呈するには、それ相応の病理がある筈であるから、症候のみを純粋に述べることはあり得ないとの議論も成り立とう。この視点から、"気上衝胸"は正にそれを示している。つまり、病理の結果としての症候を示すと同時に、病理をも語っている。

「口噤不得語」。口を食いしばって言葉を出すことが出来ないの意で、或る病理の結果としての症候を示している。

「剛痙」。金匱要略の痙病、湿病・暍病の脈象・證候第二篇の冒頭にこれを定義した条文がある。「太陽病、發熱無汗、反惡寒者、名曰剛痙 一作痓、餘同」である。

● 七味薬方　葛根湯　方意

この「剛痙」を中国・中医研究院編『金匱要略』は次のように解説している。「『剛痙』‥病名である。『痙』は『痓』に同じ。主にうなじや背なかが強ばる、歯を固く食いしばるなどの症状を呈する。発熱する、表実、『無汗』（当然汗が出るべきなのに汗が出ない症候）、寒さを嫌うなどの症状のある場合が『剛痙』であり、後世の醫家は『剛痓』と称した」
　そして、更に金匱要略の同篇には"痙"の原因として発汗過多とか、下痢による水分喪失が述べられている。
　「欲作剛痙」。"欲作"「やがて剛痙になる前兆」（中国・中医研究院編『金匱要略』）、「今にも剛痙が始まりそうな様子」（荒木性次『方術説話 第四巻』）。
　「葛根湯主之」。「葛根湯が一番好いと云ふ事なり」（荒木性次『方術説話 第四巻』）、「葛根湯の主治である」（大塚敬節『金匱要略の研究』）。
　以上を**図表**11に従って述べてみる。
　まず、冒頭に太陽病と持ってきて、外感熱病の初期の病態の変転を示すとの枠をはめる。つまり、種々の症候を示すも、あくまでも太陽病の範疇内の病態であるというのである。本病態の中核をなすのは、津液乏と表実及び気上衝である。何故津液乏を生ずるか。本条文の前に痙の原因として発汗過多と下痢が述べられているから、やはりこれ等によると考えるべきであろうが、もともと津液乏のものが太陽病となったケースも考えられる。結果として津液乏なのである。津液乏から当然表水乏となり、それ故無汗としてもよいのだが、葛根湯に麻黄を含むので、あえて表実とした。気上衝は、一つは津液乏をきたす内部環境で、気津のバランスが崩れて気が勝手に動き出し、気の本来的性質の上昇指向が顕在化する。一つは「病の初発に於て、其の勢主として體表及び上部に動き、其の證積極性に属する」（奥田謙蔵）太陽病であるからである。
　気上昇が胸に及び、"何か胸に突き上がって"くる感じが"気上衝胸"であり、これは症候と捉えるべきである。口噤、不得語は津液乏、表水乏、気上衝の結果と考えるのがよかろう。これ等症候を示すのは、正に剛痙を作さんとするもので、葛根湯を与えるがよいという訳である。
　ここで、この病態に何故麻黄を含む葛根湯を与えるのであろうか。
　まず、太陽病という範疇内での病態であること、そして表実、気上衝とからであろう。ここで麻黄は一般的には強力な発表剤と考えられているが、葛根と組むことで逆に葛根の働きを助けるのではなかろうか。いずれにしても、麻黄は表裏でいえば表、ここではもう少し広く筋肉とか関節まで含めた軀殻に働き、気、津を動かすので葛根にとってはその作用をよりスムーズに発揮し得るのではないか。

図表11　金匱要略の葛根湯条文の病理

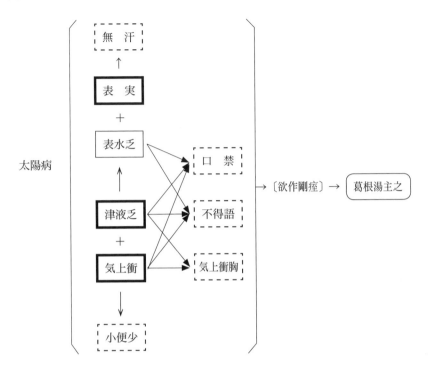

　細野史郎をして「葛根湯というくすりはしかしくせもですね」(『漢方の臨牀』7〈4〉：8)といわしめたのは正に葛根と麻黄を組み合わせてあることによるのではないかと思うである。

> **太陽病、發熱無汗、反惡寒者、名曰剛痙（宜本方）**（痙）

　金匱要略の痙湿暍病篇の冒頭の条文で剛痙の定義である。龍野一雄は本条文を（宜本方）として関連条文とする。
　この条文より剛痙の具体的病像をイメージすることは困難である。
『漢方用語大辞典』をみてみる。
「剛痙」。「剛痙　剛痙に同じ」「剛痙　痙病の一種。症状は，発熱・無汗・悪寒・頸項強急・頭揺口噤・手足攣急・抽搐，甚だしければ角弓反脹，脈弦緊をあらわす」

かなりの重症であり、森田幸門は金匱要略でいう痙とは全身痙攣をいうようであると述べ、西洋医学的見地より剛痙は脳膜炎、破傷風の類であろうという。しかし、この如き重症には葛根湯は力不足との先人の説も紹介する。龍野は恐らく、"太陽病、無汗而小便反少、気上衝、口噤不得語、欲作剛痙、葛根湯主之"より関連条文としたのであろうが、この条文はあくまで"欲作剛痙"であり、"剛痙"ではない。
　剛痙が上記した如きの疾患であるならば、やはり葛根湯は力不足で、関連条文とするには無理がある。

葛根湯の運用

●『類聚方広義』（西山英雄 訓訳『和訓類聚方広義』）
「項背強急し、発熱悪風し、或は喘し、或は身疼痛する者を治す」
　頭註に、
「此の方は項背強急を主治するなり。故に能く驚癇、破傷風、産後の感冒、卒痙、痘瘡の初起等の角弓反張、上竄搐搦、身体強直する者を治す。宜しく症に随って熊胆、紫円、参連湯、瀉心湯等を兼用すべし」
　驚癇：急驚風（中川注：熱性痙攣）の発作のこと（『漢方用語大辞典』以下、大辞典と略す）。
　卒痙（卒痙）：突然に痙攣すること（大辞典）。
　角弓反張：風気が虚に乗じて諸陽経に入り、頭項強直し、腰背が反折して後に向かって角弓のように彎曲する状態をいう（大辞典）。
　上竄：眼球が上転するの意味（大辞典）。
　搐搦：心肝の熱により目が一点を見つめ、手足がこわばり、手を握り、ピクつくこと（大辞典）。
　参連湯：人参、黄連（各二.〇～四.〇）（西山英雄 訓訳『和訓類聚方広義』）。

「麻疹の初起にして悪寒発熱し、頭項強痛し、汗無く脈浮数にして或は乾呕し、下利する者を治す。若し熱、熾んにして咽喉を刺激し、心胸煩悶する者は黄連解毒湯を兼用す」
「痘瘡の序熱、驚搐し、腹痛し、或は呕吐し、下利する者は先ず柴円を用い快

利二三行を得、而して後此の方を用うべし。若し呕吐止まず直視して驚搐し安からざる者は更に紫円或は熊胆を用う。蚘(クワイ)ある者は鷓胡菜湯を用うべし。若し見点斉(ゾロ)わず、及び起脹潰膿せざる者は桔梗、黄耆等を撰び加う。兼ねて伯州散を蜜(蜜?)で煉りて、膏となして用う。或は本方に反鼻、鹿角を加えて亦佳なり。若し痘疔を発する者は速かに鈹針を以て挑破して悪血を去るべし。しからざれば危険競起して遂に救い難きに至るなり。若し収靨以後余熱退かず、脈数にして悪寒し、一処疼痛する者は痘癰を作らんと欲するなり。宜しく大黄を加えて残毒を逐除すべし」

驚搐：「俗にいう『ひきつけ』のこと」（大辞典）。

「小児の遺毒、爛斑及び赤遊風には紫円、竜葵丸、梅肉丸等を兼用す」
遺毒：小児に生じる瘡。胎毒（大辞典）。
赤遊（游）風：赤遊丹（せきゆうたん）に同じ。丹毒の一種。その色が赤くて，発する所が一定の場所でないので，この名がある（大辞典）。
龍葵丸：軽粉、巴豆（各三両）　龍蔡（十両を霜と為す。）
　　　　修治は梅肉散の如くす。
　　　　一身発瘡し（痒痛し）或は疼痛する者を治す（西山英雄 訓訳『和訓類聚方広義』）。
梅肉丸：梅肉、梔子（各一銭半）焼いて性を存す。巴豆、軽粉各七分。
　　　　右四味細末とし、共に和し、擣くこと千回。
　　　　治。悪瘡毒、疳瘡、無名の頑瘡、黴毒、便毒、疥癬、沈痼内攻の症（西山英雄 訓訳『和訓類聚方広義』）。

「疫痢の初起にして発熱悪寒し、脈数の者は先ず本方を用い、温覆して発汗すべし。若し呕する者は加半夏湯にて汗を取り、後大柴胡湯、厚朴三七物湯、大小承気湯、調胃承気湯、桃核承気湯、大黄牡丹皮湯、大黄附子湯を各々症に随い之を処し、裏熱宿毒を疏蕩す」
「咽喉腫痛し、時毒、痒腮、疫眼にて焮熱腫痛し、項背強急し、発熱悪寒し、脈浮数の者を治す。桔梗、大黄、石膏を撰び加え、或は応鐘散、再造散、瀉心湯、黄連解毒湯等を兼用す」
時毒：季節的流行病。時邪の疫毒が三陽の経絡に客し，頭面耳項の腫れる疾患をいう（大辞典）。
痒腮：顎にできる痒い腫物（大辞典）。
応鐘散：乃ち芎黄散なり。

諸上衝変転して治せざる者を治す。
大黃（三両）　川芎（六両）
右二味杵いて篩い末となし毎服六分、酒或は湯にて送下す（西山英雄 訓訳『和訓類聚方広義』）。
再造散：三因方、通天再造散による。
鬱金（二.五）　皂角刺、白牽牛子、伯州散（元は反鼻を用う）（各六.〇）
大黃（五.〇）
右散と為し、一回二.〇－四.〇　一日一－三回服用（西山英雄 訓訳『和訓類聚方広義』）。

「本方に朮附を加え葛根加朮附湯と名づけ、発斑症にして発する毎に悪寒発熱し、腹痛する者、及び風疹、血疹の痒甚だしき者を治す。再造散を兼用す」
「頭瘡、疥癬、下疳、楊梅瘡、一切の瘡瘍の未膿、已膿、潰後を論ぜず、凝鞕（革靴の如くかたくなる）腫痛する者は皆加朮附湯を以て排毒すべし。応鐘散、伯州散、梅肉丸、七宝丸等を兼用す。或は本方中に芎藭、大黃、反鼻等を撰び加う」

下疳：恥瘡，妬精瘡，疳瘡ともいう。梅毒が陰茎・亀頭・包皮・女子大小陰唇・陰道などに生じる病（大辞典）。

楊梅瘡：病名。霉瘡・広瘡・時瘡・綿花瘡ともいう。間接性あるいは接触性の伝染による。まず下疳・横痃を患い，その後に楊梅瘡となる（大辞典）。

七宝丸：梅瘡結毒及び痼疾、骨節疼痛、諸の治すこと能わざるを治す。
牛膝、軽粉（各二銭）　土茯苓（一銭）　大黃（八分）　丁子（五分）
右五味、合して杵き、篩いて末と為し、糊丸緑豆大の如くし、一日八分、分ちて二服となし、毎四分を朝夕白湯にて之を服す（西山英雄 訓訳『和訓類聚方広義』）。

「便毒にして速かに膿を醸し佳と為すには加朮附湯に宜し。膿の成りたるを候い鈹針にて割開すべし。後或は排膿散及び湯、大黃牡丹皮湯を撰用し、伯州散を兼用し毒の軽重に随って、五日、十日に梅肉散を以て之を攻むべし」

便毒：横痃（おうげん）に同じ（大辞典）。

横痃：病名。各種の性病が腹股溝に発して，淋巴結腫となったものをいう（大辞典）。

「鼻淵、脳漏、鼻齆(オウ)、鼻中息肉等にて臭膿滴瀝し、或は濁涕止まず、臭香を聞かざる者、皆、頭中の欝毒、淤液の致す所なり。脳漏尤も悪症にして早く之を制せざれば或は不起に至る。加朮附湯に宜し。倶に再造散を兼用し、息肉の如きは磠砂散を傅(シ)き、或は瓜蒂一字を鼻中に吹く。則ち清涕多く漏れ、息肉旋(セン)消す」

　鼻淵：病名。辛頞鼻淵ともいう。重症のものは脳漏・脳寒・脳崩・控脳砂ともいう。風寒によるものは鼻が塞がり香臭がわからず、鼻涕が多く、常に鼻中がつらい（大辞典）。

　脳漏：重症の鼻炎。蓄膿症（大辞典）。

　鼻齆：鼻が塞がり香臭がわからないものをさす（大辞典）。

　息肉（瘜肉）：気血が一ヵ所に滞り、あるいはこれに熱邪が注いで宣暢できずに発生する贅肉（大辞典）。

　磠砂散：磠砂（一銭）軽粉、雄黄（各三分）　冰片（五厘）
　　　　　研して細末と為し、清水を以て服用（西山英雄 訓訳『和訓類聚方広義』）。

「癰疽の初起にして壮熱憎寒し脈数の者は葛根湯を以て汗を発し後加朮附湯に転じ以て醸膿を促し、膿成るや速かに針を入るべし。若し心胸煩悶し欝熱便秘する者は瀉心湯、或は大柴胡湯を兼用す」

「凡そ諸瘍腫、流注、附骨疽、痘癰、臀癰等にして慢腫して皮色変ぜず、其の毒深く潜み肌肉を隔てる者、膿已に成るときは則ち膿する処必ず微に皮毛枯槁を作す。若し其の割用すべき者は此を認めて針を入れるも百に一を失せず。但しその候法は至って微にして、面命指授するに非らざれば其の蘊奥を悉くする能わず」

　流注：病名。肢体深部組織の化膿性疾患（大辞典）。

　附骨疽：疽が筋骨部に生じたものを附骨疽という。化膿性骨髄炎に類似する（大辞典）。

　痘癰：痘瘡により発する癰（大辞典）。

「凡そ陳痼、結毒にして凝閉して動かず、沈滞して発し難き者は葛根加朮附湯、桂枝加朮附湯、烏頭湯等を以て之を鼓動し、之を振発し兼ねて七宝丸、十幹丸等を以て之を駆逐し更に梅肉散を以て之を蕩滌す。治せざる者ありと雖も蓋し希なり」

　十乾丸：東洞先生家塾方（西山英雄 訓訳『和訓類聚方広義』）。

吉益東洞の記述は、現在我々が葛根湯に抱くイメージと重なるが、榕堂の頭註の記述はかなり異なる。感冒という言葉は"産後の感冒"一ヶ所のみである。その産後の感冒とした意味がよく分からない。しかし、ここは「此の方は項背強急を主治するなり」とあるから、何等かの痙攣性の症候を伴っているのであろう。

　しかし、全体を眺めると、表（現代医学的には皮膚、筋骨）の化膿性疾患、現代ならばその多くは皮膚科、外科領域の疾患とされると考えられるもの、に本方をかなり積極的に使っていることを知る。あくまでもこれらは発表、つまり表より悪いものを出すことが基本と考えていたのであろう。その第一選択の処方として、榕堂は本方を理解していたと考えられる。鼻疾患にはこの視点で頻用しているも、眼疾患、耳疾患、或いは口腔疾患に言及はない。が、運用しないのでなく、ただ記さなかっただけであろう。それと、榕堂は頑疾には必ず種々丸散剤（大部分は下剤の類）を兼用するも、これ等は"邪毒"が表にのみ留まっているのでなく、裏（内臓）にも何等かの影響を及ぼしていると考えてのことであろう。榕堂の用いた丸散剤を現在使用することは不可能だが、その心を学びたい。

● 荒木性次『新古方薬嚢』
「次の如き證候の者には葛根湯を用ふべし。
　風邪等にて首すじより背中へ掛けて強ばり動かし難い者、發熱して惡寒甚しく首筋背中等こはばり頭痛する者、口のかわく者、首筋背等の強ばりが原となって引き付ける者、何れも汗の出ないのが目的なり。又風を引いて惡寒して腹下る者、此の場合熱は有る者も無い者もあり、腹は痛まぬ者多し、大便の回数多くして時にしぶり腹に似たる者あり。本方を肩凝りに用ふる人あり。鼻の病特に鼻つまり濃き鼻汁出づるに賞用する人もあり」

　かぜを引いたと訴えて来院するも、肩が凝りますかと問うて、はいと答える者は案外少ない。方意の項で触れたように、これは肩に力を入れ首をすぼめ、おお寒いといっている病症を示しているのではないだろうか。"口のかわく者"は結構重要な指摘である。葛根湯を使うのは空気の乾燥した秋、冬場に多い印象を持っている。"風を引いて惡寒して腹下る者"も参考になる。かぜ引いて下痢したというと、胃腸型感冒として葛根黄芩黄連湯、或いは水様性の場合五苓散等をつい選ぶが、思い切って本方を使ってみるのも面白かろう。

● 奥田謙蔵『漢方古方要方解説』
「応用
- Ⅰ）感冒の初起、項背強急、悪寒、発熱し、汗出でざる証には、先づ此の方を与へて発汗せしむるを良策とす。
- Ⅱ）下痢の初起等にして、悪寒、発熱し、脈浮数なる証。
- Ⅲ）肩背痛の諸証にして、脈浮数なる等の者。
- Ⅳ）軽証仮性脳膜炎、或は破傷風の類にして、其の初起、脈浮数なる者。
- Ⅴ）諸種の皮膚病、殊に湿疹等には、証に由り大黄を加ふ。
- Ⅵ）歯痛、或は歯齦腫痛等には、証に由り石膏を加ふ。
- Ⅶ）扁桃腺炎、或は咽喉の諸患には、証により甘草を増量し桔梗を加ふ。
- Ⅷ）諸種化膿性炎症には、証に由り桔梗、石膏を加ふ。
- Ⅸ）上顎竇蓄膿症等には、証に由り芎藭、大黄を加へ、或は辛夷を加へて、更に有効なることあり。
- Ⅹ）麻疹、或は痘瘡の初起等。
- Ⅺ）種痘後の発熱等」

　我々は、多くが1) 2) 3) に基づいて本方を用いている。特に現在は、エキス剤が主流であって、煎じに比しその作用がやや穏やかであるので、余り虚実を気にせずとも本方を処方出来る。ただ投与法のみは注意する。まずかぜかなと思ったらとりあえず本方を熱いお湯に溶かして服す。出来得れば身体を温かくして休むがよい。服後10～15分で身体の芯から気持ちよく温まり、多くはこれで治るも、その兆しのみられない時はもう一度服す。余程身体の虚弱でない者であれば、まず副作用の心配はない。使い易い薬だと感じている。が、高齢者、心臓の悪い人、前立腺の疾患を持っている者は要注意である。
　2) は、下痢ということに気をとられ、本方を思い浮かべることは少ないが、胃腸型感冒と捉えれば本方の出番も多くなる。
　3) も、この薬を服していると楽だといって、肩こり症の患者がよく本方を持っていく。
　5) 尾台榕堂がるる述べていることに通じる。なにはともあれ、皮膚疾患は表の病である。表の病の治法は発表である。一方、その表の病の原因として、裏の邪の充溢があるので、これは瀉下の法をとるということだろう。
　6) の歯痛、歯齦炎は、私は本方に排膿散の少量を加えて喜ばれることが多い。排膿散は薬価に通っていないが、安価な薬である。
　以上、奥田の応用は簡明で、利用し易い。これを見て本方は種々バリエーショ

ンはあるも、あくまで表に邪がある時の薬であることが理解される。

● 龍野一雄『新撰類聚方』
「Ⅰ）感冒・流感・肺炎・麻疹・丹毒・猩紅熱・脳膜炎・日本脳炎・リンパ腺炎・扁桃腺炎・中耳炎等で発熱悪寒頭痛項背部がこるもの、或は軽咳或は軽咽痛などを伴つてもよい
　Ⅱ）肩こり・四十肩・五十肩・高血圧症による肩や項のこり首が廻らぬもの・腰痛・関節リユウマチ等で実証で腹部に変化なきもの
　Ⅲ）破傷風初期・小児ひきつけ・脊髄空洞症等で項背強急するもの
　Ⅳ）口が開かぬものを痙病と見て治した例がある
　Ⅴ）トラコーマ・結膜炎・眼瞼炎・網膜炎・虹彩炎・急性球後視神経炎等の眼病で頭痛項背強るもの、但し下剤の証がないもの
　Ⅵ）副鼻腔蓄膿症・鼻炎・肥厚性鼻炎等で頭痛項背強るもの
　Ⅶ）気管支喘息で表実頭痛又は項肩がこるもの
　Ⅷ）皮膚炎・湿疹・じん麻疹等で発赤強く分泌のない表証のもの
　Ⅸ）フルンケル・カルブンケル・面疔・背癰・皮下膿瘍・筋炎等で発熱悪寒頭痛等の表証があるもの
　Ⅹ）急性腸炎・急性大腸炎で発熱頭痛又は悪寒など表証があるもの
　Ⅺ）夜尿症を治した例がある
　Ⅻ）乳児の無声を治した例がある」

　大塚敬節は、金匱要略の痙湿暍病篇の条文の"口噤不得語"の"口噤"の語によって「口を少ししか開くことができないので、流動食をすすって飲んでいる患者に、葛根湯を用いて一ヶ月足らずで全治せしめたことがある。一人は男、三人は女であった」と語っている（『金匱要略の研究』）。
　夜尿症の治験は、矢数道明が多数報告している。麻黄に含まれるエフェドリンの覚醒作用によるといわれている。

　比較的新しい漢方治療書の矢数圭堂・松下嘉一　監修『漢方治療指針』をみると、疾患別では片頭痛・常習頭痛、三叉神経痛、顔面神経麻痺、肋間神経痛、うつ病、感冒、インフルエンザ、リンパ節腫、腰痛症（ぎっくり腰・椎間板ヘルニア）、五十肩（肩関節周囲炎）、頸肩腕症候群、化膿性骨髄炎、帯状疱疹、乳汁分泌過少症、乳腺炎、流行性耳下腺炎（ムンプス）、夜尿症、結膜炎、流行性角結膜炎、カタル性結膜炎、急性・慢性涙嚢炎、眼瞼炎、視神経炎、角膜腫瘍、眼

精疲労症候群、麦粒腫・霰粒腫、外耳炎、急性・慢性中耳炎・滲出性中耳炎、耳漏、急性鼻炎・慢性鼻炎、アレルギー性鼻炎、副鼻腔炎、咽頭炎、急性扁桃炎・慢性扁桃炎（アンギナ）、舌炎・口内炎・口舌の疼痛、舌痛、歯根膜炎、重症筋無力症、多発性硬化症（発病初期）、齲歯が、症候別で嚥下困難、くしゃみ、肩の疼痛、こり（全身症状として）、熱と悪寒、ひきつけ、こむら返り、筋肉痛、化膿症が収載され、解説されている。

　これを通覧して、本方は主として肩、首より上の疾患に運用されていることが分かる。意外にも眼科疾患が多いのは、小倉重成の功績によると考えてよかろう。

　"うつ病"が出てくるが、これは勿論、本方でうつ病が治るというのでなく、うつ病患者の示す種々の症候に対して本方を用いる機会があるという意であろう。乳汁分泌過少症は本方の発表作用、無汗よりの応用と考えてよかろう。

● 稲木一元『臨床医のための漢方薬概論』
「葛根湯の使用目標と応用
　○応用
　・急性上気道炎，結膜炎，外耳道炎，乳腺炎，頚肩腕症候群，緊張性頭痛，肩こり，蕁麻疹など
　○症候
　①急性上気道炎，急性感染症，急性炎症の場合
　・悪寒，発熱，頭痛，項頚部こり，汗が出ない
　・橈骨動脈拍動を強く触れて頻脈（脈浮緊数）
　・咽喉の痛みと発赤，扁桃炎，鼻閉，粘稠鼻汁
　・急性期発熱時に服用すると発汗して解熱治癒する
　②慢性疾患
　・後頚部から項部の筋緊張と"こり"に用いる
　○体格中等度以上で胃腸が丈夫」

　安井廣迪は、小太郎漢方製薬株式会社主催の第12回 東洋医学会ランチョンレクチャーで、「証を考える　葛根湯の臨床応用」と題し講演し、葛根湯について詳細に解説している（『漢方研究』2005年9月、10月、11月号）。内容は、第一部　医療用漢方製剤としての葛根湯の基本的事項……組成、用法、適応、注意。第二部　葛根湯に関する一般的事項……効能、主治、方解、四診上の特徴、効果発現までの時間と効き方。第三部　葛根湯の臨床応用……葛根湯の適応症

と症例報告、である。第一部として医療用漢方製剤としての葛根湯の基本的事項を持ってきたところはいかにも安井らしい。

　第三部の臨床応用として、1．感冒のごく初期・予防、2．感冒、3．鼻炎・副鼻腔炎、4．中耳炎・その他、5．扁桃炎・咽頭炎、6．結膜炎、7．三叉神経痛、8．顔面神経麻痺、9．顎関節症、10．肩こり、11．頭痛、12．頚肩腕症候群、13．肩関節周囲炎、14．腰痛、15．関節痛・筋肉痛・他、16．関節リウマチ、17．蕁麻疹・湿疹・他、18．帯状疱疹、19．乳汁分泌不全・乳腺炎、20．高血圧症、21．眩暈、22．気管支喘息、23．感染性腸炎、24．髄膜炎・破傷風、25．肝硬変に伴う女性化乳房、26．重症筋無力症、27．PPD（精神病後抑うつ）・ナルコレプシー・他、28．夜尿症、29．腹圧性尿失禁、30．その他、を過去の症例報告よりピックアップしている。前述した現代の漢方医家の解説とはほぼ同じと考えられる。

　以上、諸家の本方の運用をみてきた。
　尾台榕堂は種々の丸散剤を併用しながら重症に用いている。現在の我々には一種の驚きであるも、これには時代背景を考慮する必要があり、これをそのまままねることは出来ない。よって、現代医家に限って本方の運用を整理してみる。
　龍野一雄は、本方の運用を以下の如くまとめている（『漢方医学大系⑧・漢方入門1』）。
運用1．発熱、悪寒或は悪風、僧帽筋の範囲に於ける筋肉緊張、脈浮数緊を目標にする。
　　　　感冒、流感、麻疹、咽頭炎、扁桃腺炎等、急性伝染性熱病の殆どが本方の対象となろう。
運用2．熱がなくて項背部緊張によって使う場合。
　　　　肩凝り、四十肩、五十肩、歯痛等。
運用3．項背とは限らず、身体の何処でも構わないが殊に上半身に於て限局性の化膿性浸潤に使う。
　　　　面疔、背癰、リンパ腺炎等。
運用4．発熱して悪寒或は頭痛し、且つ下痢するものに使う。

　これは上述した奥田の応用を整理したものともいえよう。
　龍野は更にこれを整理し、止揚して、本方証を次のように定義する。
「表実熱して項背強り或は限尿性血欝あるもの」（『漢方医学大系⑭・傷寒論・金匱

要略要方解説』）。

　まず、病位は表（皮膚、皮下組織、筋骨）にあり、そこでの正邪の闘いは激しく（現象として実）、その結果熱を持つ。一方で、表でも本方証の表われる部位は頭とか首、肩等、上半身であり、この正邪の闘いに備えて項背の筋は緊張する。従って、そこでの気血津の流れは阻害され血欝する。こうしたものに本方が行くということである。

　本方の病位は表にあり、基本的（代表的）症候は "僧帽筋の範囲の筋肉緊張" で、これをきたす疾病には本方を用いてよいといえよう。では、その筋肉緊張をきたす病理は何かということになるが、これは方意の検討で触れた。
　本方の治験は膨大である。その一々を挙げることは余り意味がなかろう。目にとまった興味深いもののみに触れておく。

● 荒木性次『新古方薬囊』
「葛根湯の應用例……一男子急に下利を發す少し惡寒あれ共熱は無し、腹痛も無く腹滿もなくしぶりも無し、口中は少し乾きあり。小便平常と大差なく氣分も大して變りなしと言ふ。葛根湯にて忽ち愈えたり。
　一女子風を引き洋藥にて汗を發し數日にて差えたれ共其の後鼻中さっぱりとせず、つまるが如く重きが如く痛むが如し。青き鼻汁出でて止まず、爲に頭重く氣分勝れざる者葛根湯を服し頓に愈えてまた發せず。
　葛根湯は古來最も有名にして恰も風藥の總本家の如き感あるは其の作用割合に癖無く、麻黄湯桂枝湯の如く偏りたる所無きが故か或は日本人に此湯の證多きか、或は又風邪のあしらい薬として用ひられたるものなるか」

　第一例の如きが来院すれば、或は五苓散、或は葛根黄芩黄連湯あたりを考えるだろう。下痢、悪寒、口中の乾き等より、そこに葛根湯証をみて取ったのであろう。第二例は、洋薬の発汗後数日を経て、かぜ症状は取れたのに鼻炎症状が治らず悪化したことより使ったのであろう。洋薬のかぜ薬はただ発汗で、そこに適度さがないので、逆に外邪を取り残してしまうことがままあるということだろう。
　原田康治は、「葛根湯が奏効したナルコレプシーの一症例」を報告している（『日本東洋醫學雜誌』34〈4〉：94, 1984）。
　患者は50歳の男性で、主訴は睡眠発作で日常生活にも支障をきたしていた。脈は沈緊、腹壁は厚く、緊張良く、臍輪上に圧痛を認め、自・他覚的に僧帽筋

に沿った凝を認めたので、本方を与えたところ奏効したという。「本症例を通して葛根湯はナルコレプシーの①中枢刺激に働き、昼間の覚醒水準を高める。②夜間睡眠を安定させる。③脳波所見の改善にはいたらないなどの所見が得られた」と考按で述べている。

　足立秀樹は、「葛根湯の可能性」なる興味深い論考を『日本東洋医学雑誌』に発表している（『日本東洋医学雑誌』57, 199〜206, 2006）。
　これは第56回日本東洋医学会学術総会の、第18回伝統医学臨床セミナー"私の好きな漢方方剤"で講演したものである。2例の脳血管障害で、高次脳機能障害をきたした患者に本方を与え著効したという。
　足立は2症例をまとめて次のように述べる。
　「頸部外傷や脳血管障害後（一過性の譫妄・興奮状態のあとなどに）自発言語の減少・応答のちぐはぐさに著明な見当識障害・記銘力低下を伴う状態が遷延する症例があり、葛根湯が有効な場合がある」
　葛根湯の投与は、第1例は脳外科病棟入院中に発熱、咽頭痛で内科対診を依頼され、葛根湯証と認識したことであり、第2例も入院中の患者で、第1例の経験からである。更にその後の経験からとしてくも膜下出血退院後の42歳の男性の症例を追加している。この症例は大承気湯と葛根湯を併用しているが、葛根湯を追加してから残存した記銘力低下が改善し、4ヶ月でほぼ"元の人"に戻ったような感じがしたという。足立は金匱要略の条文"太陽病、無汗而少便反少、気上衝胸、口噤不得語、欲作剛痙"の"口噤不得語、欲作剛痙"と関連づけて、その効を説明しようとしている。これは方意の項で触れたように、私の見解と少しく異なる。
　しかし、いずれにしても貴重な症例であり、入院施設を有している場でないと経験出来ないものである。私も国立東静病院（現　静岡医療センター）に勤務していた頃の患者を思い返し、漢方は入院を要するような病態（にこそ、というと多少オーバーになろうが）にも十分活躍の場があると改めて思うのである。葛根湯が効いたことに関し、含まれる麻黄のエフェドリンを思い浮かべることが多かろうが、やはり葛根湯そのものが、その具体的メカニズムは分からないが、有効に作用したと考えたいのである。
　齋藤絵美 他の「葛根湯が有効であった小児慢性疾患の2例」も興味深い（『漢方の臨床』〈53〉4：35, 2006）。
　1例は食物アレルギー・低体温症を主訴とする4歳の女児。葛根湯の服用で35℃台だった体温が36℃台となり、アレルギー症状は出現しなくなった。

2例は気管支喘息を主訴とする11歳の女児。5歳で喘息発症。種々洋薬を服している。鼻汁が出る、鼻汁がのどにおりる、鼻づまり等の鼻症状がある。葛根湯を連用し、鼻炎症状が軽快し、明らかな喘息発作を起こすことはなくなり、2年4ヶ月後、13歳で治療終了となったという。
「葛根湯は、様々な疾患に対し非常に幅広く用いられる処方であるが、小児慢性疾患に対しても有効であり、安全な長期投与が可能であることを再認識した」と齋藤は結んでいる。
　前にも触れたが、私は葛根湯をよく自分に使う。診療中でも、何か背すじが、或いはスネのあたりがサワサワしてきて、おかしいな、かぜだろうかと思う時には迷うことなく急いで葛根湯のエキス剤一包を熱湯に溶かし服す。そうするとほぼ上記症状は取れてしまう。もし10分しても15分しても反応のない時はもう一服する。これで大抵おさまって、ひどくなることがない。ただ葛根湯を服すと尿の出が悪くなる。勢いよく出なくなるのである。やはり高齢者とか前立腺疾患のある者には注意すべきと思うも、1、2回の服薬なら殆ど問題はないと思っている。

甘草瀉心湯
かんぞうしゃしんとう

*金子幸夫の『傷寒論解説』、中国・中医研究院編『傷寒論』の甘草瀉心湯方には人参がなく、方後が"右六味"となっている。大塚敬節は『傷寒論解説』の〔校勘〕で次の如く述べる。「宋本、成本、玉函、康平本、みな『人参』がない。今、金匱要略によって、これを加える。宋本で、林億等も指摘しているように、この方に人参がないのは脱落であろう」、と。
本稿は七味薬方として検討する。

POINT

①本方は傷寒論、金匱要略に各一条文が載っている。
②金子幸夫の『傷寒論解説』、中国・中医研究院編『傷寒論』の本方には人参がなく、方後が"右六味"となっている。
③これにつき、大塚敬節は『傷寒論解説』の〔校勘〕で、「宋本、成本、玉函、康平本、みな『人参』がない。今、金匱要略によって、これを加える。宋本で、林億等も指摘しているように、この方に人参がないのは脱落であろう」、と述べる。
本稿は七味薬方として検討した。
④傷寒論の条文を基に、本方の病理、病態を私見を交えて述べた。
⑤即ち、傷寒、中風を医師が誤まって瀉下した。瀉下することで（表に動員されて）正気が手薄となっていた裏は益々虚し、混乱し、無力性の、或いは意味のない下痢を頻発するようになり、心下が痞える感じになり、他覚的にもそこがいくらか膨満し、硬くなっている。
⑥医者はこれをまだ解してないからと更に下剤をかけたので、その痞は益々甚しくなった。これは胃中が虚し、客気上逆したので硬いだけだ。本方を与えるがよいというのである。
⑦本方は、半夏瀉心湯の甘草を１両増した方であるから、半夏瀉心湯より裏虚が強く、急迫の状を呈する。甘草が主薬を演じる。
⑧龍野一雄は、半夏瀉心湯との類証鑑別を「心下痞、嘔、腹鳴は共通するが、本方はその程度が強く且つ心煩がある。裏虚に着眼し

て区別することもある」(『傷寒論・金匱要略要方解説』) という。
⑨この心煩が金匱要略の狐惑病篇に本方が出てくる理由の一つであろう。
⑩金匱要略の本方の条文"狐惑之為病、……、甘草瀉心湯主之"の解釈は、種々のことがいわれていて定説がない。
⑪私は狐(蠱)惑(蟗)の病は、細菌感染の絡む疾患で悪寒、発熱があり(「狀如傷寒」)、熱に浮かされてぼんやりし、何か変なことをいったり、落着かなかったりで、いかにも狐に憑かれたような症状を示す、として論をすすめた。
⑫この病態に、何故半夏瀉心湯の甘草を１両増した甘草瀉心湯がいくのかを論理的に説明する力量はない。
⑬大塚敬節は、「つまり、狐惑病は、眠りたくても眠れず、不安感があって、寝ても起きてもいられず、食欲がなくて、食物の臭いを嗅ぐのも嫌だというもので、こういうときには甘草瀉心湯の証であると、考えればいいわけです」(『金匱要略講話』) と述べる。
⑭見事なまでに臨床的な表現である。惜しむらくは病理への言及がない。
⑮私の本方の治験は少ない。その２症例を呈示した。
龍野一雄の『漢方処方集』の目標「下利、腹中雷鳴、心下痞硬満、乾呕、心煩、或は黙々として眠らんと欲するも目を閉ることが出来ず、臥起安からず、飲食を欲せず、声嗄すもの」を参考に使用している。

甘草瀉心湯の内容

図表12は、大塚敬節の『傷寒論解説』『金匱要略講話』、龍野一雄の『新撰類聚方』、金子幸夫の『傷寒論解説』『金匱要略解説』及び中国・中医研究院編の『傷寒論』『金匱要略』で甘草瀉心湯方をみたものである。

大塚の『傷寒論解説』の甘草瀉心湯は、人参を含み七味であるのに"右六味、……"となっている。"右七味"と訂正すべきである。冒頭で述べたように、金子の『傷寒論解説』の太陽下篇及び不可下篇、発汗吐下後篇の本方には人参がなく、方後が"右六味"である。金子の『金匱要略解説』の狐惑病篇の本方は人参を含み、方後は"右七味"である。中国・中医研究院編『傷寒論』『金匱要略』は金子と同じである。龍野の『新撰類聚方』は"人参 三両"とし、"金匱ニアリ"の細註を付す。
　なお金子は、傷寒論・太陽下篇の"傷寒汗出解之後、……、生薑瀉心湯主之"の条文を挙げ、方後の「附子瀉心湯、本云、加附子。半夏瀉心湯、甘草瀉心湯、同體別名耳」より本方の条文として（索引で）扱っている。

　条文２に於いて、大塚の書に"此非結熱、但以胃中虚、客気上逆、故使硬也"の17文字がない。大塚は〔校勘〕で、「康平本は『此非結熱』を謗註に作り、『但』以下を嵌註とする。今、これを原文から去る」（『傷寒論解説』）と述べる。
　金匱要略の条文に、各書で異同はない。
　図表13（p.92）は、諸家の甘草瀉心湯方である。
　奥田のは一回量であるから、これを"通常一日二、三回"服すとなると、他より約1.5倍の量となる。龍野の半夏の量が多い。対し、森田の量は少ない。龍野の量の多いのは、本方に対する病理観によるものと思われる。

図表12　甘草瀉心湯の条文とその方

	大塚敬節『傷寒論解説』	金子幸夫『傷寒論解説』
1		"傷寒汗出解之後、胃中不和、心下痞鞕、乾噫食臭、脇下有水氣、腹中雷鳴下利者、生薑瀉心湯主之。方二十。"(傷・太陽下篇) 生薑瀉心湯方 　生薑（四兩、切）　甘草（三兩、炙） 　人參（三兩）　乾薑（一兩） 　黃芩（三兩）　半夏（半升、洗） 　黃連（一兩）　大棗（十二枚、擘） 右八味、以水一斗、煮取六升、去滓、再煎取三升、溫服一升、日三服。附子瀉心湯、本云、加附子。半夏瀉心湯、甘草瀉心湯、同體別名耳。生薑瀉心湯、本云、理中人參黃芩湯、去桂枝、朮、加黃連。并瀉肝法。
2	"傷寒中風、醫反下之、其人下利日數十行、穀不化、腹中雷鳴、心下痞鞕而滿、乾嘔、心煩不得安、醫見心下痞、謂病不盡、復下之、其痞益甚、甘草瀉心湯主之。" 　　　　（傷・太陽病下篇） 甘草瀉心湯方 　甘草 四両炙　黃芩 三両　乾姜 三両 　人參 三両　半夏 半升洗　大棗 十二枚擘 　黃連 一両 右六味、以水一斗、煮取六升、去滓、再煎取三升、溫服一升。日三服。	"傷寒中風、醫反下之、其人下利、日數十行、穀不化、腹中雷鳴、心下痞鞕而滿、乾嘔心煩不得安。醫見心下痞、謂病不盡、復下之、其痞益甚。此非結熱。但以胃中虛、客氣上逆、故使鞕也。甘草瀉心湯主之。方二十一。"(傷・太陽下篇) 甘草瀉心湯方 　甘草（四兩、炙）　黃芩（三兩） 　乾薑（三兩）　半夏（半升、洗） 　大棗（十二枚、擘）　黃連（一兩） 右六味、以水一斗、煮取六升、去滓、再煎取三升、溫服一升、日三服。
3		"傷寒中風、醫反下之、其人下利、日數十行、穀不化、腹中雷鳴、心下痞鞕而滿、乾嘔心煩不得安。醫見心下痞、謂病不盡、復下之、其痞益甚。此非結熱。但以胃中虛、客氣上逆、故使鞕也。屬甘草瀉心湯。方二。"(傷・不可下篇) 甘草瀉心湯方 　甘草（四兩、炙）　黃芩（三兩） 　乾薑（三兩）　大棗（十二枚、擘） 　半夏（半升、洗）　黃連（一兩） 右六味、以水一斗、煮取六升、去滓、再煎取三升、溫服一升、日三服。

龍野一雄『新撰類聚方』	中国・中医研究院編『傷寒論』
"傷寒中風、医反下之、其人下利日数十行、穀不化、腹中雷鳴、心下痞硬而満、乾嘔、心煩不得安、医見心下痞、謂病不尽、復下之、其痞益甚、此非結熱、但以胃中虚、客気上逆、故使硬也、本方主之、"（太陽下） 甘草瀉心湯 　甘草 四両炙　黄芩 三両　乾薑 三両 　人参 三両（金匱ニアリ）　半夏 半升洗　大棗 十二枚擘 　黄連 一両 右七味、以水一斗、煮取六升、去滓、再煎取三升、温服一升、日三服、	"傷寒中風，醫反下之，其人下利，日數十行，穀不化，腹中雷鳴，心下痞鞕而滿，乾嘔心煩不得安。醫見心下痞，謂病不盡，復下之，其痞益甚，此非結熱，但以胃中虛，客氣上逆，故使鞕也，甘草瀉心湯主之。" （傷・太陽病〈下〉） 甘草瀉心湯方 　甘草（四兩炙）　黄芩（三兩） 　乾薑（三兩）　半夏（半升洗） 　大棗（十二枚擘）　黄連（一兩） 右六味，以水一斗，煮取六升，去滓再煎，取三升，温服一升，日三服。

七味薬方　甘草瀉心湯　内容

	大塚敬節『傷寒論解説』	金子幸夫『傷寒論解説』
4		"傷寒中風、醫反下之、其人下利、日數十行、穀不化、腹中雷鳴、心下痞鞭而滿、乾嘔心煩不得安。醫見心下痞、謂病不盡、復下之、其痞益甚。此非結熱。但以胃中虛、客氣上逆、故使鞭也。屬甘草瀉心湯。方三十九。" （傷・發汗吐下後篇） 甘草瀉心湯方 　甘草（四兩、炙）　黃芩（三兩） 　乾薑（三兩）　半夏（半升、洗） 　大棗（十二枚、擘）　黃連（一兩） 右六味、以水一斗、煮取六升、去滓、再煎取三升、溫服一升、日三服。

	大塚敬節『金匱要略講話』	金子幸夫『金匱要略解説』
5	"狐惑之爲病。狀如傷寒。默默欲眠。目不得閉。臥起不安。蝕於喉爲惑。蝕於陰爲狐。不欲飲食。惡聞食臭。其面目乍赤乍黑乍白。蝕於上部則聲喝。一作嗄　甘草瀉心湯主之。"（金・百合狐惑陰陽毒病） 甘草瀉心湯方 　甘草 四兩　黃芩 人參 乾薑 各三兩 　黃連 一兩　大棗 十二枚　半夏 半升 右七味。水一斗。煮取六升。去滓再煎。溫服一升。日三服。○傷寒論、再煎下、有取三升三字。	"狐惑之爲病、狀如傷寒、默默欲眠、目不得閉、臥起不安、蝕於喉爲惑、蝕於陰爲狐、不欲飲食、惡聞食臭、其面目乍赤、乍黑、乍白、蝕於上部則聲喝。（一作嗄。）甘草瀉心湯主之。" （金・百合狐惑陰陽毒病） 甘草瀉心湯方 　甘草（四兩）　黃芩（三兩） 　人參（三兩）　乾薑（三兩） 　黃連（一兩）　大棗（十二枚） 　半夏（半升） 右七味、水一斗、煮取六升、去滓、再煎溫服一升、日三服。

龍野一雄『新撰類聚方』	中国・中医研究院編『傷寒論』
"狐惑之為病、狀如傷寒、黙々欲眠、目不得閉、臥起不安、蝕於喉為惑、蝕於陰為狐、不欲飲食、惡聞食臭、其面目乍赤乍黑乍白、蝕於上部、則声喝、一作嘎 本方主之、"（狐惑）	中国・中医研究院編『金匱要略』
	"狐惑之爲病，狀如傷寒，默默欲眠，目不得閉，臥起不安。蝕於喉爲惑，蝕於陰爲狐，不欲飲食，惡聞食臭，其面目乍赤、乍黑、乍白；蝕於上部則聲喝一作嘎，甘草瀉心湯主之。"（金・百合狐惑陰陽毒） 甘草瀉心湯方 　甘草（四兩）　黄芩 人參 乾薑（各三兩） 　黄連（一兩）　大棗（十二枚） 　半夏（半斤） 右七味，水一斗，煮取六升，去滓，再煎，温服一升，日三服。

図表13 諸家の甘草瀉心湯方

	甘草	黄芩	人参	乾姜	黄連	大棗	半夏	
荒木性次 『新古方薬嚢』	4.0g	3.0g	3.0g	3.0g	1.0g	4.0g	5.0g	右七味を水二合を以て煮て一合二勺となし滓を去り再煎して六勺となし一日三回に分けて温服すべし。
奥田謙蔵 『漢方古方要方解説』	2.4g	1.8g	1.8g	1.8g	0.6g	1.8g	3.6g	右七味を一包と為し、水二合を以て、煮て一合二勺を取り、滓を去り、再煎して六勺と為し、一回に温服す（通常一日二、三回）。
大塚敬節・矢数道明 『経験・漢方処方分量集』	3.5g	2.5g	2.5g	2.5g	1.0g	2.5g	5.0g	（一日量）
龍野一雄 『漢方処方集』	4.0g	3.0g	3.0g	3.0g	1.0g	3.0g	8.0g	水四〇〇を以て煮つめ滓を去り、再び煮て一二〇に煮つめ三回に分服 便法；常煎法
森田幸門 『傷寒論入門』	4.0g	3.0g		3.0g	1.0g	4.0g	2.5g	以上六味、水1000瓩を以て煮て600瓩となし、濾過して再び煎じて300瓩となし、100瓩を温服すること一日三回せよ。
森田幸門 『金匱要略入門』	4.0g	3.0g	3.0g	3.0g	1.0g	4.0g	2.5g	以上七味、水1000瓩をもって煮て、600瓩となし濾過して、再び煎じて300瓩となし、100瓩宛温服すること一日三回せよ。

甘草瀉心湯の方意

> 傷寒中風、醫反下之、其人下利、日數十行、穀不化、腹中雷鳴、心下痞鞕而滿、乾嘔心煩不得安、醫見心下痞、謂病不盡、復下之、其痞益甚、此非結熱、但以胃中虛、客氣上逆、故使鞕也、甘草瀉心湯主之、（傷・太陽下篇）

　中国・中医研究院編『傷寒論』の口語訳が分かり易い。引用させて頂く。
「傷寒あるいは中風は表症である。ところが医師が逆に瀉薬を用いたため、病人は一日に数十回も下痢をし、食べたものは消化せず、腹がごろごろとひどく鳴り、心窩部がつかえて硬く膨満し、からえずきがし、気分がいらいらする。医師は心窩部がつかえて膨満しているのを見て、裏実がまだ完全に瀉しきれていないと考え、さらに瀉薬を与えたため、つかえと膨満はますますひどくなった。これは決して熱が内部に集積したのではなくて、腸胃の中が虚となり、邪気が上部を衝きあげたためにつかえて硬くなったにすぎないことを知らなければならない。この場合は甘草瀉心湯で主治する」

　病位が太陽（表）にある時、下法は禁であることを傷寒論はくり返し述べている。病邪が外部のどこからかやって来て、まず侵すのは当然表である。生体は表に正気を動員、集結させ、それに対峙するので裏の防備は手薄となる。そこに下法を用いられれば堪ったものではない。裏は混乱し、裏本来の働き、役目を果たすことが出来なくなり、無力性の、或いは意味のない下痢を頻発する。勿論"穀不化"、すなわち食べたものがそのまま出るような便である。混乱して統制のとれない腸管の動きであるので、お腹がごろごろする（腹中雷鳴）。また、これは広く生きている物の通性といってよかろうが、一旦何か急迫の事態に直面すると、その生き物は緊縮し硬くなる。人間では勿論自覚的にも痞える感を訴えよう。この状態を"心下痞鞕"と呼ぶと理解する。

　奥田謙蔵は、「心下痞鞕」を「心下痞し、且鞕し」（『傷寒論講義』）と訳す。条文は"心下痞鞕而滿"である。"而"は対等の症候を示すから、奥田の訳に従えば"心下痞し、且つ鞕く、且つ滿"となろう。条文を"硬く膨満し"と訳す成書もあるが、これならば"心下痞鞕滿"と記すべきである。わざわざ"而滿"とする意味は何だろう。一般に緊張して硬くなれば物は縮小する筈である。それなのに本方では却って膨満している。それを強調する為にこのような表現をしたのではないか。急迫で組織、器官は緊縮するが、一方で（邪気、正気を含めた）気が心下に集結する（この病理は半夏瀉心湯の項で述べた）ので、心下、胃部が膨

満する。奥田はこの気を"虚気"と表現する。"虚"はむなしい、うつろ、本当でない等の意で、虚言、虚構、虚勢等、多くの単語を形成するが、奥田のいう"虚気"は、健常でない、統制のとれない、好ましくない等の意味を持つ"気"で、必ずしも邪気のみを指しているのではない。正気も混乱に巻き込まれれば統制のとれない、好ましくない"（虚）気"ともなり得る。

つまり、本条文はこの"気"の異常を念頭に述べられていると理解すべきである。

心下（胃）に虚気が充満すれば当然からえずき（「乾嘔」）がおこるであろうし、その虚気が停滞するので、胸苦しくなって（「心煩」）、じっとして居られなくなる（「不得安」）。

「醫見心下痞」。"心下痞"は「胃脘部が満悶し、これを按じると柔軟で痛みのない症状をさす」（『漢方用語大辞典』）から、主に自覚症を示している。それを（目で）"見"るは意味が通じない。2つに解釈出来よう。一つは"心下痞鞕而満"を略して"心下痞"と記したとするもの、一つは胃脘部の満悶している病者を見てとするものである。後者の解釈を採りたい。胃脘部が満悶しているのを、病邪（裏実）が完全に取り切れていない為と考え（「謂病不盡」）、また下法を用いた。これでよくなるどころか、益々痞症状がひどくなってしまった。これは結熱（「熱が鬱結して消散せず、気機の流れを阻害すること」〈『漢方用語大辞典』〉）でなく、ただ瀉下によって胃中が空虚になって、客気がその為に上逆し、硬くなっただけである。この病態には甘草瀉心湯を与えるがよい、というのだ。

"胃中虚"の"胃"は、勿論西洋医学のマーゲンではなく、陽明病の定義の"胃家実"の"胃"、つまり広く消化管（胃、腸）を指していると考えるべきだろう。「客氣」は、「虚に乗じて新たに加わる気」（『漢方用語大辞典』）、つまり胃気を瀉下した為にそこに新たに集まってきた気で、虚気である。虚気は上述した。

本方は半夏瀉心湯の甘草を1両増した方である。半夏瀉心湯は「中部（心下）の気痞上下に動揺するもの」（龍野一雄『漢方医学大系⑭・傷寒論・金匱要略方解説』）に使われる方であり、これに補裏虚作用、急迫を鎮める作用のある甘草を増量するのだから、半夏瀉心湯証より裏虚が強く、急迫の状を呈したものといえる。本方は甘草瀉心湯という如く、甘草が主薬を演じる。

龍野は、本方証を定義して「心下に気痞し中虚してその気上衝心煩する」（同書）と述べ、半夏瀉心湯との類証鑑別を「心下痞、嘔、腹鳴は共通するが、本方はその程度が強く且つ心煩がある。裏虚に着眼して区別することもある」という。この心煩が金匱要略の狐惑病篇に本方が出てくる理由の一つであろう。

> 狐惑之爲病、狀如傷寒、默默欲眠、目不得閉、臥起不安、蝕於喉爲惑、蝕於陰爲狐、不欲飲食、惡聞食臭、其面目乍赤、乍黑、乍白、蝕於上部聲喝、（一作嗄）甘草瀉心湯主之、（金・百合狐惑陰陽毒）

狐惑の病が何であるかは議論が多い。

中国の何任は「『狐惑』とは一体どのような病であるのか、古代の医家の認識は必ずしも同じではない」（『金匱要略解説』）と述べ、中国・中医研究院編『金匱要略』は「『狐惑』：病名。本病には狐疑惑乱して一向に落着がない症状があるところからこの名称がついたのかも知れない」、とまず述べて、種々の説を紹介している。「一説には『惑』は『蟸』（『蜮』に同じ）を書き移す時に間違えたのだと言う。『蜮』には二種類の解釈があり、一つは『短狐』とも呼ばれ、水中から砂を口に含んで人あるいは人影を射て災いを与える動物（『射影』とも言う）であるとの説、もう一つは『呂氏春秋・任地篇』にある『又無螟蜮』の『蜮』で穀物の葉を食べる害虫であるとの説であるが、いずれも百合病の『蝕於喉』『蝕於陰』という独特の症状をこれらの動物と結びつけて解釈しているのである。一方、『金鑑』は『狐』は下疳、『惑』は牙疳（歯槽膿漏のこと）の類の病気だとしている」、と。種々のことがいわれているも、結局のところ今ひとつはっきりしない。2000年前の時代の背景がまず異なっているのだから、現代の我々には想像すら困難な事項も多々あって当然である。

『漢方用語大辞典』には「病名。狐蟸ともいう。湿邪が浸淫し，熱毒が鬱しておこる。咽喉および前後陰の蝕爛を主症とし，病人の精神が恍惚として狐に憑かれているようであるところから狐惑と名づけられた。（一説に狐は下疳のこと。惑は牙疳のこと）」とある。

『医宗金鑑』は狐惑を牙疳（壊死性口内炎）や下疳など瘡瘍の古名であるとしているから、『漢方用語大辞典』の解説は、この書に依拠しているといえる。しかし、一方で"狐に憑かれているようである"とする説明は、金鑑の説と矛盾してくる。つまり"大辞典"でさえも"狐惑の病"を整理し切れてないのである。

以上を踏まえ、私は"狐惑の病"を以下のように規定して論を進める。

1. "狐惑"が一体どのような病であるか、古代の医家の認識は必ずしも同じではない（何任）。
2. 条文の"蝕於喉為惑、蝕於陰為狐"なる文言より、惑、狐を牙疳、下疳の類の古名とする『医宗金鑑』の説は説得力がある。これに従う。
3. この場合は"惑"は"蟸"の書き写しとして、正しくは"狐蟸"とすべきであろう。（更に狐は荒木正胤の考証によると蠱であるという〈龍野一雄『漢方医学大

系⑭・傷寒論・金匱要略要方解説』〉)。
4. 狐（蠱）惑（蚉）の病は、いずれにしても細菌感染の絡む疾患で悪寒、発熱があり（「状如傷寒」）、熱に浮かされてぼんやりし、何か変なことをいったり、落着かなかったりで、いかにも狐に憑かれたような症状を示す。
5. "狐（蠱）惑（蚉）"が何度もの書き写しで"狐惑"となり、結果的に狐に憑かれたような病状を示す意にふさわしくなった。

　本方の病理を何任は、「（その病原は）湿熱停滞と気血瘀濁とによるものである」（『金匱要略解説』）、と。金子幸夫も「狐惑病は、湿熱が長期に体内に鬱滞して気機が塞がるために気血が蒸されて腐敗し咽喉部と外陰部に潰瘍を発生する疾患である」（『金匱要略解説』）と述べる。両者同じ病機である。中医学ではこの解釈が主流になっているのであろう。

　"狐惑之為病、状如傷寒"は悪寒戦慄、発熱等がみられることをいっているのだろう。一方に於いて、"蝕於喉為惑、蝕於陰為狐"より、喉とか外陰とか肛門のビラン性或いは潰瘍性の疾患が考えられ、それは細菌感染性のものであろう。菌血症或いは敗血症に発展すれば当然発熱し、条文に記された如くのその他の症候も惹起されるであろう。中医学が"湿熱停滞""気血瘀濁"を病理の中心に据えるのは、なる程と思う。

　一方、大塚敬節は条文中の"蝕於喉為惑、蝕於陰為狐"と"其面目乍赤乍黒乍白、蝕於上部則喝"は後人の註釈文で、これにひっかかれると意味がよくわからなくなるとし、「つまり、狐惑病は、眠りたくても眠れず、不安感があって、寝ても起きてもいられず、食欲がなくて、食物の臭いを嗅ぐのも嫌だというもので、こういうときには甘草瀉心湯の証であると、考えればいいわけです」（『金匱要略講話』）と述べる。

　"其面目乍赤乍黒乍白"を成書の多くは「顔色が変化すること」とか「顔が赤いかと思うと黒くなり、と思うと急に白くなり」と文字通りに訳して、その病理を説かない。龍野は「面色が変るのが赤黒白で、青黄にならぬのは五行説的には赤は心（心煩）黒は腎（前陰）白は肺（咽）だからであろう。肝気が昇るなら青くなる筈である」（『漢方医学大系⑭・傷寒論・金匱要略要方解説』）と記す。確かにこれだと或る程度納得は得られるが、果して仲景が素問の説をここまで意識していたであろうか、との思いもある。かといって、条文の流れから"其面目"以下を後人の註釈文と決めつけることには無理を感じる。註釈は或る文言に対して加えられるもので、新しい事項を付加するものではない。何任は「顔色が変化することや、脈象が定まらないことは、大変に人を惑わす点である」（『金匱要略解説』）、と。つまり、これが狐惑の病なんだと述べようとしていると

解釈する。顔色が種々に変化することを"乍赤""乍黒""乍白"で表現したと理解出来るし、ここで赤、黒、白を使ったことに龍野の指摘が当を得ているかも知れない。

一方金子は、忠実に中医の理論で解説している。「正気と湿熱の間で邪正相争が引き起こされ、熱が甚だしくなって顔面で旺盛になると、顔面の色調は突然赤色になる。邪正相争が引き起こされ、湿が甚だしくなって顔面に停滞すると、顔面の色調は突然暗黒色になる。湿熱が下行して営衛の運行を阻み、気血が顔面に向かわなくなると、顔面の色調は突然白色になる」(『金匱要略解説』)。

こういう解釈も出来ると理解しておけばよいだろう。

いずれにしても、この条文の解釈はむずかしい。抗生物質の発見で重篤な感染症病態を診る機会が殆どないので、"顔色が変化する"といわれても、ピンとこない。大塚のように、極めて臨床的に解釈すれば筋は通るも、原文の意が本当にこうであったか否かは分からない。

更に、半夏瀉心湯の甘草の量を一両増した本方が、何故こういう病態に効くのかも説明出来ない。

本検討が不十分であることを重々承知の上、一応ここまでとし、前に進む。

> 傷寒中風、醫反下之、其人下利、日数十行、穀不化、腹中雷鳴、心下痞鞕而滿、乾嘔心煩不得安。醫見心下痞、謂病不盡、復下之、其痞益甚。此非結熱。但以胃中虚、客氣上逆。故使鞕也。屬甘草瀉心湯。(傷・不可下篇)

傷寒論の太陽下篇の条文と同じであるが、"甘草瀉心湯主之"が"属甘草瀉心湯"となっている。

> 傷寒中風、醫反下之、其人下利、日数十行、穀不化、腹中雷鳴、心下痞鞕而滿、乾嘔心煩不得安。醫見心下痞、謂病不盡、復下之、其痞益甚。此非結熱。但以胃虚、客氣上逆、故使鞕也。屬甘草瀉心湯。(傷・發汗吐下後篇)

同じく太陽下篇の条文と同一である。"甘草瀉心湯主之"が"属甘草瀉心湯"に作られている。

> 傷寒汗出解之後、胃中不和、心下痞鞕、乾噫食臭、脇下有水氣、腹中雷鳴下利者、生薑瀉心湯主之。(傷・太陽下篇)

● 七味薬方　甘草瀉心湯　方意

金子は上記生姜瀉心湯の条文を挙げ、方後の「附子瀉心湯、本云、加附子。半夏瀉心湯、甘草瀉心湯、同體別名耳」より本方の（関連）条文として索引で扱っている。
　確かに、半夏瀉心湯と甘草瀉心湯は甘草の量1両の差であり、半夏瀉心湯に生姜を加えたものが生姜瀉心湯であるから、"同体別名"といっても必ずしも誤りとはいえなかろう。これについては生姜瀉心湯の検討で詳しく論ずるつもりだ。

甘草瀉心湯の運用

●『類聚方広義』（西山英雄 訓訳『和訓類聚方広義』）
「半夏瀉心湯の証にして、心煩して安きを得ざる者を治す」
「半夏瀉心湯方内に、甘草一両を加う」
　頭註に、
「此の方は半夏瀉心湯方内に更に甘草一両を加う。而も其の主治する所は大いに同じからず。曰く下利日に数十行、穀化せずと。曰く乾呕心煩して安ずることを得ずと。曰く黙々として眠を欲し、目閉ずるを得ず、臥起安からざる者と。此れ皆急迫する所有りて、然る者なり。甘草を君薬とする所以なり」
「慢驚風*に此の方に宜しき者あり」

*慢驚風：驚風の一種。慢性のひきつけ。小児の虚寒によるひきつけ。慢性の発作で，顔は淡白色または青く，身心倦怠し嗜眠する。またゆっくりとした抽搐があり，その発作に休作がある。腹部は陥凹し呼吸は小さく緩やかである。それ故慢驚風と名づけられている」（『漢方用語大辞典』）。

● 荒木性次『新古方薬嚢』
「甘艸瀉心湯の證……風邪其の他で熱のある場合通じを付けたら愈るだらうと下剤を與へて下した爲下利が止まず下利は其の回数甚だ多く食物も消化せず其の儘出で腹中が盛んにゴロゴロ鳴り胃のあたりがうんと張って中に一杯物がつかへて居る様な氣がし嘔き氣を催しどうにも氣の落着かざる者、身體は何でもなく但妙にふさぎ込んで食物も欲しがらず寝ても落着かずしわがれたる聲を出す者、氣の落着かない所が本方の目の付け處なり、本方は胃腸の病ひや或は胃腸に本づく氣鬱症に宜し」

● 奥田謙蔵『漢方古方要方解説』
「応用
Ⅰ）下痢して心下満悶し、気急息迫し、脈沈弦なる証。
Ⅱ）瀉下剤を用ひて下痢を得、下痢続いて止まず、心下痞鞕し、食思欠損し、呼吸促迫する証。
Ⅲ）吐逆の証にして、心下痞鞕し、呼吸促迫し、小半夏湯を与ふるに、反つて嘔吐増劇する等の者」

● 龍野一雄『新撰類聚方』
「傷寒論には人参が入つていない。再煎するのが本当である
Ⅰ）胃炎・腸炎・胃腸炎・消化不良・食傷・神経性下痢等で下利腹鳴心下痞硬するもの、或は嘔吐腹痛を伴うことがある
Ⅱ）胃アトニー・胃拡張・胃下垂・食欲不振等で胃部が重苦しくつかえ食欲減退、或は不安不眠等の神経症状があり、或は腹鳴げつぶ軟便等があるもの
Ⅲ）神経衰弱・ノイローゼ・精神分裂症等で精神不安いらいら不眠錯覚幻想幻覚気鬱気分が変りやすい等があり、或は心下痞硬腹鳴下利があるもの
Ⅳ）吐血喀血で興奮するも瀉心湯ほどのぼせや顔面紅潮がないもの
Ⅴ）声がかれるもので精神不安興奮不眠心下痞硬等があるもの
Ⅵ）小舞踏病に用いた例がある」

荒木性次の治験を引用する。
「甘艸瀉心湯の應用例……一男子腹をこわして下利止まず一日に十五六回もあり熱は無く小便も出ると云ふ者本方を服し一二回にて下利止み慾えたり。
　一少女十歳位、此の兒家を建て直す爲とて一時他處に移されたるがその際そこの家が舊式汲取りの便所なりし爲便所が深く廣くて恐しいと（水洗に慣れてゐたる故か）便所行きを我慢したのが原因となりそれより便秘を發し常に頭少しく重く時々逆上を發し逆上を發する時は兩耳若くは左右何れかの耳ぽっぽっとほてってまっかとなり日日に發して差えず、かかりつけの先生は之れは自律神經の方から來てゐるのだから食養で治すのが宜しいとてきびしく喰物の制限を命ぜられしもそれだけにてはなかなか埒あかざりし者に甘草瀉心湯を與へて忽ち慾えたることあり。之れはその原因が或る種の恐怖より來りたるものと考え孤惑病編に在る本方を用ひたるものなり」（『新古方藥嚢』）。

甘草瀉心湯の自験例

　私は本方をこれまで余り多く使用しなかった。その方意の理解が十分でなかったのであろう。『漢方診療の原点』には本方の治験は収載されていない。『漢方臨床320例』に1例、『日常外来の漢方380例』にエキス剤の半夏瀉心湯と甘草湯を合方して甘草瀉心湯（の方意）として用いた1症例が載っているのみである。各々を再掲する。

「甘草瀉心湯の治験」
　　昭和32年生　45歳　♀
　毎回登場して貰っている。本誌（『東靜漢方研究室』）通巻No.105の症例No.389"異常な食欲亢進と甘麦大棗湯"、通巻No.106の症例No.393"胃がドーンとして詰っている感じに枳縮二陳湯"と同一人。
　枳縮二陳湯で調子がよかったので4月一杯続けていたところ、5月に入ってストレスで下痢する、眠られない等とまた訴える。不眠に対してはドラールを投与し、同じ方を続けていたが、5月20日ネットリとした便で軟便、食べるとお腹がグシュグシュする、痰の絡む咳とクシャミが出る、という。クシャミとか咳は元々花粉症もあるしアレルギー性のものの如く思われたので問題にせず、胃腸のことを考えた。
　枳縮二陳湯で明らかに症状が取れていたのに、また新しいストレスでバランスを崩し不眠になった。お腹がグシュグシュするを腹鳴ととり、ネットリした軟便と及び一種の気の病との診立から、甘草瀉心湯（煎）を1週間分投与した。
　10日後の5月30日に来院し、調子がよい、便がかたくなったという。同方継続。
　その後1度薬のみ取りに来て、7月9日の診察時は体力的にはまだ完全とは言えないが、特につらいところもなく調子よい。具合がよくなったのでインスタントで欲しいという。半夏瀉心湯（エキス）に甘草湯（エキス）を加味し、投与。
　この患者は漢方がよく効く。但治り切ってしまわないが、これはストレスその他種々の要因の為だろう。
　荒木性次は『新古方藥囊』で甘草瀉心湯につき次のよう述べている。
「……、氣の落着かない所が本方の目の付け處なり、本方は胃腸の病ひや或は胃腸に本づく氣鬱症に宜し」。精神的な面を強調している。
　龍野一雄は「本方は半夏瀉心湯の甘草を増量したもので甘草の補裏虚、緩和作用が主になっている」とし、「下した為に中虚し（傷寒中風医反下之、……、甘草瀉心湯主之、〈傷・太陽下〉）、虚気が上逆するというのが此方の病理である」と

解説する。そして「以上の病理に於て下痢が起らず下に気が脱漏してゆかぬ場合は上衝の心煩が主になる」(『漢方医学大系⑭・傷寒論・金匱要略要方解説』) という。

　傷寒論・太陽下の本方の条文に示された症状…下利数十行、穀化せず、腹中雷鳴、心下痞硬満、乾嘔、心煩は、「一言にして尽せば気が（心下に）痞え動揺する」(『漢方医学大系⑧・漢方入門1』) 為である。

　此の患者は以前から胃部の不快感、胃のドーンとした感じ、そして時に軟便、下痢、食思不振等々があって、それに対し平胃散、安中散、枳縮二陳湯等を用いそれなりの効を得てきた。これ等は心下に気が痞え動揺している症状と理解出来る。或いは、もっと前より甘草瀉心湯を処方すればよかったのかも知れないが、正直のところ甘草瀉心湯には思いが及ばなかった。

　龍野のいう「下利が起らず下に気が脱漏してゆかぬ場合は上衝の心煩が主になる」(『漢方医学大系⑭・傷寒論・金匱要略要方解説』) に照らし、本患者は激しい下痢でなく軟便程度であったから、(気の脱漏がさほどでなく) 心煩、精神症状…不眠が出たともいえよう。

　いずれにしても現代は生活環境が複雑でストレスが多く、一方医療体制の整備もあって気軽に医者に掛かり服薬するので、病態・病状は典型的なものが稀になっている。そういう意味ではこの患者は漢方を好み殆どを漢方でやっているので、その効果をみるのに大変貴重である。登場して頂く機会も自然と多くなる。

(『漢方臨床320例』〈症例105〉p.246)

「半夏瀉心湯（エキス）＋黄柏末」
　昭和28年生　58歳　♀
　以前から冷え症、うつ、自律神経失調症状、不眠等で通院中である。
　中背、やや肥満気味。顔色もよくなく、いかにも冷え症という感じで、水毒体質である。冬季は冷えるので、カイロを体のあちこちに貼りつけている。
　本年（平成23年）6月まで、五積散（エキス）を朝一度、甘麦大棗湯（エキス）を夕に、帰脾湯を夜に各一包服し、更に床に就く時、リーゼ（5）一錠を服していた、五積散は水毒体質と冷えで、甘麦大棗湯は気分の落ち込み、帰脾湯はクヨクヨ悩んで眠られないことで処方した。
　4、5月頃から、リーゼとかレンドルミンを使わなくとも眠られると口にする。やはり足が冷えて、顔がポッポッとする。
　6月27日。五積散（エキス）と桂枝茯苓丸を朝・夕とし、帰脾湯 一包を同じく夜服すようにする。
　7月14日。体調が余りよくない。足に厚ぼったい毛糸の靴下をはき、びっ

くりする程の厚着である。足が冷えるという。同方処方。

8月31日。顔がポッポッする。気温が31℃近くになると眩暈してくる。特に湿度が高いと悪い。クーラーが辛い。やはり、下肢に厚く衣類をまき付けている。同方処方。

9月21日。9月に入り、冷えは多少よい。汗が全身から出る。寝汗も多く、夜間一度着替える。足は冷えるが首から上がのぼせ、額がひどい。小便はよく出るも、足が時々むくむので灸をしている。

  Rp. i) 五積散（エキス）一包＋防已黄耆湯（エキス）一包 朝
    ii) 桂枝茯苓丸 1.0g 夜

9月29日。汗の出は少なくなった。一昨日、ストレスで不眠。昨日は神経性胃炎のような症状があって、お腹が空かない。

  Rp. 甘草瀉心湯（半夏瀉心湯〈エキス〉＋甘草湯〈エキス〉）

10月6日。胃の症状は楽になった。昨日、胃内視鏡の検査を受け、表層性胃炎だとアレコレの薬を処方されるも、何となく服薬に抵抗がある。

  Rp. 半夏瀉心湯（エキス）＋黄柏末

この方を二週間持参し、10月27日の来院時、胃の方はすっかりよくなりました。先回の薬（甘草瀉心湯）より今回の薬の方がよく効きました、と報告してくれた。

本症例は、本来の冷え症とか不眠、うつ、自律神経失調症状の治験ではない。こちらはその時の雰囲気、考えでそれなりに対処するも、中々一筋縄でいかず苦労させられている。

甘草瀉心湯は、龍野一雄の『漢方処方集』に、目標として「下利、腹中雷鳴、心下痞硬満、乾嘔、心煩、或は黙々として眠らんと欲するも目を閉ることが出来ず、臥起安からず、飲食を欲せず、声嗄すもの」とある。

"黙々として眠らんと欲するも目を閉ることが出来ず"、"飲食を欲せず"がいかにもこの患者にピッタリで、処方しそれなりに効いたが、半夏瀉心湯に黄柏末を少量加えたものが、"今回の薬の方がよかった"というのでメモして置いた。

原点に忠実にという視点からは外れるが、原点の精神を忘れず処方を運用するということで、これは許されよう。黄柏に限らず、黄連末、当帰末、或いは千葉の盛が盛んに発表している竜骨、牡蛎の粉末を加えるというのは、今までの経験からも、少量で結構満足出来る効を得る。

      （『日常外来の漢方380例』【消化器〈症例50〉】p.185）

芎帰膠艾湯
きゅうききょうがいとう

POINT

①金匱要略の婦人妊娠病篇の本方条文は"膠艾湯主之"となっているが、方は芎帰膠艾湯である。
②一方、金匱要略の婦人雑病篇に"婦人陥経漏下、黒不解、膠薑湯主之"なる条文があり、この膠薑湯と膠艾湯の異同が問題となる。
③龍野一雄は、この条文に（本方亦主之）と附し、関連条文とする。
④ここらあたりはよく分からない、ということである。
⑤金匱要略の婦人妊娠病篇の本方条文を以下の如く訓じる。
"師が曰うには、婦人漏下（子宮出血）の者があり、半産後それを誘因として（引き）続き下血絶えなき（都下絶）者があり、妊娠下血の者が有る。もし（このものが）腹中痛めば胞阻であり、これらは（全て）膠艾湯が主る"、と。
⑥つまり、婦人妊娠病篇の条文は、婦人子宮出血の3つの原因を挙げ、共に膠艾湯が之を治療することを述べている。
⑦本方は、四物湯に血寒を温める艾葉、血燥を潤す阿膠、胃気を守り裏虚を補う甘草の加わった方と理解される。
⑧龍野は本方証を定義して「虚寒の血症で下血する」と述べる。
⑨上記した如く、本方は下焦の出血（子宮出血、痔出血、尿路出血等）に主に用いられるが、上焦の疾病にも用いられることが多い。例えば麦門冬湯と合わせて上焦の出血（鼻出血、血痰等）に用いるとよく効く。
⑩本方はエキス剤があり、結構使われている。私の治験のいくつかを紹介した。

芎帰膠艾湯の内容

図表 14 は、大塚敬節の『金匱要略講話』、龍野一雄の『新撰類聚方』、金子幸夫の『金匱要略解説』及び中国・中医研究院編の『金匱要略』で芎帰膠艾湯方をみたものである。

条文の"師曰"から"膠艾湯主之"までは各書で異同はない。龍野は"膠艾湯主之"に続け"処方不詳（本方亦主之）"と作り、中国・中医研究院編『金匱要略』は"膠艾湯主之"に続け「"胞阻"、『脈經』作"胞漏"」の7字がある。

龍野は婦人雑病篇の"婦人陥経漏下、黒不解、膠薑湯主之"を（本方亦主之）とし、関連条文として載せる。この膠薑湯の条文の後註に「林億等校諸本、無膠薑湯方、想是妊娠中膠艾湯」とあるにより、龍野は『新撰類聚方』の如くにしたのであろう。他書はこれらについて深く踏み込んでいないが、中国・中医研究院編『金匱要略』は膠薑湯につき、「処方は未だ見当たらないが、林億は膠艾湯と思われると言っており、『千金』の膠艾湯には乾薑が入っており、採用できそうである」と言及している。いずれにしても、これらのところはよく分からない、ということである。

図表 15 は、諸家の芎帰膠艾湯方である。

図表14　芎帰膠艾湯の条文とその方

大塚敬節『金匱要略講話』
"師曰。婦人有漏下者。有半產後。因續下血都不絕者。有妊娠下血者。假令妊娠腹中痛。爲胞阻。膠艾湯主之。"（金・婦人妊娠病）

芎歸膠艾湯方　一方。加乾薑一兩。胡治治婦人胞動。無乾薑。

芎藭　阿膠　甘草　各二兩　　艾葉　當歸　各三兩　　芍藥　四兩　　乾地黃　○原缺兩數。千金。外臺。用四兩。

右七味。以水五升。清酒三升。合煮取三升。去滓。內膠令消盡。溫服一升。日三服。不差更作。

金子幸夫『金匱要略解説』
"師曰、婦人有漏下者、有半產後因續下血都不絕者、有妊娠下血者。假令妊娠腹中痛、爲胞阻。膠艾湯主之。"（金・婦人妊娠病）

芎歸膠艾湯方（一方加乾薑一兩。胡氏治婦人胞動。無乾薑。）

芎藭（二兩）　阿膠（二兩）　甘草（二兩）　艾葉（三兩）　當歸（三兩）
芍藥（四兩）　乾地黃

右七味、以水五升、清酒三升、合煮取三升、去滓、內膠、令消盡、溫服一升、日三服。不差更作。

龍野一雄『新撰類聚方』
"師曰、婦人有漏下者、有半產後、因續下血都不絕者、有妊娠下血者、仮令妊娠腹中痛、爲胞阻、膠艾湯主之、処方不詳（本方亦主之）"（妊娠）
"婦人陷経漏下、黒不解、膠薑湯主之、（本方亦主之）、"（婦人雜病）

芎帰膠艾湯方　一名膠艾湯

川芎　阿膠　甘草　各二両　　艾葉　当帰　各三両　　芍薬　四両
乾地黃　○原欠用量　千金外台用四両

右七味、以水五升、清酒三升、合煮三升、去滓、內膠令消尽、溫服一升、日三服、不差更作、

中国・中医研究院編『金匱要略』
"師曰：「婦人有漏下者；有半産後因續下血都不絕者；有妊娠下血者、假令妊娠腹中痛，爲胞阻，膠艾湯主之」。「胞阻」,『脈經』作「胞漏」。"（金・婦人妊娠病）

芎歸膠艾湯方　一方加乾薑一兩，胡治治婦人胞動無乾薑。

芎藭　阿膠　甘草（各二兩）　艾葉　當歸（各三兩）　芍藥（四兩）　乾地黃（六兩）

右七味，以水五升，清酒三升，合煮取三升，去滓，內膠，令消盡，溫服一升，日三服，不差更作。

図表15　諸家の芎帰膠艾湯方

	川芎	阿膠	甘草	艾葉	当帰	芍薬	地黄	
荒木性次 『新古方薬囊』	2.0g	2.0g	2.0g	3.0g	3.0g	4.0g	4.0g (乾)	右七味を水一合と清酒六勺とを合せたる物の中に入れ六勺に煮つめ、滓を去り其の中に阿膠を加へ溶解し一回に二勺づゝ一日三回に分け食前一時間に服用すべし。
奥田謙蔵 『漢方古方要方解説』	1.2g	1.2g	1.2g	1.8g	1.8g	2.4g	3.6g (乾)	右七味、水一合、酒一合を以て、先づ六味を煮て六勺を取り、滓を去り、後、阿膠を入れ、溶解せしめて一回に温服す(通常一日二、三回)。
大塚敬節・矢数道明 『経験・漢方処方分量集』	3.0g	3.0g	3.0g	3.0g	4.0g	4.0g	6.0g (乾)	右法の如く煎じ滓を去り阿膠三・〇を加え再び火に上せ溶解し尽すを度としこれを温服す。
龍野一雄 『漢方処方集』	2.0g	2.0g	2.0g	3.0g	3.0g	4.0g	4.0g (乾)	水二〇〇と日本酒八〇を以て阿膠以外の薬を煮て一二〇に煮つめ滓を去り、阿膠を入れて溶解し、三回に分服 便法；日本酒を省き常煎法
森田幸門 『金匱要略入門』	2.0g (芎藭)	2.0g	2.0g	3.0g	3.0g	4.0g	6.0g (乾)	以上七味、阿膠以外の六味を水500粍、及び(中川注：酒？)300粍をもって煮て300粍となし、濾過して之に阿膠を投入して溶解せしめ、100粍を温服すること一日三回せよ。もし軽快しないときは再び調製して服せ。

芎帰膠艾湯の方意

> 師曰、婦人有漏下者、有半產後因續下血都不絕者、有妊娠下血者、假令妊娠腹中痛、爲胞阻、膠艾湯主之、（金・婦人妊娠病）

以下の如く訓じるのがよいであろう。
"師が曰うには、婦人漏下の者有り、半産後にそれを誘因として（引き）続き下血絶えなき（都不絶）者有り、妊娠下血の者が有る。もし（このものが）腹中痛めば胞阻であり、これらは（全て）膠艾湯が主る"、と。
"漏下"は「子宮出血のこと。月経でもないのに出血し、淋瀝して止まないことをいう」（『漢方用語大辞典』）。
"半産"は、流産のこと。"胞阻"、大塚敬節は「胎漏という病気で、妊娠中に腹が痛むのです」（『金匱要略講話』）といい、中国・中医研究院編『金匱要略』には「胞中の気血が調和しないため胞胎の生成、発育が影響を受ける」とあり、『漢方用語大辞典』には、「病名。妊娠腹痛ともいう。妊婦にみられる小腹部の疼痛で、ひどい時は下血するもの」とある。
中国・中医研究院編『金匱要略』の本条文後に「『胞阻』、『脈經』、作『胞漏』」とあるから、大塚は『脈經』の説に拠っていると考えられる。
『漢方用語大辞典』の「妊婦にみられる小腹部の疼痛」は単に症候を記した如く思われるが、妊娠中に下腹が痛むのはただごとではない。胎胞の生成・発育が阻害され流れてしまう危険があるとの意を内包し、これを胞阻という、とのことであろう。その病理を述べたものが中国・中医研究院編『金匱要略』の解説である。つまり、同一の病態を見る視点が各々多少異なるのである。
本条文は、婦人子宮出血の３つの原因を挙げ共に膠艾湯が之を治療することを述べている。
中国の何任の『金匱要略解説』はこれを分かり易く解説しているので引用する。
「本条は婦人の漏下、出血、胞阻の証治について述べている。婦人で漏下する者には、いくつかの証因がある。Ⅰ．しばしば血性帯下があり、平素も月経量が多い者は、懐妊期に漏下、下血することがある。Ⅱ．流産の後に下血して止まらない者。Ⅲ．懐妊中に下血と同時に腹部が痛むものを、胞阻あるいは胞漏と称している。これらの病証はすべて膠艾湯を用いて治療する」
中国・中医研究院編『金匱要略』は以下の如く解説している。

「〔注解〕本条では、婦人が子宮から出血し断続して止らないのには、三つの原因があるとしている。つまり、
　第一は、もともと漏下病があり、平素血虚の上に客邪が重なると起る。
　第二は、流産して、血を失ない、虚となり、正気が回復しにくいため、断続的に出血して止まらない。
　第三は、妊娠して胞阻となり出血する場合である。胎盤の気血が調和せず、妊娠前は別に癥病がなかったのに突然出血し、また腹痛がある。これは、血が動こうとするが、気がそれに伴わず、胎盤の成育が妨害されるためであり、この場合は血海を温め和らげ、気血を調和し、胎盤を安定させ、血を自然に止めなければならない」
　病理的記述が多い。

　続けて、〔処方解〕で構成生薬の薬能を説く。
「當歸、芎藭、芍藥、地黄は血を造成し、凝結した瘀血を動かし、阿膠、艾葉は血海に滋養を与え、子宮を温め、甘草は陰気、陽気を調和させ、血脈を通じさせる」

　龍野一雄は次のように述べる。
「主薬を抽出することは困難である。
　　艾葉　血寒症を温める。
　　当帰　血虚を補い滋潤する。
　　川芎　血滞を順行せしめる。
　　芍薬　血虚を補い漏症を収斂する。
　　地黄　血燥を滋潤する。
　　甘草　裏虚を補う」（『傷寒論・金匱要略要方解説』）

　阿膠が抜けているが、龍野は他書で"血燥を潤す阿膠が入っている"と記す。つまり本方は、四物湯に血寒を温める艾葉、血燥を潤す阿膠、裏虚を補う甘草の加わった方と理解すればよい。
　龍野は本方証を定義して、「虚寒の血症で下血する」（『傷寒論・金匱要略要方解説』）と述べる。

芎帰膠艾湯の運用

●『類聚方広義』（西山英雄 訓訳『和訓類聚方広義』）
「漏下、腹中痛、及び吐血下血する者を治す。
　為則按ずるに、凡そ吐血下血諸血証を治すは、男子婦人を別たず」
　頭註に、
「妊婦顛躓（つまずきたおれ）し、胎動心に沖し、腹中腰股に引き、或は胎萎縮するの状を覚え、或は血下って止まざる者に此の方を用うべし。胎、殰（オチ）ざる者は則ち安し。若し、胎、殰つれば即ち産す」
「腸痔にして、下血綿々として止まず、身体痿黄し起てば則ち眩暈し、四肢に力なく少腹刺痛する者を治す。若し、胸中煩悸し、心気欝塞し、大便燥結する者は、黄連解毒湯、瀉心湯を兼用す」
「血痢止まずして、腹満熱実症なく、唯腹中攣痛し、唇舌乾燥する者に、此の方、間効（ママ）あり」
「此の条は四段に做て読むべし。曰く漏下なり。曰く半産後、続いて下血して絶えず。曰く妊娠下血なり。曰く妊娠腹中痛なり。金鑑に曰く、胞阻は胸中気血和せずして其の化育を阻（ハバム）なりと」
　榕堂は「妊娠下血者」と「假令妊娠腹中痛爲胞阻」と分けて解釈しているが"假令…爲胞阻"を"妊娠下血"の付註と理解して冒頭に述べたように訓じた。
「婦人にして、妊むごとに堕胎する者あり。毎産育たざる者あり。この症の人は終始此の方を服し、五月以後は厳に枕席を慎めば、不育の患を免るべし。若し浮腫し、小便不利せば、当帰芍薬散に宜し」

● 荒木性次『新古方薬囊』
「芎歸膠艾湯を用ふる證……婦人妊娠中夥しく出血ありて腹中大いに痛む者、又は所謂永血とて經水月を過ても止まざる者、此場合は腹は痛む者もあり痛まざるもあれ共痛む方に用ふれば的中の歩合多しとなすべし」

● 奥田謙蔵『漢方古方要方解説』
「応用
　Ⅰ）腸出血等にして、熱性証候を欠く者。
　Ⅱ）子宮出血等にして、熱候無き証。
　Ⅲ）子宮内膜炎等にして、赤白の分泌物断続する証。

Ⅳ）痔出血等にして、顔色蒼白、四肢に冷感ある証。
　Ⅴ）血尿証等。
　Ⅵ）外傷後、内出血の疑ある証。
　Ⅶ）諸種の貧血証等」

● 龍野一雄『新撰類聚方』
「Ⅰ）流産・メトロパチー・子宮癌等で虚寒性の子宮出血があるもの
　Ⅱ）肛門出血・痔出血・腎臓結核・腎臓結石・腎臓腫瘍・膀胱結核・膀胱腫瘍等の血尿で足冷下腹鈍痛腰痛等を伴うもの
　Ⅲ）吐血・喀血・口内出血・眼出血で下部虚寒のもの
　Ⅳ）下腹冷痛し脉沈微下腹軟足冷するもの
　Ⅴ）妊婦が転んで腹痛や出血を起したもの打撲症などに使つた例がある
　Ⅵ）難産に使つた例がある
　Ⅶ）ダクラス氏窩膿瘍を治した例がある
　Ⅷ）喉頭結核で咽痛無声手足煩熱下腹不仁するものを治した例がある」

● 稲木一元『臨床医のための漢方薬概論』
「芎帰膠艾湯の使用目標と応用
　○応用
　・不正子宮出血，月経血過多，流産・分娩後の出血遷延，痔出血，血尿など
　○症候
　・遷延性ないし慢性の出血（新鮮出血ではないこと）
　・血色不良または顔色蒼白で冷え症傾向
　○腹部所見
　・腹部所見に特異的なものはない
　○体質
　・中等度からやや虚弱」

　荒木性次
「芎歸膠艾湯の應用例……一女子十五歳。始めて經水來り少量づゝ六七日有りて止みたり。其の月を越えて二三ヶ月無く、後再び來り今度のは十日を過ぐるも止むことなし。量は始め多かりしも後には漸く減りて甚しからず、然れ共止まずして閉口し居たりし者に一日分與へてさっぱりとしたる者あり」（『新古方薬嚢』）

これまで報告した自験例を挙げる。

「痔出血に芎帰膠艾湯」
　昭和14年生　46歳　♀
　初診：昭和56年6月29日
　胃下垂、痔、右肩関節周囲炎等の傷病名で治療中の患者。痩せ型で血圧も低い。加味逍遙散を主に使用してきた。
　6月3日。"痔の出血がひどい。1週間に2、3回は出る。脱肛はないが"、と言う。芎帰膠艾湯に抵当丸を少量加えて投与する。
　6月20日。"あの薬を服したら翌日より出血がひどくなり心配したが、いただいた4日分を飲み終えて2日目からはピタッと止まり、その後出血はありません"
　芎帰膠艾湯はエキス剤で規定量を使用した。このような場合抵当丸、桃核承気湯或いは大黄牡丹皮湯を少量加えた方が切れ味がよいと感じている。エキス剤はこうした微妙な調合が手軽にできて重宝である。エキス剤の特徴の1つといえよう。
　　　　　　　　　　　　　（『漢方精選300例』〈症例170〉p.266）

「血痰に麦門冬湯（エキス）＋芎帰膠艾湯」
　大正15年生　74歳　♂
　高血圧症、糖尿病、肝障害、痛風等の傷病名で通院中の患者。背が高く、がっしりした体格、若い頃は剣道をやっていた。レニベース、グリミクロン、ユリノームを服して、血圧・血糖・尿酸値はまずまずのコントロールを得ているが、眼底出血を起こし光凝固を数度受けた。また2、3年前から冬期になると指先（主に下肢、更に本年は右手にも）に点状の紫斑をみる。本年（平成13年）1月9日の最初の診察日にもそれを訴えたので、病名治療的に当帰四逆加呉茱萸生姜湯（エキス）を処方した。が、自覚的に苦痛がある訳でなし、薬が増えることに対する抵抗感もあったのだろう。そして、何より唯なんとなく処方する医者の消極的な姿勢を本能的に感じ取るのであろう。それは服さなかった。
　第2回目の診察日の1月22日、10日程前より痰にやや黒っぽいすじ状の血液が混ざるので心配になり、1月15日、某病院を受診して肺結核の心配はないと言われた（若い時ひどい結核を患っているので、以後も胸部疾患には注意していた）。そこでアドナ、エリスロシンを処方され、続けていた所、黒いすじのようだったのが次第に真赤になってパッと出るようになった。咳はさほどひどいものでなく、痰が出るので咳をするという感じ、という。以前血痰に麦門冬湯（エキス）

＋芎帰膠艾湯（エキス）が奏効したことを思い出し、これを出してみた。薬局で早速1回分を服し、夕方もう1回服したところ、直後から血痰は急速に少なくなり、極く僅かに点状に色がつく程度に回復した、と1月27日暴風雨の中を来院し、報告してくれた。

"漢方はじわーっとゆっくり効いて来るものと思っていましたが、こんなに即効のあるのにはびっくりしました。折角効いてるのに薬が終ってしまったので雨の中を来ました"、と。麦門冬湯と組み合わせるから芎帰膠艾湯が上焦の出血に効くのではなかろうか。

龍野一雄の『新撰類聚方』の芎帰膠艾湯の頭註には、「吐血・喀血・口内出血・眼出血で下部虚寒のもの」とあるから上焦の出血にも使い得ることは分かるが、単方なのか合方なのか、或いは何か生薬の加味を行っているのか等の詳細は分からない。更に二、三参考書に当たってみよう。

桑木崇秀：漢方診療ハンドブック
「芎帰膠艾湯…四物湯に艾葉・阿膠・甘草を加えたものと見ればよい。（中略）四物湯の構成生薬はすべて升性で補性（すなわち強壮作用があることになる）の温性補血薬であり、これに止血薬が加わったものであるから、貧血性虚弱体質者の下部出血の止血に適した方剤と言うことが出来る（下部出血には升性薬が必要）」

中医研究院・広州中医学院主編・河北医学院編『漢方医学大辞典』
「芎帰膠艾湯…効能は補血調経、安胎止崩である。崩漏不止、月経過多、或いは妊娠下血、腹中疼痛、胎動不安、産後下血、淋漓して止らない者を治す。（中略）阿膠に甘草を配合すればよく止血し、（中略）合わせて養血止血、調経安胎の方剤となる」

いずれも下焦、婦人科の疾患・出血に限定している。中医的に弁証すればこんな所に落着いて来るということか。逆に一つの処方の活用ということからは龍野の『新撰類聚方』の頭註にみる如く幅の広い運用が可能となる。更にエキス製剤を種々工夫して合方するのも日本漢方の発展した一つの姿と言えるのではなかろうか。

この合方に近いものとして麦門冬湯加地黄黄連阿膠湯（浅田家方）がある。この使用目標は"咳込み喀血するもの"とされ、私も幾度か使用したが、印象に残る著効例はなかった。それよりも麦門冬湯（エキス）＋芎帰膠艾湯（エキス）の方がよく効くと感じている。

このあたりは更に症例を増して検討したい。（『漢方臨床320例』〈症例48〉p.98）

「肉眼的血尿に芎帰膠艾湯（エキス）＋黄連解毒湯（エキスカプセル）
　＋大黄牡丹皮湯（エキス）」

昭和7年生　76歳　♂

5月8日の夜、急に頻尿になって血尿（肉眼的）が出た。市民病院を受診し血液検査を受けるが、腎臓が悪いのか、脱腸があってそこから出ているのか検査しないと分からない、といわれた。腎臓のレントゲン検査等を予約中だが、家内がここがよいというのできてみたという。平成21年5月14日が初診である。新幹線を使っての遠方からの来院である。その病院からはクラビットが処方されている。

その他、近医より血圧とコレステロールで、ノルバスク、タナトリル、メバロチン、ナトリックスが投与されている。先日の検査でクレアチニン 1.26mg/dℓ、尿酸 8.1mg/dℓ、LDH 260 U/L、Hb 11.6g/dℓであった、とそのデータを見せてくれる。

痛いとか、残尿感とかの本人の自覚症状はない。まだ肉眼的な血尿が続いている。アルコール（−）、タバコ（−）。食欲、便通共に問題なし。脱肛がある。身長 168.2cm、体重 61.1kg。検尿；潜血強陽性、蛋白（++）〜（+++）、糖（−）、白血球（−）。血圧 130/80mmHg。腹証；平担で全体に虚軟。虚証腹。特別な抵抗圧痛を認めない。

芎帰膠艾湯（エキス）を主方に、黄連解毒湯（エキスカプセル）と大黄牡丹皮湯（エキス）を各少量加味して処方。21日分。遠方故、一週間では申し訳ない気がして、初診だが長く出した。もしよくなったら残りは取っておいて、また服して下さい、と申し添えた。

5月18日。ひょっこり現われた。奥さんも付いて来た。

「どうしたんですか」

「一昨日無理をして、かぜを引いてしまった。それを診て欲しい」

「先日のお薬、びっくりする程効いて、二日飲んだら小便が水道の水のようにきれいになった」

「うちのとおさん、大事を取ればよいのに、よくなったとまた仕事（花屋さん）をして頑張り過ぎたんです。本当にいうことを聞かなくて困ります」奥さんが口を挟む。

要するに、ここの薬がよく効いたので、かぜを引いたから診て貰うのだと新幹線でやって来たという訳だ。当方としては勿論嬉しいが、何か申し訳ない気持ちが込み上げてきた。特別な薬を出した訳ではない。今迄の経験を基に、ありふれたエキス剤を出しただけである。

余程嬉しかったのであろう。同じ日、大きなスイカが沢山送られてきた。まだ八百屋さんには殆ど見掛けない。高値なものであろう。

ほのぼのとしたものを覚える。更に研鑽を積み、少しでも患者の悩みを癒やし得るようになろう。年がいもなく殊勝な気持ちになった。

（『日常外来の漢方380例』【泌尿器〈症例3〉】p.217）

「寝たきり患者の下痢、粘血便に参苓白朮散＋芎帰膠艾湯」
　　大正13年生　　88歳　　♀
　　初診：平成24年2月8日（家族来院）
　二年前の骨折で寝たきり状態。昨年（平成23年）の11月、蜂窩織炎になり入院。その時から便がやわらかくなって、下痢気味になり、そのうち血液が混じるようになった。粘液便でそれに血液が付着しているという感じだ。大腸炎といわれラックビーを処方されるも変らず、中止したところ却って血液の付着は減った。が、便の色が緑色に変ってきた。血液検査上異常はないといわれる。このような訴えで家族がやって来た。
　病院からはウルソデオキシコール酸（ウルデナシン®）、リマプロスト（プロレナール®）、レボドパ（メネシット®）が処方されている。微熱っぽい。口のかわきはない。特に寒がりでもなく、特にだるいという訳でもないのに横になりたがる。ただ便が本調子でないのが気に掛かる。便の回数が多く、まだ時々血液のまじりがある。
　これに対して、参苓白朮散（粉末剤）＋芎帰膠艾湯（エキス）を与えてみた。10日分。
　その後来院がなく、この患者の件は忘れていた。
　平成24年6月19日。また家族がやって来て、床ずれが二ヶ所に出来て、赤くなって皮がむけている。デイサービスの人から防水フィルムテープを貰って貼っているが、何かよい漢方のお薬はないものか、という。これに対しては、紫雲膏と黄連解毒湯軟膏を半々に混ぜて投与し、前回の件を訊ねてみた。
　大変よく効きました。服して三日目から出血が止まり、平常便となり、今は元気になっています。三日分だけ服させました、と。
　遠方で、しかも寝たきりの為に本人はこられず、家族が漢方でなんとかならないかと来院したのである。
　従って、直接患者を診察している訳ではないが、虚証の下痢軟便であることは明確だ。虚証の下痢、横になりたがるからといって真武湯等の附子のいくそれとも思えない。勿論、五苓散とか人参湯もしっくりしない。口のかわきはな

いというも、経過から、また微熱っぽいということから、却って津液乏の病態がベースにあるのではなかろうか。下痢といっても水様でなく、泥状である。これは胃腸の機能低下、つまり脾胃の虚によるものであり、建中湯類の適応範囲に入ると考えた。しかし、桂枝加芍薬湯にしろ、小建中湯にしろ、これ等は元来胃腸が弱く、よく下痢するといった場合にはよいが、本症例の如く粘血便が持続するものにはどんなものか、と迷って参苓白朮散を選んだ。本症例に用いたこの方剤は東京の杉原商店に依頼したもので、一日規定服薬量は6gである。本症例は2.5gを用いた。

一方、これのみでは血便に対して無力に思われたので、芎帰膠艾湯（エキス）の少量（2.0g）を合わせ、これを分三として投与。そして奏効した。

この患者の下痢の原因は何であろうか。いずれにしても、長く寝たきり状態になっていると体全体が弱ってきて、ごく些細なことで思わぬ病状が出現する。

蜂窩織炎の治療に用いた薬剤の影響も十分考えられる。ラックビーでびくともしなかった頑固な下痢が、三日間の、それもさして多くない量の漢方で治ったことに驚きすら覚えるのである。漢方の作用機序は一体なにであろうか。

〈『日常外来の漢方380例』【高齢者〈症例16〉】p.628〉

「漢方のよく効く患者」

　昭和32年生　49歳　♀

　今迄何度か症例報告している。漢方がよく効く。

　本年（平成19年）6月以降の経過を記す。

　平成19年6月7日。一ヶ月前から歯の治療を受けている為か、胃が重く口内炎が出来て、それが中々治らない。便通はよいが食欲が落ちた。それと一ヶ月程前から嫌な夢が多い。朝異常にだるい。前から続けていた平胃散＋五苓散＋調胃承気湯（エキス）はそのままとし、夜分抑肝散（エキス）一包を服すよう処方した。故 更井啓介氏が悪夢に抑肝散ということを書いておられたのを思い出し、それを真似たのである。腹診はしなかった。

　6月13日。せっぱつまった嫌な感じは少なくなった。しかし、まだ毎日夢をみる。姑と同居しているのでどうしてもイライラしてしまう。口内炎がまだ治らない。2㎜大の口内炎が右の舌下に1個ある。抑肝散はそのままとし、胃腸の薬を二陳湯（エキス）＋黄連解毒湯（エキス）＋調胃承気湯（エキス）に替えた。

　6月25日。嫌な夢をみなくなった。まだ口内炎が続くというも白いポツッとしたものがあるだけで心配ないことを伝える。抑肝散はやはり同じにし、元の平胃散＋五苓散＋調胃承気湯（エキス）に戻す。

その後二度ほど、薬のみを取りに来た。

9月20日。精神的ダメージで食後胃が鉛のように重い。食欲がなくなった。便通、睡眠はよい。血圧126/80mmHg。舌にはさほど特徴的な所見はない。膈下逐瘀湯加大黄を5日分処方。服し難かったがこの方を2日ばかり服し胃部症状がとれたと後日報告してくれた。

10月18日。先月25日、実父が入院した。お陰で今は退院しているが、そのようなことがあってから咽の違和感があり、日中それがピークになる。食欲もなかった。朝はなんともない。何か炎症があるような感じで、押さえると、ここと分かる部位がある。うつうつとするものが昇ってくる。その際血の味がする。咳は殆どない。

　　Rp. 麦門冬湯（エキス）＋芎帰膠艾湯（エキス）＋梔子柏皮湯（エキス）
　　　　　　　　　　　　　　　　　　　　　　　　　　　　　　　3日分

11月16日。先日の3日分の薬はよく効いて、3日分を服し、もう少し欲しいという気がしたが、その後すっかりよくなった。それと夜の薬（抑肝散）はよく効くので、本日はそれのみを欲しい。

　　Rp. 抑肝散（エキス）　夜一包

長い付き合いの患者さん故、ついつい問診のみで薬を出してしまう。が、それでも結構よく効いてくれる。やはり漢方のよく合う患者がいる。

この症例では抑肝散と膈下逐瘀湯と、麦門冬湯（エキス）＋芎帰膠艾湯（エキス）＋梔子柏皮湯（エキス）について触れておきたい。

悪夢に抑肝散の効く場合があるということ、それも夜一回の服薬でよい。精神的要因の絡んだ頑固な胃部症状に膈下逐瘀湯は有用であること。咽の違和感に対し、麦門冬湯（エキス）＋梔子柏皮湯（エキス）の有効な症例のあることである。

この場合、ただ咽の違和感のみではこの方を考えないが、うつうつとするものが昇ってくると口にしたのでこれを使った。芎帰膠艾湯は血の味がするということで加味したまでである。（『日常外来の漢方380例』【その他〈症例14〉】p.668）

桂姜棗草黄辛附湯
けいきょうそうそうおうしんぶとう

＊本方は、桂枝去芍薬加麻黄細辛附子湯、桂枝去芍薬加麻辛附子湯等と呼ばれているが、略称の桂姜棗草黄辛附湯を用いる。

POINT

①本方は、桂枝去芍薬湯と麻黄細辛附子湯の合方である。
②本方の条文は難解である。
③特に"気分"については本方条文の前で詳しく述べられているが、その解釈がこれまた困難である。諸家の説を参考に私なりに検討した。
④龍野一雄は"(気分は)陰陽の気即ち栄衛若くは気血が寒に阻まれて調和せずに分かれめぐる意"と解しているが、これに従う。
⑤本方は上半身の陽を補い、一方で寒水をさばく。これによって上下の分かれ分かれになっている陰陽の気が交わり、巡り、それにつれ陰液も巡り、病態が回復する、と理解する。立位の人間にとって、左右より上下のバランスがより重要なのである。
⑥条文の次の"心下堅、如大盤、辺如旋杯"の解釈がまたまた困難である。
⑦これに対し、二つの見解がある。一つは心下が杯のように堅く、とどこおっているように感ずるとするものであり、一つは腫物にしろ、肝縁にしろ、実際にこのようなものが存在するというのである。
⑧条文の検討からは、記述は他覚的所見ととるべきであり、後者に分があるように思われる。
⑨最近、上腹部に30cmぐらい(患者は両手の親指と人差し指を広げてそう表現した)の大きな堅い鉄のかたまりが入っているようだ、と表現した例を経験した。この症例は枳実湯が奏効した。
⑩つまり、第一の見解でもよいということになる。これは更に検討を加えるべき課題といえよう。

⑪本方の運用は、龍野に従うと三つに分類される。第一は手足逆冷、悪寒、身冷、骨疼等であり、第二はがんを含めた難病に対してのいわゆる大気一転療法であり、第三は水気である。
⑫相見三郎はこれに加えて、独特な運用を提唱している。
⑬大気一転療法について私見を述べた。
⑭私も本方を時折使用し、多くは喜ばれる。報告した症例を提示した。
⑮エキス剤の場合、桂枝去芍薬湯がないので、桂枝湯と麻黄細辛附子湯を合して本方の方意を得ている。これでほぼ満足する結果がえられると感じている。

桂姜棗草黄辛附湯の内容

図表16は、大塚敬節の『金匱要略講話』、龍野一雄の『新撰類聚方』、金子幸夫の『金匱要略解説』、及び中国・中医研究院編の『金匱要略』で桂姜棗草黄辛附湯方をみたものである。

条文に於いて、大塚の書が"辺如旋盤"に作るも、他は全て"辺如旋杯"である。その他は各書で異同をみない。なお龍野は、本条文の前の気分を解説した条文を載せる。『類聚方』の性格上、このようにするのがよいと考えてのことだろう。

方に於いて、各書で異同をみない。

図表17は、諸家の桂姜棗草黄辛附湯方である。

諸家、ほぼ同じとみてよかろう。

図表16　桂姜棗草黄辛附湯の条文とその方

大塚敬節『金匱要略講話』
　"氣分心下堅。大如盤。邊如旋盤。水飲所作。桂枝去芍藥加麻黄細辛附子湯主之。"
　　　　　　　　　　　　　　　　　　　　　　　　　　　　　（金・水気病）

桂枝去芍藥加麻黄細辛附子湯方
　　桂枝 三兩　　生薑 三兩　　甘草 二兩　　大棗 十二枚　　麻黄 細辛 各二兩　　附子 一枚 炮
　右七味。以水七升。煮麻黄。去上沫。內諸藥。煮取二升。分溫三服。當汗出。如蟲行皮中即愈。

金子幸夫『金匱要略解説』
　"氣分、心下堅、大如盤、邊如旋杯。水飲所作。桂枝去芍藥加麻辛附子湯主之。"
　　　　　　　　　　　　　　　　　　　　　　　　　　　　　（金・水氣病）

桂薑草棗黄辛附子湯方
　　桂枝（三兩）　生薑（三兩）　甘草（二兩）　大棗（十二枚）　麻黄（二兩）
　　細辛（二兩）　附子（一枚、炮）

　右七味、以水七升、煮麻黄、去上沫、內諸藥、煮取二升、分溫三服。當汗出。如蟲行皮中即愈。

龍野一雄『新撰類聚方』
　桂枝去芍藥加麻黄細辛附子湯　略称、桂薑棗草黄辛附湯
　"師曰、寸口脉遲而濇、遲則為寒、濇為血不足、趺陽脉微而遲、微則為気、遲則為寒、寒気不足、則手足逆冷、手足逆冷、則栄衛不利、栄衛不利、則腹満脇鳴相逐、気転膀胱、栄衛俱勞、陽気不通即身冷、陰気不通即骨疼、陽前通則悪寒、陰前通則痺不仁、陰陽相得、其気乃行、大気一転、其気乃散、実則失気、虛則遺溺、名曰気分、"（水気）
　"気分心下堅、大如盤、辺如旋杯、水飲所作、本方主之、"（水気）

　　桂枝 三両　　生薑 三両　　甘草 二両　　大棗 十二枚擘　　麻黄 細辛 各二両　　附子 一枚 炮

　右七味、以水七升、煮麻黄、去上沫、內諸藥、煮取二升、分溫三服、当汗出、如虫行皮中即愈、

中国・中医研究院編『金匱要略』
"氣分，心下堅，大如盤，邊如旋杯，水飲所作，桂枝去芍藥加麻辛附子湯主之。"
（金・水氣病）

桂枝去芍藥加麻辛附子湯方
　桂枝（三兩）　生薑（三兩）　甘草（二兩）　大棗（十二枚）　麻黃（二兩）
　細辛（二兩）　附子（一枚、炮）

右七味，以水七升，煮麻黃，去上沫，内諸藥，煮取二升，分溫三服，當汗出，如蟲行皮中即愈。

図表17　諸家の桂姜棗草黄辛附湯方

	桂枝	生姜	大棗	甘草	麻黄	細辛	附子	
荒木性次 『新古方藥嚢』	3.0g	3.0g	4.0g	2.0g	2.0g	2.0g	0.2g (炮)	右七味を水一合四勺を以て先づ麻黄を煮て沸え立ちたらば諸藥を内れ煮て四勺となし、滓を去り三回に分けて温服すべし。
大塚敬節・矢数道明 『経験・漢方処方分量集』	3.0g	3.0g (乾1.0)	3.0g	2.0g	2.0g	2.0g	1.0g	（一日量）
龍野一雄 『漢方処方集』	3.0g	1.0g (干姜)	3.0g	2.0g	2.0g	2.0g	0.3g (炮) (又は白川附子1.0)	水二八〇を以て麻黄を煮て上沫を去り他の諸薬を入れて煮つめ三回に分服 便法；常煎法
森田幸門 『金匱要略入門』	3.0g	3.0g	3.5g	2.0g	2.0g	2.0g	0.5g (炮)	以上七味、水700竓をもつて先ず麻黄を煮て濾過し、之に残りの諸薬をいれて再び煮て200竓となし、60竓宛温服せよ。服後発汗して皮下に虫の匍匐うが如き異常感を覚えるときは病は治癒する。

桂姜棗草黄辛附湯の方意

本方条文の前に、気分に関して述べた条文がある。龍野一雄が関連条文として挙げている。

この条文の検討を先に行う。

> 師曰、寸口脉遅而濇、遅則為寒、濇為血不足、趺陽脉微而遅、微則為気、遅則為寒、寒気不足、則手足逆冷、手足逆冷、則栄衛不利、栄衛不利、則腹満脇鳴相逐、気転膀胱、栄衛俱栄、陽気不通即身冷、陰気不通即骨疼、陽前通則悪寒、陰前通則痺不仁、陰陽相得、其気乃行、大気一転、其気乃散、実則失気、虚則遺溺、名曰気分、（水気）

寸口の脈が遅で濇である。大塚敬節は、この寸口の脈は広義の意味の寸口の脈で、狭義のものではないという。『漢方用語大辞典』に「両手の橈骨突起の内側の橈骨動脈上の脈診部位をさす」とあり、これをいうのであろう。遅脈は、一般的に毎分の脈搏が60回以下のもので、現代医学の用語では徐脈に含まれる。徐脈とすると、種々の現代医学的病因を内包するが、遅脈は勿論これらを想定せず、漢方医学の概念を含む。濇脈、渋の字を用いたものもあるが、しぶって滑らかでない脈である。

「遅則爲寒」。脈が遅であることは、寒の存在を意味する。

「濇爲血不足」。つまり血(ケツ)が不足しているのであるが、大塚は「血が不足しているのではなくて、血のめぐりが悪いために起こる脈」（『金匱要略講話』）と解釈する。この方が意味が通じやすい。しかし、"血のめぐりが悪い"は、結果としての病理であり、ではその原因は、ということになる。やはり、血(ケツ)（気、血、水〈津〉の血）不足とすべきだ。

「趺陽脈微而遅」。趺陽脈は脾胃を候う脈、つまり胃腸の働きをみる脈で、それがはっきりわからないように微（かすか）で、しかも遅い。

「微則爲氣」。この微は胃の陽気の不足を示す。

「遅則爲寒」。これは前述したように、寒の存在を意味している。"寸口脈遅而濇、遅則為寒"の"寒"は、全身的なといった広い意味での寒であり、この節の"寒"はその影響を受け、胃にも寒の存在があるということであろう。

「寒氣不足」。寒気が不足する、とすると意味が通じなくなる。寒と気の間に

読点を付し、寒であり気が不足するとすべきである。中国・中医研究院編『金匱要略』は、「寒邪があり、陽気が不足する」と訳すも、これに従う。

「則手足逆冷」。すなわち手足が末端の方から冷たくなる。これと同類の病理を当帰建中湯の"手足厥寒"の解説で述べた。そこで"手足厥、寒"と読点を付して解釈すべきことを論じた。

「手足逆冷、則榮衞不利」。手足逆冷すると栄気と衛気が巡らないというのであるが、ここで何故持って回った論理展開をするのだろう、と疑問を覚える。荒木性次は「手足は陰陽の境目となす故に手足逆冷すれば榮衞の行不利となる」(『方術説話 第四巻』)という。つまり、経気は、四肢末端において手の大陰肺経 → 手の陽明大腸経 → 足の陽明胃経 → ……の如く伝経し、流通する。四肢が末端から逆冷するのでその経気の伝経、流れが障害されるという訳である。荒木の説には説得力がある。ここは経気……栄衛の行りが寒冷によって影響されるということを述べたいのであろう。

「榮衞不利則腹滿脇鳴相逐」。文字通り訳すと、栄衛のめぐりがわるくなると、腹満が起ってガスが腹の中で動きまわる(荒木は腹満と脇鳴とがお互いに追いかけっこをすると訳す)のであるが、金子幸夫はその病理を脾胃陽虚が甚だしくなり、水湿が運化されなくなり腹部は脹満し、腹鳴は止まらなくなると説明する。金子の文章からは腹水を想像するも、腹水は有り得ない。ガスであろう。お腹が膨隆して、鼓音を認める患者は屢々激しい腸鳴を聞くことがある。薬方なら大建中湯の類を与えたいと思う腹証で、これを述べているのであろう。

「氣轉膀胱」。気が膀胱にかわりうつっていくこととされるが、この気が何であろう。荒木は「此の氣と謂ふのは腹中に生じて内に留滞するもの」(同書)といい、大塚は単純に「ガスが下焦に転ずる」(『金匱要略の研究』)といい、龍野、金子は"寒気"とする。私は寒気が下焦にも波及すると理解し、龍野、金子に従う。

「榮衞倶勞、陽氣不通即身不仁、陰氣不通即骨疼」。これにつき龍野は、次のように解説する。「栄衛が、倶(とも)に不足し労するというのを栄と衛に分析して考えると、栄は気で陽だし、又熱にもなるから、陽気が通じないとは表に陽の熱気が通じないとのことで身冷が起る。陰気が通じないとは裏に陰気が通じないとのことで骨疼が起る。身体の浅い部分は陽、骨は一番深い所に在るから陰の部位である」(『漢方医学大系⑧・漢方入門1』)。

「陽前通則惡寒陰前通則痺不仁」。龍野は、ここからは快復の模様を述べているという。この部の解釈が困難で、金子は「『陽前に通ず』、あるいは『陰前に通ず』の『前に通ず』は、断絶するという意味である。即ち、陽気が途絶える

と、陽気の温煦作用が消失するので、悪寒が出現する。陰気が途絶えると、肌肉が濡養されなくなるので、肌膚は麻痺してしびれる」(『金匱要略解説』) と解説する。論理が通り、分かり易いが、前に通ずを途絶えるとするのはいかにしても無理である。

　龍野は以下のように解説する。
「陽気の方が先に開通すると悪寒を生ずるという。身冷より悪寒の方が軽く浅いから回復して来たことが判る。(中略) 陰気の方が先に開通すると痺不仁を生ずという。痺はしびれ痛み、不仁は知覚鈍麻、喪失の意であり、骨疼よりは軽い症状だから、回復に向っていることが判る。陰が先に通じて陽の方が残って滞ってしまうから痺不仁を起すというのである」(『漢方医学大系⑧・漢方入門1』)。後半の論理が理解し難い。

　荒木は「陽前に通じて悪寒するは陽微なるが故なり、陰前に通じて痺不仁するは陰微なるが故なり、陰は陽を恃み陽は陰に俟つ故に陰陽相得れば氣微なりと雖も行くことを得るなり」(『方術説話 第四巻』) と説く。各人各々が独自の論理を展開し、共通点がない。これは、この文言のみを取り出し、それを理解しようとするから生じるのであって、全体の文章の流れの中でみて初めて分かるのではないか。この文言の前の"陽気不通即身冷陰気不通即骨疼"は一般論を述べたもの、つまり"一般に……"と訳すべきであり、"陽前通……、陰前通……"は、"今ここで陽のみが前に通じ……、陰のみが前に通じると……"と訳し、陰陽は互いに助け合って初めて各々の力を十分発揮し得るのであり、陽のみ、陰のみではその力は半減してしまい、身冷そのものを治すに至らず、悪感が残り、また骨疼を治すに至らず、痺不仁が残るというのではないか。この意味で荒木の説が納得出来るし、龍野の"陰が先に通じて陽の方が残って滞ってしまうから痺不仁を起す"は賛成し難いが、これは機械的に訳したから分からないのであって、考えていることは同じと思われる。従って、この文言は陽のみ、陰のみが勝手に動いただけでは駄目なのだということをるる述べていると理解すべきだ。

　いみじくも、このことは次の文言で述べている。即ち、「陰陽相得、其氣乃行、大氣一轉、其氣乃散」である。前述したように、荒木もそれを述べ、龍野も「そこで陽も陰も同時に一緒になって回復すれば正常の生理的な状態になるわけである。之を陰陽相得て其氣すなわちめぐり、その氣散ずと表現している」(同書) と述べる。

　"其気乃行"の"気"は何を指しているか。栄衛の二気、或いは陰陽の二気とするものが多いが、龍野は「其気とは病的状態ぐらいに解釈しておいてもよ

● 七味薬方　桂姜棗草黄辛附湯　方意

い。正しく云えば陰陽の気の不調和によって起った病的状態ということである」(『漢方医学大系⑧・漢方入門1』)という。ここまでいう必要はなかろう。陰陽相得て其気がめぐるのであるから、やはり陰陽の気でよかろう。

　次の"大気一転、其気乃散"の"大気"についても各家が各々に解釈している。大塚は「大気というのは、人間の身体の内にある気だけでなく、宇宙にある気も一緒に論じたもの」(『金匱要略講話』)といい、龍野は「然るに、今の場合、陰陽の気の協同回復が徐々に行われるのでなく回復現象が急速に行われるとの意を含んで大気一転と表現している」(同書)と述べる。つまり龍野は、陰陽の気を大気とし、その急速な動きより"大気一転"と呼んだというのである。金子は「膻中（だんちゅう）の宗気」(『金匱要略解説』)といい、中国の何任も「胸中の宗気」(『金匱要略解説』)とする。荒木は「上焦の大氣」(『方術説話 第四巻』)と説く。大気を広義にとる立場と、狭義にとるそれがある。これまで陰陽の気の動きを論じてきたのであるから、その延長線上で陰陽の気、それを遷延して気、大気が一転するとして、気を強調する意味で大気と呼んだのではなかろうか。或いは広く気というものはという意味を込めて大気といったとも考えられる。水中で、空気の入った桶を引っ繰り返すと、ボコボコ泡を立て、空気が昇り散っていく。これ等現象を念頭にして述べたとも考えられる。とするならば、"大気一転の法"などと仰々しく語るまでもないことになるが、これは運用の項で改めて触れよう。

「實則失氣虛則遺溺」。

　この解釈が困難である。

　大塚敬節、「大気が一転すると、ひとところに集まっていた気が散ずるようになる。このさい実証の患者は、放屁となり、虚証だと尿を失禁する」(『金匱要略の研究』)。実、虚を実証、虚証と解釈する。

　何故、実証は放屁となり、虚証は尿失禁になるのかの病理が分からない。

　龍野一雄、「陰陽相和し大気一転するに当り、実するものは失気するとは虚寒により腹鳴していたのが気がめぐり実して来ると腹鳴を起したガスが外に駆逐されて放屁になる。失気は放屁のことである。虚すときは膀胱に転じていた気が洩れ、その気につれて遺尿するに至る」(同書)。

　この"虚すときは膀胱に"の"虚"の意味がよく分からない。

　中国・中医研究院編『金匱要略』は、「実症の場合には、主として気は実であるので、放屁が多い。虚症の場合は、主として気が虚で、膀胱は制御しないので、遺尿の現象が起る可能性がある」と口語訳する。実症、虚症は、我々が頻繁に使う日本漢方の実証、虚証と同じと考えてよかろう。また、"気は実""気

は虚"の気が具体的に何を指すのかが明確でない。そもそも仲景の時代（例え本章が後世の学者の註釈文としても）に我々の使っている日本漢方の意味での実証、虚証なる概念があったであろうか。やはり、ここは素問の「邪気盛んなれば実、精気奪われれば虚」に従うべきである。つまり、主として、下焦に邪気が充満している（気転膀胱といっている）場合は、（陰陽が助け合うことで）邪気がめぐり出し、失気となって散っていく。一方、精気の少ない場合は、その（膀胱の尿を溜めるという）本来的機能が弱いので、遺尿が起るのである。

以上、るる述べてきたことは、生体が生存していく上での陰陽の調和、助け合いの重要性を説いていると理解される。これを気分という（「名曰氣分」）というのだが、これだけではまだよく分からない。

「(気分は) 膨脹病で，腹脹大となり痞があり，腹皮は緊急して按ずると鼓のようで腸鳴失気する病のことを気分という」（『漢方用語大辞典』）。

「気分とは陰陽の気が分裂し相和せずして起る病気と私は解釈している」（龍野一雄『漢方医学大系⑧・漢方入門1』）。

更に、龍野は「(気分は) 陰陽の気即ち栄衛若くは気血が寒に阻まれて調和せずに分れめぐる意」（『漢方医学大系⑭・傷寒論・金匱要略要方解説』）と述べるが、"気分"の意が明確になる。

中医の書はこの条文を"気分の水気病（を解説したもの）"とか"気分に属する水気病（を解説したもの）"と表現するも、この意味が理解出来ない。そもそも、ここでの気分がどういう病態、疾病をさしているかが明確でない。温病学の気分証の気分を指してるのではなかろう。

龍野に従う。

氣分、心下堅、大如盤、邊如旋杯、水飲所作、桂枝去芍藥加麻辛附子湯主之、（金・水氣病）

「氣分」。前条文の解説で、"気分"について諸家の説を参照しながら検討し、龍野に従って、陰陽の気、即ち栄衛若くは気血が寒に阻まれ分裂し、調和せずに分かれてめぐるによって起こる病気と理解した。これに関し、大塚敬節が「『呂氏春秋』にこんなことが書いてあります。"陰の気と陽の気が一緒になったときに人の生命が生まれる。そして陰の気と陽の気がうまくめぐらないで停滞したときが病気である。陽の気と陰の気が分離してしまうと死である。"（中略）漢方には、このような考え方があるわけです」（『金匱要略講話』）と語っている。

つまり、冒頭で"気分"と述べ、桂姜棗草黄辛附湯は陰と陽が調和しないに

よって惹起される病気を治す方だよと念を押すのである。

「心下堅、大如盤、邊如旋杯」。文字に従って訳すと、「心窩部が硬くて、皿のように大きく、縁が円い杯のようになっている」(中国・中医研究院編『金匱要略』)であるが、この病態の実態は何か。諸家の解説をみても、荒木性次は「心下が堅く其の堅い場所は大きさが皿程もあり其のふちは盃のまわりの様に圓いのは水飲によって出來たもの」(『方術説話 第四巻』)と、大塚は「みずおちのところが、どんぶりがくっついたように膨れ上がっているということです。これは、おそらく陰のかたまりでしょうね」(『金匱要略講話』)と、森田幸門は「心下は堅く大きさは盤の如く辺は旋杯の如しというのは、心窩部に於ける腫物である」(『金匱要略入門』)、龍野一雄は「臨床的にも之を肝臓縁に触れるものとする説と腹壁の状態とする説がある。場合によってどちらにも通じるから一つに拘泥しなくてもよい」(『漢方医学大系⑧・漢方入門1』)と、中国の何任は「心下の部位に、硬く、大きさがお盆ぐらいの円形のしこりが現われるのは、……」(『金匱要略解説』)と、更に京都の江部洋一郎は"心下堅"は"心下痞"と作るべきであり、"水飲の所作"は削除して解釈すべしとし、"心下は鬱した気により盤の如く腫れ、杯の辺縁のごとくになる」(『経方医学③』)という。

諸説バラバラである。江部のように、己の理論より条文はかくあるべしとするは、研究の選択肢の一つであるといえようが、長年伝承されてきたものはそのままとして理解しようとするスタンスも劣らず重要であると考えるので、江部の論は参考として今は脇に置く。

一方で、大塚は「パンチ氏病で腹水が溜って寝返りもできないのに、これをやりましたら、腹水がとれて、寝返りができるようになりましたのがあります」(『金匱要略講話』)と経験を語る。これは本病の巨大な脾腫を"大如盤、辺如旋盤"と解釈したのであろう。大塚も本条文の病態の解釈に難渋しているのだ。その様子が垣間見られるようで面白い。"みずおちのところが、どんぶりがくっついたように膨れ上がっているということです"と解説しながら、でも具体的に、病理解剖学的に本病態は何だろうかとの疑問が付いて回ったのであろう。しかし、「必ずしもみずおちがふくらんでいなくてもよいようです」(同書)とも他方でいう。これは大塚の豊富な経験からの言葉であろう。

この大塚の研究会で藤平健は、脊髄腫瘍の34、5歳の男性に「剣状突起の下で、ちょうど中腹のあたりが膨隆していまして、押すと非常に痛がる」(同書)これが心下堅盤の如しかなと思い、本方を与えたら非常によくなった(何がどのようによくなったのかの記述はない)症例を報告している。

細迫陽三は、「胸満(虚)で、自覚的に胸に飲分の邪気がとどこおつて、心下

に盤のように堅くとどこおっているように感ずるのである」(『漢方の臨牀』20〈6〉:41, 1973) と語る。

確かに、これが最も無難に思われるが、"心下堅大如盤"まではよしとして、では"辺如旋杯"と念を押すようなことを何故わざわざいうであろうか。

相見三郎も同様の見解を述べている。

本年（平成27年）の富山の学術総会で、福田佳弘が「桂姜棗草黄辛附湯による狭心症様疼痛を伴う頸椎症の治験」を発表している。2症例を呈示し、腹証を「症例1. 76歳♀、腹力5/3、臍上動悸（+）、臍下不仁（+）、心下痞（+）、胸骨下端・肋間部・剣状突起下 → 胸膈の指頭按圧による鈍痛（+）。症例2. 63歳♀、腹候、症例1に近似」と記している。

これらに対し、小倉重成が漢方研究室に出題した症例は、78歳の男性で、腰痛、歩行障害があって、腹証は腹力軟弱で中脘を中心とした円盤状の硬結を触れ、下腹部の軟弱と知覚鈍麻がある。これに本方を主方に八味丸兼用で与え、軽快に向ったという（『漢方の臨牀』20〈3〉:47, 1973）。この腹証につき小倉は、「中脘を中心とする円盤状の硬結は、気分と呼ばれる症状で、水飲のなす所であり、これには遺尿も現れ、腰痛を伴つてくる」（同書）とのみ述べ、それ以上の説明はない。

西洋医学を学んだものとして解剖学的、或いは病理解剖学的にどういう病態であろうかぐらいは想像であろうと触れて欲しかった。

以上、諸家の見解をみると、2種に分別できる。

その1は、細迫のいうように、"心下に盤のように堅くとどこおっているように感ずる"とするもの、つまり、あくまでも患者自身がそのように思うとするもの。その2は、小倉の記述の如く、医師がそれを認めるものである。

まず前者を検討してみよう。

"心下堅"、この"堅"の原義は、体を緊張させ固く引きしまることを意味する（『鍼灸医学大系⑨・黄帝内経素問』）と柴崎保三はいう。つまり、心下が緊張して固く引きしまっているのであるが、これはどう考えても他覚所見である。続く"大如盤"は自、他覚どちらとも解釈し得る。しかし、"辺如旋盤"は、盤を強調する文言ともとれるが、やはり他覚所見とする方に分がある。「水飲所作」は、この患者を診察した上での医師の判断とみるべきである。このようにみてくると、本条文の"心下堅、大如盤、辺如旋盤"は客観的な他覚所見と理解しなくてはならない。

では一体、具体的にいかなる解剖学的、組織学的、或いは病理学的な病態なのだろうか。

本方の次に出てくる枳朮湯の条文は、本方と全く同一であり、その検討で私は次のように述べた。
「上腹部がバンと張って、腹筋が緊張している病態を指しているのであろう」
(『「傷寒・金匱」薬方大成 一味・二味編』)。
　確かに常識的で無難なまとめであるが、このようなものを条文"辺如旋杯"と表現するであろうか。私は本方の治験で、胃脘部に球形の軟らかい、こりんとした抵抗を触れた症例を報告した("気分と桂姜棗草黄辛附湯"、『漢方精選300例』症例No.152)。この症例に遭遇した時、勿論、触れた感触より悪性の腫瘤では決してない、或いは緊張で胃がぎゅっと縮んでこの如くになったのだろうか、と思った。しかし、条文に記されている"大如盤"には到底及ばない。結局、形態学的に何がどのようになっているのか分からないまま終わってしまった。諸家の記述を見ても、はっきりしない。このような症例を実際に経験したものがいないということではなかろうか。この件の根本のところは宿題として、条文よりその病理を推論する。
　陰と陽が各々分かれて行動する気分の病で、本証は陽が膀胱、大塚のいうように広く下腹部に存在し、陰は上腹部、胸部に存在する。このこと自体既に非生理的といえよう。陰陽各々の属性の一つに陽の拡散と陰の凝縮がある。健常な場合は、陰陽が互いに牽制し合って、適度の緊張を保持しながら行動出来るのに、陰陽が分かれてしまうとその牽制が作動しないので、陽はどこまでも拡張しようとするし、陰は益々凝縮する。その陰の凝縮が条文の"心下堅、大如盤、辺如旋杯"ではないか。では、凝縮する陰は何なのかとなるが、これは陰液を主体とするその近傍の組織、或いは器官であろう。要するに、それがかたくなり、つれるのである。そして、更に"大如盤、辺如旋杯"は中国人の"白髪三千丈"に類する表現とも理解出来るのではなかろうか。
　なお、大塚は枳朮湯の条文の解釈で、「前の桂姜棗草黄辛附湯というのは、本方では『水飲の作す所』となっていますが、これは、『気分の作す所』でもあるわけです。この枳朮湯は『水飲の作す所』であって、これは条文は同じでも、違う所ところなんです。つまりこれ(中川注：枳朮湯)は、水飲(水毒)の薬なんです」(『金匱要略講話』)と語る。上述した江部の"水飲所作"は削除して解釈すべし、と一脈通じるところである。
　しかし、"気"だけで条文の形態的変化をきたすものであろうか。水飲の関与は絶対に必要であり、桂姜棗草黄辛附湯は"気"の問題がまずあって(気分)、それに影響されて水飲が病的に動き出すのでる。枳朮湯は最初から水飲が主体として動く。ちなみに本方は麻黄、細辛、附子の水に働く薬を含んでいる。

次に、含まれる構成生薬とこの病態との結びつきを検討してみる。

本方は桂枝去芍薬湯、麻黄細辛附子湯の合方であるので、ここで各々の復習をしてみる。桂枝去芍薬湯証につき、私は次のように述べた。

「本方証（桂枝去芍薬湯証）は、未だ表証が残っている。表証が解した後の病態ではないからである。この表証の影響は当然胸部臓器に及ぶであろう。即ち裏虚による虚気上衝と、表証の影響で脈促胸満はより強調される。これには桂枝去芍薬湯がよいというのが本条文の意味である」（『「傷寒・金匱」薬方大成 四味編』）。

「逆に（桂枝湯から）芍薬を去ることでこの（桂枝湯のベクトルの）『下向』の動きは完全になくなり、専らそれは表と表に最も近い胸に向う。病者は脈促、胸満を苦しんでいる。まずこの病症を取り除くことであり、本方が適するのである」（同書）。

つまり、私のスタンスは、桂枝去芍薬湯を個々の生薬にばらすのでなく、桂枝湯というエネルギーを持つ作業集団の動きとして理解しようとするものである。芍薬を去ることで、この作業集団のベクトルは大きく陽に傾く。本方（桂姜棗草黄辛附湯）証では陰が上部（上半身）に、陽が下部（下半身）に分かれて別々に偏在する病態であるので、桂枝去芍薬湯で上部の陽気を補ってやれば都合がよい。

次に、麻黄細辛附子湯をみてみる。

この方は「その病位は裏の少陰であるも、まだ始まったばかりで表証がなお僅かに残存しているという病態に使われる」「表の正気（陽気）が弱く少陰裏が冷えていると容易にこの病態を惹起する」（『「傷寒・金匱」薬方大成・三味編』）と述べた。

更に龍野は、「附子は裏寒を温め、麻黄は水を通じ発表し、気温剤の細辛は附子麻黄を助けて寒水を逐う」（『漢方医学大系⑭・傷寒論・金匱要略要方解説』）と解説する。

以上より、麻黄細辛附子湯は表及び表に連なる胸部臓器の寒水をさばく作用があることになり、同じく胸に向う桂枝去芍薬湯と合わさると、つまり桂姜棗草黄辛附湯になると、その作用はより強力なものになるのである。

上半身の陽を補い、一方で寒水をさばくことではじめて上下の分かれ分かれになっていた陰陽の気が交わり、巡り、それにつれ陰液も巡り、病態が回復してくる、と理解してよかろう。立位の人間にとって、左右より上下のバランスがより重要なのである。正に本方はこれを正す方である、と理解する。

桂姜棗草黄辛附湯の運用

●『類聚方広義』（西山英雄 訓訳『和訓類聚方広義』）
「桂枝去芍薬湯、麻黄附子細辛湯、の二方の証の相合する者を治す」
　頭註に、
「老人にして、秋冬の交毎に、痰飲、咳嗽、胸背脇腹攣痛、悪寒する者あり。此の方に宜し。南呂丸＊を兼用す」
　とある。
　＊南呂丸：諸痰飲、咳嗽、大便不通なる者を治す。
　　　　　黄芩（四両）、甘遂、青礞石（各二銭）、
　　　　　大黄（八銭）
　　　　　右四味、杵きて篩い末となし、梧桐子大の如くし、毎服二十丸、日に三服、或は三四十丸に至る。温水にて之を下す。

　南呂丸は峻剤である。榕堂は、一方で附子を使い、一方でこれ等峻剤を巧みに用いる。機をみて、思い切ってさっとこれ等を駆使するのは正に卓越した臨床家というべきである。

●　荒木性次『新古方薬嚢』
「桂枝去芍薬加麻黄附子細辛湯の證……心下胃のあたりに堅きしこりあり大きさは手掌大にして其のまわりは盃をなぜる様な案梅の者のあるのが主證なり。多少身體に腫みのある者。但し軽き者は心下に重苦しき感じありて其れ程に堅くはならず、手足しびれ又は痛む者、熱はある者もあり、無きものあり一定ならず、半身冷えてしびれる者あり、熱無き者は大抵脉遅なり」

　荒木は本方の応用例を一例呈示する。
「桂枝去芍薬加麻黄附子細辛湯の應用例……四十五六歳の男子、未だ嘗て胸の病を病みし事あらざるも、陽氣の變り目などには、脇下に痛み及び一種窮屈なる感じありて去らず。全體痩せ型にて一向に肥えず、冬は人一倍に寒さを感じ、手足は極めて冷え易し、大便は大抵あり時に多少軟るむことあり、又よく放屁すると言ふ。小便は近き方なり。食は普通にてあまり好き嫌ひはなけれども胃も以前より弱く種々其方の薬も服したりと、頭痛はなし、肩もあまり凝らずただ胃の具合惡くなる時は夜もよく眠れぬ事多しと。則ち病の根源恐らくは胃にあるべしとて、則ち人参湯を與へたりしに、服後極めて良好なりしと言へり。

然れ共脇下の痛み及び窮屈感に於ては全く了然とすることなく、ただ全體の具合頗る宜しと言えるばかりなり。故に、更に考え直し病表裏にあるものとして、桂枝去芍藥加麻辛附子湯を與へたりしに二三日にして、脇下の痞へさっぱりと去り數年ぶりにてやっと好い氣分になりたりと言えり。此等はつまり心下堅大いさ盤の如く邊り旋杯の如く、の變型なりしものなるべく、それ以前は本方の證は必ず鳩尾の眞中に堅きしこりあるべきものならんとばかり思ひしが、之以來其の證にも種々變化のあると言ふ事を覺へたり。

實に神妙の組合せなり。而して其の心下の飲をさばくは主として細辛によるものなれば、細辛の主治を宿飲停水にあり、と言はれたる、東洞先生の見識誠に卓絶せりと言ふべし」(『新古方藥嚢』)。

脇下の痛み、窮屈感というも、左右どちらかの記載がない。もし左ならば脾弯曲症候群も考えられるが、陽気の変り目に発症するといえば神経痛の類も頭に入れておかねばならない。放屁が多いは前者の可能性をより考える。

いずれにしても虚証であり、寒証である。人参湯で具合よいのだから、"人参湯……裏虚寒水のもの"(龍野一雄)で"水"の病もあるとみてよい。

荒木は"病表裏にあるものとして"本方を使ったという。桂枝、生姜、麻黄は正に表に対する薬であり、細辛が心下の飲をさばき（細辛「宿飲停水を主治す。故に水気心下にありて……」西山英雄 訓訳『重校薬徴』)、その組み合わせにて、で表裏をともに治すと考えたのであろう。荒木は"気"には何等言及していないが、脇下の痞、放屁は気の動きである、私は方意の項で、上半身の陽を補い、一方で寒水をさばくことではじめて上下に分かれ分かれになっていた陰陽の気が交わり、巡り、それにつれ陰液も巡り、病態が回復する。前項で立位の人間にとって左右より上下のバランスがより重要であり、本方はこれを正す、と述べたが、荒木の症例もこれでうまく説明出来るのではないか。

● 龍野一雄『新撰類聚方』
「本方は桂枝去芍藥湯と麻黄細辛附子湯の合方である
 Ⅰ) 神経痛・リユウマチ・知覚麻痺等で身体手足が冷え或は腹満腹鳴を伴うもの
 Ⅱ) 浮腫で貧血冷え性で心下部が堅く張るもの
 Ⅲ) 感冒などで発熱悪寒喘咳が甚しく冷え性のもの
 Ⅳ) 老人で毎年秋冬の気候の変りめに喀痰咳嗽胸背脇腹がつれて痛み悪寒するもの
 Ⅴ) 乳癌・子宮癌・皮膚癌・肺結核・梅毒・舌腫瘍等の難病で出血或は疼痛

があつて普通の治療ではうまく行かぬもの
Ⅵ）蓄膿症で虚弱体質冷え性のもの」

　龍野は「本方の条文は難解で之を臨床に応用した人も極めて稀だが、運用宜しきを得れば所謂非常の薬として奇効を奏するであろう」(『漢方医学大系⑧・漢方入門1』)と述べ、本方の運用を次の三つに分類し、解説する。
「第一に条文に記載された手足逆冷、悪寒、身冷、骨疼、腹満、腸鳴又は脇鳴、痺不仁、失気、遺尿の各症候に対し栄衛不和を本にして使うことが出来る。
　第二は従来の経験だが、癌、殊に乳癌、子宮癌、梅毒、肺結核、舌腫瘍、蓄膿症等の難病で、普通の治療がどうしても応じないもの、特に出血性或は疼痛、或は前記第一の症状若干を兼ねたものに使う。いずれも所謂大気一転療法である。
　第三は水気である」(同書)。
　龍野の『新撰類聚方』の頭註のⅠ）Ⅲ）Ⅳ）が上記運用の第一に、Ⅴ）Ⅵ）が第二に、Ⅱ）が第三に該当するであろう。エキス漢方の場合、桂枝去芍薬湯がないので、桂枝湯と麻黄細辛附子湯を合方し、かぜで寒気とか鼻水がしつこく続くもの、或いは寒性の頭痛等に与えて喜ばれることが多い。桂枝湯単独、麻黄細辛附子湯単独投与より、あたりはずれが少なく、よく効く印象である。上半身の病症に使用することが結果的に多い。従って、龍野の記した腸鳴とか失気、遺尿等には使った経験がない。勿論これは桂姜棗草黄辛附湯もどきのエキス剤の合方の治験ということであるが。
　大塚は次のように語っている。
「寒いという悪寒が太陽病の悪寒じゃなくて、風邪をひいて咳が出て、寒気がして、いつまでもさっぱりしないというのにいいですね。老人でいつまでたっても風邪がぬけないで寒気がする、背中がぞくぞくして咳も出る、というのにこれをやりましたら一遍によくなりました。ですから少陰病の風邪に良いわけで、老人とか身体の弱い人、こじれた風邪は少陰病になっているのですね。この薬は使いやすくて、これを使ったために、どうだということはあまりありませんからね」(『金匱要略講話』)。やはり大塚の語りは臨床的だ。
　龍野は"栄衛不和を本にして使う"というも、理屈では分かるが、まだ感覚的に、臨床的に、この点は今ひとつである。
　龍野の第二の運用。条文の"大気一転"からの運用である。非常に興味深い発想だが、現実問題としてがん等に対して使用し得るであろうか。他のベースの治療の上に、機をみて、応変に使用するということではないか。

これに関して、東静病院時代の同僚が、逆子の治療について、この方で胎児が子宮内でくるっと回転して逆子が治らないものかねといって、皆で笑ったことがあるが、今思い返して面白い発想である。
　しかし、これ等は一応頭の片隅に置いて、日常臨床では主として精神的に追いつめられ、出口の見えないその苦しみにもだえている、そういう状況を一転させるという使用が、この方にはあるのではないか。勿論客観的状況を一袋の薬で変えることは不可能だが、それに反応する認識を一転させる、言い換えれば見方をかえる、その手助けをすることは可能であろう。この方面の開拓者は相見三郎である。私も相見の説に従って何例かその治験を得て発表した。
　私の症例を呈示する。

「冷えの腰痛、下肢痛に桂姜棗草黄辛附湯」
　　昭和7年生　61歳　♀
　平成5年4月18日から、糖尿病、高血圧症、心筋障害、膝関節症で通院している患者。身長157㎝、体重59kg。ダオニール、バイミカード、漢方は芎帰調血飲を基本に使ってきた。職場が冷えて足腰が痛むとよく言っていた。
　平成6年3月24日、左臀部より左下肢が重苦しく痛むと訴える。脈沈細で弱、湯タンポで温めると楽になると言うので、冷えからきているとして桂姜棗草黄辛附湯（煎）を投与したところ、1日飲んだら痛みが取れてしまったと喜んで言う。
　冷えからくる下肢の痛みには、他にたくさんの処方があるのに何故これを使ったのか、また1日でよくなったということに心因性の一面を感じるが、この点はどうか。参考書で調べてみると、この方は"水毒＋上焦の気滞＋寒証"と整理され、疼痛性疾患では腰痛症、神経痛等に応用されるとある（千葉古方研究会『漢方方意ノート』）。上焦の気滞の主証として心下堅・繊憂細慮・無気力を、客証として心因性疼痛・抑うつ気分をみると記されている。
　今この患者をこれに当て嵌めれば当て嵌まらないこともない。しかし何も難しく弁証してこの方を処方したのではない。湯タンポで温めると楽になる、つまり温熱性の薬方が適応するだろうということ、それと今迄の経験で神経痛、四肢関節痛に使うとされる薬方が言われている程効を示さないので、"大気一転療法"として時に著効を示すと言われるこの方を使ったら奏効したというだけである。龍野一雄は「本方は表は栄衛の寒、裏は胃気の虚で陽気不足を起し転じて水証或いは血証を生じたのを治すものであるようだ」（『漢方医学大系⑧・漢方入門1』）という。血証はあまり注意されていなかったが、これに目を向け

ればもっと使い道は広いものとなろう。　　　（『漢方精選300例』〈症例173〉p.273）

「"気分"と桂姜棗草黄辛附湯（麻黄附子細辛湯〈エキス〉＋桂枝湯〈エキス〉）」
　　昭和2年生　72歳　♀
　　初診：平成11年5月31日
　今年（平成11年）3月、梅干が喉に引っ掛かっているような異物感があり近医受診。抗生剤を処方されるも症状改善せず、逆に動悸・息切れ・めまい・けいれん（？）等の副作用が出現した為に、近くの大きな病院の呼吸器科を紹介された。そこでは検査の必要はないと言われ、今迄飲んでいた抗生剤を倍量にして処方され、痙攣を起こして倒れた、と言う。4月の下旬、以前かかったことのある遠方の医療センターを受診。そこで初めて身体障害者である夫の介護によるストレスから来るものだろうと言われ漢方治療をすすめられた。
　現在は咽の異物感は半減している。血圧の薬（朝のみ）、コレステロールの薬（朝・夕）、咽の漢方薬と眠剤と便秘の薬（アローゼン）を服していると言う。
　身長148.2㎝、体重45kg。血圧154/80mmHg。腹証；下腹に虫垂炎と婦人科の手術痕、胃脘部に球形のやわらかい、こりんとした抵抗を触れる。
　　　　Rp．半夏厚朴湯（エキス）＋香蘇散
気鬱が根源と考えたからである。
　6月7日。やや服し難い。変らず。臍上に腹動亢進を認める。
　　　　Rp．半夏厚朴湯（エキス）＋抑肝散加陳皮半夏（エキス）
　6月15日。梅干の引っ掛かるのが気にならなくなる。しかし、服薬するとガスがお腹に溜まる。
　　　　Rp．半夏厚朴湯（エキス）＋半夏瀉心湯（エキス）
　以後こんな具合に一進一退で経過した。患者との会話も重要と考え、1週に1度定期的に来院するように勧めた。経過の中で次第にほぐれてくる感じを受けた。
　7月10日のカルテに胃部にお椀の縁の如くの抵抗ありとの記載がある。翌週の7月19日、ふと桂姜棗草黄辛附湯の"気分"を思い出した。嘗て、故相見三郎が『漢方の臨床』だったか『日本東洋医学会誌』だったかにこの方の治験と考察を書かれていた。その中で、出口のないどうしようもない精神状況の中で心下に堅く盤のようなものがつまったように感じられるのが"気分、心下堅く、大きさ盤の如く、辺旋杯のごとし"だ、と そんな趣旨のことを述べておられた。
　これだと、早速桂姜棗草黄辛附湯の方意で麻黄附子細辛湯（エキス）＋桂枝

湯（エキス）を処方した。

7月26日。調子がよい。薬を2週間分欲しいと言う。

8月9日。お腹が空く、胃がグーグーする。半分以上よくなったと言う。顔色もよくなる、明るくなる。胃部の抵抗は少なくなっていた。

9月2日。薬を忘れることが多い、薬を飲んで1時間程すると空腹を覚える、と言う。

一方で昨日あたりからまた元に戻った感じでゲーッとする、梅干の種が咽につまった感じがする等、前と同じことを言うも明らかにその語調は明るい。顔色もよくなっている。正に"気分"である。

それはともかくとして、こうした薬で"気分"が変わることに大変興味を覚える。2000年も前に如何にしてこんな薬（いや組合わせ）を見付け出したか、不思議である。　　　　　　　　　　　　　　　（『漢方精選300例』〈症例152〉p.235)

「"気分"と桂姜棗草黄辛附湯」

昭和17年生　58歳　♀

初診：平成12年1月26日

胃の具合が悪い。胃のつまった感じ、それが時々咽の方にキューッと昇りまた下がる。昨年10月に胃カメラの検査を受けて胃炎と言われた、とこんなことを訴えて来院した。痛むこともある、ゲップも出る。時々動悸がする。ストレスが多くイライラする。

15年前に自律神経失調症、7年前よりホルモン補充療法を受けた。生欠伸（±）。睡眠浅い。食欲は良効。便通1×3〜4(センナを常用している)。舌；苔（±)、湿（±)、瘀血所見（±）〜（＋)。腹証；比較的軟。

精神的要因がかなり関与しているように思われたので、相見三郎の説に従って桂姜棗草黄辛附湯の方意で桂枝湯（エキス）＋麻黄附子細辛湯（エキス）を処方した。

2月2日（二診)。胃の圧迫感が60％程楽になった。頭の中のモヤモヤしていたのが3日程で取れてきた。頭の中に小さい電燈がともった如くで、明るくなって気持ちがゆるやかになる。今迄は頭のボンヤリした感じがあれこれの治療を受けるもどうしても取れなかった。精神安定剤ではどうしてもよくならず、いくら訴えても相手にしてもらえなかった。それが晴々としてきた。頭のまわりはまだボヤーッとした感じが残っているが、これは20年来のことだからすぐには取れないと思う。気力が湧いてきた。服し難くはない、却って甘くてうまかった、と。同じ方を処方する。

［考　案］
　本方（桂姜棗草黄辛附湯）をこのように使うのはこれで2回目である。第1例は本稿の「"気分"と桂姜棗草黄辛附湯（麻黄附子細辛湯〈エキス〉＋桂枝湯〈エキス〉）」である。逃げることのできないストレスで鬱屈したものが生じ、それが次第に蓄積し爆発寸前となる。鬱屈したエネルギーは弱い所を見付け、そこから出ようとする。それが相見の腰痛であり、この症例の胃部症状ということであろう。それが何故桂枝、大棗、甘草、麻黄、細辛、干姜、附子の組合わせでよくなるのだろうか。桂枝湯或いは麻黄附子細辛湯だけでは恐らくこうした効はないであろう。というのも、桂枝湯とか麻黄附子細辛湯は最もポピュラーな薬方で今迄に何百万、何千万回、いや何億回と使われている筈だ。その中で、こうした症例の報告のないということは単独ではこの効能はないという証明である。勿論私も今迄この2方は多用したが、上記の症例の如き経験を持たない。桂姜棗草黄辛附湯は不思議な方である。
　また、こうした身のまわりのありふれた薬草が"気分"に迄ある作用を及ぼすということは、我々人間がいかにこれ等自然の中での存在かということを物語っているようにも思えるのである。　　　（『漢方精選300例』〈症例153〉p.237）

「気分の桂姜棗草黄辛附湯の治験（坐骨神経痛様疼痛）」
　昭和14年生　61歳　♂
　慢性C型肝炎で加療中の患者。身長166.4cm、体重65.0kg。本年（平成12年）1月の検査はGOT 56、GPT 72、γ-GTP 56、ZTT 17.9、TP 8.2、A/G 1.27、コレステロール177、中性脂肪94、血小板18.6、α-FP（定量）7.4。
補中益気湯を中心に処方してきた。
　家庭的にも多くの問題を抱えストレスが多い様子。奥さんを子宮癌でなくし、次男がうつ病になり家でブラブラしているのを見るとイライラする。どうしてよいか分からない。
　平成12年6月16日。1週間前より右坐骨神経痛様の痛み、重苦しさで正座できない。子供の件でいかんともし難い気持ちだという。桂姜棗草黄辛附湯の方意で桂枝湯（エキス）＋麻黄附子細辛湯（エキス）を処方した。
　6月29日。正座ができるようになった。治療院で電気のみかけている。
　　　　Rp. do
　7月14日。日常生活には支障ないまでに改善した。今は電気もかけてないという。もとの補中益気湯に戻す。
　桂姜棗草黄辛附湯については『東静漢方研究室』に何度かその治験を報告し

たが、何れもがどうにも仕様のない、出口の見付からない情況で発病している。こういう場面で本方を使うというのは、故相見三郎の発見である。私の症例は皆この方でなんとかうまく行った。この情況下でいかなる生理学的、生化学的変化が生体に起こるのだろうか。漢方の作用の最終局面は物質的なものが考えられるが、それはどんなものだろうか。大変興味深い課題である。

(『漢方精選300例』〈症例178〉p.281)

「桂姜棗草黄辛附湯（桂枝湯〈エキス〉＋麻黄附子細辛湯〈エキス〉）の経験」
　昭和4年生　72歳　♀
　平成11年の10月より高血圧症、肩こり症、神経症の傷病名で通院中の患者。傷病名としては高血圧症だが、高血圧は軽症で現在降圧剤は処方していない。あれこれのいわゆる不定愁訴がメインで、長い診療での付き合いを通して、最も基本にあるのは病弱の御主人を抱えてのストレスであり、そのがんじがらめの出口の見えない環境の中でもがいているのがこの患者の訴えだと理解し、それなりの対処をしてきた。
　こうした場合、漢方も多くは脇役となる。さりとてカウンセリングが卓効を示すとも思われない。自己の置かれている現実をありのまま受容し、その中での生の喜びを見付ける迄じっと待つ。それを側面より扶けることに徹するより他に道がない、と思う。
　それはそれとして、この患者さん、いつも同じようなことを言いながらも規則的に来院し、長い月日の中で自然とほぐれてきたのを感じ取ることが出来るようになった。加味逍遙散、温清飲、香蘇散等を主方とした。
　体格はよい方だが、顔色にいわゆる"血虚"を診て取れる。
　平成14年1月10日。昨年11月頃より右下肢外側にピリピリした感を覚えるようになった。指圧の先生は骨盤から来ているとおっしゃる。温まると楽になる、と言う。見たところ何等変った所見はない。温まると楽になるのだから気晴らしも兼ね温泉にでも行かれたら、と軽口で応え処方は前のままとした。
　2月1日。やはりよくならない、同じ、と言うので、桂姜棗草黄辛附湯の方意で桂枝湯（エキス）＋麻黄附子細辛湯（エキス）を処方する。
　2月14日。よくなって、最近あまり気に掛からない。整形には行かなかったが2日間温泉に行って来た。楽だ、と言う。同方を処方。
　3月1日。右下肢のピリピリ感は殆どない。今回の薬になってからよくなった。肩こりもそういえば大分軽い、と喜んで語る。同方を処方。

(『漢方臨床320例』〈症例191〉p.411)

「膈下逐瘀湯加味方の治験」
　　昭和28年生　53歳　♀
　以前より通院中の患者。カルテの傷病名は更年期障害、不眠症、鼻炎、便秘症等になっている。また糖尿病もあってインスリンの注射をしているが、これは他医の管理下にある。両親を亡くし、兄弟もなく一人で生きている。やさしい性格なのに気が弱いので、一人で生きる重圧に、時々くじけそうになるといった感じである。
　本年(平成19年)の4月から介護士の資格を取る為の4ヶ月のコースに入るも、パソコンになかなかついていけず、辛いとよく口にした。○○さんは優しい性格なんだから、弱くなったお年寄りの世話には向いていると思う。途中で投げ出すと、一生それが負い目としてトラウマになるから、とにかく資格だけはとりましょう。辛いことがあれば、ここに来て話せばよい。私もよい漢方を考えますから、と慰めるのが精一杯ということも屢々だった。しかし頑張って、そのコースを終え資格を取ることが出来た。
　この患者の訴えのベースには、やはり、精神的なものがある。
　本年1月からの訴えの主なものをカルテの記載順に列挙してみると、疲れが取り切れず、土日は終日横になっている。生欠伸が出る。顔が腫れぼったい。朝つらくて起きられない。時々胃がムカムカする。便が硬い。糖尿病の管理が不十分だ。かぜのような症状がある。胃が全く働かない感じ。食物を見るだけで嘔気する。便が1週間に一度しか出ない。体がむくみっぽい。具合わるくてジッとして居られない。朝が駄目、夜になると落ち着く、等々である。
　7月12日。朝駄目で、夜落ち着くということより乾姜附子湯を、黄連解毒湯（エキスカプセル）、三黄瀉心湯（エキスカプセル）、セルシンを不安時、頓服するように処方したが、パッとしなかった。
　7月19日。桂姜棗草黄辛附湯の方意で、桂枝湯（エキス）＋麻黄附子細辛湯（エキス）に変方する。これで胃のムカムカがとれ楽になったという。これを3週間程続ける。
　8月11日。昨日より食欲がなくてうつになる、という。緊張している。胃部の違和感がある。膈下逐瘀湯に変方。この方がいくらか効いている感じである。
　9月10日。まだ胸骨部のあたりがムカムカして痛む。食物に拒否反応を示す。見るのも嫌、食べたいものを探して食べている。時々低血糖発作がある。朝とか日中が特に具合わるい。血圧98/60mmHg。
　　　　Rp. 膈下逐瘀湯合乾姜附子湯加芒硝大黄

9月20日。すっきりした顔でやって来た。胃の方はすごく楽になりました。ムカムカしなくなり、もたれもなくなりました。しかしまだ食欲が十分ではない。気力が出ない。夕方から夜になるとよいという。同方を処方。黄連解毒湯（エキスカプセル）、三黄瀉心湯（エキスカプセル）と、セルシンの頓服も欲しいという。洋薬の眠剤は以前から同じものを続けている。
　精神的に何かふっ切れたのかも知れない。患者に密着してその経過をみていると、心と体を含めた一体としての存在が、こちらの処方する漢方とうまくハーモナイズされて作用している時にはよいように思われる。慰みの言葉、激励のみでは多分よくならないであろう。
　胸骨部、胃部の種々の訴えは、気血が膈下に滞り瘀しているからと考え、膈下逐瘀湯を、朝と日中が悪く夜になると軽快することから、"昼日不得眠、夜而安静"の乾姜附子湯を合方したのである。
　精神と肉体を分けて考える論理だとこの漢方の効能を説明し難い。漢方を使っていて西洋医学の安定剤とか、抗うつ剤とはやはり違った作用を感じる。前述した肉体・精神の渾然一体としての存在と漢方薬とが互いに共鳴することで初めて効果を現わすのではないか。大袈裟にいえば共鳴論である。
　　　　　　　（『日常外来の漢方380例』【心療内科、精神科〈症例18〉】p.278）

「寒がりで年中かぜを引くというものに桂姜棗草黄辛附湯」
　昭和12年生　71歳　♂
　2年程前から、夜いくら寝ても次の日にボーッとした感じと全身倦怠感が残るようになった。寝つきとか眠りの質は良いという。
　10年以上前に心房細動になり、それ以後血流をよくする薬と動悸を抑える薬（薬名不詳）と胃薬を飲んでいる。年中かぜを引いて、寒がりで肩こりも辛い。このような訴えで平成19年6月6日に来院した。
　耳鳴りはないが、何か重心のとれない感じがする。疲れ易い。咽がガラガラする。足が冷える。とにかく寒さに弱い、という。身長172.5㎝、体重72.5kg。血圧132/80mmHg。舌；赤味が濃く乾いている。苔（±）。多少神経症的側面の感じられたことと異常に寒がりで寒さに弱いということより、「気分、大気一転の法」（龍野一雄『漢方入門講座』）として、桂姜棗草黄辛附湯（煎）を投与した。7日分。
　平成19年6月13日。頭がすっきりして歩行時のフラフラ感が軽くなった。体の重い感じも取れた。朝の寝冷え様症状もよくなった。薬がおいしい、という。同方処方。20日分。

しばらく間を空けて、12月6日にやって来た。
　10月に入って以降、ずっとかぜ症状が続く。咽が痛くて鼻がツンツンして鼻水が出る。ひどくなると咳も出てくる。冷え症で体中が寒い。特に右側で、小児麻痺の後遺症がある為か、強く感じる。最近は左下腿の外側が冷える。背すじのゾクゾクすることはない。汗かきで、夏期よく汗をかく。脈沈小弱、整。舌証；歯痕あり。うすく苔に覆われる。血圧130/86mmHg。心房細動で通っている病院からかぜ薬を貰うが、すっきりしない。
　　　　　Rp. 桂姜棗草黄辛附湯加黄耆　　10日分
　12月21日。服薬していたら体がすっきりして気持ちよかった。が、切れたらまたすぐかぜを引いた。
　　　　　Rp. do　20日分
　平成20年1月15日。昨年に比べ全然かぜを引かない。今迄はこの時期から4月頃まで、殆どフトンに入っているような状態だった。しかし、まだすぐ眠たくなって一日中トロトロッとする。ボーッとするのが完全には取り切れない。それといくらか花粉症があって、鼻水が垂れたり、眼がショボショボする。同方を20日分処方し、花粉症症状に対し麦門冬湯（エキス）＋三物黄芩湯（エキス）＋PL顆粒を対症的に頓服するよう10回分投与した。
　桂姜棗草黄辛附湯について、龍野が興味深い解説をしている。
「桂枝去芍薬湯と麻黄附子細辛湯とを合方したもので、両方の証を併せ発現している場合もある。しかし全体を見ると大青竜湯に似て出入あるものとも観られ、石膏と附子の差がある。すると虚寒性の水飲を治し、転じて血寒を治す（大青竜湯は血熱）ことも考えられる。要するに本方は表は栄衛の寒、裏は胃気の虚で陽気不足を起し、転じて水証或は血証を生じたものを治すものであるようだ」
（『漢方医学大系⑧・漢方入門1』）。
　大青竜湯と対比する発想に敬服する。いわれてみると、なる程と納得する。大青竜湯は陽の方に大きくぶれたものであり、本方は陰にぶれている。陽の煩躁に対し、陰の煩躁である。
　この患者は異常に寒がるのだから陽の不足は勿論として、水証も存在する筈だ。初診時の舌の乾燥は不安、神経の昂りの為であったのだろう。
　　　　　　　　　　（『日常外来の漢方380例』【呼吸器〈症例22〉】p.40）

「桂姜棗草黄辛附湯と腎結石の排石と」
　昭和38年生　45歳　♀
　自律神経失調症、或いはうつ状態の傷病名で治療中である。中肉中（やや高

いか）背。

　昨年（平成20年）の経過を概略してみると、

　1月31日。耳鳴りは徐々に軽減しているが、ストレスが多く疲れがひどい。お腹が時々張る。Gasがたまる。不眠もあって、甘麦大棗湯（エキス）、酸棗仁湯（エキス）を就寝時に服すよう投与。

　3月3日。週末になると便がゆるいのにスッキリ出ない。体が重い、だるい、頭がボーッとする。

　5月1日。この一ヶ月、下痢が続く。ストレスが多い。

　5月29日。便の出がやはりよくない。立っていると下腹がパンパンになる。朝気分がすっきりしない。泣きたくなる感じがする。泣くような夢、怖い夢、霊的な夢をよくみる。

　6月5日。頭が痛い。

　6月26日。お腹が張ると気分が落ち込む。某医より軽い抗うつ剤を処方された。

　7月24日。気分の落ち込みが多少よくなる。

　8月28日。左尿管結石で激痛があった。某病院の泌尿器科で治療を受けている。この日、竜胆瀉肝湯加夏枯草（一貫堂）を投与。これをしばらく続ける。

　10月4日。可愛がっていたペットが死んでから体調が悪い、便の出がよくない。お腹がグニュグニュする。背中に鈍痛がある。

　　　Rp. 甘麦大棗湯加茯苓大黄

その後も症状に消長があり、この方に多少の加減をしながら経過をみる。

　11月12日。病院で検査を受け、左腎に5mm程の結石が見付かった。が、様子をみる（自然排石を待つ）ことになる。

　12月18日。先日、天井のグルグル回るような眩暈があった。その後、耳がおかしく、声を聞きたくないので耳栓をして仕事していた。眠られない。某医で安定剤、眠剤を投与された。

　このような経過である。口にこそ出さないが、大きなストレスを抱えそれと悪戦苦闘しているような印象を受けてきた。このところ、この類の患者が多い。

　　　Rp. 桂姜棗草黄辛附湯加大黄

　広義的には身体表現性障害に入るかも知れない。このような患者にどう対処するか。私はだまって患者の訴え（正確には悩み）を聞き、それに如何に漢方的に対するか、ということでやってきた。

　桂姜棗草黄辛附湯はこの線上で選択した。逃れられぬ精神的状況下での種々の身体症状に対しこの方が有効である、と故相見三郎に教わり、何名かにそれ

を試し有効であった症例を本誌(『東靜漢方研究室』)に発表してきた。
　本年(平成21年)1月5日。不眠はまだ続くが眩暈はよくなった、という。なにより全体の雰囲気が明るくなった。同方処方。
　1月24日。前回こちらに来た1月5日の夜、排尿時軽い痛みと共に排石した、大きさはやはり5mmぐらいあった、と報告してくれた。
　ここで、桂姜棗草黄辛附湯と排石を直接結びつけることは強引だと思うも、一方でこの方の"大気一転の法"としての効をむげに否定出来ない気もあって、一応メモとして記しておく。龍野一雄『漢方処方集』に、「目標……難病の動かし難きもの」とある。興味深い方である。

　　　　　　　　　　　　(『日常外来の漢方380例』【泌尿器〈症例5〉】p.220)

　この原稿を書き終えた日、たまたま2日前に枳実湯を投与した患者がやってきて、興味深い経過を報告してくれた。
　55歳の女性である。6、7年前より通院中で、自律神経失調症というか、血の道症というか、とにかく愁訴が多く、当初はうんざりしていてよく診療を断ろうかと思ったことも幾度かあったが、根が正真で素直なところもあって、断れば必ず医者をまた転々とするだろうと我慢した。長く付き合っていると、病気の真の姿が見えてくる。決して医療機関が好きでやってくるのではない。不安になって来院するのだ。上から目線で心配ないといって納得するものではない。その症状に対し、例えば漢方の立場からきちっと説明すれば、それで納得する。そんなこんなで、このところはこの患者にうっとうしさを感ずることがなくなった。診察時間もそんなに長くならない。今もほぼ定期的に週2回は来院している。煎じの漢方も嫌がらずに持っていく。
　平成27年5月27日。胃にお皿程(30cm程の大きさといった)の鉄のかたまりが入っているようで、張って苦しいと訴える。胃脘部がやや膨隆した感じで按ずると、境目不明瞭な柔らかい抵抗を感じる。さして痛がりはない。腹壁はやや湿り、僅かに冷たい感触がある。これによって五積散をしばしば用いてきた。桂姜棗草黄辛附湯に関連して枳実湯を勉強していたのでどうだろう、とこの日枳実湯を2日分処方した。枳実4g、白朮2gを300mlの水で煎じ、朝・昼の2回服すよう指示した。
　2日後の29日やってきた。胃のかたいものが半分程になりました、と両手の親指と人差し指を広げて、カレーライス用の皿の大きさを示し、このぐらい大きかったのが小さくなって、このぐらい(普通の味噌汁椀大)になりました。背中の張るのも半分になりました。薬は苦かったが、いやな味ではなかった、と。

腹診すると、胃脘部の柔らかい抵抗は小さくなっていて、あっそこらへんまでつまっていると患者は表現する。決して条文の"辺如旋杯"のようにくっきり境界がしているのではないのに。首より上がほてる、多少むくむ感がる、汗はあまりかく方ではなくジワーッと出る、湿気のある日は体調が悪い、湿ったものがまとわりついている感じがする。下肢がムズムズ、ピリピリする。雨の前に頭痛する等々、水毒を思わす症状が多く、五苓散をよく使ってきた。脈は沈小、やや緊で数。

患者は一日服し、かなりよくなり、2日分を服し、更によくなったが薬が終わってしまったのできたという。

正に、枳実湯の条文そのものである。この患者の例からすれば、"心下堅"は自覚症状としてもよいことになる。"大如盤"も患者はこのぐらいの大きさの、と両手で説明した。他覚的には明瞭な辺縁を認めはしなかったのに、そのあたりと表現した。そして実際にかなり効果があった。

一例のみで結論を出すことは慎重でなければならぬが、枳実湯及び本方条文の"心下堅、大如盤、辺如旋杯"を考えるに、有力な症例であると思われたので追加する。

前記方意の項で論じたことと異なる例証であるので、再度、論じ直さなくてはならないが、原稿提出期限がきたので今回は未完のまま投稿する。

桂枝加厚朴杏仁湯
けいしかこうぼくきょうにんとう

POINT

①本方は桂枝湯に厚朴、杏仁（条文では杏子）を加えたものである。
②太陽病中篇の条文、"太陽病、下之微喘者、表未解故之、桂枝加厚朴杏子湯主之"の"下之微喘者"の病理を次の如く考える。
③この病者は、元々桂枝湯の適する虚証のものであり、表裏の気血も低い水準にある。
④この者が外感熱病におかされ、生体の正気は表に動員され、裏のそれは一段と少なくなっている。
⑤この状態で下法を用いられ、裏は混乱し、いわゆる裏虚に陥る。
⑥表裏の正気のバランスが崩れ、表の力が優勢となり、僅かの裏気はそれに引き寄せられる。
⑦更に残存する表熱の誘導が加わり、裏気は表に連なる肺に上昇し、一方、気につられ水も上昇するので肺の気、水は相対的に過剰となり、その症候が喘である、と考える。
⑧太陽上篇の条文、"喘家、作桂枝湯、加厚朴杏子佳"は、単純に喘息持ちのものが太陽中風症になったら厚朴、杏仁を加味して桂枝湯を与えるがよいと解釈してよかろう。
⑨本方の具体的治験は多くない。
⑩私も、日常外来に於いて、殆ど使わない。小児に本方証が多いということだろうか。しかし、本方は薬価に収載されている。もっと運用を研究すべきだ。

桂枝加厚朴杏仁湯の内容

　図表19は、大塚敬節の『傷寒論解説』、龍野一雄の『新撰類聚方』、金子幸夫の『傷寒論解説』及び中国・中医研究院編の『傷寒論』で桂枝加厚朴杏仁湯方をみたものである。

　金子は、可発汗篇、発汗吐下篇の条文も収載しているので、金子の書を基準として、便宜的に条文にNo.1、2、……の如くナンバーを付す。大塚の書には条文1、及び条文3、4がない。龍野の『新撰類聚方』、中国・中医研究院編の『傷寒論』には条文3、4がない。条文1、2に於いて各書で異同をみない。条文3に於いて"桂枝加厚朴杏子湯主之"が"宜桂枝加厚朴杏子湯"に、条文4では"属桂枝加厚朴杏子湯"となっている。全ての条文で桂枝加厚朴杏子湯と"杏子"である。大塚は〔校勘〕で、「成本では『杏子』を『杏人』に、玉函では『杏仁』に作る」(『傷寒論解説』)と述べる。

　方に於いて、処方名は桂枝加厚朴杏子湯であるも、生薬名は等しく杏仁である。内容、服法に異同はない。生薬の配列が太陽中篇の条文では桂枝、甘草、生姜、芍薬であるに対し、可発汗篇、発汗吐下篇のは桂枝、芍薬、生姜、甘草となっている。中国・中医研究院編の『傷寒論』は条文1の下に方を記す。

　図表18は、諸家の桂枝加厚朴杏仁湯方である。

　厚朴、杏仁の量が各書で微妙に異なる。大塚・矢数は厚朴の量を1グラムと少なくし、杏仁の量を4グラムと多くしている。各家の生薬に対するイメージの差といえるであろう。

図表18 諸家の桂枝加厚朴杏仁湯方

	桂枝	芍薬	甘草	生姜	大棗	厚朴	杏仁	
荒木性次 『新古方藥嚢』	3.0g	3.0g	2.0g	3.0g	4.0g	2.0g	2.0g	右七味を水一合四勺を以て煮て六勺となし、滓を去り三回に分け二勺宛温服すべし。
奥田謙蔵 『漢方古方要方解説』	2.4g	2.4g	1.6g	2.4g	2.4g	1.6g	1.6g	右七味を一包と為し、水一合四勺を以て、煮て六勺を取り、滓を去りて一回に温服す（通常一日二、三回）。
大塚敬節・矢数道明 『経験・漢方処方分量集』	4.0g	4.0g	2.0g	4.0g (乾1.0)	4.0g	1.0g	4.0g	（一日分）
龍野一雄 『漢方処方集』	3.0g	3.0g	2.0g	1.0g (干姜)	3.0g	2.0g	3.0g	水二八〇を以て煮て一二〇とし三回に分服 便法；常煎法
森田幸門 『傷寒論入門』	3.0g	3.0g	2.0g	3.0g	4.0g	2.0g	3.0g	以上七味、水700瓩を以て微火にて煮て300瓩となし濾過して100瓩を温服せよ。服後蒲団を被って軽く発汗させよ。

七味薬方　桂枝加厚朴杏仁湯　内容

図表19　桂枝加厚朴杏仁湯の条文とその方

	金子幸夫『傷寒論解説』	大塚敬節『傷寒論解説』
1	"喘家作、桂枝湯加厚朴、杏子佳。六。" （傷・太陽上篇）	
2	"太陽病、下之微喘者、表未解故也。桂枝加厚朴杏子湯主之。方十三。"（傷・太陽中篇） 桂枝加厚朴杏子湯方 　桂枝（三兩、去皮）　甘草（二兩、炙） 　生薑（三兩、切）　芍藥（三兩） 　大棗（十二枚、擘）　厚朴（二兩、炙、去皮） 　杏仁（五十枚、去皮尖） 右七味、以水七升、微火煮取三升、去滓、溫服一升。覆取微似汗。	"太陽病下之、微喘者、表未解故也、桂枝加厚朴杏子湯主之。"（傷・太陽病中篇） 桂枝加厚朴杏子湯方 　桂枝 三兩 去皮　甘草 二兩 炙　生薑 三兩 切 　芍藥 三兩　大棗 十二枚 擘 　厚朴 二兩 炙・去皮　杏仁 五十枚 去皮尖 右七味、以水七升、微火煮取三升、去滓、溫服一升、覆取微似汗。
3	"太陽病、下之微喘者、表未解也。宜桂枝加厚朴杏子湯。方九。"（傷・可發汗篇） 桂枝加厚朴杏子湯方 　桂枝（三兩、去皮）　芍藥（三兩） 　生薑（三兩、切）　甘草（二兩、炙） 　厚朴（二兩、炙、去皮） 　杏仁（五十箇、去皮尖）　大棗（十二枚、擘） 右七味、以水七升、煮取三升、去滓、溫服一升。	
4	"太陽病、下之微喘者、表未解故也。屬桂枝加厚朴杏子湯。方二十五。" （傷・發汗吐下後篇） 桂枝加厚朴杏子湯方 　桂枝（三兩、去皮）　芍藥（三兩） 　生薑（三兩、切）　甘草（二兩、炙） 　厚朴（二兩、炙、去皮） 　大棗（十二枚、擘）　杏仁（五十箇、去皮尖） 右七味、以水七升、煮取三升、去滓、溫服一升。	

龍野一雄『新撰類聚方』	中国・中医研究院編『傷寒論』
"喘家、作桂枝湯、加厚朴杏子佳、" （太陽上）	"喘家作，桂枝湯加厚朴杏子佳。" 　　　　　　　　　　（傷・太陽病〈上〉） 桂枝加厚朴杏子湯方 　桂枝（三兩去皮）　甘草（二兩炙） 　生薑（三兩切）　芍藥（三兩） 　大棗（十二枚擘）　厚朴（二兩炙去皮） 　杏仁（五十枚去皮尖） 右七味，以水七升，微火煮取三升，去滓，温服一升，覆取微以汗。
"太陽病下之、微喘者、表未解故也、本方主之、"（太陽中） 桂枝加厚朴杏仁湯 　桂枝 三両去皮　甘草 二両炙　生薑 三両切 　芍薬 三両　大棗 十二枚擘　厚朴 二両炙去皮 　杏仁 五十枚去皮尖 右七味、以水七升、微火煮取三升、去滓、温服一升、覆取微似汗、	"太陽病下之，微喘者，表未解故也，桂枝加厚朴杏子湯主之。"（傷・太陽病〈中〉）

桂枝加厚朴杏仁湯の方意

> 太陽病、下之微喘者、表未解故也、桂枝加厚朴杏子湯主之、（傷・太陽病中篇）

「太陽病は表を以て其の位と為す」（奥田謙蔵『傷寒論講義』）から、その治療は、発表が第一である。従って、「下之」は誤って下法を用い、下したのである。下すことで裏の正気、陰液共に失って、裏虚となる。表裏は互いに牽制し合いながらバランスをとっているのに、それが崩れて表の力が優勢となり、裏気はそれに引き寄せられる。更に、残存する表熱に誘発され、裏気の動きは加速する。気は本来的に上昇する性質を具有するので、裏気の動きは上昇の動きに収束されていく、と考える。優勢となった表に何故裏気が引き寄せられるかは、強いものに多くは吸引されるという自然界の摂理とでもいうより他はない。ここで、裏虚という言葉を用いた。我々漢方をやっているものは、この言葉をごく日常的なそれとして使っている。『漢方用語大辞典』には「臓腑気血の虚衰した状態」とある。漢方的にはこれで十分であるが、現代医学の言葉ではどう表現したらよいのだろうか。その臓腑（ここでは主に消化器系）が本来的に有している力を十分に発揮し得ない病態と言い換えてはどうだろうか。胃に例を取ると、胃の消化機能と貯留機能が同時に、或いは時に別々に障害された状態である。外感熱病に冒されると、生体の正気（エネルギー）は表に動員されるので、裏の正気は不足気味になっている。そこに余計な下法をかけられて裏は統制を失って混乱し、その本来の力を発揮し得ないという訳である。

いずれにしても、生体の正気、それに誘導され陰液も表に連なる肺により多くあつまる。肺での過剰な気及び水気による症候は咳であり喘鳴である。"太陽病、下之微喘者"はこの病理を述べているのであろう。

では、何故条文に咳がないのだろうか。喘でなく何故微喘なのか。これは病者が元々桂枝湯を使うべき、つまり、いわゆる虚弱の者で裏気が弱いのに下法でかきまわされ、益々裏気が損耗しているので、上昇する裏気も僅かで激しい喘をおこすことなど到底無理である、と考える。この喘が続くことで咳が誘発されるのに、その域まではいかないのである。

「表未解故也」。これは表がいまだ解されていないのだから、当然である。従って、この言葉の裏に、このようなものは何はさて置いて、その表を解さなくてはならないとの意がかくされていると理解すべきだ。桂枝湯を与えるべきだが、眼前の患者は微喘を伴っている。つまり、肺で相対的に過剰な気と水気が相搏

ち合っているので、"下気、消痰平喘"作用を有する厚朴と、"止咳平喘"作用のある杏仁を加味する。

中医の言葉でいうと、厚朴の薬能は"下気、消痰平喘"だが、荒木性次は「腹を温め腹滿を除く。又胸滿、咳、喘、上氣等を治し、或は咽喉の塞へを治す。併しその根元は腹滿にあり」(『新古方藥囊』) という。本方証は下すことで"裏虚腹満"していると考えれば、荒木の説は都合がよい。杏仁は"止咳平喘"だが、同じく荒木は「よく腫を消し喘を定むと謂はる。其の本油分の緩和作用と芳香の發散作用とにあるは疑ひなかるべし」(同書) という。これより主として水気に作用することが窺える。

つまり、気に主治を向ける厚朴と、水気に関わる杏仁のコンビという訳である。

> **喘家、作桂枝湯、加厚朴杏子佳、**(傷・太陽上)

龍野一雄は上記の如く読点を付す。金子及び中国・中医研究院編の書は"喘家作、桂枝湯加厚朴杏子佳"とし、"喘家作(おこ)るは……"と訓じ、喘息の持病のある人が太陽中風証にかかって、喘息の発作が起きた場合にはと訳す。荒木性次は「喘家には桂枝湯を作り厚朴杏子を加ふるが佳し」(『方術説話 第二巻』)と解釈するから、冒頭の読点の付し方である。奥田も同様である。"作る"を"おこる"と訓ずるのはかなり苦しいし、まずこの条文は太陽病上篇の"若酒客病不可与桂枝湯……"の条文の次に載っている。太陽病上篇は太陽中風症の治法を、桂枝湯を中心にして記述したものである。とすれば、本条文は喘息持ちのものが太陽中風症になったら、厚朴、杏仁を加味して桂枝湯を与えるがよいと解釈するのが自然であろう。

従って、上記の如く読点を付した。この条文は特に問題なかろう。"佳"で"主之"でないことに注意すべきだろう。浅田栗園は、佳とは僅かに可きの辞なり、という、と (森田幸門『傷寒論入門』)。

桂枝加厚朴杏仁湯の運用

● 『類聚方広義』 (西山英雄 訓訳『和訓類聚方広義』)
「桂枝湯証にして、胸満微喘ある者を治す」

頭註に、
「本（モト）より喘の症あるを之れ喘家と謂う。喘家にして桂枝湯の症を見（アラワ）すものは此の方を以て発汗すれば則ち愈ゆ。若し喘が邪に因而して其の勢の急なるか、邪の喘に乗じて而して其の威盛んなる者は、此の方を得て而して治する所に非るなり。よろしく他方を参考し以て治を施すべし。拘拘（拘泥）すべからず」
　これは、"喘家は桂枝湯を作り、厚朴杏子を加えて佳なり"に対する頭註である。確かに喘息患者で咳が出ているからとこの方を与えても全く効がないか、逆に病態を悪化する。"喘家にして桂枝湯の症を見す"といっても、実際問題として中々むずかしい。喘息持ちの者がかぜ気味という際に用いるとすればよいかも知れない。

● 荒木性次『新古方薬囊』
「桂枝加厚朴杏子湯の證……風邪等にて發熱し汗少し出で惡寒あり、頭痛などあり脉が浮で弱くぜえぜえと喘して息早き者、或は胸腹など張る者、本方は喘息持ちが風など引いた場合に宜し」

● 奥田謙蔵『漢方古方要方解説』
「応用
　Ⅰ）感冒性疾患にして、自汗出で、或は悪寒し、喘咳し、微煩して脈浮数なる証。
　Ⅱ）下後腹中虚脹し、喘咳を発し、微汗ありて脈尚ほ数なる証。
　Ⅲ）老人の軽症気管枝炎等。
　Ⅳ）喘息の初起等」

● 龍野一雄『新撰類聚方』
「Ⅰ）風邪を引き発熱頭痛悪風脉浮弱などがあつて鼻カタル・喘息を起したもの、或は無熱の喘息で表虚のもの
　Ⅱ）肺結核で咳が止まぬものに使つた例がある
　Ⅲ）慢性気管支炎や肺気腫のものが風を引き発熱喘咳を伴うとき
　Ⅳ）浮腫喘咳し表虚のもの」

　龍野は「但しこの処方を使うことはあまり無い。肺結核の咳が止まぬものに使った例もある」（『漢方医学大系⑧・漢方入門1』）という。
　大塚敬節は『傷寒論解説』の〔臨床の眼〕で、「からだの虚弱な乳幼児で、

かぜをひくとすぐに、喘鳴、咳嗽を訴えるものがある。このような患者に、これを用いる機会がある。麻黄を用いると、食欲がなくなったり、からだをだるがったりするものによい」と述べている。

　やはり、小児に本方証が多いということか。私も本方の胸を張れる治験は殆どない。が、本方は薬価に収載されている。もっと運用を研究すべきだ。

　新しい解説書、矢数圭堂・松下嘉一 監修『漢方治療指針』(緑書房)、稲木一元『臨床医のための漢方薬概論』(南山堂)には、何故か本方の解説がない。

　小山誠次は『古典に基づくエキス漢方方剤学』(雄渾社)で、本方の運用を「総じて、軽い風邪薬に鎮咳祛痰作用の加味された処方であるが、桂枝湯が適応する急性消化管炎の症状も一層軽快する」と述べる。急性消化管炎の運用は参考になる。

桂枝加竜骨牡蛎湯
けいしかりゅうこつぼれいとう

＊牡蛎の"蛎"は"蠣"の別体であるので、正確には"牡蠣"と記すべきだが、薬価収載名は桂枝加竜骨牡蛎湯であるので、この字体を以下使う。

POINT

①本方は、金匱要略の血痹虚労病篇に収載されている。

②本方条文は、後人の註釈文がまぎれ込んでいるとの説もあり、その解釈が困難である。

③本稿は、これ等諸家の説を踏まえた上で、与えられた条文をそのまま、そのものとして検討した。

④そして、次の如く本方条文を理解した。
"少腹弦急""陰頭寒"で、まず虚労の症候が主に下焦で展開されていることを示し、下が病めば上も病む原則より、上焦にもそれ相応の症候をみる筈であり、それが"目眩"であり"髪落"である。そして脈を診ると"極虚芤遅"である。この脈状は清穀、亡血の際に多くみられるが、勿論失精の際にもみられる。今この脈状に動微緊等の諸(もろもろの)虚脈の感触が得られる(ある)場合は、(清穀、亡血、失精のうち)男子は失精、女子は夢交と関連するとして対処するがよい。これに桂枝加竜骨牡蛎湯を与える。

⑤大塚敬節も、この条文の解釈に難渋し、"脈極虚芤遅を清穀、亡血とす。失精の脈は諸(これ)を芤動微緊に得……"とよんでみたら、この一節がすらすら理解できた、と述べている。

⑥これも一つの解釈であるが、なお納得し難い点がある。私は"脈極虚、芤遅、為清穀亡血、失精、脈得……"と読点を付し、④の如く理解した。

⑦この虚労の病態に桂枝湯加味方で対処する意味を深く考えたい。同時に、虚労という病態、病証を発見し、その対処を考えた古人に敬服する。

⑧更に、虚労の最も基本的病理は営衛不和、換言すれば広く陰陽不和である。陰陽不和に対する基本の方として、桂枝湯を我々はもっともっと深く知らなくてはならない。
⑨本方条文に記されている"失精家""少腹弦急""陰頭寒"について、私なりの解釈を試みた。
⑩現代医学の病名を用いた運用の解説には、多く性的神経衰弱なる言葉をみるが、そもそも性的神経衰弱なる患者はどのようなものか。多分にこれは概念的に作られた病名ではないか、と述べた。
⑪諸家の治験をみても、必ずしも性的なものに関連したものではない。逆に、興味深い治験は他の方面のものである。この意味で、メーカーの能書は使用の邪魔になる場合がある。
⑫私は本方の著効例を多く持っている訳ではないが、時折使って思わぬ効を得ている。そのいくつかを呈示した。

桂枝加竜骨牡蛎湯の内容

図表21は、大塚敬節の『金匱要略講話』、龍野一雄の『新撰類聚方』、金子幸夫の『金匱要略解説』、及び中国・中医研究院編の『金匱要略』で桂枝加竜骨牡蛎湯方をみたものである。

条文"夫失精家、少腹弦急、陰頭寒、目眩、髪落、脈極虚芤遅、為清穀亡血失精、脈得諸芤動微緊、男子失精、女子夢交、桂枝竜骨牡蛎湯主之、"を、龍野は"夫失精家、……為清穀亡血失精、本方主之、"と"脈得諸芤動微緊、男子失精、女子夢交、本方主之、"とに二分し各々独立したものとして扱う。龍野がわざわざ二分する意味は方意の項で検討する。

本条文中の方名は全て桂枝竜骨牡蛎湯となっているも、処方名は桂枝加竜骨牡蛎湯である。大塚の『金匱要略講話』は「桂枝龍骨牡蠣湯主之」に続け「〇脉經。龍骨上有加字」の註を付す。条文中の"桂枝竜骨牡蛎湯"が"桂枝加竜骨牡蛎湯"の処方名に変遷したいきさつはよく分からない。龍野は他に、虚労病篇の"労之為病、……"、"男子脈浮弱而濇、……"及び"脈弦而大、弦則為

減、……"の３条文を本方関連条文として挙げている。これについては方意の項で改めて検討する。

方に於いては、各書で異同をみない。

図表20 は、諸家の桂枝加竜骨牡蛎湯方である。

ほぼ同じとみてよかろう。

図表20　諸家の桂枝加竜骨牡蛎湯方

	桂枝	芍薬	生姜	甘草	大棗	竜骨	牡蛎	
荒木性次 『新古方薬嚢』	3.0g	3.0g	3.0g	2.0g	4.0g	3.0g	3.0g	右の七味を水一合四勺を以て六勺に煮つめ、滓を去り三回に分ちて温服すべし。
奥田謙蔵 『漢方古方要方解説』	1.8g	1.8g	1.8g	1.2g	1.8g	1.8g	1.8g	右七味を一包と為し、水一合四勺を以て、煮て六勺を取り、滓を去りて一回に服用す（通常一日二、三回）。
大塚敬節・矢数道明 『経験・漢方処方分量集』	4.0g	4.0g	4.0g (乾一.〇)	2.0g	4.0g	3.0g	3.0g	(一日分)
龍野一雄 『漢方処方集』	3.0g	3.0g	1.0g (干姜)	2.0g	3.0g	3.0g	3.0g	水二八〇を以て煮て一二〇とし三回に分服 便法；常煎法
森田幸門 『金匱要略入門』	3.0g	3.0g	3.0g	2.0g	4.0g	3.0g	3.0g	以上七味、水700竓をもって煮て300竓となし、100竓宛一日三回温服せよ。

図表21 桂枝加竜骨牡蛎湯の条文とその方

大塚敬節『金匱要略講話』 "夫失精家。少腹弦急。陰頭寒。目眩 一作目眶痛 髪落。脉極虛。芤遲。爲清穀亡血。失精脉得諸芤動微緊。男子失精。女子夢交。桂枝龍骨牡蠣湯主之。○脉經。龍骨上有加字。"（金・血痺虛勞病） 桂枝加龍骨牡蠣湯方　小品云。虛弱浮熱汗出者。除桂加白薇。附子各三分。故曰二加龍骨湯。 　　桂枝　芍藥　生薑　各三兩　　甘草　二兩　　大棗　十二枚　　龍骨　牡蠣　各三兩 　　右七味。以水七升。煮取三升。分溫三服。
金子幸夫『金匱要略解説』 "夫失精家、少腹弦急、陰頭寒、目眩（一作目眶痛。）、髪落、脉極虛芤遲、爲清穀亡血失精。脉得諸芤動微緊、男子失精、女子夢交。桂枝龍骨牡蠣湯主之。" 　　　　　　　　　　　　　　　　　　　　　　　　（金・血痺虛勞病） 桂枝加龍骨牡蠣湯方《小品》云、虛弱浮熱汗出者、除桂加白薇、附子各三分、故曰二加龍骨湯。 　　桂枝　芍藥　生薑（各三兩）　　甘草（二兩）　　大棗（十二枚）　　龍骨　牡蠣（各三兩） 　　右七味、以水七升、煮取三升、分溫三服。
龍野一雄『新撰類聚方』 桂枝加竜骨牡蠣湯 "夫失精家、少腹弦急、陰頭寒、目眩 一作目眶痛 髪落、脉極虛芤遲、為清穀亡血失精、本方主之、"（虛勞） "脉得諸芤動微緊、男子失精、女子夢交、本方主之、"（虛勞） "勞之為病、其脉浮大、手足煩、春夏劇、秋冬瘥、陰寒精自出、酸削不能行、（宜本方）"（虛勞） "男子脉浮弱而濇、為無子、精氣冷、（宜本方）"（虛勞） "脉弦而大、弦則為減、大則為芤、減則為寒、芤則為虛、虛寒相搏、此名為革、婦人則半産漏下、男子則亡血失精、（宜本方）"（虛勞、下血、婦人雑病、弁脉法） 　　桂枝　芍藥　生薑　各三両　　甘草　二両　　大棗　十二枚　　竜骨　牡蠣　各三両 　　右七味、以水七升、煮取三升、分溫三服、

> 中国・中医研究院編『金匱要略』
> "夫失精家，少腹弦急，陰頭寒，目眩 一作目眶痛，髪落。脈極虚芤遅，爲清穀亡血失精；脈得諸芤動微緊，男子失精，女子夢交，桂枝龍骨牡蠣湯主之。"
> 　　　　　　　　　　　　　　　　　　　　　　　　（金・血痺虚勞病）
>
> 桂枝加龍骨牡蠣湯方『小品』云，虚弱浮熱汗出者，除桂，加白薇、附子各三分，故曰二加龍骨湯。
>
> 桂枝 芍藥 生薑（各三兩）　甘草（二兩）　大棗（十二枚）　龍骨 牡蠣（各三兩）
> 右七味，以水七升，煮取三升，分温三服。

桂枝加竜骨牡蛎湯の方意

> 夫失精家、少腹弦急、陰頭寒、目眩 一作目眶痛　髪落、脈極虚、芤遅、爲清穀亡血、失精、脈得諸芤動微緊、男子失精、女子夢交、桂枝龍骨牡蠣湯主之、（金・血痺虚勞病）

「失精家」。種々に訳されている。

　荒木性次、「平常精液を漏し易い人」（『方術説話 第四巻』）。

　大塚敬節、「失精家というのは、今日で云えば性欲のおとろえている人のこと」（『金匱要略講話』）。性欲のおとろえているだけではないと思う。これは失精家の一症候と考えるべきだ。

　龍野一雄、「失精する人（性的障害のある人）」（『漢方医学大系⑮・口語訳金匱要略』）。性的障害のある人は、いただけない。

　森田幸門、「失精家、遺精の習癖のある人。黄樹曾は失精家は素と失精の患のあるの男子を謂う、といい、浅田栗園は、失精家とは精を失禁する人を謂う、という」（『金匱要略入門』）。

　金子幸夫、「『失精家』は、発病当初は夢交によって精液を漏らす夢遺を病み、病状が持続すると常に精液を漏らす滑精を病む病人を指す」（『金匱要略解説』）。

　中国・中医研究院編『金匱要略』、「平素遺精病のある患者」

　『漢方用語大辞典』、「性欲のおとろえている人，また平素から遺精のある病人

をいう」

　以上、殆どが"失精家"の"失精"を遺精と解釈している。"家"は傷寒論、金匱要略で、例えば"喘家""嘔家""汗家"などと使われており、平素その癖のあるものの意であるから、"失精家"を字義通りに訳すと"遺精の癖のあるもの"となろう。しかし、ここで失精イコール遺精としてよいかが問題となる。「精……人体の構成と生命活動を維持する基本物質である。その中で，人体を構成する部分を生殖の精（先天の精），生命活動を維持するのに必要なものを水穀の精（後天の精）という。（中略）通常，臓腑の精気が充満すれば，腎に帰蔵し，生殖機能の成熟期に当たっては生殖の精に変化する。精気がたえず消耗されると水穀の精の成生，補充をうながす。精は生命の基礎であり，精が充足すれば生命力は強く，外界の変化に適応し病気になりにくい。精が虚すれば生命力は減弱し，適応能力と病に対する抵抗力は減退する」（『漢方用語大辞典』）。これより、古人の考えた"精"が、遺精或いは滑精の精のみでないことが分かる。勿論それも含めてはいるであろう。私は『漢方用語大辞典』で記されている広い意味での"精"と解釈したい。

　その重要な精を失う"失精"の"失"を単純にうしなう、なくすとするのでなく、昨今しばしば耳にする"自己責任"と同じニュアンスを含むものと考えたい。つまり、摂生、養生をして養精に努めないで、精を浪費し失ってしまうのである。

　本方条文は、金匱要略の血痺虚労病篇にあるから、当然虚労の範疇に含まれる病態を述べている筈だ。虚労は疲れ切って一種の無政府状態に陥った状態でもあり、健常な理性が十分に作動しないので、その時の欲情にまかせて行動する。その結果、大切な"精"を浪費し、失ってしまう。

　この視点からは、上記諸家の訳はいずれもその一面を指しているのみで、正確ではないと考える。強いて訳せば、"（人体の構成と生命活動を維持する基本物質である）精を浪費し、失なう習癖のあるもの"とでもなろうか。

　「少腹弦急」。同じく諸家の解説をみてみよう。

荒木性次、「少腹は下腹のこと」で、「弦急はすじばってつまる感じを謂ふ」（『方術説話 第四巻』）。

大塚敬節、「下腹が弓の弦を張ったように突っ張っている、というのですが、腹直筋というものは恥骨のところで左右から一緒になるのですが、そのあたりで突っ張ってくる。これが『少腹弦急』ですね」（『金匱要略講話』）。

龍野一雄、「下腹がぴんと張っていること、きゅっと引締っていること。即ち下腹部直腹筋若しくは錐体筋の収縮を意味する。筋肉は実しても緊張するし

虚しても緊張する。虚して緊張する場合はきゅっと引締っているように感じ併かも深部には力がない」（『漢方医学大系⑧・漢方入門1』）。

　森田幸門、「下腹部が拘攣急迫し、……」（『金匱要略入門』）。

　以上４氏とも、略同じことを述べている。森田は、臍下を小腹、小腹の両傍を少腹と呼ぶ説を紹介しながら、下腹部とする。

　中医の書をみると、何任は「下腹部がひきつれ」（『金匱要略解説』）、金子は「少腹部が緊張して柔軟ではなく」（『金匱要略解説』）、中国・中医研究院編『金匱要略』は「少腹部が突っ張って軟かくならない」と訳している。

　『漢方用語大辞典』は、「小（少）腹　小肚ともいう。腹部臍下の部分，或は臍下の両旁をいう」とし、「小（少）腹弦急　下腹部の強くすじばるもの」と解説する。

　中医系の書も、我国の解説と同じ理解する。

　ここで、少腹、小腹について整理しておく。現在の我々の感覚では、臍を中心とした部を大きな腹（大腹）、臍下部をコバラ（小腹）とするのが納得し易いが、素問の王泳の注に、少腹は臍より下の腹部とあり（"少腹は斉下なり"）、また白川静の『字通』に「少、小は声近く、通用の例が多い。（中略）、小は大小、少は多少の意に用いる語である」とあり、「小腹しょうふく下腹」「少腹しょうふく下腹」としている。これをみると、少腹、小腹を厳密に区分して使い分けたものもいたかも知れないが、多くは慣用的に同じものとして下腹部として用いられたと考えてよかろう。

　"弦急"の"急"については、黄耆建中湯の"裏急"の解説のところで述べたが、ここでは弦を強調する文字として理解してよかろう。つまり、今にも矢が放たれようとするぎりぎりの弦を表現する。

　少腹弦急の病理は、龍野の述べることで十分であろう。弦急を呈するまでの筋の緊張は異常で、虚労、つまり疲れ切った筋の示す一症候である。これが更に進行すれば、筋はへなへなとなって全く無力性の状態になるかも知れない。

『陰頭寒』。

　荒木性次、「陰頭とは陰部の付根を謂ふ」、「寒はひえる感じ」（『方術説話 第四巻』）。

　大塚敬節、「つまり陰部がさむいということで、睾丸がさむいという患者はよくいますが、ペニスの先がさむいという患者はめったにいません。陰囊が冷えるんですね」（『金匱要略講話』）。

　龍野一雄、「陰頭寒は亀頭が冷たく感じること」（『漢方医学大系⑧・漢方入門1』）。

　森田幸門、「陰茎の尖端は寒く感じ、……」（『金匱要略入門』）。

何任、「陰茎の先が冷え」（『金匱要略解説』）。
　金子幸夫、「陰茎の頭部が寒え」（『金匱要略解説』）。
　中国・中医研究院編『金匱要略』、「陰茎が冷たい」。
　以上、多くがペニスの先端が冷えるとするに対し、荒木はその逆をいい、大塚は豊富な臨床経験より陰嚢が冷えるとする。
　私もペニスの先が寒いという訴えを聞いたことは一度としてない。或いは泌尿器科の医師には訴えるであろうか。しかし、この訴えに対しそのドクターは、恐らく西洋医学的には打つ手がなく、神経のせいぐらいしかいわないであろうから、このような患者は漢方を求めて来院する筈だ。が、一度もないというのは実際にこのような患者が少ないということではないか。仲景の時代に多かったとも思われない。ここは男性のシンボルがいかにも凍えたかのように、力なくちぢんでしまっているとの修辞的表現と理解したい。
　ここで、失精家の精を広義の"精"と解釈し、"失精家"を"（人体の構成と生命活動を維持する基本物質である）精を浪費し、失なう習癖のあるもの"と訳したが、まず示された症候は"少腹弦急"であり"陰頭寒"であり、共に下焦のそれであるのは何故か、との疑問を抱くであろう。
　性欲は食欲と並んで二大本能であり、共に暴走し易い特性を持つが、より日常的、基本的な食欲はそれでも幾重もの制御機構……胃痛、嘔吐、下痢等によって規制されている。対し、性欲の規制は、殆どが理性とか羞恥心とかの精神的なものであり、その力は弱い。虚労の病態のもとではこれらの働きは鈍ってくるので、性欲は暴走し、ますます虚労病態の悪化を招く。従って、臨床的にはこちらがより問題になる、ということではないか。
　「目眩、髪落」。続け一転して、頭の症状を記す。目眩、髪落はそのまま、めまいがし髪が抜けるとしてよかろう。目眩に"一作目眶痛"の註があるが、大塚はこれを「瞼が痛い」と訳している。"目眩、髪落"の病理を中医は精血が不足するからと説くが、もっと単純に下半身（下焦）がガタガタになっているから当然上半身（上焦）もぐらぐらし、栄養の供給もままならず（これを精血が不足すると表現してもよかろう）髪の毛が細り、或いは脱毛するとの解釈も十分成立しよう。
　このような上下or左右のバランスの視点は、東洋医学の優れた点といってよい。失精家に続けて、"少腹弦急、陰頭寒"と、人体下部の症候を冒頭に持ってきたのは、本方証は病位の中心が下焦（土台といってよかろう）にあることをまず示し、次いで上下のバランスの視点で上焦の症候を記したのであろう。
　続く"脈極虚芤遅、……"以下の解釈が困難で、種々いわれている。

諸家の解説をみてみよう。

龍野一雄、「(失精する人〈性的障害のある人〉は)、(中略)脈は極く虚して芤(かつ)遅になり、清穀(完穀下利)亡血(貧血)失精(遺精早漏の類)する。脈の中に芤、動、微緊の脈がまじっているものは男子なら失精し、女子なら夢交する(性交の夢をみる)桂枝龍骨牡蠣湯が之を主治する」(『漢方医学大系⑮・金匱要略・和訓金匱要略』)。

失精家を性的障害のある人とすること、脈極虚芤遅の"芤"を"かつ"と読ませること、に賛成出来ない。また失精家は完穀下利、貧血、遺精早漏するとしてしまうことにも納得出来ない。

何任、「遺精しやすい人は、(中略)脈は非常に虚して芤で遅である。さらに完穀下痢、貧血、失精などがみられる」(『金匱要略解説』)。龍野と同じ解釈である。

金子、及び中国・中医研究院編の解説も、龍野、何任と同類である。

以上、龍野、何任、金子、中国・中医研究院編の解説は、今ひとつすっきりしない。まず、そもそも失精家は完穀下痢を本当に起こすのだろうか。勿論、時にはそういうものもいるかも知れないが、わざわざ最初に完穀下痢を記す程重視すべき第一の症候であるか。また、"失精など(この場合は勿論、遺精の意である)がみられる"というも、失精家であるから当然の症候で清穀、亡血と並べて記す必要があろうか。それと"為清穀亡血失精"は、"脈極虚芤遅"の病理を述べていると解するのが自然ではないか。更に、"脈得諸芤動微緊"以下とのつながりをどう整合性を持たせて病理的に説明するか。これも困難である。

中国・中医研究院編『金匱要略』は、「また芤か動、微あるいは緊の脈象が診られた場合には、男性ではふつう遺精などの病症が現われ、女性では夢の中で性行為をするなどの病症が現われる。……」と訳している。条文をそのまま現代語訳しただけで、前出の"脈極虚芤遅"と"動"or"微"or"緊"とがどう連関するのか等の病理への言及がない。

一方、荒木性次はこの条文を、そのまま訳すことに躊躇を覚えたのであろう。次の如く解説する。

「本條は夫失精家少腹弦急陰頭寒目眩髪落迄を一つの区切りとし脉極虚芤遅爲精穀亡血失精迄を第二の区切りとするのが本當ならん、則ち第一の章にては失精家の證候を見わし第二の章にては失精家の脉状を疎述し幷せて精穀亡血失精の三種其の脉状を同じふするを示し第三章にては桂枝加龍骨牡蠣湯の主治する所を明らかにすると俱に失精病の脉必しも極虚芤遅のみに非ざるの意を寓せり又之或は失精家と一時的失精病との異れる點か」(『方術説話 第四巻』)。

これに従って本条文を意訳すれば、失精家は少腹弦急陰頭寒目眩髪落等の症候を示す。そして、脈を診ると極虚芤遅である。しかし、この脈を呈するのは

●七味薬方 桂枝加竜骨牡蛎湯 方意

失精家のみでなく、清穀や亡血によるものもあるので注意しなくてはならない。男子は失精し、女子は夢交し、脈が芤動微緊のものは桂枝加竜骨牡蛎湯が之を主る、となろう。

更に、大塚敬節は『漢方の臨床』誌に「桂枝加龍骨牡蠣湯について」なる論文を記し、多くの文献を参照しながらこれ等問題を徹底的に検討し、次の如く述べている。

「その後、私は、この条文の中で、一番難解な『脈極虚芤遅為清穀亡血失精、脈得諸芤動微緊』を『脈極虚芤遅を清穀、亡血となす。失精の脈は、諸を芤動微緊に得』とよんでみた。すると、この一節がすらすらと理解できた。即ちこの一節は、清穀亡血の脈とある。ところが、前記の諸家は、『清穀亡血失精となす』とよんでしまつたために、全くわけがわからなくなり、混乱に陥つたのである。

同じ虚労でも、清穀（完穀下痢）や亡血（貧血）の時は、脈が極虚芤遅であるが、失精の時は脈が芤動微緊であるというのが、この一節の意味である。また、『諸』の字が、諸家の間で問題となり、『もろもろ』とよまして、寸、関、尺のもろもろの脈だといい、またもろもろの虚労の意だといい、或は『凡』の意だといい、一定しない。けれども、諸は『これ』とよんで、之の意味にも用いられて来たので、私は、『これ』とよむことにしている。だから『諸』の字には特別の意味はない」（『漢方の臨牀』5〈1〉:27, 1958)。

図表21に示した如く、大塚は「爲清穀亡血。失精……」とし、「『髪落ち、脈極虚なり。芤遅なるは、清穀亡血と為す。』と、ここで切らないといけません。次の『失精』まで続けては駄目です」と、『金匱要略講話』でわざわざ注を付し、注意を促している。

そして、この条文を次の如く意訳している。

「失精家で、下腹部のひきつれる感と外陰部の寒冷感、めまい、頭髪の脱落などの症状があって、脈が芤動で、少し緊を帯びている場合は、桂枝加竜骨牡蛎湯の主治である。ただし、めまいの代りに眼がいたむことがあると書いてある本もあり、男子では失精であるが女子では夢交となる。また同じ虚労でも、脈が極虚芤遅であれば、完穀下痢や出血多量による貧血の結果であるから、失精による虚労と区別しなければならない」（『漢方の臨牀』5〈1〉:27, 1958)。

これで論理的にかなりすっきりするが、やはり二、三引っ掛かる点がある。まず失精の脈云々といいながら、その症候として失精を挙げる。記述が重複するのではないか。それと"諸"を"これ"と読ませることに対する抵抗、そしてこれでもやはりこの脈の部の据わりがよくない。大塚自身「それ失精家は少

腹弦急、陰頭寒く、目眩し、髪落つ、桂枝加竜骨牡蛎湯これを主る。として、『脈極虚』から『女子夢交』までは、後人の註釈文だから、除いてしまった方が意味がよくわかります」（『金匱要略講話』）、といみじくも語る。

しかし、これ等の意見を踏まえた上で、与えられた条文をそのまま、そのものとして私なりに整理してみる。

本条文は虚労病篇にあり、当然虚労という病態の中での一病証（態）を述べたものといえよう。虚労は、基本的には生体を全体として眺めた時に生ずる概念と理解すべきである。しかし、虚労発症の切っ掛けは、或いは肺の、或いは胃腸の、或いは下焦臓腑の疾病であったりと実に多種であり、多様である。逆に、虚労の症候が上焦に、中焦に、或いは下焦に主に表われるということも当然あるであろう。

"失精家""少腹弦急""陰頭寒"でまず本条文は主に下焦に表われていることを確認し、全身的病証の虚労であるから、対する上焦にもそれ相応の症候を見る筈であり、それが"目眩"であり"髪落"である、というのだ。そして、脈を診ると（我々医師はまず訴えを聞き、全身状態を眺め、そしておもむろに脈を診る）"極虚芤遅"である。しかし、この脈状を呈するのは清穀、亡血の際に多く見られ、勿論本条文の失精の際にもみられる。もしこの脈状（本来は"極虚芤遅"とすべきを、最も虚労に特異的な"芤"で代表させたと考える）に、動、微、緊（これ等は虚労の際にみられる場合は全て虚脈、例えば"緊"脈は一般的には実脈とされるが、虚労では逆に虚脈である。虚労特有の矛盾症候である）等の諸（もろもろ）虚脈の感触が得られる場合は、当然男子では失精のみられることが多く、女子では夢交のみられることが多い（これは下焦の健全な機能が失われて、"精"を失禁すると理解してよかろう）。或いは失精の続くこと、夢交の続くことで、上記虚脈を呈する。これには桂枝加竜骨牡蛎湯を与えるがよい。このように解釈すると一応の筋は通る。

これだと"為清穀亡血、失精、脈得……"と読点を付すのがよくなり、大塚の説ともやや異なる。"亡血、失精"の失精の"精"と、"男子失精"の失精の"精"とで、その意味合いが異なってくる。"失精家""亡血、失精"の"精"は広い意味での"精"、つまり「人体の構成と生命活動を維持する基本物質」（『漢方用語大辞典』）であるに対し、"男子失精"の"精"は、狭義のそれで、つまり房事過多で精を失うとか、遺精の精等、精液の精、房事過多などを意味しているように思われる。後者の場合、しばしば心理的なもの、精神的なものが絡んでくる。これが性的神経衰弱などと称される所以であろう。

ここで脈状につき触れておく。まず"脈極虚芤遅"であるが、大塚はこれを次のように解している。

●七味薬方　桂枝加竜骨牡蛎湯　方意

「脈は『極虚』ですから、非常に力のない脈、『芤遅』の芤は葱のように外側が固くて内がからっぽのような状態をしている脈だと云いますから、診たところは立派のようだけど、中はうつろの感じのする脈であって、これは虚脈なんですね。遅はおそいわけです」(『金匱要略講話』)。

芤脈の外側が固いは、勿論動脈硬化もよいけど、この場合は虚労で、体全体の組織が柔軟性を失っているので、ちょっと触れた感触は固いということだろう。内の空虚感とか遅脈は精血の不足である。

続く、"動微緊"は動であったり、微であったり、緊であったりと解釈すべきで、虚労に際してままみられる矛盾症候としてのそれと理解する。"動"は活動的で元気がよいのではない。疲れ切った時に一時的にみられる空元気であり、"緊"もそのように考える。動と緊の間に"微"を挿入して、虚労の本来の姿をのぞかせる。

龍野は本条文を2分し、"夫失精家、……、桂枝竜骨牡蛎湯主之"と"脈得諸芤動微緊、……桂枝竜骨牡蛎湯主之"の各々独立した条文として扱っていることは前述した。龍野の病理観及び類聚方という書の性格よりこのようにしたものと考える。しかし、これだと"脈極虚芤遅、為清穀亡血失精"及び"脈得諸芤動微緊"の解釈が不可能となる。"脈得諸芤動微緊"はあくまでも"脈極虚芤遅"と関連すると考えるべきである。また、"男子失精女子夢交"は、冒頭の"失精家"と関連づけて理解しなくてはならない。龍野の解釈には賛成出来ない。

労之為病、其脉浮大、手足煩、春夏劇、秋冬瘥、陰寒精自出、酸削不能行、(宜本方)(虚労)

男子脉浮弱而濇、為無子、精気冷、(宜本方)(虚労)

脉弦而大、弦則為減、大則為芤、減則為寒、芤則為虚、虚寒相搏、此名為革、婦人則半産漏下、男子則亡血失精、(宜本方)(虚労、下血、婦人雑病、弁脉法)

龍野はこの3条文を本方関連条文として、(宜本方)と付し挙げている。

これらは全て、金匱要略虚労病篇の条文であるが、最初の条文は"陰寒精自出"、2番目の条文は"為無子、精気冷"、3番目の条文は"男子則亡血失精"より、本方関連条文としたのであろう。この条文の解説は、小建中湯の検討で述べたので参照していただきたい。

ここで、改めて、虚労という病態、病証を発見し、その対処を考えた古人に敬服する。
　そして、この虚労に桂枝湯の加味方で対処する意味を深く考えたいと思うのである。労、疲れの病であるから、即補剤ではなく、あくまでも桂枝湯を用うるその意味である。龍野は桂枝湯の証を定義して「気血営衛の不和による表虚熱或いは気上衝」(『傷寒論・金匱要略要方解説』)と述べる。気血の不和、営衛の不和、換言すれば広く陰陽不和である。虚労のベースにはこの陰陽不和があって、その時、その場の条件でそれが或いは表に、或いは裏に、或いは上焦、下焦に、その結果としての症候を表わすのである。陰陽不和に対する基本の方として、桂枝湯を我々はもっともっと知らなくてはならない。

桂枝加竜骨牡蛎湯の運用

●『類聚方広義』(西山英雄 訓訳『和訓類聚方広義』)
「桂枝湯の証にして、胸腹の動ある者を治す」
　頭註に、
「稟性薄弱の人、色欲過多なるときは、則ち血精減耗し、身体羸痩し、面に血色なく、身常に微熱あり、四肢倦怠、唇口乾燥し、小腹弦急し、胸腹に動甚だしく、其の窮るときは(きわまり)死せずして何を待たんや。此の方を長服し、厳に閨房を慎しみ、保嗇調摂すれば則ち以て骨を肉づけ生を回すべし。
　婦人、心気欝結し、胸腹の動甚だしく、寒熱交作し、経行常に期を愆(アヤマ)り、多夢驚惕鬼交漏精し、身体漸次に羸痩し、其の状恰も労瘵に似る。孀(ソウ)婦、室女にして、情慾妄動するも遂げざる者に多く此の症あり。此の方に宜し」

　記載されている症候はよく理解出来るが、この如き患者を診たことがない。

「此の方(桂枝加竜骨牡蛎湯)及び桂枝去芍薬加蜀漆竜骨牡蛎湯及び桂枝甘草竜骨牡蛎湯の三方は、いわゆる癇家にして上衝、眩運(中川注:暈?)、耳鳴、胸腹動悸、夢寐驚起、精神恍惚、或は故なく悲愁する者は、症に随って撰用すれば各効あり。
　若し心下痞、大便難の者は瀉心湯を兼用すべし。又火傷湯潑(ハツ)(湯をそそぐ)し

て大熱口渇、煩躁、悶乱し、死せんと欲する者、及び灸後発熱煩冤(エン)(たえがたき心配)する者に亦三方を撰用す。或は瀉心湯、黄連解毒湯を兼用す」

● 荒木性次『新古方薬嚢』
「桂枝加龍骨牡蠣湯の證……身體疲れ易く動悸ありめまいある者、頭重きもの、驚き易く汗などかき易きもの、疲れ易きと頭重めまい或は頭がぼうーっとしてふらふらする者など目の付け所なり」

性的症候への言及の全くないことに注意しておきたい。

● 奥田謙蔵『漢方古方要方解説』
「応用
  Ⅰ) 事に触れて驚き易く、時に冷汗を出し、遺精の傾向あり、全体虚弱にして腹力無き等の証。
  Ⅱ) 上衝し、胸腹部に動悸あり、下腹部痛み、眩暈し、脱毛多く、不眠、遺精等を発する証。
  Ⅲ) 気力衰へ、面色青白、少しく身体を労すれば夢交遺精を発する証。
  Ⅳ) 陰萎にして、下腹部強急の証ある者。
  Ⅴ) 神経衰弱性不眠症等。
  Ⅵ) 神経性心悸亢進等。
  Ⅶ) 火傷後、或は艾灸後の煩躁、発熱等。
  Ⅷ) 禿髪病、体質虚弱にして常に逆上感ある等の者」

● 龍野一雄『新撰類聚方』
「Ⅰ) 性的神経衰弱・遺精・夢精・夢交・陰萎・陰茎強直症等で身体がやせ艶なくめまいがし四肢倦怠口唇乾燥下腹がつれてすじばり胸腹の動悸甚しきもの
  Ⅱ) 婦人の血の道・性的神経衰弱等で気がふさがりかーツとなつたかと思うとぞーツとし月経不順不眠多夢驚きやすく動悸や息切れがするもの
  Ⅲ) 頭髪が脱けやすいもの、脱毛症・禿頭病・ふけ多きもので疲労感強くのぼせ感があり或は脉弦或は胸腹動悸或は下腹がつれるもの
  Ⅳ) 神経衰弱・不眠症・健忘症・対人赤面症・ノイローゼ・てんかん・精神分裂症、交感神経緊張症・バセドウ氏病・神経性心悸亢進症・腹部大動脉瘤・小児夜啼き等で興奮しやすく落つかず動悸多汗驚き易い脉微弦等

の症状あるもの
　Ⅴ）夜尿症・前立腺肥大症・萎縮腎等で脈緊弦腹動少腹弦急のぼせ等のあるもの
　Ⅵ）虚労性の慢性下痢」

● 稲木一元『臨床医のための漢方薬概論』
「桂枝加竜骨牡蛎湯の使用目標と応用
　○応用
　・不定愁訴，身体表現性障害，自律神経失調症，神経症，心因性性機能障害，遺精，夜尿症，円形脱毛症，不眠症など
　○症候
　・性欲減退，陰痿，疲労倦怠感，動悸，不眠，陰茎や陰嚢の冷え，足冷え，のぼせ，脱毛，ふけが多い
　○腹部所見
　・腹壁が薄く，筋肉未発達，臍部で大動脈拍動を触れる
　・下腹部で腹直筋が緊張している者がある
　○体質
　・虚弱者，多くは痩せ型」

　現代医学の病名を用いた解説には、多く性的神経衰弱なる言葉をみるが、そもそも性的神経衰弱なる疾患はどのようなものなのか。「性交過度，手淫，中絶性交などにより生じる性器の機能障害を主訴とする神経衰弱であるとされる。〔第1期〕頻発する遺精，早漏などの局所的性器症状を主訴とする時期。〔第2期〕第1期の症状以外に腰神経叢の神経痛が加わる時期。〔第3期〕神経衰弱の症状が現われる時期。局所症状以外の症状を脳症状，脊髄症状，循環系及び消化系の症状などに分類することができるといわれるが、ビアードの神経衰弱学説の崩壊とともに，疾病学的には本概念も崩壊すべきものである。ただし、尿道の慢性疾患があり、その加重 aggravation として神経質者に本症状群があらわれることは考えられる」(『南山堂 医学大辞典』)。
　これを見ると、多分に性的神経衰弱は概念的に作り上げられた疾患であると考えられる。実際問題として、このような患者が居るであろうか。少なくとも私は遭遇したことがない。
　ここで、先達の治験で興味深いものを引用する。

● 荒木性次『新古方薬囊』
桂枝加龍骨牡蠣湯の應用例
「一男子農家の子弟なるに少しく働く時は直ちに疲勞して物の役に立たず、但し其れは春夏の事にて秋より冬にかけては割合に宜しきも農家の最も忙しき肝心の時にぶらぶらされて居ては誠に困りものなりと言はれし者に本湯を與へ二十日許り連服して殆んど癒えたる事あり。其の與へたる目標は疲れ易きと其の起る時期が春夏なると頭ボーっとして氣が散り易く、夜分も夢多きなど言へる所を取りし也」

「一婦人、夫に戰死され、それより以來鬱々として樂まず、現在再婚して幼兒一人生れたるも氣鬱症は一向に抜けず、腦病院にも往き治療を受け一時は快方に向ひたるも時經ては再び元に復して埒明かず、家族の者もほとほと手を燒き居たりし者に桂枝加龍骨牡蠣湯を與へ一週間の服用にて奇效を奏したる事あり。其の證は氣鬱時々に輕重あり甚しき時は主人の膳部の用意もせず輕き折は稍や用を便ずる也、常に頭重くぼーっとし身體疲れ易き等なり」

　2症例とも、現在なら明らかに心療内科領域の疾患である。
　第1例の疲れ易い、働くときは直ちに疲労してしまう、は虚労の特徴の一つである。虚労は営衛不和、つまり陰陽不和であるので、春夏になると頭がぼーっとする（土台、下焦〈陰〉がしっかりしていないので、外気の陽に誘われ下焦〈腎〉の陽が勝手に上昇してしまう。つまり、広い意味で陰陽不和）、忙しい時にぶらぶらする（外界とうまく調和出来ない）、夢が多い（過剰の陽が頭に集まる）等があるのである。重くして土台（下焦）を固め同時に鎮静作用のある龍骨、牡蛎を含む本方を考えたのであろう。
　第2例も、虚労の視点で考察すると理解し易い。この症例は、特に心理的要因としてカウンセリング等の適応とされるであろうが、実際問題としてカウンセリング治療は、長期を要する割に、その効はさして高くない（ように傍で感じる）。私は要因が肉体的であろうと、精神的であろうと、結果として心身が疲れ果て、一種の無政府状態に陥った病態を虚労と呼ぶと理解するが、この視点でこれ等患者を診ることで、新しい治療の道が開かれるのではないかとの思いを荒木の症例は抱かせる。こういう方向を探ることは、洋薬の抗うつ剤の過剰使用を抑制する意味からも大切ではなかろうか。或いはこれは言いすぎかも知れないが、数え切れない程の精神安定剤、抗不安薬、抗うつ剤、抗精神病薬を服しながら、なお病状のよくならない患者を診る度に、逆にこれ等の薬剤で病態を結果的に悪化させているのではないか、と疑問に思うことも屡々ある。

● 大塚敬節

「陰萎

　患者は五十八才の男子で、二十年ほど前に、肺結核にかかつたことがあるが、今は全治している。その他には著患を知らない。初診は本年九月八日。

　脊は高く、やせていて、血色はすぐれない。近来、健康状態がよくないが、どこといつて、とりたてていうところはない。ただ精力がなく、陰萎の状態だという。まれに不眠を訴える。

　脈は弦で稍遅である。大便は一日一行。腹診するに、腹壁が全般的に緊張ぎみで、腹の皮がつつぱつているという感じである。臍の右側で少し上方に、3cm位いの圧痛のある索状物を証明する。臍の周辺には、どこにも動悸を証明しない。臍下では、正中線に沿つて、陥没して脱力した軟弱な部分がある。

　このような腹証は、しばしば八味丸証にみられるので、何のためらうこともなく、八味丸料を与えた。ところが、二週間服薬したが、わるくも、よくもならない。そこで、考えて、桂枝加竜骨牡蠣湯に転ずる。ところが、こんどは一週間をのみ終つて来院した時は、顔色がいきいきとし、活気にみちている。すばらしいと患者はいう。三週間をのみ終つたとき、患者は体重が五百匁増加し、腹証が変化し、臍上の圧痛はなくなり、臍下丹田の部に力がみちてきた。

　二ヶ月目には、顔に赤味がさし、肉づきよくなり、全く別人と思われるほど、きびきびしてきた。

　この患者では、脈も腹も、金匱要略の指示と、全くちがつていた。また先哲諸家の説とも相容れなかつた。脈証や腹証では、むしろ八味丸を用いたいところである。しかも八味丸で効を得ず、桂枝加竜骨牡蠣湯がよく効いたのである」
(『漢方の臨牀』5〈1〉: 30, 1958)

　"そこで、考えて、桂枝加竜骨牡蛎湯に転ずる"の読点の付し方、一体大塚は何を"考えて"であろうか。長年の経験に裏打ちされた臨床的勘の類であろうか。

「虚労予防

　この標題は、少しおかしいが、内容をよんでみて下さい。私の旧い患家先の一人息子が大学の入学試験をうけるため、毎夜、三時間か四時間位しかねむらず、猛烈な勉強をつづけていた。両親は、健康を損うことを心配し、何かこれを予防する薬はないかとのことであつた。私も思案にくれたが、いろいろ考えた末に、虚労を予防する意味で、桂枝加竜骨牡蠣湯を用いてみることにした。ところが、この薬の味と匂ひが本人に非常に気に入り、コーヒーよりもうまい

というわけで、試験がすむまで十ヶ月ものみつづけた。そして病気にもならず、無事にのぞみ通りの大学に入学して、いまは、ドクトルになつている。これは治験ではないが、こんな用い方もあるという意味で発表する次第である」(『漢方の臨牀』5〈1〉: 31, 1958)

単純に人参だ、補剤だでなく、この方を用いた大塚の臨床医としての冴えを感じる。

「銀魚老人（大塚敬節）撰：反古の中から（4）
桂枝加龍骨牡蠣湯
気鬱に用いることがある。のぼせと腹部の動悸の亢進が目標になる。
廿歳の男子、気鬱のため気分が重く、呼吸の促迫が甚しい。診察してみるに、のぼせの傾向があつて、腹部で動悸が亢進している。よつて、桂枝加竜骨牡蠣湯を与えたところ治つた。この治験は、長沙腹診考から引用した」(『漢方の臨牀』7〈5〉: 55, 1960)

● 矢数道明
「禿髪症に桂枝加竜牡湯
成〇と〇子という44才の婦人、初診は昭和46年8月6日であつた。体格、栄養ともに普通、顔は生れつき赤い方だという。患者の語るところをきくと、患者の娘さんが今年十九才になるが、数年前に禿髪症で来院し、漢方の薬で一ヶ年ほどのんですつかりよくなつたという。ところで母親である患者が、この通りすつかり髪の毛が抜けてしまつたといつてかつらをはずしたのでみると、もう全頭殆んどテラテラに光つて毛根もないほどで、後の方に少しばかり残つているところがあるが、これも間もなく抜けてしまうでしようというのである。抜け始めたのは約一ヶ月半前で、それまで患者は自ら椎茸栽培をして非常に苦労していた。自分の親戚のために保証人となつていて、その親戚が破産して巨額の保証金を払わねばならなくなつた。ご主人からは責められてすつかり精神的ショックをうけた。心配しながら仕事していたら頭が火のように熱くなり、額のところが瘤のように腫れ、両眼が凹んだように感じられ、頭が痒くなつて、鍋を被つたように重くなつた。驚いて病院で診察して貰つたが別に何ともないといわれたという。その後一週間したら、頭の毛がゴソリゴソリと抜け始め、一ヶ月半にして殆んどなくなつてしまつた。出産は二回、搔破四回、その後で卵管結紮を行つた。食欲や便通は普通、生理も順調である。血圧は一一五‐七〇、腹をみると虚していて、臍のまわりが少し過敏である。

それほどの動悸はふれない。患者は、心身共に疲労困憊の状があり、みたところ多分にノイローゼの気味である。腹も虚しているし膀胱に過敏の状がある。嘗て虚弱者の禿髪が桂枝加竜骨牡蠣湯でよくなつたことがあるので、この処方を与えた。すると十月（日？）ほどのんで来院していうのに、洋薬を止めてこの薬を一日のんだら、翌日から尿量がとたんに少なくなり、顔がむくんで手がはばつたくなり驚いたが、その後だんだん小水も出るようになつた。後頭部に僅かに残つてた髪の毛もすつかり抜け、両眉も全部とれてしまつたという。これ以上抜けるものがないというところまで来てしまつた。私は少々迷つたが、この位急に抜けたのは必ず出てくるから心配せずに時期を待つようにと慰めて同一処方を服用させた。そして一ヶ月後の4月10日に来院したとき、皮膚科では出始めるのにどうしても半年はかかるでしようといわれていたが、こんなに早く出始めましたと、かずらをとつたのをみると、頭部の殆んど全面に三ミリほどでまだ短いが相当黒い毛がゾックリと出初めていた。あのテラテラ光るほどの毛根のないところに、こんなに早く黒い毛が生じたのには私も驚きかつ喜んだ。その後一ヶ月毎に来院したのであるが、順調に生え揃つてきて、それも黒々とした立派なもので、今年の四月再生し始めてから満六ヶ月で、約10センチぐらい伸びたので、先月からはかつらを用いなくても外出できるようになつたといつて、そのままの姿で来院した」（『漢方の臨牀』19〈8〉：35, 1972）

　一旦悪化したものに動ずることなく、同じ方を続けた臨床的態度を学びたい。"これ位急に抜けたのは必ず出てくる"との臨床的勘もすばらしい。広い意味での瞑眩といってよかろう。

● 鈴木赫
「男性インポテンツの三例
　症例1　56才、4つの会社のオーナーで多忙、最近の不況と共に勃起不能となり6ヶ月間、主治医の内科医に相談したり各種民間療法を試みるも効果なく、某大学人間ドックに入ったが異常なしといわれ困り果てて来訪した。一見頑強な肥満体であるが、20分の会話中5〜6回ポーと顔がほてり、会話も声高になったと思うとボソボソ話したりする。便秘気味だが苦痛なし、小便1日5〜6回夜間尿なし、頭重、目が疲れ、肩がこる。陽虚証とみて桂枝加竜骨牡蠣湯エキス末20日投与。7日目に再来し、服薬3日目より完治し、妻君も喜んだり浮気の心配をしたり。おかげで家族が漢方ファンになった。（症例2、3略）」（『漢方の臨牀』22〈12〉：27, 1975）

　主訴のインポテンツと、"20分の会話中5〜6回ポーッと顔がほてり、会話

も声高になったりと思うとボソボソ話したりする"より、虚労の本方を選んだのであろう。

　最後に、西山英雄の治験を紹介させて頂く。生身の人間と接する臨床医に種々考えさせるところが多いし、本方の本質に触れる治験と思われるからである。長くなるので、処々に（中略）を入れさせていただいた。

「『鬼交』『夢交』の診療例
　　三十八歳。
　　軽食堂の経営者で、二児の母親である。
　『主訴』は『強度の疲労』だけである。
　何とか他に愁訴はないかと聞いても『何もない』と言つて、言わない、無口な患者ほど扱いにくいものはない、然し考えてみれば、初めて訪れた婦人科医の前で、思う存分に喋べるような、心臓の強い患者は……無いではないが……あまり無いのがあたり前だ。
　しかし、この患者は何物かを訴えるような様子ではある。
（中略）
　で、私は毎常のように、食慾やら、便通やら、色々と聞き質して行くが、一つとして治療の目的になる症状は聞き出せない、只、不眠だけが強度らしい。
　患者は身長五尺位で痩せ型である、脉にも異常なく、舌苔もない、胸部腹部四肢共に異常はない」
　婦人科的診察も異常ない。

「血圧は一三〇-八〇で、尿に変化もない、眼圧を調べてみるが普通である。
　以上のように、全く手懸りのない患者である。
（中略）
　仕方がないから『不眠』を取り上げて、考えてみたが、別に、不安を感じるような原因はないから、不安神経症でもない、恐迫感念もない、普通の神経衰弱や、ヒステリーのような応答具合ではない、だから、酸棗仁湯を処方した。
　患者は熱心に服薬して呉れたが、十五日を経過しても薬効なく駄目である。
（中略）
　酸棗仁湯は駄目らしい、次に柴胡加竜骨牡蠣湯に転方した。十五日間、これも駄目、柳肝散加味に転方したが、これも駄目、加味逍遙散にしたが、これも駄目である。患者はちつとも良くなつたとは言わない。

(中略)

　どうすれば良いのやら、見当が付かない、あちらこちら本を読んでみるが、サッパリ五里霧中である。お蔭様で、随分勉強させてもらつた。しかし、神は、いつまでも、捨てて置かないものである。忘れもしない、一月十六日、これは私の誕生日である。
　丁度患者も少なかつたし、この患者とは、相当面識も出来、心安くもなつたので、診察後、雑談しはじめた。
　雑談中、偶然に、全く偶然に、『御主人はお達者ですか？』と何気なく聞いた。処が、患者の曰く、『主人は戦争で亡くなりました』との返事だ。

(中略)

　私はこの『主人は戦争で亡くなりました』と言つた瞬間の、患者の眼の閃に、異様なものを感じた。『これはおかしいぞ』とピンと来た。
　私は、患者が何の愁訴も出さないで、一人で悶々としているのではないか、これが性と関係があるのではないか、と思つた。そこで話は主人の居ない家庭の状態に立ち入つて質問してやつた。
　『子供は十四歳と十六歳の男児である』
　『商売は、女手一つでやつていますが、お蔭様で、何の支障もない』
　『夫の亡くなつた当時は、子供が小さかつたので、再婚問題も考えたが、子供が大きくなつたので、近頃は、こんな問題は考えたことがない』

(中略)

　然るに、近頃は子供も大きく成人したし、商売も楽に、生活も食つて行くのに、何の苦労も無くなつた今日、残るのは、性の問題だけだ、しかし、この問題も、
　『子供の顔を見ては、今更、再婚も出来ないし、寄り添う男も、無いではないが、子供の手前、自重しなければならん』と。

(中略)

　『大きな男の子供と一室に寝ていると、つらい思いをする夜があります』。サー来た!!

(中略)

　『実は先生、時々熟睡中に、相手は誰か、判らないが、交接していて、オルガスムスに達して、驚いて、目を覚します、そんな時は両手を胸に置いて、固く誰かを抱きしめているような感じです。隣りに寝ている男の子供をみて、羞しいやら、○○やら、何とも言えない感じです。その翌日は、店に立つて居れない位、疲れるのです。何んとか、これが起らないように、治してほしい』と

七味薬方　桂枝加竜骨牡蛎湯　運用

の話。

更に『子供の小さい時は、抱きしめた事もありますが、大きくなつた今日、そんな事も出来ませんし、又、こんな話は、誰にも出来ないので、一人悶えるより外仕方がありません』と附け加えた。

（中略）

患者は、翌日の疲労が甚だしいので、あちこちの内科医に診察してもらうが、毎常、ビタミンだ、葡萄糖だ、ホルモンだと注射して呉れるが、疲労は治らないし、まして、『デポ』をやられた時は、『下腹が痛んで困りました』と暗に、症状の強かつた事をほのめかした。

（中略）

夢交とか、鬼交とか、書いてあるが、直接患者から、実感を聞いたのは、初めてだ」

そして西山は、この患者に桂枝加竜骨牡蛎湯を処方する。

（中略）

「それから十日目に来た時に、患者は、

『お蔭様で、随分よくなりました』と嬉しそうに、重ね重ねお礼を言つて、尚服薬している。

私はこれで、この患者が治つてほしいと、神様にお祈りする。

最初から患者の顔付、特に、眼の様子が、普通じやなかつた、『目は口ほどに、ものを言い』とは実によく言つたもの。何だか訴えるように、睨むように。悲しいような目付であつた。決して、心に余裕のある目でない事には気付いていたが。

良くなつた今日ではパッチリした嬉しそうな目付をしている」

そして最後に、西山はこう述べる。

（中略）

「桂枝加竜骨牡蠣湯が鬼交や、夢交を完全に治癒せしめる方剤かどうかは、私は知らない……妙な言い方だが……患者が『お蔭(カゲ)さまで』と言う所をみると、効果はあるらしい、或は私のチャンスをつかんだ精神療法の効果（？）かも知れないし、又方剤との協同作用かも知れない、とも考えるが！

遠い昔に、このような、人間の性の問題に注意して、鬼交、夢交と命名し、これに対する方剤を処方された先哲には、今更ながら万腔の敬意を表せざるを得ない」（『漢方の臨牀』4〈14〉：15, 1957）

西山は、「患者は、静かに『諦めています』とは言うものの、諦めないのは妄念である。……」とも述べている。この妄念（だけでは勿論ないが）が、こ

うした薬で効くことに、不思議な念を抱かずには居られない。私の好きな甘麦大棗湯も然りである。人間の心に影響を及ぼす物質は、現在は5万と作り出されているだろうが、その作用はあくまでも一時的であり、疾病を根本的に治癒せしめるものではない。漢方にタッチしていて、漢方はやはり違うと思うケースが少なくない。或る物質が心に作用するから、それを含む〇〇湯が効くといった論法だけでは、漢方の作用を十分には説明出来なかろう。本方の作用を考えるに、まずは"虚労"という切り口がどうしても必要なのではなかろうか。虚労の現代医学的な解明が求められると思う。

私は本方の著効例を多く持っている訳ではないが、時折使って、思わぬ効を得ることがある。そのいくつかを呈示する。

「虚労の風邪症状に桂枝加竜骨牡蛎湯」
　大正15年生　72歳　♂
　心房中隔欠損症（術後）、胆石症（術後）、慢性Ｃ型肝炎、肝硬変等の傷病名で通院中の患者、ジゴキシン、アルダクトンＡ、ラシックス、清暑益気湯（エキス）、五積散（エキス）等を続けている。鉄工場を経営し、今でも現役で仕事をしているが、屡々体が熱っぽいと訴え、また上気したように顔面がボワーッと紅潮する。
　本年（平成11年）に入ってからも月に1度ぐらいのペースでかぜを引いたり、下したりで治療している。
　4月13日。またかぜっぽく、咽が痛くて体が熱っぽいという。参蘇飲（エキス）を処方した。
　4月16日。熱っぽさは軽減するも、咳が出る。赤黒っぽく上気した顔貌と、やや浮大で弱く時に結代する脈とから虚労と診て、桂枝加竜骨牡蛎湯（エキス）を2日分投与した所、これがよく効いて1日分と少し服したら咳もすっかり取れ、熱感も取れよくなってしまったので、1、2回分を残したという。
　桂枝加竜骨牡蛎湯なら、咳そのものの桂枝加厚朴杏仁湯はどうかということになるが、この方はどうも幼児の薬といった先入観があったこと、咳即ち気の上逆が竜骨・牡蛎の如き重い薬の適応の如く思われたこと、赤黒い顔色で労の病態と考えられたことから本方とした。
　虚労、脈結代なら炙甘草湯も当然候補に挙げるべきだが、この方は本方よりずっと病が深くなる。小建中湯は脾胃の虚が加わって症状が全般的に弱々しい。咳がカッカッと刺さるように出るのは、やはり竜骨・牡蛎でその角(カド)を削るとい

うことだろう。

　本方が効いたということから、その理由を後で考えればこんなことになろう。いずれにしても思わぬ処方で効くことが面白い。因みに、用いたエキス量は1日量として5g、それを分3で処方した。　　　（『漢方精選300例』〈症例53〉p.74）

「虚労の不眠に桂枝加竜骨牡蛎湯加味」
　昭和23年生　51歳　♀
　前から時々膀胱炎とかかぜで当院を訪れている。身長157.0cm、体重56.0kg。
　平成11年4月19日。1ヶ月来仕事が山積みで多忙を極め疲れが溜まっていた。10日程前よりそれがピークに達し、軽い躁状態で頭が冴えた如くで眠られない、と来院した。食欲は特に変らず。便通は2、3日に1行。動悸、生欠伸はない。血圧134/80mmHg。脈96/m、小弱、整。虚労の不眠として桂枝加竜骨牡蛎湯加竹葉人参酸棗仁を処方した。
　5月22日。不眠はよくなった。その日から効いた。効き方が自然でアルコールでリラックスした如くで気持ちがよかった。服し難くはなかった、と言う。
　この患者は教師で、話していて、何かと職場でのストレスも多いのではと感じられた。どの職も大変な時代になったんだ、とそんなことを思いながら診察を進めた。
　それはともかくとして、"その日のうちから眠られた"は、少し効果が早すぎるようにも思われたが、服し難くはないとかアルコールでリラックスした如くになる等より、直接鎮静作用もあることが考えられる。今迄は、直接鎮静作用があるとしても、それは非常に弱く、主要な作用機序は心身の歪みを正すことで結果的に不眠にも効くのかなと思っていた。
　桂枝加竜骨牡蛎湯は疲れきった状態、つまり虚労と軽い躁状態とから選び、竹葉・人参・酸棗仁は龍野一雄の『漢方処方集』の四物湯の項に、「虚損不眠には竹葉・人参・酸棗仁を加える」とあるによった。桂枝加竜骨牡蛎湯だけでは不眠には無理と思われる。酸棗仁湯の合方がよいかもしれないが、酸棗仁湯は今迄あまりより良い結果を経験していないので、この如きとした。人参がよいのだろうか。　　　（『漢方精選300例』〈症例143〉p.223）

「小児と桂枝加竜骨牡蛎湯」
　昭和61年生　11歳　♂
　以前より時々かぜを引いたとか、お腹をこわしたとかで来院していた子供。小柄で虚弱な体質である。

平成9年11月18日。3日前よりかぜなのか食欲がなく咳が出る、と言って来院。蒼白い顔をしている。熱とか寒気はない、多少頭が痛む、便は固い、口内炎がある、寝汗をかく、と言う。胸部聴診上特記すべき所見はない。腹証；虚証腹で両腹直筋が薄く張り、臍上に動悸を認める。熱でもあれば柴胡桂枝湯の適応と思ったが、熱はないし、その他の表証もない。腹証、寝汗、蒼白い顔色よりいわゆる虚労の病態と考えられた。こんな子供にも虚労ということがあるだろうかと一瞬思ったが、まあ、とにかく、使ってみることにした。小建中湯は幼い頃より屡々使ってきた。これに近いもので腹動亢進もあって寝汗もかくものは桂枝加竜骨牡蛎湯である。更に咳が出るということで加厚朴・杏仁、つまり桂枝加厚朴杏仁湯加竜骨牡蛎を処方した。
　翌日、それを服させたらグッスリと眠って元気になった、本日は学校に行きました、と母親より電話があった。
　荒木性次の『新古方薬嚢』には「桂枝加厚朴杏子湯の證……風邪等にて發熱し汗少し出で惡寒あり、頭痛などあり脉が浮で弱くぜえぜえと喘して息早き者、或は胸腹など張る者、本方は喘息持ちが風など引いた場合に宜し」とある。喘息持ちに限らず、小建中湯を服しているような子供がかぜで咳が出るという場合に、この方を屡々用いる。従って年少児に用いる機会が多い。
　一方、桂枝加竜骨牡蛎湯は「桂枝加龍骨牡蠣湯の證……身體疲れ易く動悸ありめまいある者、頭重きもの、驚き易く汗などかき易きもの、疲れ易きと頭重めまい或は頭がぼうーっとしてふらふらする者など目の付け所なり」(『新古方薬嚢』)という。子供の為に、頭が痛いのか重いのか等はよく分からなかったが、総合して本方を使って見たかったのである。翌日元気に登校できたということは、桂枝加厚朴杏仁湯だけでは無理で、やはり桂枝加竜骨牡蛎湯が必要であったことを示している、と私には思われる。龍野一雄の『新撰類聚方』には、本方は「……、小児夜啼等で興奮しやすく落つかず動悸多汗驚き易い脉微弦等の症状あるもの」とあるが、実際には小児にこの方を用いる機会はそんなに多くないのではないか。
　　　　　　　　　　　　　(『漢方精選300例』〈症例201〉p.313)

「虚労に基づく神経衰弱に桂枝加竜骨牡蛎湯(エキス)＋紅参末」
　昭和6年生　70歳　♀
　20年以上前より高血圧症で通院中の患者。ここ数年はバイカロン半錠を隔日に服しているが、血圧はほぼ基準内にコントロールされている。学術的にこの服し方が正しいか否かは分からないが、これで患者は安心し、また何等副作用を含めマイナスもないので続けている。最近はこれも臨床の一つかと思って

いる。身長148.7cm、体重41kg。心電図及びその他一般外来検査ではごく軽度の貧血とコレステロール値259とやや高値以外特記すべきものはない。

　平成14年2月1日。主人が昨年脳梗塞で倒れ言葉を発することが不自由になった。頭はしっかりしているので時々癇癪を起こし、介護している側もストレスが溜まってしまう。頼りにしている娘は病気で愚痴をこぼすこともできず、一人でじっと我慢している。夜眠られず床に就くとドキドキして来て、心臓がこのまま止まってしまうのではないかとたまらなく不安になる。娘から安定剤を勧められたが、癖になるような気がして服すのをためらうので、ますます悪循環に陥る、と言う。腹証で上腹部に潰瘍の手術痕と左臍上に腹大動脈の異常な拍動亢進を認める。全体として虚証腹。虚労に基づく神経衰弱と診て、桂枝加竜骨牡蛎湯（エキス）に紅参末を少量加味して処方（1週間分）。

　後日来院時にその後の経過を報告してくれた。
"効きました。1週間服し、あの辛い症状の大部分がとれ、もう少し飲みたいと思ったのですが、忙しくて来院出来ませんでした。しかし、そのうち自然と全てよくなりました"
　荒木性次は桂枝加竜骨牡蛎湯の證を次の如く述べている。
「身體疲れ易く動悸ありめまいある者、頭重きもの、驚き易く汗などかき易きもの、疲れ易きと頭重めまい或は頭がぼうーっとしてふらふらする者など目の付け所なり」
　この方は心身共に疲れ切って、その為に却って一見軽い興奮状態を呈している場合に使われる。
　紅参末はただ何となく付け足したという感じ。同じ労の病でも、小建中湯とか後世方の補中益気湯とか十全大補湯には、ちぐはぐな神経過敏の症状は少ない。
　京都の江部洋一郎は本方の病態を次の如く解説している。
「桂枝加竜骨牡蛎湯証は、上・下・外の方向に対する胃気の供給が不足する病態である。胃気の供給不足のため、すべての臓腑、器官、組織において気、血、津液の不足をきたしている。特に腎においては、気・陰不足、とりわけ陰の不足が著しく、相対的に陽気の過剰となっている。（中略）ただし、胃気の供給に問題があるのであって、胃気そのものが著明に衰えているわけではない。したがって、胃気を全方向に供給するために桂枝湯そのものを使用する」（『経方医学②』）。

　私は以前本誌に類似した見解を述べておいた。
「補中益気湯等の参耆剤も慢性疲労とか、大病後の体力回復に使われるが、その鑑別はどうか。参耆剤は一言で言うと『正気』を益して体力をつける。虚労

は正気が虚しているのは勿論としても、それよりも表裏・内外等で陰陽のバランスが乱れている状態。社会に例えると絶対的に物資が不足しているのが補中益気湯の類。足りないというよりも社会が乱れて平等に行き渡っていないというのが『虚労』ではなかろうか」、と。　　　　（『漢方臨床320例』〈症例149〉p.333）

「虚労をベースに多彩な症状の患者の一治験」
　昭和32年生　50歳　♀
　何度か症例報告している。カルテには胃炎、眩暈症、高脂血症、不眠等の傷病名が記されている。背が高く、痩せ型。
　平成20年2月12日。暫く間を空けてやって来た。昨年暮れに実父が入院して、その看病疲れで体重が落ちた。
　2月に入って、突然首に汗をかくようになった。かぜの為か咽が痛む。寒気とか熱はない。以前頂いた、升麻葛根湯とバンラン根を合わせたお薬が残っていたので服し大分よくなるが、なお体に力が入らない感じがする等を訴える。咽痛用に同方を、そして胃の痛む時の薬と眩暈の薬も欲しいというので五苓散＋平胃散＋調胃承気湯（エキス）と沢瀉湯を処方した。
　3月24日。不眠で抑肝散（エキス）一包を夜服すよう処方。
　5月8日。二週間前の4月25日に眩暈があった。両親の件で神経がまいってしまった。今回は何故か沢瀉湯が効かなかった（以前は好んで眩暈用として沢瀉湯を持っていった）。熟睡が出来ない。際限なく食べてしまう。生欠伸はなかったが甘麦大棗湯（エキス）を処方してみる。5日分。
　5月10日。駄目。眩暈がとれない。頭の中がグラグラして、重心のとれない感じ。今朝、瞼が腫れていた。小便の出がやや悪い。しかし昨晩はじっくり眠れた。婦人科でプレマリンを処方される。
　　　Rp．釣藤散（エキス）＋天麻末
　　　　　甘麦大棗湯（エキス）は夜一度服すよう指示。
　5月14日。今回の薬を服し、3日目あたりから徐々に効いてきた感じがする。しかし夜分自然と目覚めてしまい、従って朝が非常に辛い。夢は甘麦大棗湯を服してから見なくなった。
　　　Rp．釣藤散（エキス）一包＋天麻末1.0g　　起床時
　　　　　甘麦大棗湯（エキス）一包＋酸棗仁湯（エキス）一包　　夜
　5月21日。ひどい眩暈はなくなるも、まだフワーッとした感じが多少残る。大福餅一個を食べたら胃がキリキリしてきた。以前頂いておいた胃の薬（五苓散＋平胃散＋調胃承気湯〈エキス〉）を飲み、72番（甘麦大棗湯〈エキス〉）と103番（酸

棗仁湯〈エキス〉）を服したら三日続いて悪夢を見た。
　　　　Rp．膈下逐瘀湯加大黄
　この方はよく効いた。
　5月29日。5月14日の薬を続け、23日はスッキリするも、翌日の24日は眩暈がある。25日はスッキリ、26日また眩暈といった状態だった。甘麦大棗湯は合わない感じがする。酸棗仁湯だけの方が体が楽だ。
　6月2日。具合がよい。沢瀉湯を持参する。
　6月16日。8日頃より血圧は正常になったが、疲れがピークに達した感じで体がフワフワする。肩・首すじが凝る。寝付きはよいが夢を毎日見る。そして朝4時頃に目覚めてしまう。脈；92/m、整。血圧132/84mmHg。腹証；虚証腹で臍上に腹動亢進を顕著に認める。
　　　　Rp．桂枝加竜骨牡蛎湯（エキス）5.0g
　　　　　　　　＋黄連解毒湯（エキスカプセル）2cap　分二、朝・夜　7日分
　6月23日。よく効きました、とニコニコしながら診察室に入って来た。一回服したら、次の朝はフワフワ感が90％取れていた。だるさもなくなって、その後具合がよい。今は入浴後に少しクラクラーッとすることがある程度。しかし悪夢が続く。それはいじめられたとか困った夢である。
　　　　Rp．桂枝加竜骨牡蛎湯（エキス）5.0g＋抑肝散（エキス）5.0g　7日分
　　　　　　　　　　（『日常外来の漢方380例』【その他〈症例18〉】p.674）

「虚労患者の一治験、桂枝加竜骨牡蛎湯」
昭和25年生　58歳　♂
　かぜを引いて鼻がつまる。鼻水が出る。咽が痛んで、少し咳が出る。黄色の痰が絡む。体温計では熱はないが、体が熱っぽい。一週間前からで、近くの医者に診て貰ったが、薬で胃が荒れる。口がかわく。このような訴えで、平成21年8月1日来院した。
　背が高く痩せ型で神経質な印象を受ける。顔も黒っぽい。
　昨年（平成20年）の暮、脳梗塞で入院し、今も左半身に軽くしびれが残る、という。食欲はよいが便がやわらかい、下痢っぽい。血圧138/90mmHg。
　舌証は紅舌で、中央部が厚く苔に被われ、やや乾燥気味。腹証としては、両腹直筋の上半を中心に緊張、僅かに腹動亢進を認める。腹皮冷はない。
　　　　Rp．小柴胡湯去半夏加栝楼根桔梗石膏　5日分
　病日より少陽病期を、そして腹証、病症よりまず小柴胡湯でよかろうと考え、小柴胡湯を選び、それに多少の加減を行った。

龍野一雄の『漢方処方集』の小柴胡湯加減に、「渇するものは半夏を去り人参を四、五とし括楼根四、〇を加える」とあるのを参考とした。桔梗石膏の加味は全くの対症療法である。
　8月6日。70〜80％はよくなったが、まだ前胸部のつかえる感じが取り切れない。多少胃が荒れるような気がする。前方の桔梗石膏の量を減量して5日分処方。
　8月20日。かぜはよくなるも胃が本調子でない。荒れた感じがする。プラビット、リピトールを服しているが胃に障るような気がする。しかし、舌証は、前回より明らかに改善しているし、腹証も両腹直筋の緊張がゆるみ、代って腹動亢進が目立つ。全体に腹皮がやや冷たい。体力、気力が落ちたという。
　　　　　Rp．桂枝加竜骨牡蛎湯（エキス）5.0g＋清心蓮子飲（エキス）2.5g
　　　　　　　　　　　　　　　　　　　　　　　　　　　　　　7日分
　8月26日。かなりよくなって、夜もしっかり眠られるようになった。胃の具合もよい。仕事もよく出来る。
　　　　　Rp．do　　14日分
　9月10日。元気になった。体に力がついた感じだ。運動も出来る。胃腸の具合もよい。服し易い、と嬉しそうに話す。自宅での血圧は125/80mmHg程。他覚的に顔色が明るく、舌はほぼ正常舌となっている。
　　　　　Rp．do
　当初の小柴胡湯加減方も、胃の荒れるような気がするというが、それなりに効はあったと考える。この方で胃が荒れたのでなく、洋薬のかぜ薬の副作用の続きであったとするのが自然と思われる。
　8月20日は全体として虚労、及び津液亡と診て桂枝加竜骨牡蛎湯を主方に、清心蓮子飲をそれに添えた。これで明らかに改善した。
　こちらで考えたように患者が反応してくれるのは嬉しい。漢方ならではの治療である。やはり患者との一体感があって初めてうまくいく。
　　　　　　　　　　　　　（『日常外来の漢方380例』【その他〈症例23〉】p.684）

「虚労の眩暈と診て、桂枝加竜骨牡蛎湯（エキス）と釣藤鈎・天麻・菊花の茶剤投与」
　昭和15年生　69歳　♂
　遠方だが、以前より時折やって来る。眩暈するとか、疲れるといった訴えが多かった。今回は一年振りに、やはり同じような訴えでやって来た。平成21年10月14日である。
　元々眩暈があったが、一年程前からフワフワする眩暈がひどくなって、近く

の病院で頭の CT 検査、その他色々の検査を受けるも異常はなく、自律神経といわれ、注射を打ったりしている。少し前に嘔気と下痢があったが、薬で今は治まっている。食欲がなく、体重が 2kg 減った。このような訴えである。
　お薬手帳には、SM 散、ビオスリー、デパス、グッドミン、エピプロスタット、ハルナールが処方されている。身長 163.0cm、体重 55.0kg。検尿；異常なし。海の男で日焼けした顔色。骨格もがっしりして実証タイプではあるが、気の小さいところがある。三十年近い付き合いであるので、この患者の体質、性格はよく判っている。筋肉質であるも、腹筋が何か弱々しい。腹動亢進も軽度ながら触れる。血圧 110/74mmHg。
　これを虚労と診た。その原因として勿論肉体的過労、それにあれこれ不安がり悩む精神的なものが重なっているのであろう。いずれにしても結果としての虚労である。
　桂枝加竜骨牡蛎湯（エキス）の二包を朝一度に服し、釣藤鈎・天麻・菊花の茶剤投与（釣藤鈎 5g、天麻 3g、菊花 2g を湯呑み茶碗に入れ、それに熱湯をそそぎ 5〜6 分放置し、滓を去り、午前、午後の二回に服す）を処方した。遠方故、初めから二週間分を投与した。
　10 月 29 日（再診）。食欲が出てきた。元気になって散歩も出来る。体重が 2kg 増えた。煎じ薬は服し難くない。ただ、朝の二包は量が少し多い気がするので一包にして服していた。このように報告してくれた。同方処方。
　感覚的には、桂枝加竜骨牡蛎湯が本治、釣藤鈎・天麻・菊花の茶剤投与は標治であった。が、患者は途中からであるが、桂枝加竜骨牡蛎湯を当方指示の半量として服していた。この量で本治となり得るか。でも食欲が出た、元気が出たのは、この方の効と考えたい。（『日常外来の漢方 380 例』【その他〈症例 24〉】p.686）

　このところ、本方に限らず多くの方で単独の症例は少なく、合方例が多い。
　揺れ動く私の日常臨床のスタンス、つまり行きつ戻りつのその姿の反映といってよかろう。或る時点では、これだと確信し対処するも、再びうまくいかない症例にぶつかり、また対処を変えていく。これが私の日常臨床のありのままの姿である。でも、この繰り返しの中から、何か一つでも動かぬものを手に入れたい。
　本検討を通じて、本方証のベースの虚労は営衛不和、つまり陰陽不和（かなり広い意味での）の病態を呈する、営衛不和を治す基本薬方は、桂枝湯である、その桂枝湯に重い竜骨と牡蛎を加えることで、桂枝湯の総体としてのエネルギーを下焦に向けたものが本方である、と理解した。

桂枝去芍薬加蜀漆牡蛎竜骨救逆湯
けいしきょしゃくやくかしょくしつぼれいりゅうこつきゅうぎゃくとう

＊本稿では、略称の救逆湯を用いる。

POINT

①本方の蜀漆については種々のことがいわれていて、大塚敬節、龍野一雄は入手し難く、入れなくても効果があるから普通入れないで用いるが、結構よく効く、と述べる。

②とすれば、本方は桂枝去芍薬湯加竜骨牡蛎ということになり、桂枝加竜骨牡蛎湯との差は芍薬の有無だけになってしまう。

③そして、一方が虚労の薬方となり、一方が火逆の薬方となる。一味の有無で適応病態が大きく異なってくることは非常に興味深い。これについての私見を述べた。

④本方の病理の中核を、成書の多くは発汗過多、津液乏とするも、条文よりどうしてもこれに賛成出来ないことを述べた。

⑤条文に"亡陽"とあるが発汗過多なら逆に亡陰ではないか。表熱のあるところに火熱を加えるのだから、陽に更に陽が加わる、つまり"重陽"ではないか、等々からである。

⑥本条文の"亡陽"の意味、意義を私見をまじえて述べた。

⑦続く、"必驚狂臥起不安者"の"必"と"者"の意味することを述べた。

⑧これらを踏まえ、私は本条文を以下の如く解釈した。
脈浮という表面的症候のみに囚われて、火熱の法を誤用すると、時に生命の危機にもかかわる"亡陽"をきたす場合がある。くれぐれも注意しなくてはならない。一方、驚狂し臥起不安に陥る者がいる。これには救逆湯を与えるがよい、と。

⑨龍野は『新撰類聚方』で、本方に続く6条文を関連条文として

挙げているが、あくまでも参考条文と考えるのがよかろう。
また、金匱要略の条文が抜けている。龍野の単純ミスであろう。
⑩本方の治験は殆どない。荒木の症例を引用する。私には呈示する程の治験がない。

救逆湯の内容

　図表 23 は、大塚敬節の『傷寒論解説』『金匱要略講話』、龍野一雄の『新撰類聚方』、金子幸夫の『傷寒論解説』『金匱要略解説』、及び中国・中医研究院編の『傷寒論』『金匱要略』で救逆湯方をみたものである。

　傷寒論の条文で、大塚は康平本に従って"医以火迫劫之"の下の"亡陽"を削除する。金匱要略の条文には各書で異同をみない。龍野は傷寒論の本方条文に続く 6 条文を（宜本方）と付し関連条文とし挙げるも、金匱要略の条文、"火邪者、桂枝去芍薬加蜀漆牡蛎竜骨救逆湯主之"がない。単純ミスで漏らしたのであろう。方に於いて、傷寒論は桂枝去芍薬加蜀漆牡蛎竜骨救逆湯方に作り、"右七味"云々となっているに対し、金匱要略は桂枝救逆湯方に作り、"右為末"云々となっている。

　図表 22 は、諸家の救逆湯方である。

図表 22　諸家の救逆湯方

	桂枝	甘草	生姜	牡蛎	竜骨	大棗	蜀漆	内容
荒木性次 『新古方藥囊』	3.0g	2.0g	3.0g	5.0g	4.0g	4.0g	3.0g	右を末となし水二合四勺を以て先づ蜀漆を煮て四勺を減じ諸薬を内れ六勺に煮つめ滓を去り一回に二勺を温服すべし。
奥田謙蔵 『漢方古要方解説』	1.8g	1.2g	1.8g	3.0g	2.4g	1.8g	1.8g	右七味を一包と為し、水二合四勺を以て、煮て六勺を取り、滓を去りて一回に温服す（通常一日二、三回）。
大塚敬節・矢数道明 『経験・漢方処方分量集』	4.0g	2.0g	4.0g (乾1.0)	6.0g	5.0g	4.0g	4.0g	（一日分）
龍野一雄 『漢方処方集』	3.0g	2.0g	3.0g	5.0g	4.0g	3.0g	3.0g	水四八〇を以て蜀漆を煮て四〇〇に煮つめ、他の諸薬を入れて再び煮つめ、滓を去り、三回に分服 便法；蜀漆を去り常煎法
森田幸門 『傷寒論入門』	3.0g	2.0g	3.0g	5.0g	4.0g	4.0g	3.0g	以上七味、先づ蜀漆を水 1,200 竓を以て煮て 1,000 竓となし、之に残りの諸薬を入れ再び煮て 700 竓となし、濾過して 100 竓を温服せよ。

七味薬方　桂枝去芍薬加蜀漆牡蛎竜骨救逆湯

図表23　救逆湯の条文とその方

大塚敬節『傷寒論解説』
"傷寒、脈浮、醫以火迫劫之、必驚狂、臥起不安者、桂枝去芍藥加蜀漆牡蠣龍骨救逆湯主之。"（傷・太陽病中篇）

桂枝去芍藥加蜀漆牡蠣龍骨救逆湯方

桂枝 三両去皮　甘草 二両炙　生姜 三両切　大棗 十二枚擘　牡蠣 五両熬　蜀漆 三両洗去腥
龍骨 四両

右七味、以水一斗二升、先煮蜀漆、減二升、內諸藥、煮取三升、去滓、溫服一升。

大塚敬節『金匱要略講話』
"火邪者。桂枝去芍藥加蜀漆牡蠣龍骨救逆湯主之。"（金・驚悸吐衄下血胸滿瘀血病）

桂枝救逆湯方

桂枝 三両去皮　甘草 二両炙　生薑 三両　牡蠣 五両熬　龍骨 四両　大棗 十二枚
蜀漆 三兩、洗去腥

右為末。以水一斗二升。先煮蜀漆。減二升。內諸藥。煮取三升。去滓。溫服一升。○宋板傷寒論為末作七味。

金子幸夫『傷寒論解説』
"傷寒脉浮、醫以火迫劫之、亡陽、必驚狂、臥起不安者、桂枝去芍藥加蜀漆牡蠣龍骨救逆湯主之。方六十。"（傷・太陽中篇）

桂枝去芍藥加蜀漆牡蠣龍骨救逆湯方

桂枝（三兩、去皮）　甘草（二兩、炙）　生薑（三兩、切）　大棗（十二枚、擘）
牡蠣（五兩、熬）　蜀漆（三兩、洗去腥）　龍骨（四兩）

右七味、以水一斗二升、先煮蜀漆、減二升。內諸藥、煮取三升、去滓、溫服一升。本云、桂枝湯、今去芍藥、加蜀漆牡蠣龍骨。

金子幸夫『金匱要略解説』
"火邪者、桂枝去芍藥加蜀漆牡蠣龍骨救逆湯主之。"（金・驚悸吐衄下血胸滿瘀血病）

桂枝救逆湯方

桂枝（三兩、去皮）　甘草（二兩、炙）　生薑（三兩）　牡蛎（五兩、熬）
龍骨（四兩）　大棗（十二枚）　蜀漆（三兩、洗去腥）

右為末、以水一斗二升、先煮蜀漆、減二升、內諸藥、煮取三升、去滓、溫服一升。

龍野一雄『新撰類聚方』
"傷寒脉浮、医以火迫刼之、亡陽必驚狂、臥起不安者、本方主之、"（太陽中）
"形作傷寒、其脉不弦緊而弱、弱者必渴、被火必讝語、弱者発熱、脉浮解之、当汗出愈、（宜本方）"（太陽中）
"太陽病、以火熏之、不得汗、其人必躁、到経不解、必清血、名為火邪、（宜本方）"（太陽中）
"脉浮熱甚、而反灸之、此為実、実以虚治、因火而動、必咽燥吐血、（宜本方）"（太陽中）
"微数之脉、慎不可灸、因火為邪、則為煩逆、追虚逐実、血散脉中、火気雖微、内攻有力、焦骨傷筋、血難復也、（宜本方）"（太陽中）
"脉浮宜以汗解、用火灸之、邪無従出、因火而盛、病従腰以下、必重而痺、名火逆也、欲自解者、必当先煩、煩乃有汗而解、何以知之、脉浮故知汗出解、（宜本方）"（太陽中）
"太陽傷寒者、加温針、必驚也、（宜本方）"（太陽中）

桂枝去芍薬加蜀漆牡蛎竜骨救逆湯　略称、救逆湯

桂枝　三両去皮　　甘草　二両炙　　生薑　三両切　　大棗　十二枚擘　　牡蛎　五両熬　　蜀漆　三両洗去腥
竜骨　四両

右七味、以水一斗二升、先煮蜀漆、減二升、内諸薬、煮取三升、去滓、温服一升、

中国・中医研究院編『傷寒論』
"傷寒，脈浮，醫以火迫劫之，亡陽，必驚狂，臥起不安者，桂枝去芍藥加蜀漆牡蠣龍骨救逆湯主之。"（傷・太陽病〈中〉）

桂枝去芍藥加蜀漆龍骨牡蠣救逆湯方

桂枝（三兩去皮）　甘草（二兩炙）　生薑（三兩切）　大棗（十二枚擘）
牡蠣（五兩熬）　蜀漆（三兩洗去腥）　龍骨（四兩）

右七味，以水一斗二升，先煮蜀漆，減二升，內諸藥，煮取三升，去滓，溫服一升。本云桂枝湯，今去芍藥加蜀漆、牡蠣、龍骨。

中国・中医研究院編『金匱要略』
"火邪者，桂枝去芍藥加蜀漆牡蠣龍骨救逆湯主之。"
（金・驚悸吐衄下血胸滿瘀血病）

桂枝救逆湯方

桂枝（三兩、去皮）　甘草（二兩、炙）　生薑（三兩）　牡蠣（五兩、熬）　龍骨（四兩）
大棗（十二枚擘）　蜀漆（三兩、洗、去腥）

右爲末，以水一斗二升，先煮蜀漆，減二升，內諸藥，煮取三升，去滓，溫服一升。

救逆湯の方意

> 傷寒、脈浮、醫以火迫劫之、亡陽、必驚狂臥起不安者、桂枝去芍藥加蜀漆牡蠣龍骨救逆湯主之、(傷・太陽病中篇)

　傷寒の病におかされている。脈を診ると浮いている。治者がその病理を深く考えることなく表面的な脈浮という症候のみから、火熱によって体を温め、発汗を促せばよかろう、と火熱の法を用いようものなら亡陽し、生命の危機すらきたす場合がある。くれぐれも注意しなくてはならない。また一方、驚狂し臥起不安に必ず陥る者がいる。これには救逆湯を与えるがよい、と訳したい。
　しかし、細かく検討すると、あれこれの簡単に決めつけられない点、理解に苦しむ点、逆になる程と思う点、を発見する。以下これに触れる。
　傷寒論で、冒頭が"傷寒、脈浮、……"となっているのは太陽病上篇の"傷寒、脈浮、自汗出、……、反与桂枝湯、……"、太陽病中篇の本方、及び太陽病下篇の"傷寒、脈浮、発熱無汗、……白虎加人参湯主之"のみである。これらは脈は浮脈であるというだけで、その緊張がよいか否か、滑の性質を更に帯びているか否か、数脈であるか否か等には何等触れていない。いずれのケースもあるということであろう。とにかく、浮脈、つまり病位は表にあるというのである。
　『漢方用語大辞典』は"傷寒浮脈"を、「傷寒の証で脈が尺寸ともに浮のものは、太陽経に属する」とし、浮脈の性状で数多くの病理を説くが、ここは上述の如く単に病位は表にあると解してよかろう。
　冒頭で挙げた太陽上篇及び下篇の条文が、各々"自汗出""発熱無汗"と症候で病態の範囲を絞りこんでいくに対し、本方は"医以火迫劫之"と直ちに治療を記す。何故であろうか。この治療が誤りであることは"亡陽"以下の記述をみれば容易に納得出来る。つまり、"傷寒、脈浮、医以火迫劫之亡陽"は脈が浮であるといった表面的症候のみに捕らわれたイージーな治療は生命にかかわる亡陽の如き大失敗を惹起する場合もあるので、くれぐれも注意しろと諭している文章と理解すべきではないか。
　"医以火迫劫之"が具体的にどのような治療であるかは分からないが、火熱を加え汗をかかせて病邪を除く方法として、往時かなり広く行われていたのであろう。
　大塚敬節は「医者が誤まって、焼針その他の火熱をもっておびやかして汗を

出すこと。このように火熱によって、からだを温めて発汗をはかる方法が古代にはあったらしく、このために種々の変証が現われた。これを火逆の証と呼んだ」(『傷寒論解説』)、と記す。更に〔臨床の眼〕で、「このような火逆の症状は、温灸、むし風呂、灸などによっても惹起されるばかりでなく、コタツにあたったり、風呂に入ったり、火鉢にあたることによっても、起こることがある」(同書)と述べる。

次の"亡陽"、この解釈が非常に困難である。諸家によって種々に解説されているが、いずれも今ひとつすっきりしない。内容の項で触れたように、大塚は傍註とする康平本に従って"亡陽"を削除している。

『漢方用語大辞典』に"傷寒亡陽"なる用語の解説があり、以下の如く述べられている。

「傷寒亡陽……傷寒の証に火灸針法などを誤用して、その汗を発しすぎることにより、あるいは発汗のしすぎ、辛薬の使いすぎなどによりおこる」

まず、発汗過多は水液(つまり陰)の喪失が主病理である。つまり、亡陰である。何故亡陽につながるか。また一般に辛薬は陽に属する薬物である。

諸家の解説をみて、その上で改めて考えるとしよう。

荒木性次、「傷寒脈浮は表の陽虚するとなすそれを更に火にて陽を散じられるが故に亡陽を來すに至る」(『方術説話 第二巻』)。

表の陽を"衛"とすれば、衛が虚すは表の守りも弱くなっているので、その間隙をぬって脈が浮いてくる。つまり"傷寒脈浮"である。これに無闇に直接火を当てる灸法等の火法を用いれば、皮膚が本来具有している筈の陽(衛)をも却って(逆に)散じてしまう、はなんとなく理解出来る。

荒木のいわんとする亡陽は、このような意味のものであろう。単に病位が表にあることを示しているとした私の見解と異なってくる。荒木は発汗過多には全く触れていない。

龍野一雄、「救逆湯の亡陽は傷寒脈浮であって表熱がある所へ火を以て更に熱を加え、汗出で津液を失い、表熱と火熱の両陽熱は一方では心に迫り、一方では亡津液により腎水虚したのに心火亢り、ここに腎虚心火動の状態を生ずる。(中略)この亡陽は津液亡し陰陽俱に虚して虚煩に陥ったものである」(『漢方医学大系⑧・漢方入門1』)。

風呂を空焚きしている状況がイメージされる。ここも表熱と火熱の両陽熱が合わさっているのに、何故亡陽というのか。

龍野は、"汗出で津液を失い"を亡陽病理の基底に据えていると理解される。

また、「漢方的な救逆湯の証は下焦命門の陽虚と上焦宗気の陽虚とを兼ねて

● 七味薬方 桂枝去芍薬加蜀漆牡蛎竜骨救逆湯 方意

いるものと思われる」(同書)とも述べている。これだと、下焦命門の陽虚、上焦宗気の陽虚を亡陽としているようにもとれる。龍野の考える亡陽が今ひとつ判然としない。

　森田幸門は『傷寒論入門』で、「亡陽、精神力の消耗せること。方中行は、亡陽とは陽は気を以て言い、火はよく気を助く、気甚しきときは則ち反って気を耗す、という」と注を付し解説する。荒木の説と一脈通じるように思う。しかし、"精神力の消耗せること"は、飛躍しすぎた解釈というべきだ。

　金子幸夫は、「医者は火法を用いて発汗させたので、発汗過多になって心陽を亡い、必然的に驚悸が出現して狂乱」(『傷寒論解説』)すると通釈する。亡陽の陽を心陽と解釈している。これだと後の文章との繋がりがよい。が、では何故"亡心陽"とせず、わざわざ"亡陽"と表現するのか。

　中国・中医研究院編『傷寒論』、「汗が多く出すぎるため、陽気を亡失してしまう」。発汗過多で体温が下がり過ぎる病症をいっているのだろう。

　以上、龍野、金子、中国・中医研究院編『傷寒論』は発汗過多を亡陽病理の中核に据えている。しかし、各々にコメントを付したように、これらの説には今ひとつすっきりしないものを覚える。

　一方、吉益南涯はこれと異なる解釈をする。

「(亡陽)外へめぐり出んとする血気を内へ逐いすくめてめぐらぬようにする故、亡陽という。陽気内陥と同じ義なり」(『傷寒論精義』〈『漢方の臨床』14:2・3, 1967〉)。

　一般に、陽気内陥は、表証のある時、誤って下したために邪が裏に陥入する現象をいうが、南涯の論理は傷寒で表熱のあるところに医師が火法を用いて熱を加えるので、外に熱が満ち溢れ、(一部が)内に逃れるというのであろう。ちなみに、"亡"は〔説文〕に「逃るるなり」とし、入+しの会意文字で、僻処ににげ隠れる意とする、とあり、にげるとも訓じられる(白川静『字通』)、と。確かに南涯に従うと、条文の以下の解釈が容易にはなる(内に逃れた熱邪が上衝して心陽をかく乱する等)。が、これもかなり無理している感を否めない。

　以上、諸家の説を通覧するに、各々一理あるも、さりとて全面的には従い兼ねる。

　改めて、『漢方用語大辞典』をみてみる。

「亡陽……陽気衰竭の危険症候。症状は，流れるような汗・寒がる・倦怠感・四肢厥冷・精神衰弱・面色蒼白・呼吸微弱・渇して熱い飲物を欲する・脈が微弱で絶えそうになり，あるいは浮数で空虚となるなどをあらわす」(『漢方用語大辞典』)。かなり重篤な病態である。この説明でみると、単純に陽気だ、陰液だ

といった段階でなく、正に生きるか死ぬかのレベルといえる。つまり、ここでの陽は拡散する、伸びる、生長する、更には生きるといった陽本来の根元的な意味を有するものと捉えるべきである。これに従って、条文の亡陽は、健全なこの能動的、拡散的な生きていく為の能力を亡くしたとするべきではないか。何故この如きが惹起されるかは、上述した諸家が述べた通りである。傷寒病で体の衰弱しているものに発汗過多をさせたが為かも知れないし、荒木の述べるように火で陽を散じた為かも知れない。或いは南涯の説くように、外へめぐり出んとする血気を内へ逐いすくめめぐらぬようにした為かも知れない。結果として上記の意での陽を亡くしたのである。

続く、条文の"必驚狂臥起不安"は精神的におかしくなった状態で、『漢方用語大辞典』の記述と異なる。つまり本条文を"亡陽しそれが故に必ず驚狂、……"と訳すと意味が通じなくなる。従って冒頭で示したように、亡陽に陥るケースもあるし、一方で驚狂して臥起不安を必ず起こすものがいると訳したのである。

いずれにしても、ぽんと挿入されている"亡陽"はやっかいである。康平本の説くように、後人の傍註とみるのが無難に思われる。しかし、これも火法の誤用でみられる病態の一齣ととり、このままでよしとする。

"必驚狂臥起不安"の解釈に参考になると思われる文章が素問にある。素問の調經論篇の「血陰に幷し、氣陽に幷すれば、故に驚狂を爲す」である。この"幷"の字義を柴崎保三は次のように解説する。

「この字の古形は、第13図（略）に示す如く、二人の人が並んで立つ形である。そこで幷とはつまり二つを両側に張り出し、並行するようにならべることである。これは亦二つのものが同一の所に集まることでもある。従って、本文の『血陰に幷し、気陽に幷す』ということは亦血が陰に集まり、気が陽に集まるというような関係ともなる。気は陽であり陽は外方を主る。故に陽気が外部で盛んとなる」（『鍼灸医学大系⑨・黄帝内経素問』）。

陰陽のバランスが大きく崩れ、陽が外部で独り勝ちすると、驚狂を起こす（"気陽に幷すれば、故に驚狂を爲す"）というのであろう。驚はハッと緊張する意であり、狂の原義はむやみに飛びまわる犬のことというから、驚狂ははっとして落ち着かず、あちらを向いたり、こちらを向いたり、手足をバタバタさせる状態といえよう。正に、条文の"臥起不安"である。この素問の文章は、本条文を記した仲景の思考過程を解明してくれるように思われる。往時、こうした考えは、知識人の間で広く共有されていたのであろう。この素問の考えをベースに本条文を解釈すれば、"傷寒"であるから、つまり外感熱病で発熱等の表症は存在

する筈だし、わざわざ"脈浮"と病位が表（外部）にあることを再度確認し、それに"以火迫劫之"で、当然表（外部）に陽のみが独り盛んとなり、驚狂をきたし、病人は静かに横になっていることが出来なくなるという訳である。現代医学的にこの病態を想像すると、ひどいかぜを引いて病人はかなり弱っている。勿論熱もある。外感熱病だから体を温めて汗をかかせればよかろうと、熱いむしタオルか何かで全身を覆ったところ、病者は頭がのぼせ、ボーッとして気持ちが悪くなり動悸がしてくる等急速に心身共に不安状態に陥り、じっとして居られなくなる、というのではないか。

本条文には、陰液喪失の症候は記されていない。専ら精神的なこと……"気"についてである。

以上のように見てくると、本条文は発汗の始まる直前の病態を述べ、その治療を示しているといえるかも知れない。これにかまわず火熱の法を続けると大量の発汗をきたし、それこそ危篤な虚脱の状態に陥るであろう。

最後に、"必驚狂臥起不安者"の"必""者"にも深い意味があると指摘しておきたい。ちょっとした刺激で、この如き自律神経発作、不安発作を起こすもの、といった意を含んでいると考えるのである。仲景はこの如き者の存在を見抜いていたともいえよう。

構成生薬と、本方証との関連の考察は、全ての条文の解説後に行う。

火邪者、桂枝去芍藥加蜀漆牡蠣龍骨救逆湯主之、（金・驚悸吐衄下血胸滿瘀血病）

「火邪者」の"火邪"とはいかなる病態か。『漢方用語大辞典』は「①六淫の病邪の一つ。②広くは病変の過程で火に化することをさす」と説明する。勿論本条文の"火邪"は②に属すると考えられるも、抽象的で今ひとつ分かりづらい。

金子幸夫は「冒頭の『火邪の者』は焼針法、熏法、熨法、あるいは灸法等の火法を用いて治療したために変証が発生することを指す」（『金匱要略解説』）と解説し、中国・中医研究院編『金匱要略』も同じ立場である。

一方、大塚敬節は次の如く語る。

「『火邪』というのは、火によって起こる邪ですから、例えば炬燵に酔って頭痛がするとか、お風呂のなかで倒れるとか、お灸をやったときの反応で工合が悪くなるとか、火傷で水ぶくれになっているとかいうのは、すべて火邪です」（『金匱要略講話』）。

かなり緩やかに、柔軟に解釈している。運用が容易となろう。大塚も「応用

範囲の広い薬方です」(同書)という。

　この勉強会で、大塚の解説を受け、藤平健が「落雷で全身火傷をして入院している人で、もう駄目かと思われたのですが、これを煎じて持っていって飲ませましたら、ああおいしいと云って、よく飲んで、すっかりよくなった例があります」(『金匱要略講話』)と追加発言している。病状の説明がないので、あく迄推測だが、入院中であるし、必ず点滴(補液)を受けている筈だから、脱水による云々ではなかろう。落雷の恐怖感に怯えて、精神が不安定になっていたのではないか。前条文の検討で、成書の多くが発汗過多を病理の中核に据えていることを述べた。前条文の"医以火迫劫之"も火邪の範疇に入る。とすれば、藤平の症例は発汗過多説と矛盾する。単純に火法による脱水説が正しいとはいえないと考えるのである。

　冒頭で触れたように、龍野一雄は本条文を『新撰類聚方』に載せていない。単純ミスであろう。

> 形作傷寒、其脉不弦緊而弱、弱者必渇、被火必讝語、弱者発熱、脉浮解之、当汗出愈、(宜本方)(太陽中)

　"形作傷寒"。一見病状が傷寒に似ているということ。荒木性次は、「惡寒がして身體がいたみ、嘔逆あることを謂ふ」(『方術説話 第二巻』)、と説く。具体的には流感とかインフルエンザの類であろう。しかし、その脈を診るに、"其脉不弦緊"、即ち弦緊ではない。弦脈は、傷寒論に"脈浮にして緊なるものを名づけて弦という"と定義されているから、既に緊脈である、それなのにわざわざ"緊"と付している。これは"而弱"の"弱"を意識して"緊"を強調する為ではなかろうか。因って、条文の"不弦緊"を"弦緊でない"とするでなく、弦と緊とを独立させて"弦ではない""緊ではない"と解釈するのがよいと考える。この場合は、脈が浮であるか否かより、緊であるか、弱であるかの方が重要なのである。

　条文は、弱である。つまり、病状は一見傷寒に似ているが、何故かその症状に反して脈が弱い。それはこの病者が津液不足、陰血不足に陥っているからである。従って、"弱者必渇"で、口渇を訴えるというのである。"被火必讝語"、この者に熱があるからと火法など用いようものなら、更に表に熱が加重され、上昇性を本質的に具有する表熱は陽の陽たる頭に上昇し、讝語、つまりうわごとをいうようになる。中医学はこの病理を熱邪が更に甚だしくなり、心神を乱すと説明する。

"弱者発熱"の"弱者"は、勿論"弱者必渴"の"弱者"である。この脈の弱い者でも、熱があって浮脈を呈する場合は(乱暴な火法でなく、優しい解肌の方である)桂枝湯などで軽く発表してやれば、適度に汗をかいて病は愈える、つまり、"解之、当汗出愈"というのだ。荒木は「解之とは治法を加へて解させてやることで自然の解を云ふには非ず」(『方術説話 第二巻』)という。

　私は、以上の如く本条文を解したが、これに何故桂枝湯でなく、桂枝去芍薬加蜀漆牡蛎竜骨救逆湯がいくのか、よく分からない。救逆湯の場合、竜骨、牡蛎を含み、主に循環器系の自律神経失調症状が必ずあると思うのである。

　一方で、「本章は傷寒の病の脈證が變ずる場合之れに自然になるものと火を加ふるに依るものと有ると云ふことを論じたるものにして其の主意は火を被ると云ふ所に在るものの様なり」(同書)と荒木はいう。これならば、この条文と救逆湯は結び付くも、このように解釈する論理過程が現段階でよく分からない。関連条文とするのは無理で、せいぜい参考条文であると考える。

太陽病、以火熏之、不得汗、其人必躁、到経不解、必清血、名為火邪、(宜本方)(太陽中)

　本条文を奥田謙蔵は、後人の一家言ならん、とする。大塚敬節は、"到経不解"を傍註に作る康平本に準拠して、原文より削除している。
　「到経不解」。荒木性次はこれを解説して、次の如くいう。
　「七日目を過ぎても病狀がとれないこと」で、「一經を七日間となす則ち太陽から始って陽明少陽太陰少陰厥陰と六經を經て七日目に到り再び太陽となる此の七日目には普通太陽の病は解するものなのにそれが解せない場合は之れを到經不解と謂ふ」(『方術説話 第二巻』)。確かに、これを傍註に作る康平本に分があると思われるが、ここは荒木に従って上記の如く解釈する。
　中国・中医研究院編『傷寒論』は、条文を以下の如く、分かり易く口語訳している。「太陽病を火熏法で治療したが、汗が出なければ、病人は必ず気分がいらいらし、落ち着かなくなる。快癒すべき時期が来たのに、依然として好転の兆しが見えなければ、必ず大便の時血を下すはずであり、これを火邪と言う」。
　この病理はどういうことであろうか。
　荒木は説く。「太陽病は陽氣表に聚まるを以て更に火を用ひて其の陽を補へば陽の大過を生ず陽の大過は汗出づれば則ち解す然るに汗を得ざれば大過の陽は外に出づる能はずして内に入りて陰を擾す故に汗を得ざれば躁を生ずるなり陰は靜を主どる其の陰傷らるれば靜なるを得ず故に必躁す、經に到りて自ら

解するは表和するを以てなり陽大過なれば表和する能はず表和する能はざれば内に入りたる熱外に出づる機を得ず則ち血を動じて下より出づ故に到經して不解なれば必ず清血するなり」(『方術説話 第二巻』)。

　金子幸夫、「本証では、太陽病に誤って火熏法(かくんぽう)を用いて治療したが、『汗を得ず』とあるように、邪は汗が出ない為に解されなくなり、火邪は反って内攻(ないこう)した。煩躁が出現するのは、内攻した邪熱が津液を損傷し心神を乱すからである。『經に到って解せず』は、傷寒の日伝一経に従えば病は七日目に治癒するはずであるが、この時期になっても病は依然として解されない状態にあることを指す。邪熱は汗に従って解されず、裏に下陥して下行する絡脈(らくみゃく)を損傷し迫血妄行した。そこで、《霊枢・百病始生》に『陰絡(いんらく)傷るれば則ち血内に溢れ、血内に溢るれば則ち後血(こけつ)す』とあるように、下血が出現する」(『傷寒論解説』)。

　共に同じことを述べていると理解する。ただ、金子は誤って火熏法を用いたとするも、必ずしも誤治ではなかろう。たまたま結果としてうまくいかなかったのである。

　漢方的には一応これでよしとしても、西洋医学的にこの病態、病理は何であろうか。外感熱病で下血するケースはいかなる場合であろうか。確かに、荒木、金子の論理で消化管出血を説明し得るも、あくまでも論理としてであって、臨床的にイメージし難い。冒頭が傷寒ならば理解出来るのに、わざわざ太陽病とするその意図は果して何か。

　やはり、腸管出血をきたすような外感熱病を初めから想定しているのではないか。この条文はよかれと思って行った治療によって、病態の悪化するケースを挙げて、注意を促すものと考えるべきである。その為には、傷寒と狭く限定するよりも、外感熱病と広くしておくのがよい。つまり、熱があるからと安易に火法を用いる如きのないように、と言外に述べていると理解すべきだろう。

　ただ、上述した考え方は西洋医学にないもので、参考とすべきである。生体を一つの反応系と捉え、医療者のある行為が複雑な反応経路を経て、遠方に影響を及ぼす事実である。古人はこれ等の反応系にも、或る種の法則性を発見し、それを纏めて、或いは経絡、或いは五行の形に整理したのであろう。

　さて、この条文に戻って考えるに、龍野一雄は(宜本方)として関連条文とするも、果してどうだろう。火邪とあるから関連づけるのは可能だが、救逆湯には煩躁と共に循環器系の自律神経失調症状が必ずあるのではなかろうか。この条文の最も重視すべき症候は"清血"である。まずこれの対処を眼中に置かなくてはならない。傷寒・金匱方なら黄芩湯とか葛根黄芩黄連湯あたりをまず考えなくてはならない。(宜本方)でなく、本方もその場、そのケースで出番

●七味薬方　桂枝去芍薬加蜀漆牡蛎竜骨救逆湯(はっけつもうこう)　方意

のあることもあろう、ぐらいが適切ではなかろうか。

> 脉浮熱甚、而反灸之、此為実、実以虚治、因火而動、必咽燥吐血、（宜本方）
> （太陽中）

奥田謙蔵は、本条文も後人の一家言ならん、と述べる。

大塚の書にはこの条文はない。

金子幸夫、中国・中医研究院編の書には載っているも、本方とは特に関連づけていない。

金子の『傷寒論解説』の[通釈]を引用する。「脈は浮で、発熱が甚だしい。しかし、反って灸法を用いて治療した。この証候は、実証である。実証であるのに虚証として治療した。火熱は更に盛んになるので、必ず咽が乾燥し、吐血を来すことになる」

解説自体はこれで納得出来るが、"実以虚治"を実証を虚証と（誤って）治療したは、中国・中医研究院編の書も同様に訳しているが、如何なものか。龍野一雄は「（病邪の）実には（身体の）虚を補って治すのが法である」（『漢方医学体系⑬・和訓・口語訳傷寒論』）と口語訳するも、やはり納得し難い。荒木性次は「實して居るものは虚させる法を以て治の法となすと云ふこと」（『方術説話 第二巻』）と解説する。これに従いたい。"脈浮"で病位が表にあることを示すが、ここでも用意周到に緊であるか or 弱であるか or 滑であるかは述べられていない。これは浮脈であることのみに目を奪われ、以下の如きへまをしてはならないよという意を言外に込めているのである。更に、"熱甚"で熱のみでなく、全体としての病状が激しいことも言外に述べている。こうした激しい病状を呈するのは、一般に実証において見られる現象である。従って、脈も当然弱くはなく、緊張がよい筈である。

"而反"、しかるに、それなのにとわざわざ述べ、へまなことをしたとの意を暗に述べる。

"灸之"、ここでもまた火法が出てくるのは、往時はこれが結構行われていたのであろう。

"此為実"、ここで改めて現前の病症は（表の）熱邪で実していると念をおし、"実以虚治"、つまり、なにはさておき激しい熱邪を虚させる（冷ます）法をとるべきであるのに、火法を行って病態を重篤化させてしまった、というのである。

現代医学でも、熱中症、熱射病にはまず涼しい所で安静にし、そして額、首、

或いは腋窩に氷囊をあてたり、更に必要に応じ点滴したりの治療を行なう。
"因火而動"、この火は勿論火法であり、火法に因って動ずるは、病症が全体として動の様相を呈してくることをいうのであろう。病気の治療には、陰陽の調和をはかることが基本であるのに、本病態は益々逆の方向に向かい、その結果として"咽燥吐血"をきたすまでになるケースがあると注意するのである。

これに救逆湯が行くであろうか。龍野は（宜本方）として関連条文とするが、無理と思われる。

微數之脉、愼不可灸、因火爲邪、則爲煩逆、追虚逐實、血散脉中、火氣雖微、內攻有力、焦骨傷筋、血難復也、（宜本方）（太陽中）

荒木、奥田、龍野はこれを独立した1条文とするも、金子及び中国・中医研究院編の書は次の"脉浮、……、脉浮故知汗出解"と合わせて1条文としている。奥田はやはり本条文も、後人の補入とする。

諸家の本条文の解釈が微妙に異なる。金子の解説が最も納得し易いので、引用させて頂く。

「冒頭の『微数の脉』の『微脉』は血虚・陰虚を表わし、『数脉』は虚熱を表わす脈象である（中川注：中国・中医研究院編『傷寒論』も、"微で数の脈象は大体陰虚にして熱があるためだから"と訳している）。即ち、本証は陰虚火旺に属しているので、治療は滋陰・清熱・養血しなければならない。灸法では散寒は可能であるが、虚熱証に灸法を用いると熱証を助長することになるので、『愼んで灸す可からず』とあるように、灸法は禁忌である。『火に因りて邪を爲す』は、灸の火は本証では治療にはならず、むしろ病を引き起こす素因になることを指す。病人の裏には虚熱があるが、灸による火邪が内迫して虚熱に加わると、火邪と虚熱が打ち合い、火熱は上逆して『煩逆』、即ち『激しい気の上逆』を引き起こし、心胸部の煩悶、気の上逆等の症状を発生させる。『虚を迫う』は、陰虚の病人に火法を用いて治療すると、陰液を焼灼するので陰虚は更に甚だしくなることを指す。『實を逐う』は、火法によって裏熱が更に甚だしくなることを指す（中川注：この部の解説には引っ掛かりを覚える。中国・中医研究院編『傷寒論』は、"虚症〈証？〉を治療する灸法で実証を治療すると"と口語訳し、龍野は"身体の虚した元気を追い払い〈一層虚に陥らせ〉邪の実をあおり立てて〈一層邪気を盛んにし〉……"と訳す。結果としては同じことを述べていると考えられるが、訳し方としては龍野の方が納得し易い）。このように、火法は傷陰助熱するので、『血脉中に散ず』とあるように、気血を損傷する（中川注：解説は金子のもので十分だが、枯葉・枯草に火が移って四方にパチパチ音を立

てながら広がる様をイメージして血脈中に散ずと表現したのであろう)。『火氣微なりと雖も、内に攻むること力有り』は、灸による火邪は微弱ではあるが内攻すると人体を著しく損傷することを指す。例えば、『骨を焦し筋を傷り、血復し難きなり』とあるように、火熱が体内で旺盛になると、筋骨は濡養(じゅよう)されなくなり気血は損傷される」(『傷寒論解説』)。

漢方病理を踏まえ、論理的に条文を解説している。これで条文解釈はよしとして、これを龍野のいう如く(宜本方)として本方関連条文とするのが適切か否かである。やはり病理を検討するに際しての参考条文ではないか。

> 脉浮宜以解、用火灸之、邪無従出、因火而盛、病従腰以下、必重而痺、名火逆也、欲自解者、必当先煩、煩乃有汗而解、何以知之、脉浮故知汗出解、(宜本方)(太陽中)

龍野一雄は、これを次のように口語訳している。
「脈が浮のものは発汗剤を使って病を治すのが宜しい。然るに之に灸をすえると、病邪は汗に従って出ることが出来ず火熱によって病熱は盛んになり(身体の陽気は熱によって上に昇るから)下部の腰から下の方は(陽気が乏しく陰気が多くなって)必ず重く且つ痺す。これを火逆という。病がひとりでに緩解しようとする場合は(表気の虚が回復して熱とぶつかり)必ず先ず煩を起し、そこで汗が出て緩解する順序になる。どうしてそれが判るかというと、脈が浮だから汗が出て緩解することが知られるのだ」(『漢方医学体系⑬・和訓・口語訳傷寒論』)。

火逆を述べたものであり、"必当先煩"とあるから、救逆湯の出番があるかも知れない。

奥田謙蔵は、本条も「恐らくは後人の一家言ならん」(『傷寒論講義』)という。

> 太陽傷寒者、加温針、必驚也、(宜本方)(太陽中)

"太陽傷寒者"は"太陽傷寒証""太陽の傷寒病"、或いは"太陽経が寒に傷られたもの"と訳されている。

金子幸夫は、発熱、悪寒、体痛、嘔逆、脉陰陽倶に緊等の太陽傷寒証の証候が出現したことを指す、という。

中国・中医研究院編の『傷寒論』は、「太陽の傷寒病は本来麻黄湯で治療すべきであるのに、温針を誤用して発汗させれば、必ず錯乱状態を惹起する」と口語訳する。

発汗させれば病は軽快するのだから温針は余分である。要するに、熱に熱を加えるという余分のことをしたというのである。
　火逆の病理、驚狂、臥起不安等の症候の発生病理の検討に有用である。関連条文としてよいであろう。
　以上、龍野が関連条文として挙げた６条文は、火逆、或いは火邪の種々の病態を例示したもので、本方の病理を考える際には有用であるといえようが、必ずしも関連条文とはいえなかろう。この多くは参考条文とするのが正確であろう。本方の場合は"驚狂臥起不安"が必須症候なのである。それを示す為に"必"と"者"の二字が前後に付いていると考える。"必"は必須の"必"で、それは当然である。"者"も"喘家""黄家"の"家"、或いは"火邪者"の"者"と同じように、そこに或る必然性を感じさせる、いや、含んでいると理解すべきだろう。このような視点で本方条文を眺めると、なる程よく考え抜かれていることを発見して、楽しくなる。

　さて、全条文の検討を終えて、本方証と構成生薬との関連を考えてみよう。
　龍野一雄は次のように述べる。
「蜀漆は入手し難いし、入れてなくても効果があるから普通除去して使っている。そうすると桂枝去芍薬湯に龍骨牡蠣を加えたことになる。桂枝加龍骨牡蠣湯とはただ芍薬の有無の違いがあるだけだが、その効用はかなりの差違がある。桂枝加龍骨牡蠣湯が心胸に迫るのに救逆湯は頭に迫っていく。桂枝加龍骨牡蠣湯が虚労なのに救逆湯は火邪である」(『漢方医学体系⑧・漢方入門1』)。
　蜀漆に関して、大塚敬節も次のように述べる。
「蜀漆―日本では、蜀漆をコクサギにあてているが、もちろん誤りで、このものは日本に産しない。私はこれを入れないで用いているが、結構よく効く」(『傷寒論解説』)。
　また、龍野は他書で次の如く述べる。
「本方（救逆湯）は桂枝去芍薬湯の裏気虚、上衝して胸に結ぶのと、蜀漆の胸脇に迫る劇気を発散させ、竜骨の収斂鎮静、牡蠣の利水鎮静と相俟って気上衝心胸に迫るものを鎮静する。心胸に迫る様子の劇しくないものは蜀漆を省略しても差支えない」(『漢方医学大系⑭・傷寒論・金匱要略要方解説』)。
　蜀漆に対するニュアンスが前書と異なる。これについては全く経験がないのでコメント出来ない。今は先達の貴重な意見として頭に入れておく。
　以上、龍野の解説で、大きな輪郭と本方証理解の道筋は得られよう。しかし、桂枝加竜骨牡蛎湯が心胸に迫るのに、何故本方は頭に迫っていくかの説明がな

● 七味薬方　桂枝去芍薬加蜀漆牡蛎竜骨救逆湯　方意

201

い。また、芍薬の有無で、一方が火邪となり、他方が虚労となるそのメカニズムの検討も必要であろう。

　後者より入る。

　私は、桂枝加竜骨牡蛎湯の検討で次の如く述べた。

「そして、この虚労に桂枝湯の加味方で対処する意味を深く考えたいと思うのである。労、疲れの病であるから、即補剤ではなく、あくまでも桂枝湯を用うるその意味である。龍野は桂枝湯の証を定義して『気血栄衛の不和による表虚熱或いは気上衝』」（『傷寒論金匱要略要方解説』）と述べる。

　気血の不和、営衛の不和、換言すれば広く陰陽不和である。虚労のベースにはこの陰陽不和があって、その時、その場の条件でそれが或いは表に、或いは裏に、或いは上焦、下焦に、その結果としての症候を表わすのである。陰陽不和に対する基本の方として、桂枝湯を我々はもっともっと知らなくてはならない（本書 p.167）。

　この方は勿論、結果としての症候が下焦に表われたものである。更に鉱物性の竜骨、牡蛎でそのグラグラしている下焦を固め、頭が重いとかボーッとする、動悸するとか、気持ちが落ち着かない等、浮ついた"気"を鎮めると理解してよいであろう。労の病、疲れの病に関して、体が疲れる、だるいと訴える患者さんと接して、それが肉体的要素よりくるのでなく、"気"の関与が強いように、日常の外来で感じることが多い。つまり、疲れ、則ち補剤ではないのである。

　さて次に、本方、救逆湯をみるに、桂枝加竜骨牡蛎湯との異同は、芍薬のないこと、蜀漆の加わったこと、それと竜骨、牡蛎の量が稍多くなっていることである。

　桂枝去芍薬湯につき私は次の如く述べた。

「桂枝湯の芍薬を倍増した桂枝加芍薬湯は専ら腹部疾患に用いられる。即ち桂枝湯のエネルギーを腹部に向ける。江部の表現を借りれば、桂枝湯のベクトルをより『下向』『守』に強くする。逆に芍薬を去ることでこの『下向』の動きは完全になくなり、専らそれは表と表に最も近い胸に向う」（『「傷寒・金匱」薬方大成 四味編』）。

　これで、龍野が桂枝加竜骨牡蛎湯が心胸に迫り、本方が頭に迫ると述べた意味が分かる。つまり、"気"はより軽く、より自由になっているので竜骨、牡蛎を増量する必要が生ずるのである。

　ここで、中医学の解説をみてみよう。

　中国の何任は次のように述べる。

「桂枝救逆湯は桂枝湯によって営衛を調和し、心陽を振い立たせ、竜骨、牡蛎

を加えて心気を収摂して重鎮安神させ、蜀漆を加えて血を消耗することなく行血させる。芍薬を去るのは薬性が酸で収斂して心陽の流通を妨げるからである。これらの作用により本方は、散邪し、救逆鎮静する効能をはたしており、亡心陽の証に属する心神不安、驚狂恐怖を救治できる」(『金匱要略解説』)。

心陽、心気、亡心陽なる言葉を使っているのは、傷寒論の本方条文の"亡陽"を念頭に置いたからであろう。前述したように、これは私の理解と異なる。また、"散邪し"とある"邪"は具体的に何を指すのであろうか。去芍薬の説明も納得し難い。

金子幸夫、「本方は、桂枝湯より芍薬を除き、蜀漆、牡蛎、龍骨を加えた処方である。方中の桂枝は甘草と合用し、辛甘で化陽(しんかんかよう)して心陽虚を改善する。生姜は大棗と配合し、補中益気(ほちゅうえっき)・調和営衛(ちょうわえいえ)する。龍骨と牡蛎は、浮越(ふえつ)した陽気を潜斂(せんれん)して安神(あんしん)する。蜀漆は、辛味で滌痰逐邪(できたんちくじゃ)し開竅(かいきょう)する。桂枝湯より芍薬を除去するのは、芍薬の酸寒で収斂すると扶陽(ふよう)が不利になるからである」(『傷寒論解説』)。

典型的な要素還元論的な解説である。完成品としての桂枝湯がふっ飛んでいる。要素還元論はあくまで方剤理解の一方法論であって万全なものではない、と理解すべきである。金子も何任も同じく心陽という言葉を用いている。また、芍薬の理解も同じである。

救逆湯の運用

● 荒木性次『新古方薬嚢』
「桂枝去芍藥加蜀漆龍骨牡蠣救逆湯の證……驚きっぽいもの、いらいらして休まれぬ者、大いに逆上し鼻血など出る者、大火傷したる後などにて微熱あり、胸苦しく氣落ち着かざる證あるにも本方の宜しき者あり」

● 奥田謙蔵『漢方古方要方解説』
「応用
Ⅰ）頭面に逆上感あり、心中煩悶し安眠するを得ず、口乾くも飲料を欲せず、脚部微冷にして、脈浮大なる証。
Ⅱ）自汗出でて脈虚大、心悸亢進を覚え、逆上し、二便共に減少し、食慾著

しく減ぜざる証。
　Ⅲ）密室に閉居し、或は火力強き炬燵等にて逆上し、頭重、眩暈を発する証。
　Ⅳ）湯火傷、或は艾灸後の発熱等。
　Ⅴ）入浴長きに過ぎて逆上し、眩暈を発する等の証。
　Ⅵ）気逆上衝し、胸腹に動悸を感ずる等の証。
　Ⅶ）癲癇にして、上逆甚だしく、胸腹に動悸ある等の証」

● 龍野一雄『新撰類聚方』
「通常蜀漆を入れずに使う
　Ⅰ）火傷・湯傷・施灸等の火熱によってストレスを起し煩躁発熱動悸悶乱顔面紅潮口渇等を呈するもの
　Ⅱ）脳症・発狂・脳出血・高血圧症・バセドウ氏病・ヒステリー等で煩躁のぼせ興奮しやすく動悸不眠発汗口渇などあるもの
　Ⅲ）大動脈瘤・アドレナリン中毒等で動悸呼吸困難煩躁するもの
　Ⅳ）胃酸過多症で胃部鈍痛むねやけ腹動するもの
　Ⅴ）言わんと欲して言うこと能わざる言語障碍やどもりで頭汗が出て刺戟興奮性のもの
　Ⅵ）不眠症のため興奮狂状のもの」

　私には本方の治験はない。
　荒木性次の症例を引用する。
「桂枝去芍薬加蜀漆龍骨牡蠣湯の應用例……一男子三十歳。風邪を治せんと欲し強き洋藥の發汗劑を服して大いに汗を取りし後、氣いらいら、びくびくとして落ち着かず、夜もよく睡るを得ず、身體重く甚だ驚き易くなりたる者に桂枝去芍薬加蜀漆龍骨牡蠣湯を與へて一、二日にてもとに復したるものあり。
　但し其の時蜀漆は加へしか否かを忘れたり、尤も手元に有りし品はコクサギの乾葉のみなりし」（『新古方藥嚢』）。

　本例は、方意の項で検討した"亡陽"で触れた"汗出で津液を失い"に該当するものであろう。しかし、発汗過多が即本方病理の中核でないことはそこで述べた。私はこれまでの臨床経験のなかで、いわゆる自律神経が乱れ易い、或いは自律神経が弱いと表現してもよかろうが、このような者の一群がいるように感じてきた。荒木の症例も、これに属するのではないか。換言すれば、本方はこの自律神経の乱れを正す薬方の一つなのである。

桂枝二越婢一湯
けいしにえっぴいっとう

POINT

①本方条文は簡略すぎる上に、後人の註文がまぎれ込んでいるのではないか、脱字があるのではないか等の議論があり、問題が多い。また本方の生薬量にも検討すべき事項が多い。

②ちなみに、大塚敬節は"此無陽なり"を削除し、"不可発汗"を"不可発大汗"に作る。

③更に、"宜桂枝二越婢一湯"は"熱多寒少"に続け、つまり"脈微弱者"の前に持ってきて解釈すべきとの説が多い。

④本稿は、成書の記述をそのものとして（図表25に示した如く）そのまま解釈した。

⑤まず冒頭の"太陽病"はなお太陽病の概念の範疇内の病態であることを規定する。つまり、陽明病でも、少陽病でも、また"脈微弱"であるも陰病ではないのである。

⑥続く"発熱悪寒、熱多寒少"、これのみでは"宜桂枝二越婢一湯"に結びつかない。限定条件が必要であり、それが"脈微弱"である。

⑦"脈微弱者"の"微弱"を少しく（微）脈に力のかげりがみられる（弱）ようになった、と解釈する。

⑧次の"此無陽也"がまた難解である。私は陽にかげりがみられるのだから、"熱多寒少"といって、安易に汗法等を用いてはならない、注意すべきとの意を込めての表現と理解する。

⑨このように解釈すれば"不可発汗"で何等支障はない。わざわざ"不可大発汗"とする必要はない。

⑩この病態、病理が如何なるものか。麻黄湯でなく、石膏を含む越婢湯の少量を桂枝湯に合わせて用いる意味を考察した。

⑪本方の具体的治験は殆どない。龍野一雄自身「二十余年間に五六例しか使った覚えがない位に使う機会は少ない」と述べる。
⑫私には本方の治験はない。

桂枝二越婢一湯の内容

図表25は、大塚敬節の『傷寒論解説』、龍野一雄の『新撰類聚方』、金子幸夫の『傷寒論解説』、及び中国・中医研究院編の『傷寒論』で桂枝二越婢一湯方をみたものである。

大塚の『傷寒論解説』は"此無陽也"がなく"不可発汗"を"不可発大汗"に作る。大塚は〔校勘〕で、「宋本、成本、玉函ともに『脈微弱者』の下に『此無陽也』の四字がある。康平本では、これを傍註とする。今、康平本によって原文から削る。宋本、成本、玉函ともに『不可發汗』となっているが、康平本によって『大』の字を入れる」(『傷寒論解説』)と述べる。

龍野は"脈微弱者、此無陽也、不可発汗"を「　　　」でくくっている。処方の指示に直接関係ない所は「　　　」をしておいたと凡例で示しているが、これには反論がある。方意の項で触れる。

金子は不可発汗篇に同じ条文を載せるも、"宜桂枝二越婢一湯"の6字がない。

他に各書で異同をみない。

方に於いて、生薬の順序、量、修治、及びその作り方、服し方に異同はないが、金子及び中国・中医研究院編の書には方後の"温服一升"に続け"本云当裁為越婢湯、桂枝湯、合之飲一升、今合為一方、桂枝湯二分、越婢湯一分"の31字がある。

中国・中医研究院編の書は、これを「本来は越婢湯と桂枝湯とに分けて別々に作り、これを合せたものを一升服用すべきだが、現在では桂枝湯二、越婢湯一の割合でいっしょに煮て作っている」と口語訳している。

図表24は、諸家の桂枝二越婢一湯方である。

図表24 諸家の桂枝二越婢一湯方

	桂枝	芍薬	甘草	生姜	大棗	麻黄	石膏	
荒木性次 『新古方藥囊』	0.75g	0.75g	0.75g	1.3g	1.3g	0.75g	1.0g	右七味を水一合（二〇〇cc）を以て先づ麻黄を煮て一二沸せしめ諸藥を入れ煮て四勺（八〇cc）を取り滓を去り二勺（四〇cc）を温服すべし。
奥田謙蔵 『漢方古方要方解説』	1.8g	1.8g	1.8g	2.8g	2.4g	1.8g	2.4g	右七味を一包と為し、水一合五勺を以て煮て、六勺を取り、滓を去りて一回に温服す（通常一日二、三回）。
大塚敬節・矢数道明 『経験・漢方処方分量集』	2.5g	2.5g	2.5g	3.5g (乾1.0)	3.0g	2.5g	3.0g	（一日量）
龍野一雄 『漢方処方集』	0.75g	0.75g	0.75g	0.5g (干姜)	1.0g	0.75g	1.0g	水二〇〇を以て麻黄を煮て一二回沸騰させ上沫を去り他の諸薬を入れて再び煮て八〇に煮つめ、二回に分服 便法；桂枝 芍薬 甘草 麻黄各二.〇 大棗 二.五 石膏二.〇 干姜一.五を常煎
森田幸門 『傷寒論入門』	0.75g	0.75g	0.75g	1.1g	1.3g	0.75g	1.0g	以上七味、水500瓰を以て先づ麻黄を煮ること一二沸し、濾過して之に残りの諸薬を入れて再び煮て、200瓰を取り濾過して100瓰を服用せよ。本来は桂枝湯と越脾湯とを各々別に作って、之を二と一との割合に混合して服用したのであるが、今は合して一方とする。

図表 25　桂枝二越婢一湯の条文とその方

大塚敬節『傷寒論解説』
　"太陽病、發熱惡寒、熱多寒少、脈微弱者、不可發大汗、宜桂枝二越婢一湯。"
（傷・太陽病上篇）

桂枝二越婢一湯方

　　桂枝〔去皮〕　芍藥　麻黄　甘草〔各十八銖 炙〕　大棗〔四枚 擘〕　生姜〔一両二銖 切〕
　　石膏〔二十四銖 碎・綿裹〕
　　右七味、以水五升、煮麻黄一二沸、去上沫、内諸藥、煮取二升、去滓、温服一升。

金子幸夫『傷寒論解説』
　"太陽病、發熱惡寒、熱多寒少。脉微弱者、此無陽也。不可發汗。宜桂枝二越婢一湯。方二十四。"（傷・太陽上篇）

桂枝二越婢一湯方

　　桂枝（去皮）　芍藥　麻黄　甘草（各十八銖、炙）　大棗（四枚、擘）
　　生薑（一兩二銖、切）　石膏（二十四銖、碎、綿裹）

　　右七味、以水五升、先煮麻黄一二沸、去上沫、内諸藥、煮取二升、去滓、温服一升。本云、當裁爲越婢湯、桂枝湯、合之飲一升。今合爲一方。桂枝湯二分、越婢湯一分。

　"太陽病、發熱惡寒、熱多寒少、脉微弱者、無陽也。不可發汗。"（傷・不可發汗篇）

龍野一雄『新撰類聚方』
　"太陽病、発熱悪寒、熱多寒少「脉微弱者、此無陽也、不可発汗、」宜本方、"
（太陽上）

　"桂枝麻黄各半湯証（宜本方、）"
　桂枝二越婢一湯

　　桂枝〔去皮〕　芍薬　麻黄　甘草〔各十八銖 炙〕　大棗〔四枚 擘〕　生薑〔一両二銖 切〕
　　石膏〔二十四銖 碎綿裹(ママ)（裹）〕
　　右七味、以水五升、煮麻黄一二沸、去上沫、内諸薬、煮取二升、去滓、温服一升、

> 中国・中医研究院編『傷寒論』
> "太陽病，發熱惡寒，熱多寒少。脈微弱者，此無陽也，不可發汗。宜桂枝二越婢一湯。"（傷・太陽病〈上〉）
>
> 桂枝二越婢一湯方
>
> 　　桂枝（去皮）　芍藥 麻黄 甘草（炙）各十八銖　大棗（四枚擘）
> 　　生薑（一兩三銖切）　石膏（二十四銖碎綿裹）
>
> 右七味，以水五升，煮麻黄一，二沸，去上沫，內諸藥，煮取二升，去滓，溫服一升。本云：當裁爲越婢湯桂枝湯，合之飲一升，今合爲一方，桂枝湯二分，越婢一分。

　龍野、森田は、荒木を参考にしているものと思われる。が、いずれもその量が非常に少ない。荒木は「古方に使用する度量衡の説」で「黍の十粒の重さを以て一銖となし二十四銖を以て一両となす。（中略）故に今の一グラムを以て一両と定めたり」（『新古方薬嚢』）と述べているから、忠実にこれに従って算出したのであろう。煎液を荒木、龍野の200mlとすれば、これは納得出来るが、森田の500mlでは煎液が薄すぎる気がする。奥田の両は一回量であるから、既に荒木、龍野らの1日量の2倍であり、これを1日2、3回服すのだから、荒木、龍野らの量の4倍から6倍量となる。これだけの差の出る理由は何であろうか。大塚・矢数の分量集を参考にするのが現実的に思われる。服薬は一日二回ということになっているが、恐らく煎液の半分を与えて様子をみながら残りの半分を与えるというのであろう。

桂枝二越婢一湯の方意

> **太陽病、發熱惡寒、熱多寒少、脈微弱者、此無陽也、不可發汗、宜桂枝二越婢一湯、**（傷・太陽上）

　条文の解釈が困難である。まずその条文の扱いであるが、大きく三つに分けられる。

一つは、"宜桂枝二越婢一湯"を"脈微弱者"の前に持ってきて解釈するもので、大塚敬節、奥田謙蔵、金子幸夫、中国・中医研究院編らがこのスタンスを取る。金子は「太陽病で発熱と悪寒がするが、発熱が多く悪寒が少ない場合は、桂枝二越婢一湯を用いて治療するのがよい。脈が微弱である場合は、陽気が既に虚しているからであり、発汗させてはならない」(『傷寒論解説』)と通釈する。

　二つは、"宜桂枝二越婢一湯"を"脈微弱者"の前に持ってくるのは同じだが、康平本に倣って"此無陽也"を削除し、"不可発汗"を"不可発大汗"と書き換えて解釈するもので、大塚の『傷寒論解説』がそれである。大塚は「脈微弱者、不可大発汗の九字は、桂枝二越婢一湯の次にあるものと考えて解釈するのがよい。太陽病で発熱悪寒があり、熱の方が多くて寒の少ないものは、桂枝二越婢一湯を用いるがよい。しかし脈が微弱であれば、大いに汗を出すのはよくない」(『傷寒論解説』)と説く。

　三つは、条文をそのまま、そのものとして解釈しようとするものである。
　本稿は第三の立場を取る。
　その理由として、第一に"太陽病、発熱悪寒、熱多寒少"がどうして桂枝二越婢一湯に結び付くのかの疑問である。"発熱悪寒、熱多寒少"は桂麻各半湯にもみられるが、それには"太陽病、得之八九日""如瘧状"の２つの限定があり、その限定に誘導され桂麻各半湯に辿り着く。つまり、限定条件の存在が必須なのである。本条文では正にそれが"脈微弱"である、と考える。

　次に、"脈微弱者、……、不可発汗"を独立させても、いかにも据わりが悪く、ちぐはぐの感を拭えない。そもそも、改めてこのようなことを述べる必要はない。"此無陽也"は大塚のいうように或いは傍註かも知れないが、以上二つの理由より"脈微弱者""不可発汗"は"宜桂枝二越婢一湯"の前に位置すべきと考えるのである。

　この視点で本条文の病理を考えてみよう。
　冒頭の"太陽病"については桂麻各半湯の検討で奥田謙蔵の説に従う立ち位置を説明した。奥田は「故に病の初発に於て、其の勢主として體表、及び上部に動き、其の證積極性に属する者は、総て之を太陽病と謂ふ」(『傷寒論講義』)と説く。とすれば、奥田の説く太陽病は、西洋医学の病名に相当するものでなく、病態である。病態は一時としてとどまることがない。変化する。何故、この如き病態を冒頭に持ってきて、枠づけを行うのか。やはり、今はその面影が薄れていようと、病初はその証に太陽病としての勢い、積極性のあったことを強調しておきたいのであろう。これが本方証病理の考察上重要な点で、種々要

因の絡みの結果として眼前の病者の病態がみられるも、病初はれっきとした"太陽病"であったということなのである。ならば"本太陽病"とでも記す方がベターではないかだが、"本太陽病"は以前は太陽病であったがとかもともとは太陽病であったが今は違う、すっかり別の病態に変質している意が強調される。対し、冒頭の"太陽病"にはなお太陽病の概念の範疇内の病態の意が含まれている。換言すれば陽明病でも少陽病でも太陰病でもないということである。

桂麻各半湯の条文も冒頭が"太陽病"であるが、これには"得之八九日、如瘧状"の限定がつくので、あえて"其人不嘔、清便欲自可"と付し、少陽病でないことを、陽明病でないことを確認しているのである。

本方条文には桂麻各半湯の条文の"太陽病得之八九日"の如くの罹病日数の記載がない。二、三日かも知れないし、六、七日かも知れない。或いは桂麻各半湯と同じく八、九日かも知れない。また、何等かの治療を受けたか否かも不詳である。が、いずれにしてもなお太陽病の概念の範疇内の病態であることを、冒頭に"太陽病"として示している。

では、何故これらに言及しないのだろうか。仲景の現前の病態を重視する視点からは、それは必要ない。二、三日である場合も、六、七日である場合も、或いは八、九日のケースもあるだろう。更に、何等かの治療を受けたかも知れない。それ等を含めた経過の結果が、"発熱悪寒""熱多寒少""脈微弱"を示す病態と理解するのである。

眼前の病者は"発熱悪寒、熱多寒少"であるから、熱があって(肌に触れると熱い)暑い暑いと被っている衣服をはいだりする。一方で、時々おっ寒いと体を震わせる。しかし、全体としてそこに力強さ、激しさを感じさせない。脈を診ると、それを裏付けるように決して強い脈とはいえず"微弱"である。この病者には、取り敢えず桂枝二越婢一湯を与えて様子をみるがよいと仲景はいっているのである。

"発熱悪寒、熱多寒少"に上記の如き病者をイメージするが、奥田謙蔵はやや異なる。"発熱悪寒"は「尚太陽の位に在」る表現であり、"熱多寒少"は「此れ第二十三章(中川注:桂麻各半湯の条文)と同句法にして、即ち瘧状の如しの意なり。然れども彼には一日二三度発すると云ひ此れには発作の回数を云はず。此れ昼夜を通じて屡々發するの意を言外に含む。此の證彼よりは其の病更に深し」(『傷寒論講義』)であるという。

"太陽の位に在る"に異論はない。太陽病であり、なお発熱の見られる場合は病位は当然表に在る。一般に、発熱性疾患で発熱のある時、純粋に発熱のみ

ということは有り得ない。必ず悪寒を伴うが、その頻度及び強度に差があるのみである。

　金子幸夫、「太陽病では、邪の勢いが激しい場合は悪寒は著明であるが、邪の勢いが微かである場合は悪寒は軽度である。そこで、条文の『發熱惡寒するも、熱多く寒少なし』からすると、本証では邪の勢いは既に衰え、微かな余邪が肌表で欝滞していると考えられる。『發熱惡寒』が出現し『發熱』が『惡寒』よりも多くなるのは、邪が欝滞し裏に入って化熱するからである」(『傷寒論解説』)。

　奥田は"此證（本方証）彼（桂麻各半湯証）よりは其の病更に深し"といい、金子は"邪が（肌表）に欝滞し裏に入って化熱する"というのは同じ病態、つまり裏への影響が始まっていることを述べたものと理解する。桂麻各半湯の場合は"得之八九日"だが、"如瘧状"であり、病状になお力強さを感じさせる。外感性熱病にかかって10日近くもなるのに、"如瘧状"で"発熱悪寒、熱多寒少"であるのだ。

　本方証は、発病後何日を経過したかは分からない。が、発熱がなおあり、時々寒気を訴える。しかし、その病状には桂麻各半湯程の勢いがない。奥田の文面、金子の解説からもこのことは明らかである。ただ、ここで奥田の"此れ晝夜を通じて屢々發するの意を言外に含む"は一見なお病状が強いように思われるが、大きい地震の後に小さな揺れが頻回にある様（サマ）をイメージすれば上記と矛盾はない。

　そして、脈を診れば案の定"微弱"で脈に力がない。しかし、ここで問題が生ずる。一般に太陽病で発熱悪寒のある際の脈は浮で、はっきり触れる。条文の文言の"微弱"とは異なる。何故"微弱"を呈するのだろう。条文にはこれは陽がないからだ（「此無陽也」）とあるが、一方で"熱多寒少"とあり、"熱多"、つまり、陽の多いことになる。どういうことか。

　諸家の見解をみてみよう。

　荒木性次、「熱多寒少は普通陽が餘り陰が不足する所より起こるものとなす、然るに此の場合の熱多は陽の餘りより生ずるものに非ず故に此無陽也と謂ふ、之れ既に治法を用ゐて其の陰を亡ひたるものとなす故に脈微弱の者と謂ふ、脈の微弱は陽有餘の貌に非ずして反って陰不足の候となす、……」(『方術説話 第二巻』)。

　陰陽の視点で論じ、本条文は陰（液）の喪失が大きく、結果として相対的に陽が目立っていると述べているのだろう。

　"脈微弱"を"陰の亡びたるものとなす"は一つの見解を示すものとして可

とするも、"無陽"を結果として相対的に陽が目立つのみで、「陽の餘りより生ずるもの」ではないから、とするはいかにも牽強付会である。

　奥田謙蔵、「**脈微弱者　此無陽也**　此れ亦本方服後の例を挿む。脈微弱は、各半湯章の脈微にして悪寒する者と大同なり。陽無しは、即ち亡陽に同じ」(『傷寒論講義』)。各半湯章の"脈微而悪寒"については桂麻各半湯の検討で触れた。奥田は、この"脈微而悪寒者"を「是れ元来體質稍々薄弱なりし者なり」(同書)というが、体質薄弱を突如持ち出すことに賛成出来ない。更に、桂麻各半湯の条文は"脈微緩者"と"脈微而悪寒者"の二つの使い分けをしている。本条文の"脈微弱者"は当然"脈微緩者"に対応すると考えるべきである。ここで"脈微緩者"の"微"と"脈微而悪寒者"の"微"とではその意が異なることは桂麻各半湯の検討で既に述べたし、以下でまた触れる。

　よって、奥田の説には賛成出来ない。

　高山宏世、「脈は浮緊でなく微弱に変化したものは、邪の一部が内部に圧迫されて発散されず鬱滞しているからである。これは表寒表実の陽証ではなくなっているので脈も微弱になったのである」(『傷寒論を読もう』)。

　邪の一部が何によって内部に圧迫されるのか。また、"邪の一部が内部に圧迫されて発散されず、鬱滞"すると何故脈が微弱になるのか。言葉の流れとしては理解出来るも、少し考えると分からなくなる。或いは、汗法で表の邪の多くは除去されるも、取り切れなかった邪の少量が内部に逃れ、残っていることを述べているのであろうか。表をその浅い部と深い部とに分けて、ここはその深い部を指し、血管は深い部を巡っているから邪(寒邪)の影響を受け易く、ちぢこまり、"微弱"を呈するというのであろうか。この意味とすれば高山の説に賛成する。

　桂麻各半湯の条文に"脈微緩者、為欲愈也"なる文言がある。この"脈微緩"を荒木性次、大塚敬節、金子幸夫らの見解に従って、"微"を"緩"の修飾語として解釈し、脈にようやく少し(微)落ち着き(緩)がみられるようになったと訳した。本条文の"微細"もこれに倣って、少し弱の性質を帯びてきたとしたらどうであろう。

　本条文の四つ前に、桂麻各半湯の条文がある。この条文中の"脈微緩者、為欲愈也"と本条文中の"脈微弱者、此無陽也"とは文体、文脈が同じであり、"微緩"を少し(微)落ち着いた(緩)と解釈すれば、"微弱"も少し(微)弱の性質を帯びてきた(弱)とするのが自然であろう。この視点からは高山の「脈が浮緊でなく微弱に変化したものは」の訳には賛成する。"無陽"を弱の性質を帯びてきたと訳すのは無理があるようにも思えるが、"陽がなくなってきてい

●七味薬方　桂枝二越婢一湯　方意

るのだ、注意しなさい"との意を込めての文言と理解すれば問題はない。つまり、"亡陽"の危険を強く諭していると理解する。また、本条文の病態は陽のみでなく、陰（液）の喪失も大きい筈だが、結果として、相対的に、症候的に、陽が目立つので陽（気）で代表させたと考えればよい。

　以上の如く解釈すれば、続く"不可発汗"も自ずと理解される。即ち、表面的"熱多"に惑わされ不用意に汗法を用いるでないと改めて注意を促すのである。この解釈に立てば"此無陽也"を後人の註文とすることもなく、"不可発汗"を"不可大発汗"とあえて書き換える必要もなく、逆に必要な文言といえる。頑なに文面通りに訳そうとすれば、例えば上で触れたように、何故"熱多"が"無陽"なのかとか、"此無陽也"は"気"に関連し、続く"不可発汗"は"水"に関連している、文脈上それをどう結びつけるか等の問題を抱え込む。

　"脈微弱者、此無陽也"の解釈に手間取り、論理が散漫となったので、ここで本方証の病理を整理しよう。まず条文には記載がないが、太陽病の初発ではなく恐らく何日か経過している。何等かの治法をほどこされている可能性もある。が、太陽病としての基本的性格はなお具有しているので、"本太陽病"とせず"太陽病"と冒頭で述べる。太陽病ではあるが、種々の要因の絡みの結果として"脈微弱"を呈している。"脈微弱"は脈が少し（微）弱の性質を帯びてきていることを表現し、"此無陽也"は陽がなくなってきているのだ、注意しなさいとの意を込めての文言と理解する。これには桂枝二越婢一湯を与えるがよいというのだ。

　しかし、ここで何故風水の越婢湯を含む桂枝二越婢一湯が出てくるかが問題となる。これを検討しよう。

　まず、上記した如くの汗法で取り切れなかった（寒）邪が内部に逃げ込み、残っていることを仮定しなくてはならない。この内部は裏でなく、表をその比較的浅い部と深い部に概念的に分けた場合の、深い部程度に理解しておこう。これに関し奥田が、「此の證（中川注：本方証）彼（中川注：桂麻各半湯証）よりは其の病更に深し」（『傷寒論講義』）といい、金子が「邪が欝滞し裏に入って化熱するからである」（『傷寒論解説』）と記していることは上述した。

　いずれにしても、深部、内部へ何等かの影響を及ぼし始めている。

　越婢湯は風水病に使われる薬方の一つであるが、風水病は「風邪が侵襲して、肺気が宣降せず、水道を通調することができなくなり、水湿が体内に溜留しておこる。発病は急で、発熱・悪風・顔や手足の浮腫・骨節疼痛・小便不利・脈浮などをあらわす」（『漢方用語大辞典』）もので、その代表は急性糸球体腎炎であるとされている。一方で、水毒体質の者が外感熱病に侵された際にみられる病

症も風水としてよいものがあろう、と『「傷寒・金匱」薬方大成 五味編』p.25 で述べた。そこで、本処方の薬能を「麻黄で陽気を通じさせ、表症を散じ、石膏で熱を清除し、甘草、生薑、大棗で脾胃を調和し、表裏を調節する」との中国・中医研究院編『金匱要略』の解釈を紹介し、それがいかに表面的、形式的なものであるかを述べ、次の如く述べた。

　私は木防已湯の検討で、「反佐としての石膏の働きを考えたい」と述べた（『「傷寒・金匱」薬方大成 四味編』参照）。本方に於いても麻黄に石膏を組ませることで、麻黄のベクトルを利水に向わせると同時に、その力を強めるのであろう。このぐらいにしないと風湿の邪は除去できないということでもあろう。石膏の含まれる処方の病態は、一般に"重い"（重篤をいう意ではない）という印象を持つ（『「傷寒・金匱」薬方大成 五味編』）。

　しかし、一般に越婢湯は"水"に関連している処方である。この方に朮を加えた越婢加朮湯の"裏水"or"裏水者"は正にそうであるし、半夏を加えた越婢加半夏湯も然りである。

　とすれば、これまで述べてきた本方証とは結び付かないようにも思われるが、それはどうなのだろう。これは越婢湯に対しその２倍の桂枝湯と組ませることに、それを解く鍵が含まれているのではないか。

　それと、我々は桂枝湯を単なる発表剤と考えているところに問題があるのではないか。これに関し、龍野一雄がいみじくも次の如く述べている。

　これは大塚敬節が康平本に従って"此無陽也"を削除し、"不可発汗"を"不可大発汗"にしていることを批判したものと思われる。

「桂枝湯だから発汗なのに汗を発すべからずとはおかしいと云うのが古方家の意見である。そこで康平傷寒論で不可大発汗となっているのを見付けて少し発汗するなら良いが大いに発汗すべからずと妥協出来てこの問題は解決されたように見えた。所が傷寒論示旧には不可発汗で大の字はなく、再び発汗禁止に戻ってしまった。そもそも桂枝湯は発汗剤だと思っている先入概念こそ怪しげなもので桂枝湯はただ表気を和し解肌するだけのものである。……」（『漢方医学大系⑧・漢方入門1』）。

　種々の要因の絡みで結果的に表の機能が乱れ、表の本来的働きの弱ったものを立て直すのを"表気を和し"というのであろう。表の本来的機能が健全であれば、発汗の必要な病態には発汗を促す筈である。これを解肌というのであろう。

　本方証の場合は、恐らく表の本来的機能は乱れ、一方で逃がした（寒）邪が内部に潜み、金子の指摘するように一部化熱しかかっている。表の津液の喪失

も大きいと、やはり残された津液は内部に逃げ込み、却って単純な発表法ではいかんともし難くなる。つまり麻黄湯は無力である。ここに石膏の出番が出てくるのではないか。化熱しかかった病態を、一方で清熱しながら、他方で津液を生み、かたくなになった内部の水液を麻黄と協力して、その場の状況で汗として、或いは尿として排泄する。越婢湯の二倍量の桂枝湯を用意しているので、発汗のルートをとるにしても、それは健常な結果を生む。

越婢湯の大棗、生姜、甘草は、桂枝湯の構成成分でもあり、桂枝湯の働きを側面より援助するであろう。

ここで、仲景が桂麻各半湯、桂枝二麻黄一湯、桂枝二越婢一湯の如く、各々出来あがった処方を組み合わせる発想を持っていたことが興味深い。エキス剤が主流の我々は、これをごく当たり前のこととしているが、仲景の時代に既にあったことは、仲景は各々出来あがった個々の処方に重きを置いていたことを意味し、我々の処方をそのものとして、そのまま理解しようとする日本漢方に通じるものがあって心強い。

その他、傷寒・金匱方の方後に種々の加減が記されていて、これを後人の付け加えたものだ、いや違うといった議論がある。この件も含めて仲景の思惟に更に追ってみたいものだ。本シリーズを終えたら取り組もう。

桂枝二越婢一湯の運用

● 『類聚方広義』（西山英雄 訓訳『和訓類聚方広義』）
「桂枝湯証多く、越婢湯証少なき者を治す」
頭註に、
「風湿、痛風の初起（初期）寒熱休作し（交互に起り）支体疼重し、或は攣痛し、或は走注して腫起する者は、此の方を以て汗を発し後加朮附湯を与うべし。応鐘散、蕠蕡丸等を兼用す」と記す。

榕堂の述べている疾患が、現代の何に相当するか分からない。今は医療が発達し、また医師も多いので、すぐその治療をしてしまうので、記述されている如くの患者を我々内科医（漢方をやっている）が診る機会は殆どない。"此の方を以て汗を発す"はまずが表証を取ることで、湿の絡む病態の場合は麻黄湯、桂枝湯のみでは駄目ということだろう。表証を取った後に越婢加朮湯を与える

という微妙な使い分けをこそ学ぶべきだろう。

● 荒木性次『新古方藥嚢』
「桂枝二越婢一湯を用ふるの證……熱あり惡寒し頭痛や項背痛もあることあり、身躰より汗出で熱におこりさめあって時々惡寒して熱が出で惡寒少なく熱が多くて脉が細く弱い者、咳の出る者あり、咽渇く者もあり、便通は大低變りなし、小便も同じ、本方は虛弱なる者の風邪に宜し」

● 奥田謙蔵『漢方古方要方解説』
「応用
 Ⅰ）頭痛、発熱し、悪風、悪寒し、身疼腰痛し、脈浮にして数、或は舌少しく乾燥する等の証。
 Ⅱ）悪寒、発熱、頭痛久しく止まず、殊に悪寒甚だしく、脈浮大にして数、舌上乾燥し口渇ある等の証。
 Ⅲ）筋肉或は関節疼痛し、少しく浮腫を現はし、脈稍や浮大なる等の証。
 Ⅳ）熱性病にして、四五日を経、発斑する等の証。
 Ⅴ）頭痛甚だしく、汗流るるが如く、唇口乾きて渇し、而も悪寒止まずして衣被を重ねんと欲する等の証。
 Ⅵ）『マラリア』様疾患にして、寒熱発作劇しきも、尚ほ其の初期に於ける等の証」

奥田は、「本方は、桂枝證よりは欝熱深く、越婢湯證よりは浅き者を汗解するの能有りと言ふ可きなり。（中略）桂枝二越婢一湯は、其の力緊にして、桂枝二麻黄一湯は其の力慢、而して桂枝麻黄各半湯は、其の力緊慢の間に在り」（『傷寒論講義』）という。"慢"はゆっくりしていてなかなか進まない、ゆるい、ゆるむ等の意であろう。

● 龍野一雄『新撰類聚方』
「原方は二回分の用量である点に注意
 Ⅰ）感冒流感等で発熱悪寒咳嗽口渇あるもの（類聚方広義）
 Ⅱ）急性関節炎・リユウマチで発熱悪寒し腫痛するもの
 Ⅲ）マラリヤ（桂麻各半湯五〈頭註5〉参照）
 Ⅳ）発疹発熱或はかゆみ或は痛みがあり桂麻各半湯に似ているが顔が赤くないもの」

本方の治験は多くない。龍野自身「二十余年間に五六例しか使った覚えがない位に使う機会は少ない。多分方意が呑込めぬからであろう」(『漢方医学大系⑧・漢方入門1』)と述べている。私に本方の治験はない。
　荒木の症例を引用する。
「桂枝二越婢一湯の應用例
　一婦人産後風を引き中々愈えず、時々熱出で惡寒あり、頭痛もあり身躰重し、又劇しく咳出で痰も出づ、但し熱は餘り高からず微熱の少し強いもの位なり、桂枝の證に似たれ共産後にて血虚あるを考へ本方を與へ忽ち愈えたり」(『新古方藥嚢』)。
　血虚で何故本方かとなるが、「桂枝二越婢一湯を用ふるの證」で「本方は虚弱なる者の風邪に宜し」と述べているから、血虚を虚弱の一種と考えたのであろうか。

桂枝二麻黄一湯
けいしにまおういっとう

POINT

①本方条文は、古来錯簡があるのではないかと云われている箇処がある、と大塚敬節はいう。
②一つは桂枝湯で大量の発汗をきたす患者は相当な虚証であるから、脈が洪大になる筈がない、一つは洪大の脈に桂枝湯を与えるのは筋が通らない、というのである。
③この二つの理由で、この文は次章の白虎加人参湯の条文が誤入したという説があるという。
④これに対し大塚は、洪大の脈にも虚実があって、本条文の洪大の脈も虚脈に属するとして解説を進めている。大塚の説に従った。
⑤条文中の"脈洪大者"の洪大を呈する病理を、"虚労"の概念を用いて説明した。
⑥続く"与桂枝湯"の桂枝湯を投与して大汗をかいたものに、また何故わざわざ桂枝湯を与えるのかについて私見を述べた。
⑦これは再度汗を取る為ではない。大いに汗をかくことで、更に著しくなった営衛不和を調える為である、と。
⑧一方、熱の出方がマラリアのようで一日二回も発作のある場合は、桂枝湯で取り切れなかった邪熱が潜んで悪さをしているのである。
⑨これには麻黄湯の如きを使わなければならないが、一旦大いに汗をかいた後だから、規定量をそのまま使う訳にはいかない。営衛不和を治す桂枝湯に包めて少量を与えるがよい、というのである。
⑩発表軽剤に包めて、少量の発表峻剤を与える発想が興味深い。
⑪これは現在我々が手にしているエキス剤の合方の原形とも考えられる。
⑫２方を量を加減しながら合わせる考え方が仲景の時代にあった

ことは注目すべきで、仲景は個々の方剤は各々個性を有し、安易に分解出来ないものと考えていたともいえよう。
⑬条文の"一日再発者"と服法の"日再服"の"再"の語原的意味を検討し、"一日再発"が一日二度発するでなく、"日再服"が一日二回服すでないことを述べた。
⑭本方の具体的治験は殆どない。龍野一雄も「本方を使う人は非常に少ない」と述べている。私には本方の治験の記憶がない。
⑮が、桂麻各半湯証よりやや虚証に傾いていると感じられる際に使うとすれば、案外運用の機会があるかも知れない。

桂枝二麻黄一湯の内容

図表26は、大塚敬節の『傷寒論解説』、龍野一雄の『新撰類聚方』、金子幸夫の『傷寒論解説』、及び中国・中医研究院編の『傷寒論』で桂枝二麻黄一湯方をみたものである。

金子は発汗後篇の条文を載せるが、これは「宜桂枝二麻黄一湯」が「屬桂枝二痳黄一湯」である。太陽病上篇の条文は大塚が「若形如瘧」と作る以外に異同はない。

大塚は〔校勘〕で、「宋本は『如』を『似』に作る」(『傷寒論解説』)と記しているが、では底本に何を使ったのであろうか。「本書では次の四種のテキスト(注：宋板傷寒論、註解傷寒論、金匱玉函経、康平傷寒論)を用いて、互いに校勘を試み、註文および後人の追論は、つとめて原文から削ることにしたが、後人の追論と想定されるものでも、臨床上必要と考えたものは、これを採録した」(『傷寒論解説』)と大塚は凡例で述べる。

とすれば、大塚の『傷寒論解説』の個々の条文は、上記4種のテキストを基に、大塚の臨床経験と学識より新しく書き改められたそれと考えてよいのではないか。つまり、大塚の『傷寒論解説』は大塚が独自に作り上げた"大塚傷寒論"と称すべきものである。

従って、底本は何であったかでなく、大塚の『傷寒論解説』がそもそも底本

なのである。
　しかし一方で、現在我々が容易に入手出来る傷寒論、金匱要略のテキストとして、例えば龍野一雄の『新撰類聚方』が、金子幸夫の『傷寒論解説』『金匱要略解説』が、また中国・中医研究院編の『傷寒論』『金匱要略』が、存在する。私はこれらを並べて自分なりに検討するのがベターであるとして、これまでやってきた。やはり、これからもこのスタンスを続けたい。
　方に於いて、大塚、龍野の書には"本云桂枝湯二分麻黄湯一分合為二升分再服今合為一方"の24字がない。更に龍野は"日再服"で終わり、"将息如上法"の5文字がない。金子の『傷寒論解説』の発汗後篇の方後にもこの5文字がない。大塚は〔校勘〕で、宋本には上記24字があり、成本にはない。また成本には"将息如上法"の5字がない、と述べている。
　とすれば、龍野は成本に従っているともいえるが、『新校宋板傷寒論』を底本としている筈だから、成本に基づいてでなく、類聚方という書の性格上、わざわざ記すまでもないとして略したものと考える。
　図表27は、諸家の桂枝二麻黄一湯方である。
　森田幸門は「麻黄を煮ること一二沸し、濾過して之に残りの諸薬を投入し」（『傷寒論入門』）と記すも、これだと麻黄を除いてしまうことになる。これは誤りである。やはり原文にある如く上沫を去り、とすべきだ。
　龍野は多少の微調整をしているも、荒木の量に従っている。荒木と特に森田の量差が大きい。どうしてこれだけの差が出るのか、分からない。
　この分量に関し、龍野は『漢方入門講座』で次のように述べる。
「処方　桂枝2.5 麻黄・杏仁各1.0 芍薬・大棗・ひね生姜各2.3 甘草1.5
　原方は一日二回分服だが、一日三回分服として算出しておいた。この分量の算出法も桂麻各半湯以上の繁瑣で、桂枝湯は原方の十二分の五、麻黄湯は原方の九分の二を取って合方する。古方家は原方を合すれば作用は両者をプラスしたものになるように考えているが、そういう場合ともう一つ新たに別な適応証が出来て来るのである。況んや原方の分量を全体的に減じて作った合方に於ておやである」（『漢方医学大系⑧・漢方入門1』）。
　エキス剤を手にしている我々は、その方名より単純に桂枝湯のエキス剤の2包と、麻黄湯のエキス剤の1包を一緒に溶かし、それを3回に分けて服しなさい等と指示するが、正確には桂枝湯12分の5と麻黄湯9分の2とを合して一方とすべきだ。これに従えば、今仮に1日量6gの桂枝湯のエキス剤と、麻黄湯のエキス剤を使うとすれば、桂枝湯エキス剤は2.5g、麻黄湯エキス剤は1.33gとなる。これを合わせた3.83gを1日2回に服すことになる。2.5gと

●七味薬方　桂枝二麻黄一湯　内容

図表26　桂枝二麻黄一湯の条文とその方

大塚敬節『傷寒論解説』

"服桂枝湯、大汗出、脈洪大者、與桂枝湯、如前法。若形如瘧、一日再發者、汗出必解、宜桂枝二麻黄一湯。"（傷・太陽病上篇）

桂枝二麻黄一湯方

　　桂枝　一両十七銖　去皮　　芍藥　一両六銖　　麻黄　十六銖　去節　　生姜　一両六銖　切　　杏仁　十六箇　去皮尖
　　甘草　二両二銖　炙　　大棗　五枚　擘

右七味、以水五升、先煮麻黄一二沸、去上沫、内諸藥、煮取二升、去滓、温服一升。日再服。將息如上法。

金子幸夫『傷寒論解説』

"服桂枝湯、大汗出、脉洪大者、與桂枝湯、如前法。若形似瘧、一日再發者、汗出必解。宜桂枝二麻黄一湯。方十二。"（傷・太陽上篇）

桂枝二麻黄一湯方

　　桂枝（一兩十七銖、去皮）　芍藥（一兩六銖）　麻黄（十六銖、去節）
　　生薑（一兩六銖、切）　杏仁（十六箇、去皮尖）　甘草（一兩二銖、炙）
　　大棗（五枚、擘）

右七味、以水五升、先煮麻黄一二沸、去上沫、内諸藥、煮取二升、去滓、温服一升、日再服。本云、桂枝湯二分、麻黄湯一分、合爲二升、分再服。今合爲一方。將息如前法。

"服桂枝湯、大汗出、脉洪大者、與桂枝湯、如前法。若形似瘧、一日再發者、汗出必解。屬桂枝二麻黄一湯。方三。"（傷・發汗後篇）

桂枝二麻黄一湯方

　　桂枝（一兩十七銖）　芍藥（一兩六銖）　麻黄（一十六銖、去節）
　　生薑（一兩六銖）　杏仁（十六箇、去皮尖）　甘草（一兩二銖、炙）
　　大棗（五枚、擘）

右七味、以水五升、先煮麻黄一二沸、去上沫、内諸藥、煮取二升、去滓、温服一升、日再服。本云桂枝湯二分、麻黄湯一分、合爲二升、分再服。今合爲一方。

龍野一雄『新撰類聚方』
"服桂枝湯「大汗出、脉洪大者、与桂枝湯如前法」若形似瘧、一日再発者、汗出必解、宜本方、"（太陽上）
"発汗後、不可更行桂枝湯、汗出而喘、無大熱者、（宜本方）"（太陽中）

桂枝二麻黄一湯

　桂枝 一両十七銖去皮　芍薬 一両六銖　麻黄 十六銖去節　生薑 一両六銖切　杏仁 十六箇去皮先
　甘草 一両二銖炙　大棗 五枚擘

右七味、以水五升、先煮麻黄一二沸、去上沫、内諸薬、煮取二升、去滓、温服一升、日再服、

中国・中医研究院編『傷寒論』
"服桂枝湯，大汗出，脈洪大者，與桂枝湯如前法。若形似瘧，一日再發者，汗出必解，宜桂枝二麻黄一湯。"（傷・太陽病〈上〉）

桂枝二麻黄一湯方

　桂枝（一兩十七銖去皮）　芍薬（一兩六銖）　麻黄（十六銖去節）
　生薑（一兩六銖切）　杏仁（十六箇去皮尖）　甘草（一兩二銖炙）
　大棗（五枚擘）

右七味，以水五升，先煮麻黄一、二沸，去上沫，内諸藥，煮取二升，去滓，温服一升，日再服，本云：桂枝湯二分，麻黄湯一分，合爲二升，分再服，今合爲一方，將息如前法。

1.33g 故略 2:1 である。諸家は全て二回に分服としているが、原方は"日再服"である。これに関しては方意の項で触れる。

　これまで屢々触れてきたが、量の問題は誠にやっかいである。まず生薬そのものが 2000 年前のものと今のと完全に同じであるか否かすら正確には分からないのである。地球環境だって、我々の体質だって、大きく違っている筈だ。従って、その細かい数字に余りこだわらないで、どのような考えでこの方を与えるかを検討するのが重要であろう。諸家の示した数字はあくまで一つの目安である。

図表 27　諸家の桂枝二麻黄一湯方

	桂枝	芍薬	麻黄	生姜	杏仁	甘草	大棗	
荒木性次 『新古方藥嚢』	1.7g	1.25g	0.67g	1.25g	0.69g	1.08g	1.75g	右七味を水一合を以て先づ麻黄だけを煮てブツブツと一二沸せしめ諸藥を加へ四勺に煮つめ滓を去り一日二回に分けて温服すべし。
大塚敬節・矢数道明 『経験・漢方処方分量集』	4.5g	3.0g	1.5g	3.0g (乾1.0)	1.5g	2.5g	3.0g	（一日量）
龍野一雄 『漢方処方集』	1.7g	1.25g	0.75g	1.25g	0.7g	1.1g	1.75g	水二〇〇を以て麻黄を煮て一二回沸騰させ上沫を去り他の諸薬を入れて再び煮て八〇に煮つめ滓去りを二回に分服 便法；桂枝 大棗 各三.〇　芍薬二.五　干姜一.〇　麻黄 杏仁 各一.五　甘草二.〇を常煎法
森田幸門 『傷寒論入門』	5.0g	4.0g	2.0g	4.0g	3.0g	4.0g	5.0g	以上七味、水500㎖を以て先づ麻黄を煮ること一二沸し、濾過して之に残りの諸薬を投入し、再び煮て200㎖となし濾過して100㎖を温服すること一日二回せよ。本来、桂枝湯二、麻黄湯一の割合に混合して400㎖となし、之を分って二回に服すのであるが、今は合して一方となす。服用法は桂枝湯の場合の如くせよ。

桂枝二麻黄一湯の方意

> 服桂枝湯、大汗出、脈洪大者、與桂枝湯、如前法、若形瘧、一日再發者、汗出必解、宜桂枝二麻黄一湯、（傷・太陽上篇）

「服桂枝湯、大汗出」。一般的に発汗力が弱いとされる桂枝湯によって大いに汗の出ること。これに二つのケースが考えられる。一つは桂枝湯の投与（法）が誤りであること、一つは生体の反応が異常であること、である。本条文の冒頭の"服桂枝湯"は誤治ではない。桂枝湯の適応証と捉えて、それを与えたと理解する。更に、条文は続けて"与桂枝湯、如前法"とあるが、"如前法"、すなわち前と同じ投与法で桂枝湯を与えなさいだから、投与法の誤っているケースは考え難い。

とすれば、生体側の問題となる。桂枝湯は竜骨、牡蛎を加え、桂枝加竜骨牡蛎湯として虚労に使用される薬方にもなる。虚労患者は何かと矛盾症候を示したり、反応が異常に過敏であったりする。従って、虚労にも通じる桂枝湯証の患者は発汗力の弱い桂枝湯にも過剰に反応して"大汗出"をきたしたりする。

龍野一雄は、桂枝湯証を定義して「気血栄衛の不和による表虚熱」（『漢方医学大系⑭・傷寒論・金匱要略要方解説』）という。つまり、"表"において栄と衛が程よく調和していないので、そこでの動きは、右に左にがたぴし大きく揺れる。ちょっとした刺激なのに大いに汗の出ることがあって何等不思議でない。

以上のように、条文の"服桂枝湯、大汗出"を理解する。

「脈洪大」。"洪脈"、「脈象の一つ。脈が波のように湧き上がり退くようなもの。多くは熱邪亢盛に属す」（『漢方用語大辞典』）という。

この脈状に関連して、大塚敬節は次のように述べる。

「まず問題になるのは、桂枝湯のような穏やかな薬を用いても、大量の発汗があるほどの患者は、相当な虚証であるから、脈が洪大になるはずはない。また洪大の脈に、桂枝湯を与えるというのは、筋が通らない。

この二つの理由で、この文は次章の白虎加人参湯の条文が誤って混入したのだという説がある。一応はもっともな説である。

ところが、この立論は、洪大の脈が実脈であるとの前提のもとに成立している。ところが、洪大の脈にも虚実がある。次章の白虎加人参湯証にみられる洪大の脈は実脈であるが、第九章の桂枝加附子湯証にも、洪大の脈が現われることがある。（中川注：大塚は桂枝加附子湯の解説で『ここでは脈を挙げていない。しかし強

いて脈をいうならば、浮大にして力のないのを普通とする』と述べている）これは虚脈である。本章の洪大の脈も虚脈に属する。金匱要略（きんきようりゃく）の虚労病の条下にも、大の脈が虚脈であることを述べている。また臨床上からも、桂枝湯証に、洪大の脈が現われることを、私は経験している」（『傷寒論解説』）。明解な解説である。

　ただ、大塚は「桂枝湯証に、洪大の脈が現われることを、私は経験している」と述べるも、本条文の"脈洪大"は桂枝湯を服して後の洪大である。あくまでも虚脈としての洪大をのべようとしているのである。

　ここで桂枝湯を服して脈が洪大を呈する病理を考えると、やはり基底に大塚のいう「相当な虚証」、或いは虚労に連なる病態の存在を仮定すべきである。つまり、些細な刺激に過剰に反応して大いに汗をかくと同じ病理によって脈（管）も発汗機序に引っ張られ、浮き上がり拡張する、即ち"洪大"となる。健全な生体の反応は何事も程々であるものだ。

　中国・中医研究院編『傷寒論』は、「『脈洪大』：脈が大きく力強いから、白虎湯証の脈象と混同しやすい。しかし、いらいらや口の渇き、水を飲む等の白虎湯特有の裏熱証は現われていないから、やはり桂枝湯を前条通りに服用する」と述べるも、かなり苦しい説明である。上に述べたことと大塚の説を参考に、虚脈の洪大説をとる。

　「脈洪大者、與桂枝湯」。ここで桂枝湯を与えて大いに汗をかいたものに、何故またわざわざ桂枝湯を与えるのか。中医系の書は、大いに汗出ることにより大部分の邪は取れたが、余邪が残存するので発表軽剤の桂枝湯を与えると説明する。桂枝湯方服後の"微似有汗者、益佳、不可令如水流離、病必不除"から余邪の残存は納得出来るも、余邪をとる為再度桂枝湯を与える、が納得しかねる。このようなものは既に峠を越したのだから、後は慎重に様子をみるだけでよい筈だ。再度、桂枝湯を与えるには別の意味があると考えなくてはならない。

　この病人は桂枝湯のような穏やかな薬にも過剰に反応して、大いに汗をかき脈は（虚性の）洪大を呈している。病理的にいうなら、元々あった表の営衛不和が更に増強しているのだ。これに対する為にあえて再度桂枝湯を与える、と理解したい。このような時、表出する症候にのみ目を奪われると、患者に引っ張られ処方が転々としだし、収拾がつかなくなる。これだと判断した処方をぶれずに厳として守り、それを与える。この姿勢が病気の治療には是非必要である、とも本条文は教示しているのではなかろうか。再度桂枝湯を与えても、今度は"大汗出"はないであろう。生体も桂枝湯に慣れているし、発汗の反応は起らず、本来の営衛不和の調整に桂枝湯を利用するだろう。

　「若形瘧、一日再發者」。一方、熱の出方がマラリアのようで、一日に二回も

発作がある場合は、前のケースとは話が違う。桂枝湯で取り切れなかった邪熱が潜んで悪さをしている。これには麻黄湯の如きを使わなければならない。が、一旦大いに汗をかいた後だから、規定量をそのまま使う訳にはいかない。営衛不和を治す桂枝湯に包めて少量与えるがよい（「宜桂枝二麻黄一湯」）というのである。「汗出必解」は、桂枝二麻黄一湯の後に置くべきで、これはこの場を飲んだあとの変化で、傷寒論にはこのような筆法のところが他にもある、と大塚は述べる。

　発表軽剤に包めて、少量の発表峻剤を与える発想が興味深い。これは現在我々が手にしているエキス剤の合方の原形とも考えられる。2方を量を加減しながら合わせる考え方が仲景の時代にあったことは注目すべきで、仲景は個々の処方を一つの個性を有し、安易に分解出来ないものと考えていたともいえるのである。個々の生薬に分解して考える現代の中医学の方法論は、本草学が発展して初めて生れたと理解すべきであろう。

　「一日再發者」。この意味を検討しておこう。

　荒木性次は「一日の中に二回づゝ發作を起こす者は」（『方術説話 第二巻』）と、大塚敬節は「一日に二回も発作があれば」（『傷寒論解説』）と、龍野一雄は「一日に二回発作が起るものは」と、金子幸夫は「一日に二度発作が起こる場合は」（『傷寒論解説』）と、中国・中医研究院編『傷寒論』は「一日に二、三回起るならば」と訳す。文字通り硬く訳すものと臨床的に柔軟に訳すものがいる。柴崎保三によると、"再"の古字は「下部と対称を成す構造のものが、もう一つ上に加わることを意味するもの」であるから、「同じものが二つ重なる意味を表わしている」（『鍼灸医学大系③・黄帝内経素問』）という。これだと同じものが重なるということで、必ずしも"二度"と同義ではない。臨床的には一、二度のことも二、三度のこともあるという意で"一日二度発者"とせず、わざわざ"再発"としたのであろう。桂麻各半湯は明確に"二三度発"といっているから、これより少ないことを意味する。つまり、それだけ余邪が少ないということである。

　次に、服法の「日再服」について考えておこう。内容の項で触れたように、殆どの書が一日二回に分けて服すとするが、果してこれでよいだろうか。上述したように、"再"は同じものが重なるが原義であるから、原文の服法はまずは桂枝二麻黄一湯を与えて様子を見なさい。効き目がないと思われたらもう一度（再度）与えなさい、といった意が込められているのではないか。大汗後の弱った身体の場合には、このような注意深い投与が必要ということである。

発汗後、不可更行桂枝湯、汗出而喘、無大熱者、（宜本方）（太陽中）

　傷寒論・太陽中篇に"發汗後、不可更行桂枝湯、汗出而喘、無大熱者、可与麻黄杏仁甘草石膏湯"なる条文があるが、龍野一雄が関連条文としたこの条文と"可与麻黄杏仁甘草石膏湯"を除けば全く同じである。
　"発汗後、……無大熱者"に麻杏甘石湯の適応するケースと、桂枝二麻黄一湯の適応するケースの二つがあると龍野は考えた、ということになる。麻杏甘石湯は"可与"であるので、即ち与ふべしで当然こちらが本命で、桂枝二麻黄一湯は宜し故に、よい場合もある程度になろう。
　この条文の解説は『「傷寒・金匱」薬方大成 四味編』の麻杏甘石湯のところで行った。
　まず、条文を"発汗後、汗出而喘、無大熱者、不可更行桂枝湯、可与麻黄杏仁甘草石膏湯"とすると分かり易いとした上で、"発汗後"は誤治ではなく、桂枝湯の適応病態があり、それを与えたのであるが、想定しなかった（或いは見落とした）水気の関与があってうまく治らず、喘の症候が表出してきた。つまり、水気（過剰）があったので、桂枝湯による汗出によって表裏のバランスが崩れ、その水気が動揺しゼイゼイし始めるのである。"無大熱者"を奥田謙蔵は「内に伏熱有りて表に翕々たる発熱の状無き者なり」（『傷寒論講義』）とする。内にこもった伏熱の為に、表にはさして熱症がないというのである。伏熱は余邪である。この余邪を取り去るには、桂麻各半湯の項で述べたように、麻黄湯を必要とするが"汗出"であるので、桂枝湯にくるんで少量の麻黄湯を与えるがよい、とでもなろう。
　直接条文に記されてなくとも、その病理から他の条文も利用し得ることを龍野は示している。この意味から、龍野の『新撰類聚方』は龍野独自の傷寒論解説といえよう。

桂枝二麻黄一湯の運用

●『類聚方広義』（西山英雄 訓訳『和訓類聚方広義』）
「桂枝湯の証多く、麻黄湯の証少なき者を治す」
　頭註に、

「中風傷寒、棄置して日を渉り（経る）或は発汗後邪気猶お纏繞（まといつく）して去らず、発熱し悪寒し咳嗽し、或は渇する者は宜しく己下の三方（中川注：桂枝二麻黄一湯、桂枝二越婢一湯、桂枝麻黄各半湯）を撰用すべし」
「瘧の疾は、熱多く寒少らく、支体（全身）惰痛する者にして、五七発（五度七度の発作）の後桂枝二麻黄一湯か桂枝麻黄各半湯を撰び、其の発作時に先だって温覆し大いに汗を発すれば則ち一汗にして則ち愈ゆ。若し渇する者は桂枝二越婢一湯に宜し。以上の三方は皆截瘧（瘧を治す）の良剤なり」

● 荒木性次『新古方薬嚢』
「桂枝二麻黄一湯を用ふる證……先づがたがたと悪寒して後さむけが止むと今度はかっかっと熱が出ると云ふ容態を一日二回繰り返し此證状を起す前にうんと汗をかいた事のある者、朝夕に発熱があり其の際必ず短時間のさむけがあって汗が出ず其の為め日を経ても愈えない者」

● 龍野一雄『新撰類聚方』
「原方の量は二回分である点に注意
Ⅰ）感冒・扁桃腺炎などで高熱脉洪大のもの
Ⅱ）急性伝染病で発病来数日治療せずにいたもの、或は発汗剤を服用した後でさっぱりせず発熱悪寒咳嗽渇などがあるもの（類聚方広義）
Ⅲ）マラリヤ（桂麻各半湯〈の頭註〉五参照）
Ⅳ）じん麻疹・皮膚炎などの痒い発疹が出来たもので泳（脉）洪大汗出るもの」

大塚敬節の『傷寒論解説』の〔臨床の眼〕に、「桂枝二麻黄一湯は、桂枝麻黄各半湯に似ていて、それより更に虚証に傾いたものに用いる。『大いに汗出で』ののちであるから、桂枝湯の量を多く、麻黄湯の量を減じたのである」と分かり易い解説がつく。

本方の治験は殆どない。龍野も「本方を使う人は非常に少ない」（『漢方医学大系⑧・漢方入門1』）という。

私には本方の治験はない。

桂麻各半湯
けいまかくはんとう

＊正式名は桂枝麻黄各半湯であるが、略称の桂麻各半湯を用いる。

POINT

①本方条文は、古来難解とされ、種々に解釈されている。
②大塚敬節は、その難解な点は"脈微而悪寒者"より"未欲解也"に至る四十字の註文を原文とみなしたところにある、と康平傷寒論に倣って削除する。
③本稿は、これが例え後人の嵌註であろうと、その優れた後人の本方病理の理解であり、有用と考え、同等に扱い検討した。
④本条文は太陽病、つまり外感性熱病にかかって10日近くなるのに、太陽病にとどまっていることを先ずるる述べる。
⑤そして、脈を診ると、ようやく少し（微）落ち着き（緩）がみられるようになれば、これは自然と治ろうとしている徴候であるから、特に医師が手を加えることはない。静かに見守ればよいことを諭す。
⑥一方、"脈微悪寒者"は"此陰陽俱虚"であるから、くれぐれも改めて汗法、下法、吐法等の過ちをおかしてはならない、と注意を促す。
⑦更に本病態は大熱は既に決しているがなお微邪が残存し、これまた少ない陽と相争するので陽の陽たる顔面にのみ赤みをさす。が、汗を出すまでの力に達せず（陽が充溢せず）、表に沸鬱として邪熱が滞り、身痒を生ずる。
⑧換言すれば、力不足で表熱を発散出来ず、表に熱が壅滞する。
⑨これに対しては、軽く発表してやればよいので、桂枝湯、麻黄湯の各三分の一量を合した本方を与えるのである。つまり本方は、発汗力は桂枝湯単独よりはやや強いが、麻黄湯に比べるとやや弱い。

⑩本方は、多くはかぜ症状に、そして条文の"身痒"から皮膚疾患にも好んで運用される。私の治験の一部を供覧した。

桂麻各半湯の内容

　図表29は、大塚敬節の『傷寒論解説』、龍野一雄の『新撰類聚方』、金子幸夫の『傷寒論解説』、及び中国・中医研究院編の『傷寒論』で桂麻各半湯方をみたものである。
　大塚は"一日二三度発"に続く、"脈微緩者、……、未欲解也"の40字を削除している。康平本はこの40字を嵌註に作り、これに従ったのであろう。龍野は"脈微緩者"から"不可更発汗更下更吐也"までを「　　　」でくくっている。処方の指示に直接関係のない所は「　　　」しておいたと、『新撰類聚方』の凡例で述べる。
　金子は、発汗吐下後篇の同じ条文を挙げているも、"宜桂枝麻黄各半湯"が"属桂枝麻黄各半湯"になっている。なお、大塚の書が"以其不能少汗出"と"少"の字であるに対し、他書は全て"小"である。やはり康平本によった、とある。
　本稿は、龍野、金子、中国・中医研究院編の書に従って検討する。
　なお、龍野は傷寒論・弁脈法の条文"脈浮而遅、……其身必痒也"を（宜本方）と付し、関連条文として挙げている。本方病理の考察に有用との視点からであろう。
　方に於いては、大塚は杏仁の修治を"湯漬"に作るも、他は全て"湯浸"である。金子の書、及び中国・中医研究院編の書には"本云、桂枝湯三合、麻黄湯三合、併為六合、頓服"の18字があるが、大塚、龍野の書にはない。また、大塚、金子、中国・中医研究院編の書は方後末に"将息如上法"とあるが、龍野の『新撰類聚方』は"温服六合"で終る。
　図表28は、諸家の桂麻各半湯方である。
　大塚、矢数の量は、荒木、龍野、森田の量の2倍である。ただ、森田の杏

図表28　諸家の桂麻各半湯方

	桂枝	芍薬	生姜	甘草	麻黄	大棗	杏仁	
荒木性次 『新古方藥囊』	1.7g	1.0g	1.0g	1.0g	1.0g	1.3g	1.0g	右七味を水一合を以て先づ麻黄を煮て一二沸させ、一二沸とは沸え立ちかかった時といふこと、一旦火より下し諸藥を加へ再び煮て三・六勺（七二cc）を取り三回に分け温服すべし、則ち一回量一・二勺なり。
奥田謙蔵 『漢方古方要方解説』	2.6g	1.6g	1.6g	1.6g	1.6g	1.6g	2.0g	右七味を一包と為し、水一合六勺を以て、煮て六勺を取り、滓を去りて一回に温服す(通常一日二、三回)。
大塚敬節・矢数道明 『経験・漢方処方分量集』	3.5g	2.0g	2.0g (乾1.0)	2.0g	2.0g	2.0g	2.5g	（一日量）
龍野一雄 『漢方処方集』	1.7g	1.0g	1.0g	1.0g	1.0g	1.0g	1.0g	水二〇〇を以て麻黄を煮て一二回沸騰させ上沫を去り他の諸藥を入れて煮直して七〇に煮つめ三回に分服する 便法；桂枝三.〇 芍薬 甘草 麻黄 大棗 杏仁各二.〇 干姜一.〇を常煎法
森田幸門 『傷寒論入門』	1.7g	1.0g	1.0g	1.0g	1.0g	1.3g	4.0g	以上七味、水500竓を以って先づ麻黄を煮ること一二沸したる後濾過し、之に残りの藥を投入し再び煮て180竓となし、濾過して60竓を温服せよ。もとは桂枝湯30竓と麻黄湯30竓とを合して60竓となし之を頓服せよという。服用法は前記桂枝湯の如くせよ。

七味薬方　桂麻各半湯　内容

図表 29　桂麻各半湯の条文とその方

大塚敬節『傷寒論解説』
　"太陽病、得之八九日、如瘧狀、發熱惡寒、熱多寒少、其人不嘔、清便欲自可、一日二三度發、以其不能得少汗出、身必痒、宜桂枝麻黄各半湯。"
　　　　　　　　　　　　　　　　　　　　　　　　　　　（傷・太陽病上篇）

桂枝麻黄各半湯方

　　桂枝　一両十六銖　去皮
　　芍藥　生姜切　甘草炙　麻黄　各一両 去節　大棗　四枚 擘
　　杏仁　二十四枚 湯漬去皮尖及両仁者

　右七味、以水五升、先煮麻黄一兩沸、去上沫、內諸藥、煮取一升八合、去滓、温服六合。將息如上法。

金子幸夫『傷寒論解説』
　"太陽病、得之八九日、如瘧狀、發熱惡寒、熱多寒少、其人不嘔、清便欲自可、一日二三度發。脉微緩者、爲欲愈也。脉微而惡寒者、此陰陽俱虛。不可更發汗、更下、更吐也。面色反有熱色者、未欲解也。以其不能得小汗出、身必痒。宜桂枝麻黄各半湯。方十。"（傷・太陽上篇）

桂枝麻黄各半湯方

　　桂枝（一兩十六銖、去皮）　芍藥　生薑（切）　甘草（炙）　麻黄（各一兩、去節）
　　大棗（四枚、擘）　杏仁（二十四枚、湯浸、去皮尖及兩仁者）

　右七味、以水五升、先煮麻黄一二沸、去上沫、內諸藥、煮取一升八合、去滓、温服六合。本云、桂枝湯三合、麻黄湯三合、幷爲六合、頓服。將息如上法。

　"太陽病、得之八九日、如瘧狀、發熱惡寒、熱多寒少、其人不嘔、清便欲自可、一日二三度發。脉微緩者、爲欲愈也。脉微而惡寒者、此陰陽俱虛。不可更發汗、更下、更吐也。面色反有熱色者、未欲解也。以其不能得小汗出、身必癢。屬桂枝麻黄各半湯。方一。"（傷・發汗吐下後篇）

桂枝麻黄各半湯方

　　桂枝（一兩十六銖）　芍藥（一兩）　生薑（一兩、切）　甘草（一兩、炙）
　　麻黄（一兩、去節）　大棗（四枚、擘）
　　杏仁（二十四箇、湯浸、去皮尖及兩人者）

　右七味、以水五升、先煮麻黄一二沸、去上沫、內諸藥、煮取一升八合、去滓、温服六合。本云桂枝湯三合、麻黄湯三合、併爲六合、頓服。

> 龍野一雄『新撰類聚方』
>
> "太陽病得之八九日、如瘧状、発熱悪寒、熱多寒少、其人不嘔、清便欲自可、一日二三度発「脉微緩者、為欲愈也、脉微而悪寒者、此陰陽倶虚、不可更発汗更下更吐也」面色反有熱色者、未欲解也、以其不能得小汗出、身必痒、宜本方、"（太陽上）
>
> "脉浮而遅、面熱赤而戦惕者、六七日当汗出而解、反発熱者差遅、遅為無陽、不能作汗、其身必痒也（宜本方）"（弁脉法）
>
> 桂枝麻黄各半湯　　略称、桂麻各半湯
>
> 　　桂枝　一両十六銖　　芍薬　生薑 切　　甘草 炙　　麻黄 各一両去節　　大棗 四枚擘
>
> 　　杏仁　二十四枚 湯浸、去皮尖及両仁者
>
> 右七味、以水五升、先煮麻黄一二沸、去上沫、内諸薬、煮取一升八合、去滓、温服六合、

> 中国・中医研究院編『傷寒論』
>
> "太陽病，得之八九日，如瘧状，發熱惡寒，熱多寒少，其人不嘔，清便欲自可，一日二三度發。脈微緩者，爲欲愈也；脈微而惡寒者，此陰陽倶虚，不可更發汗更下更吐也；面色反有熱色者，未欲解也，以其不能得小汗出，身必癢，宜桂枝麻黄各半湯。"（傷・太陽病〈上〉）
>
> 桂枝麻黄各半湯方
>
> 　　桂枝（一兩十六銖去皮）　芍藥　生薑（切）　甘草（炙）　麻黄（去節）各一兩　大棗（四枚擘）　杏仁（二十四枚湯浸去皮尖及兩仁者）
>
> 右七味，以水五升，先煮麻黄一、二沸，去上沫，内諸藥，煮取一升八合，去滓，溫服六合。本云：桂枝湯三合、麻黄湯三合，併爲六合，頓服，將息如上法。

仁の量が抜きんでて多い。奥田の量は一回量であるので、これを2、3回服すとなると、荒木、龍野、森田の量の3倍以上となる。本方の病態にはこのように思い切って多い目に投与するということだろうか。

桂麻各半湯の方意

> 太陽病、得之八九日、如瘧狀、發熱惡寒、熱多寒少、其人不嘔、清便欲自可、一日二三度發、脈微緩者、爲欲愈也、脈微而惡寒者、此陰陽俱虚、不可更發汗、更下、更吐也、面色反有熱色者、未欲解也、以其不能得小汗出、身必痒、宜桂枝麻黄各半湯、（傷・太陽上篇）

「太陽病」の諸家の解説が立ち位置によって各々異なるが、奥田謙蔵に従いたい。奥田謙蔵は「太とは太初の謂、陽とは積極性の意にして、即ち発動、上行、温暖の義なり。故に病の初発に於て、其の勢主として體表及び上部に動き、其の證積極性に属する者は、総て之を太陽病と謂ふ。依て太陽病は、體表、即ち表部を以て其の位と為す」（『傷寒論講義』）と説く。日常の臨床で、かぜの類の疾患の病位は表より次第に深部、つまり裏に向かって、一方上部より下部に向かって進行するものが圧倒的に多い。勿論、嘔吐下痢症の如く、嘔吐或いは下痢で始まるものもあるが、これを太陽病というかというと疑問が残ろう。

京都の江部洋一郎は「傷寒論中の条文で、頭に太陽病とつくものはすべて皮・肌という外殻を通して邪が伝変するものについて述べたものです」（『経方医学①』）と述べる。

奥田、江部の規定からは、嘔吐下痢症は太陽病のカテゴリーには入らない。やはり一般的に、かぜ症候群、インフルエンザの類と考えられる。勿論その他、種々病因による発熱性疾患で太陽病として扱ってよいものも存在しようが、邪が外部からやって来て発熱する疾患という意味で、これを外感性熱病と表現しておく。

「得之八九日」。桂枝附子湯の条文「傷寒八九日」で"八九日"の意を検討し、次の如く述べた。

「傷寒論では日数に関して、例えば傷寒一日、或は二三日、五六日と微妙な使い分けがされている。それを現代にそのまま当てはめることが許されるか否か。同じ一日でも往時と現代とで、その意味に於いて本当に一緒と考えてよいか否かは検討を要する問題である。

また、一二日、二三日、……七八日、八九日と記されていることより、八九日はかなりの日数を経てという意で使われていると考えられる」（『「傷寒・金匱」薬方大成 五味編』）。奥田も「八九日とは稍々久しきの約言なり。必ずしも実数を指させるに非ず」（『傷寒論講義』）と述べる。

本方条文の"得之八九日"の"八九日"も之と同じく理解してよかろう。つまり、外感性熱病に罹患して10日近くになるというのである。また、傷寒論に於いて、太陽病三日、或いは傷寒二、三日、或いは傷寒六、七日とのみ記され、何等かの治療を受けたか否かへの言及のないものは、その両方のケースが含まれると考えるべきである。本条文も然り、つまり、前のことは分からないが、眼前の患者は"如瘧状、発熱悪寒、熱多寒少"を示す。そして、発病後10日近く経っているのに、太陽病としての基本的性格を失っていない。陽明病に、少陽病に、或いは陰病になってはいない。

　「如瘧状」。「間歇性の悪寒戦慄・高熱・出汗を特徴とする疾病」(『漢方用語大辞典』)を"瘧"、つまり、おこりでマラリヤの類という。条文は"如瘧"でなく"如瘧状"である。『漢方用語大辞典』には"如瘧"は「病状は瘧に似ていて実は瘧疾(正瘧)でない一連の証候」であり、"瘧状"は「間歇熱があって病状が瘧に似ているもの」、とある。大塚敬節は「太陽病の熱型である発熱悪寒の状が崩(くず)れて、少陽病の熱型である往来寒熱に似てきた。その状態を『瘧状の如く』と表現している」(『傷寒論解説』)と解説する。確かに"如瘧"は瘧という病気の如しとなって、いわんとすることが病気の本態に傾いてしまうに対し、"如瘧状"は病状、病症が瘧に似ていると症候に重点がある。本条文は病症が一見"瘧"に似ていることを述べたいのである。この視点より、大塚の「その状態を『瘧状の如く』と表現している」は頷ける。中国・中医研究院編『傷寒論』は「病状が瘧(おこり)に似て」と口語訳するも適切と考える。

　「發熱悪寒、熱多寒少」。一般に発熱期は寒く感じ(悪寒)、末梢血管は収縮し筋肉のふるえ(戦慄)などがみられ、解熱期には熱く感じ末梢血管の拡張と発汗による放熱がみられる。従って、正確には"悪寒発熱"とすべきと思うが、続く"熱多寒少"に対応させて、条文の如く記述したのであろう。

　"熱多寒少"を、殆どの成書は"熱の出ている時間が多くて悪寒のある時間は短い"と訳している。往時は体温計など無かった筈だから、全ては自覚症or医師の触診で判断したであろう。病者が暑い暑いといって身体を被っているものをはいだりする。医師が病者に触れてみても熱い。しかし、時々身体をふるわせて寒い寒いと口にする。このような病人をイメージしているのであろう。

　「其人不嘔」。これについて大塚は次のように述べる。

　「診察の粗漏な医師は、この熱型と、発病後の日数が八、九日も経(た)っているという点にだまされて、少陽病と診断して、小柴胡湯(しょうさいことう)を与えるような誤治をよくやるものである。

また発病の日数だけに重きを置くと、八、九日は陽明裏実の証を呈する頃であるから、気の早い医師は、いい加減な診断で、これを陽明病と速断して、承気湯のようなもので下(くだ)すかも知れない。
　そこで、この証が少陽病でないことを示さんがために、『その人嘔せず』という表現をとっている。嘔という症状は、少陽病の時にだけ現われて、その他の場合には現われないと限ったわけではないが、少陽病を代表する重要な症状であるから、この嘔がないということによって、少陽病ではないことを暗示したのである」(『傷寒論解説』)。明解な解説である。
「清便欲自可」。
　大塚の解説を引用する。
「また『清便自可せんと欲す』という表現によって、陽明病でないことを示したものである。清便は大便のことで、これが便秘せずに、自調しているということは、承気湯で下すべき場合ではないのである。便秘は陽明病の時にだけ現われる症状ではないが、これは陽明病を代表する大切な症状であるから、便秘せずに、大便が自調しているということによって、陽明病を否定したのである」(『傷寒論解説』)。
"清便"。「清便　大便または小便が通利すること。清は圊に通じ，厠のこと」(『漢方用語大辞典』)。
「一日二三度發」。発熱悪寒の発作が1日2、3度おこること。
　続く、「脈微緩者」以下の扱いが、諸家によって各様である。
　大塚は、"脈微緩者"以下"未欲解也"までの40字を、これを嵌註とする康平本に倣って削除し、「この章は、古来難解とされているところであるが、その難解な点は、脈微より未欲解也に至る四十字の註文を原文と見なしたところにある」(『傷寒論解説』)と述べる。しかし、これが後人の嵌註であろうと、その優れた後人の本方病理の理解であり有用と考えるので、本稿では同等に検討する。
　奥田は"脈微緩者"より"更吐也"までは本方服後の例と説く。
　大塚も、後人の嵌註として削除しているものの、下記の如く解説する。「さて、脈微以下の註文は、桂枝麻黄各半湯を飲んだあとの変化を述べたものである。もしも、これを飲んだために、脈が少し緩になれば治る傾向にある。もし、これを飲んだために脈が微になって、悪寒があるならば、表裏ともに虚しているので、この上に、また発汗せしめたり、吐かしたり、下したりしてはならない」(同書)、と。
　奥田謙蔵の『傷寒論講義』の発刊は昭和40年3月であり、その序文を奥門

会を代表して和田正系が昭和38年秋に記している。一方、大塚敬節の『傷寒論解説』の発刊は昭和41年5月である。これより考えると、大塚が奥田の見解を参考にしたことは十分考えられる。

ただ、奥田は"更吐也"までを服後の例とするに対し、大塚は"面色反有熱色者、未欲解也"までとするのが異なる。尾台榕堂は"脈微緩者為欲愈也"の次に"宜桂枝麻黄各半湯"を持ってくるべきという。

一方、荒木、金子、中国・中医研究院編『傷寒論』は、服後の例としない。荒木性次は「其人不嘔大便調ふ者は病裏に入らざるの候にて脈微緩者は陽氣回復の徴なれば愈えんと欲するとなすと謂ふ、……」(『方術説話 第二巻』)と、金子幸夫は「上述した証候には、三種類の転機が記載されている。その一の『脉微緩』は、……」(『傷寒論解説』)と述べる。荒木、金子のスタンスに従う。

「脈微緩者」。中国・中医研究院編『傷寒論』は"脈微緩"を「もし脈象が微にして緩ならば、……」と訳し、"微"と"緩"の二つの性質を持つ脈とする。奥田は「脈微にして洪大ならず、緩にして緊ならざる者は、……」(『傷寒論講義』)と解説するが、中国・中医研究院編『傷寒論』と同じと理解される。対し、荒木、大塚、金子は少し緩になればと"微"を"緩"の修飾語として解釈する。

後者に従いたい。

"緩"はゆるい、ゆるやか、ゆるむ、ゆるめる等と訓じられ、落ち着いている、せかされていない、平穏である等の意を持つから、太陽病におかされ、8、9日経ち、種々の病症はなお残存するも、(脈をみると)ようやく少し(微)落ち着き(緩)がみられるようになった、とこの箇所を解釈したいからである。そして、このものは「爲欲愈也」、つまり、自然と治ろうとしている徴候であるから、特に医師が手を加えることはない。その自然治癒力を妨げるようなことをせず、静かに見守ればよい、というのである。

一方「脈微而悪寒者」は、「此陰陽倶虚」であるから、くれぐれも改めて汗法、下法、吐法等の過ちをおかしてはならない、と注意する。

"脈微而悪寒者"は、微と悪寒の間に"而"が入っている。この"而"についてはこれまでも何度か触れてきた如く、○○而△△とすれば、○○と△△とは同等の存在であることを示すと理解するので、本条文の場合、"脈微"と"悪寒"は並立した同等の症候になる。この場合は"陰陽倶虚"であるというのだ。"陰陽倶虚"の"陰陽"を表裏とする説が多い。中国・中医研究院編『傷寒論』は「脈微とは裏(陰)が虚であり、悪寒とは表(陽)が虚であることだから、これは表裏ともに虚である脈証である」という。大塚、金子もこの立場である。荒木は「脈微は血の虚、悪寒は陽氣の虚を現す」ので、「陰血も陽氣も両方と

● 七味薬方　桂麻各半湯　方意

も少なくなっている」（『方術説話 第二巻』）と説く。一方、奥田は"脈微而悪寒者"を、「是れ元来體質稍々薄弱なりし者なり。故に今、脈微にして更に悪寒加はる」（『傷寒論講義』）と、異なる解釈をする。

　これら種々の解釈が成り立つなか、当の仲景（或いは後人）はどう考えて"陰陽俱虚"と表現したのだろう。当然、表裏は念頭にあり、陰血、陽気も、そして奥田のいう"元来体質稍々薄弱"であるものも念頭にあったと想像する。表裏、或いは陰血、陽気と表現して、カテゴリーを狭めたくないので、ひろく"陰陽"としたと考える。つまり、この言葉の中には当然表裏も含まれ、陰血、陽気も含まれ、元来体質稍薄弱も含まれている。我々はそのことを理解し、臨床に臨んで、その場に都合のよい意味を引き出せばよい。

　傷寒論に於いて、"太陽病〇〇日"、或いは"傷寒〇〇日"と始まり、すぐ症候を述べ、治法に全く触れていない場合は、種々の治療を行ったけれどもと訳してよい場合と、何も治療しなかった場合の二つのケースが含まれると考えられる。本条文も"太陽病八九日"で治療に何等言及がない。同じように２つのケースを含んで記していると理解すべきであろう。とすれば、"不可更発汗""更下""更吐"はどうなのかとなる。私はこの"更"を"再び"とか"もう一度"と訳すのでなく、"改めて"としたい。つまり、これら治療を行ったか否かははっきりしないが、眼前の病者が瘧状、発熱悪寒等を示しているので、ひょっとしたら、表証が残存しているか、或いは少陽証か、或いは裏証（裏実）かも知れない、と改めて発汗法とか下法、或いは吐法等を行ってはならない、とするのである。それは陰陽俱に虚しているからである。

　「面色反有熱色者」。これは文字通り熱色、つまり顔が赤くなって熱があるような様子のもの、である。

　「未欲解也」。"未だ病が解けやうとはしていない"（荒木）、"まだ治る傾向にない"（大塚）、"邪が肌表に鬱滞してまだ除去されない"（金子）、"表邪がまだ解除されていない証拠"（中国・中医研究院編『傷寒論』）等、種々に訳されているも、同じ意味合いと理解する。

　「以其不能得小汗出、身必痒」。この場合（"面色反有熱色者"）にはほんの僅かの汗すら出すことが出来ないので、身体が必ず痒くなる（荒木）のである。

　"面色"以下の病理を、荒木は次のように述べる。

　「面色に反って熱色の有る者は病の大勢既に決したるも仍ほ微邪の陽氣を阻みて其の發出を妨ぐものありとなす故に面色反って熱色を現す、面は陽氣の浮びて現れ易き所となす、身の熱退きて面に反って熱色有るは之れ微邪有るの證となす、實邪は則ち痛みを爲し虚邪は則ち痒を爲すと經に言ふあり、之は則ち微

邪の滞り表に在りて小汗の發泄を妨ぐ故に身痒を生ず」(『方術説話 第二巻』)。

要するに、表に沸鬱として滞る邪熱によって身が痒くなるというのである。が、その邪熱の量は多くないので、陽の陽たる顔面にのみ他覚的症候("面色有熱色")を表わす。

龍野は「汗出るでもなく身疼痛でもなく、中ぶらりんで気の順らぬために痒みを起す」(『漢方医学体系⑧・漢方入門1』)と述べるも、特に"中ぶらりん"が臨床的で、私は患者と対していて、これを感じる際は好んで本方を使っている。

この"面色反有熱色""身痒"から紅斑性皮膚疾患に運用も出来るが、要は表熱として発散すべきなのにそれがうまくいかず、反って表に熱が壅滞するのである。

このような場合は、軽く発表してやればよい。本方は桂枝湯、麻黄湯の各三分の一量を合方したもので、発表の力は緩和になっている。方意の上からでは、本方は発汗力は桂枝湯単独よりはやや強いが、麻黄湯に比べるとやや弱い。また、"太陽病得之八九日"でかなり身体は弱り、表の衛気も当然弱っているから、桂枝を必要とする一方で、中ぶらりんで発汗がままならないのだから、麻黄の如きで活を入れる必要もあろう。本方方意には、この意味も含まれていると理解すべきであろう。本方は"主之"でなく"宜"となっている。まずは与えてみなさいというのである。

奥田は「宜しとは、權宜の辞。即ち時に従ひて其の宜しきを制するの謂なり」(『傷寒論講義』)という。

> 脉浮而遲、面熱赤而戰惕者、六七日当汗出而解、反発熱者差遲、遲為無陽、不能作汗、其身必痒也（宜本方）(弁脉法)

"脈浮"は、病位が表にあることを示す。一般に外感性熱病の初期では脈は浮になり、そして頻脈、つまり数脈であるのに本条文は"遲"である。"浮而遲"となっている。"而"は浮脈であると同時に遲脈であるというのである。"遲脈"は「多くは寒証であることを示しており、また陽気が実邪によって阻渋されていることによる」(『漢方用語大辞典』)。「陽気が実邪によって阻渋される」の"実邪"は"寒邪"の誤りではないか。これはとも角として、少なくとも熱証ではない。とすれば、条文の"脉浮而遲"は何をいわんとするのか。荒木性次は「其の病表に在りて寒となす」(『方術説話 第一巻』)といい、大塚敬節は「病が外に在って内虚を兼ねている」(『傷寒論 弁脉法／平脉法 講義』)という。金子幸夫は「冒頭の『脉浮』は、邪気が表にあることを指す。一方、脈が『遲』であるのは、裏の陽気が元々

衰弱していることを指す」(『傷寒論解説』)と解説する。

　荒木、金子が表裏の物差しを使うに対し、大塚は内外を使う。わざわざ内外とする大塚の意図をはかり兼ねる。荒木、金子に従って、ここはとりあえず表裏説を採る。病位は表にあるはよしとして、荒木の"寒となす"が表の病態が寒なのか、全体の病態が寒なのか、今ひとつ明確でないが、文脈より全体の病態が寒と解釈する。

　前述したように、大塚は"内虚"という言葉を使う。金子の裏の陽気の衰弱とはニュアンスは勿論、意味も違うだろう。小建中湯にみられる"裏虚"(この"裏"は消化管に限定されない。やや広義である)と一脈通じるものがあると理解すれば大塚の説に従いたくなる。つまり、内臓……消化器系の虚弱の者の病理を述べていると考えるからである。

　"面熱赤而戦慄者"。この病理を荒木は「陽氣面部に出づる」から顔がほてって赤くなり、「陽氣動きて寒と争ふ」から、がたがたふるえる、つまり"戦慄"すると説く(『方術説話 第一巻』)。金子は「汗が出ない為に邪正相争の結果生じた壅熱が顔面に沸騰する」から"面熱赤"し、「邪正相争によって陽気が外に出ようとするが、裏の陽気が虚している為に陽気が外に向かって出ることが出来なくなるから」戦慄すると解説する(『傷寒論解説』)。

　ここで当然、"脈浮"―"面熱赤"、"脈遅"―"戦慄"の関係があろう。この条文が外感性熱病を述べているとすれば、寒邪に浸されて、それに対抗する為に陽気が表に動員されるので、脈も浮き上がってくるが、寒邪が相対的に強い為に脈は遅を示す。陽気が充溢していれば、邪正相争が激しく、すぐさま発熱して数脈を呈し、身体が熱赤する筈なのに本条文は顔だけがほてって赤くなる。これは陽気が元々少ないからである。少ない陽気もそれが動かされると、陽の陽たる顔面だけは赤くなり得るのに、他部はその余裕がない。しかし、少ない陽気が懸命に働いて陽の補充をしようとする。それが戦慄であろう。このような半ば膠着した状態が続いて6、7日たつと陽はかなり補充されて、発汗し得るに至り、病は治癒する筈である("六七日当汗出而解")。この6、7日は金子によると「傷寒の病が六経を伝変して治癒するか、あるいは再伝経する時期」(『傷寒論解説』)という。

　"当汗出而解"。汗出と解は"而"で結ばれているので、汗出と解は同等の重みを持っている筈だから、これをくだいて"まさに(当然)汗が出るだろう""まさに(当然)(病は)解するだろう"と訳すのがよかろう。

　"反発熱者差遅"。"汗出""解"が見られず、かえって発熱する者は病気の治りが5、6日より遅れることを述べる。その理由は冒頭の"脈遅"で示した

ように"無陽"、つまり陽が無い、勿論これは全くないのでなく、汗を作り得るだけの陽がまだないのである。荒木は「汗出づるは陽氣勝ちて陰消するの候となす」(『方術説話 第一巻』)と述べる。荒木は栄衛という言葉を、或いは津液という言葉を、勿論五臓六腑の言葉を殆ど使わない。専ら陰陽の視点で論を進めるので分かりづらいところが多い。しかし、荒木の"陽"及び"陰"を次のように理解すれば上記荒木の言葉も納得し得る。

"陽"、生体が生を全うする為の推進的、積極的作動。
"陰"、生体が生を全うする為の抑制的、消極的作動。

以上、要するに、胃腸虚弱で元々陽の少ないものでも、5、6日たつと次第に陽が充溢して、邪正相争も可能となり十分発熱し、そして遂には"汗出""解"を得られるものだが、中にはそこまでの陽の充溢に達しなく、ただやや発熱が顕著になるだけで"汗出""解"のなお見られないものがあるというのである。

"其身必痒也"について、金子は「反って発熱が出現し、身体が痒くなるのは、邪正相争が引き起こされるが、(中略)裏の陽虚によって津液が汗となって外に出なくなり、また壅熱が肌表に鬱滞するからである」(『傷寒論解説』)という。やはり汗を作るには陽が必要ということであろう。しかし、ここも裏の陽虚に起因する生体の陽の不足がなお十分補充されていないので、とするとより分かり易くなろう。

荒木は「陽無ければ汗を作す能はず、汗を作す能はざれば陽氣氣道を塞ぎ其の和を擾す和擾されれば痒生ず」(『方術説話 第一巻』)と説く。ここの"気道"は気管、気管支等を指すのでなく、いわゆる巡っている"気"の仮想的通路をいうのであろう。気が充溢していないので、その通路の途中でぐずぐず、だらだらする。その為、だらだらしている陽気に周りがかまされて（和擾す)、かゆくなるというのであろう。温まると痒くなる日常の体験からも、金子、荒木の説は、そのものとして納得出来る。

龍野一雄はこの病態には桂麻各半湯が適応するだろうという。

金子は「本証は、『太陽 表 鬱軽証（たいようひょううつけいしょう）』に属す桂枝麻黄各半湯の証候に極めて類似しているが、裏の陽虚に重点が置かれている」(『傷寒論解説』)と解説を加える。

この条文を桂麻各半湯の関連条文として取り上げた龍野の慧眼と、手を抜くことなく全条文の解説をする金子の努力に頭の下がる思いである。

桂麻各半湯の運用

● 『類聚方広義』（西山英雄 訓訳『和訓類聚方広義』）
「桂枝湯麻黄湯二方の証の相半する者を治す」
"二方の証の相半する者"が、言葉の上では納得出来るも、具体的にどういう病態かをイメージするのが難である。私は、常々、二方を同量（等価）合わせると、その二方の証が半分ずつ存在するのでなく、異なる証が生まれると口にしてきたが、これは本方にもいえると考える。単に二方の証が相半するのではない。
頭註に、
「痘瘡にして、熱気灼くが如く、表欝して見点し難く、或は見点稠密にして、風疹交出し或は痘起脹せず喘咳咽痛する者は此の湯に宜し」、とある。痘瘡（天然痘）を診察した経験はないが、主として顔面に発疹を生ずるという。"見点し難く"は全体に広がって個々の発疹を見定め難いのをいうのであろう。"表欝"が重要と思う。邪熱が表にうっ滞しているとの臨床的勘が必要となろう。

● 荒木性次『新古方薬嚢』
「桂枝麻黄各半湯を用ふる證……時々さむけがして發熱し、發熱する度に汗が出ない爲身體中が痒くなる者、痒味が劇しい爲ぞくぞくとさむけ立つ者、本證の病人は咽の乾く者は少なし、熱の出る度に顔にぽーっと紅味さす者、本方は表の痒味を治するに有効なり。故に本方は皮膚病又は痒ゆがりの者に宜し」

● 奥田謙蔵『漢方古方要方解説』
「応用
　Ⅰ）頭痛、発熱し、汗無く、悪風、悪寒し、或は身体疼痛し、或は咳し、脈浮にして緊ならず弱ならざる等の証。
　Ⅱ）風疹発せんとして発せず、痛痒甚だしく、或は発するも十分ならず、或は腹痛する等の証。
　Ⅲ）特に挙ぐべき原因なくして、身体に瘙痒を発する等の証。
　Ⅳ）微しく自汗出で、腰痛或は腰部筋肉の緊張を覚え、頭痛、眩暈し、寒熱発作連日止まざる等の証。
　Ⅴ）小児の感冒にして、発熱、咳嗽し、顔面熱して赤色なる等の証。
　Ⅵ）知覚鈍麻、或は知覚異常ありて、其の脈浮なる等の証」

● 龍野一雄『新撰類聚方』
「桂枝湯と麻黄湯を各三分の一量づつ取り合方する
　Ⅰ）感冒・流感等で軽咳微熱頭痛悪寒汗出るもの、或はこじれた感冒で表証がまだ残つているもの
　Ⅱ）腰痛が発作的に起るものを治した例がある
　Ⅲ）風疹・麻疹等で発疹が現れ喘咳咽痛などするもの
　Ⅳ）じん麻疹・皮膚炎等でかゆく顔に赤味をさしているもの
　Ⅴ）マラリヤで熱多く寒少く支体惰痛するものに五七回発作があつた後に使うことがある（類聚方広義）」

私は好んで本方を、多くはかぜ症状に、そして時折皮膚疾患に使っている。しかし、ありふれているという理由もあって、それを症例報告としてあまり発表してこなかった。これまで上梓した治験集に載っているものを再載する。

「じん麻疹に桂麻各半湯」
昭和54年生　18歳　♀
初診：平成9年8月8日
主訴：じん麻疹
乳幼児期アトピー性皮膚炎。じん麻疹もしばしば出た。その後ずっとよかったが、今年の春からまたじん麻疹が出るようになり、ここ2ヶ月ぐらい頻繁に出る。皮膚科の治療で一時はよくなるも、すぐぶり返す。陽気が暑くなったり体が温まると出る。食欲、便通共によい。生理順調。口のかわきなし。身長163㎝、体重54kg。顔面やや紅潮。
　　　　　Rp．小柴胡湯（エキス）＋茵蔯五苓散＋黄連解毒湯（エキスカプセル）
8月18日。「殆ど変らず。却って涼しい日に出やすい」と言う。
　　　　　Rp．消風散（エキス）＋黄連解毒湯（エキスカプセル）
8月27日。「暑い所からクーラーの部屋に入ったりすると出る」
　　　　　Rp．桂麻各半湯（桂枝湯〈エキス〉＋麻黄湯〈エキス〉）
9月4日。「具合が良い」
　　　　　Rp．do
当初やや長引いたじん麻疹には柴苓湯の効くことが多いので、小柴胡湯に茵蔯五苓散（粉末剤）を加え、更に温まったりすると出やすいということと、顔面紅潮より黄連解毒湯（エキスカプセル）を加味した。1週間服し殆ど変化がないということは、慢性といっても、ジン麻疹の如き疾患では更に続けても効が

8月18日に、「却って涼しい日に出やすい」と言う。当初の「陽気が暑くなると出る」といっていたことと逆である。黄連解毒湯で清熱し過ぎたと無理にこじつけもできるが、皮膚が過敏になっているために僅かの温度変化に反応してしまうということであろう。消風散はじん麻疹にも頻用されると書かれているが、「内熱があって、分泌物強く、瘙痒の甚だしい皮膚病に用いる」(矢数道明『漢方処方解説』)という。

　この患者、内熱の症状はあったであろうか。口のかわきはない。また便通も順調である。舌証は白苔を認めるも十分湿っていた。冷静に考えれば、やはり消風散の適応ではなかった。

　桂麻各半湯は「クーラーの部屋に入ったりすると出る」で思い付いた。やはり寒邪である。病位的には表、そして痒みが劇しいとくれば桂麻各半湯である。後でふり返れば病理を分析的に考えることもできるが、忙しい外来ではつい〇〇湯、それが駄目なら△△湯、と下手な鉄砲も数撃ちゃ当る式になってしまう。

　荒木性次は「桂枝麻黄各半湯を用ふる證」を次の如く述べている。「時々さむけがして發熱し、發熱する度に汗が出ない爲身體体中が痒くなる者、痒味が劇しい爲ぞくぞくとさむけ立つ者、本證の病人は咽の乾く者は少なし、熱の出る度に顔にぽーっと紅味さす者、本方は表の痒味を治するに有効なり」(『新古方藥囊』)。
　　　　　　　　　　　(『漢方精選300例』〈症例224〉p.358)

「重症アトピー患児の熱発に茯苓四逆湯他」
　平成7年生　5歳　♀
　初診:平成13年4月18日
　赤ん坊の頃よりのアトピーで、現在皮膚科治療中。
　昨日から39℃近い発熱を来したが、安易に抗生剤を服用させないほうがよいと当院を紹介され、受診。全身アトピー病変、頭は白い粉をふき、顔面は全体に赤くこわばり、とても幼児の肌ではなかった。
　首は襟ですれるので、一部は象の皮膚のようになっており、更にびっくりしたのは胸、腹及び背中が痂皮で、正にうろこ状である。下肢も同じように紅潮し、こわばっている。
　母親が言うには、「半年前には全身グジャグジャで、滲出液が一杯出ていたのが、皮膚科の先生のお陰でここまでよくなった。皮膚科では桂枝加黄耆湯、補中益気湯、抗アレルギー剤が処方されていた」とのこと。
　身長103cm、体重16.0kgと、5歳にしては少し成長が遅れている。汗がさっ

ぱり出ない、寒い寒いという。手足に触れても冷たい。咽を痛がり、痰がらみの咳が出て鼻水も出る。しかし意外と元気である。足が寒いと足を揺するようにして一時たりと静かにしていない。痒さも強いのだろう。体温は昨日 38.8℃、今朝は 38.2℃。

　異常に寒がることと足を揺すって落ち着かないのを煩躁と診て、茯苓四逆湯（附子 1.0）（1 袋を 2 日で服すよう指示）を処方した。

　翌日の午後 5 時少し前に電話で様子を尋ねた。

　「嫌がらずに服す。午前中は 37.9℃だったが、午後になって 38.5℃に上がった。寒がりはなくなる。やはり汗をかかない。耳を痛がったので、本日耳鼻科に連れて行ったが、薬は貰わなかった。今は（普通の人なら暑いという程）布団を掛けて静かに眠っています。口の渇きは余りないみたい」

　4 月 21 日（二診）。「昨日は、最高が 39.2℃までになった。今朝も 38.6℃あった。元気はよいし食欲もあるが、口の渇きが強くなって、冷たいものを欲しがる。牛乳もかなり飲んだので、下痢っぽくなった。昨日は 3、4 回トイレに行った。やはり汗をかかない。寒がることはなくなって、布団を途中ではねのけたりする。咳する。鼻が詰まる」

　体が真赤だし汗をかかないことから桂麻各半湯（エキス）をまず飲ませ、その後白虎加人参湯（エキス）＋桔梗石膏（エキス）を飲ませるよう処方した。桂麻各半湯を服し、汗をかき過ぎグッタリするようなら、必ずすぐ茯苓四逆湯を服させるように、それも追加しておいた。

　同日の夜、電話で様子を聞いた。桂麻各半湯を 3 回飲ますも汗をかかない、と。もう一度飲ますよう指示。

　4 月 22 日。この日は、メディカルセンターの日直に当っていたので出掛ける。心配になって午前 8 時 30 分電話を入れた。「今朝は 37℃になっている。食欲が出てきた。口が渇く」と言う。

　桂麻各半湯を中止し、白虎加人参湯（エキス）＋桔梗石膏（エキス）に切り替えるよう指示。

　同日午後 7 時電話。

　「下熱した。熱はない。昨夜汗をかいたのかもしれない。熱が下がったら汗をかくみたい。口の渇きもよくなった」と。ほっとした。

　4 月 23 日（三診）。「今朝。体温は 36.6℃だった。食欲も出てきた。寒がるのもなくなり、昨日よい便が出た。口の渇きはない」と言う。「後 3 日間同じ方を服しましょう」と白虎加人参湯（エキス）＋桔梗石膏（エキス）を処方した。

　はらはらさせられた症例である。　　　　（『漢方臨床 320 例』〈症例 207〉p.449）

● 七味薬方　桂麻各半湯　運用

「じん麻疹に桂麻各半湯（エキス）」
　　昭和23年生　54歳　♂
　　初診：平成15年3月31日
　　主訴：じん麻疹
　高血圧症、高脂血症で治療中。「昨年（平成14年）の11月頃からじん麻疹のような発疹が出るようになった。最初両足底が紅潮し痒くなり、それが次第に上の方に昇って全身に広がった。近くの医者に1ヶ月程診てもらっているがよくならないので来ました」と言う。「皮膚が弱く、前から全身に湿疹様の発疹があった」。これにじん麻疹が重なったということである。
　体全体が紅潮している。汗をかかない。仕事を終えるのが遅くなり疲れが溜まっているので、つい夜分酒を飲んでしまう。食欲とか便通はよいが睡眠が余りよくない。身長173cm、体重70kg。血圧140/90mmHg。
　　　　　Rp．桂麻各半湯（エキス）
　平成15年4月15日。「じん麻疹は殆ど出なくなった。足底が赤くなって痒かったが今はよい。前には腕も真赤であったが、その赤みがとれた。服しやすい。食事の前1時間頃に服すとよく効くようだ。もう少し続けたい」と言う。
　　　　　Rp．do　　　　　　　　　（『漢方臨床320例』〈症例234〉p.505）

「じん麻疹に桂麻各半湯（エキス）」
　　昭和12年生　66歳　♂
　　初診：平成15年4月3日
「今までも年に二度程、じん麻疹が出ていた。何が原因か、昨夕からまた背中とか腰にじん麻疹が出た。今、町議会議員選挙の最中で、それにかかわっているので気を使って大変だ。所用で役所に行き、そこの血圧計で血圧を測ってをみたら上が190、下が127と出て、びっくりして来院した」と言う。「以前から血圧は高かったが、肩こりとか首すじの張り、頭痛等の自覚症状がないので放置していた。食欲、便通良効で睡眠もよくとれる」。身長162.3cm、体重61.5kg。アルコール1合/日、タバコ20本/日。血圧は140/82mmHg。やや赤ら顔である。
　血圧はもう少し経過をみてもよいと考え、当面のじん麻疹の治療を第一とした。強ミノの注射をして、桂麻各半湯（エキス）を処方した。3日分。
　平成14年4月7日。「あの薬1、2回服したらじん麻疹は治まって以後出ない。2日服したのみ」と言う。しかし、「その後かぜ症状となり、鼻水、鼻汁が出て夜中に咳が出る。熱はない」。血圧148/80mmHg。

Rp. 麻杏甘石湯（エキス）＋越婢加朮湯（エキス）
　4月10日。「咳がとれない、喘息様となる。咳き込むと頭が痛くなる。痰も出るが黄色くはない」
　　　Rp. 小柴胡湯去人参大棗生姜加五味子乾姜　　5日分
　以後来院していない。
　みっともない治験だが、じん麻疹に桂麻各半湯が奏効したことを報告したかった。桂麻各半湯はもともとかぜに使われる方である。それなのにその後かぜ症状が出てきたのはなぜか。今、我々はかぜの治療には殆どエキス剤を用いる。簡単に服すことができるのだから、もっと頻回の服用を指導する必要があったのかもしれない。
　　　　　　　　　　　　　　　　（『漢方臨床320例』〈症例235〉p.506）

「かぜ・咽痛に桂麻各半湯」
　昭和22年生　59歳　♀
　初診：平成18年8月4日
　主訴：かぜ、咽が痛い
　近くの鮨屋さんの奥さん。年に一、二度かぜを引いたなどといって来院する。中肉中背。
　この日もかぜを引いたのかしら、咽が痛い、こじれてひどくなると嫌だから診て貰いたいと来院。元気である。咽が痛く、節々も少し痛む、多少汗をかく（暑い為かもしれない）。咳・痰が出る。他はなんともないという。熱なし。寒気なし。他覚的には咽頭がいくらか紅潮しているかな、という程度。
　葛根湯ではない。汗がいくらか出るというも桂枝湯のそれではない。30℃を越す暑さの為であろう。四肢痛を訴えるも、麻黄湯ほどの激しさはない。咽痛、咳、痰は病邪が表よりやや深くに入ろうとしている過程での症候と考えてよかろう。他に全く何もなく咽痛だけの時は桔梗湯でもよかろうが、患者は四肢痛がある。この方は除外する。
　そうすると桂麻各半湯、桂枝二麻黄一湯、桂枝二越婢一湯になるが、石膏の証はないし、桂枝二麻黄一湯は「目標……汗が沢山に出た後で脉洪大瘧の如きもの」（龍野一雄『漢方処方集』）で、やはり合わない。残る桂麻各半湯（桂枝湯〈エキス〉、麻黄湯〈エキス〉を合方）を処方した。2日分。
　後日、昼食にその鮨屋を訪ねた。奥さんが居て、「先生、先日は有り難うございました。2日分服し終えたらすっかりよくなり、助かりました。その日は2日分ばかりで大丈夫だろうかと心配になり、薬局でそれを口にしたら、『先生が2日できっと治ると思ったのでしょうから、大丈夫でしょうよ』と言わ

れました。2日分を終えると同時に治ってしまいました」と報告してくれた。私がすごい名医で、これを計算して処方してくれたような口振りであったが、決してそうではない。まずこの方で少し様子をみることにしよう。或いは咳・痰が残るかもしれない。その時はその時でまた考えようと2日分にしたまでである。

　大塚敬節は、「桂枝湯では力が足らず、麻黄湯では力が強すぎるというところに用いる」(『傷寒論解説』)といい、龍野一雄は、「体の方も邪気の方も微緩でただ表熱だけが盛んだから発熱悪寒が交互に起っても熱の方が多く、顔色も赤くなる。汗出るでもなく身疼痛でもなく、中ぶらりんで気の順らぬために痒みを起す」(『漢方医学大系⑧・漢方入門1』)と述べている。

　龍野の"中ぶらりん"という表現が本方を使う際のポイントになるように思う。

　一度この方で病態を揺すってみるのである。結構評判のよい薬である。本例はコタローのエキス剤各4gを合わせ分4にして、朝・昼・夕・夜に服すよう指示した。　　　　　　　　(『日常外来の漢方380例』【呼吸器〈症例2〉】p.5)

「全身の痒紅疹に桂麻各半湯(桂枝湯〈エキス〉+麻黄湯〈エキス〉)」
　昭和33年生　48歳　♀
　初診：平成18年9月25日
　主訴：全身の痒い紅疹

　全身のあちこちに痒い発疹が、少し前より出たり消えたりしていたが、ここ数日中々引かなくなったと来院。1昨年も今頃、同じような発疹で治療を受けた。米粒大から大豆大の大小種々の紅疹で、やや膨隆してかたい。癒合傾向はない。疲れた時とかイライラした時に悪くなる。汗はかかない。足が冷える。食欲良効。便通3日に一度。便はかたかったり、やわらかかったり。脈；沈小やや緊、整。舌きれい。

　処方の選択に迷った。成書の皮膚疾患に多用される処方を頭に浮かべても、どれもが今ひとつしっくりしない。十味敗毒湯にしては化膿所見が全くないし、消風散にしては分泌物がない。防已黄耆湯は汗がなくて合わない。皮膚枯燥がないから当帰飲子も考え難い。さりとて越婢加朮湯、治頭瘡一方も当てはまらない。柴胡剤でもないし、六味丸の類でもない。

　便秘以外に裏の問題はない。あくまでも表のみの病変である。それと紅疹。桂麻各半湯はどんなものか。この方の条文に"面色反有熱色"(つまり顔が赤い)、"其身必痒"とある。

よって、桂麻各半湯（桂枝湯〈エキス〉＋麻黄湯〈エキス〉）を処方した。7日分。

10月2日（二診）。服薬すると5時間程はよい。発疹が多少枯れてきた。便通は変らず。同方に桂枝茯苓丸加大黄を少量追加して、7日分を処方。

10月7日（三診）。8割方よい。まだ時々出るがすぐよくなる。同方を2週間分処方し、これで廃薬とする。

桂麻各半湯がそれなりに効いたと思われる。汗は出たか、小便が多くなったかは聞き洩らした。

この症例で鑑別を要するのは、葛根湯と升麻葛根湯であろうが、葛根湯の発疹は全身というのは少なく、上半身の比較的限局したものが多いし、多かれ少なかれ肩凝りを認める。升麻葛根湯は表に病態の主座があって表熱の病態を呈する等は非常に症例に近似するが、やはりウイルス性疾患に伴って現われる発疹というイメージが強い。

龍野一雄はこの方の運用を「顔赤く身痒きもの」とし、「痒いのと顔がぼうっと赤くなるのを目標にして蕁麻疹に使うことが多い」、「蕁麻疹に限らず痒みを主訴にし分泌のない他の皮膚病に使って宜い」（『漢方医学大系⑧・漢方入門1』）と述べている。　　　　　　（『日常外来の漢方380例』【皮膚科〈症例2〉】p.499）

「参蘇飲を服していると元気で体調がよい」
　昭和9年生　76歳　♀
　以前にも症例報告している（『東静漢方研究室』32〈2〉：35, 2009【症例No.823】）。
　その後も時折、かぜ引いたといって、腰を痛がるといって娘さんが薬を取りに来ていた。かぜ薬として参蘇飲を好んで持っていった。
　平成22年2月8日。やはり娘さんが来院して、昨日の夕方からかぜか、腰を抜かしたような状態で、赤い顔をして微熱（37.5℃）がある。昨日の昼まではなんともなかった。かぜを引くとよく腰を痛がる。口のかわきはないみたい、という。話の内容から、桂麻各半湯（桂枝湯〈エキス〉＋麻黄湯〈エキス〉）を取り敢えず投与し、本日はこれで様子をみて下さい、多分抗生物質の必要はないと思う、明日様子を知らせて下さい、と申し添えた。
　2月9日。汗を少しかいて、熱は下がりました。食欲もあり、鼻水とか咳はありませんが、腰を痛がります、と娘さんが様子を報告してくれた。小建中湯（エキス）を投与。14日分。
　2月17日。この日は以前の66番（参蘇飲）がほしいと、それを一週間分（一日三回）持参する（娘さん）。
　3月4日。娘さん来院。66番（参蘇飲）を服していたら元気になって、腰の

痛みもなくなりました。顔色はよい。食欲もある。兄（患者と同居の）も、どうもこの薬を飲ませていると体調がよいみたいと口にします。出来るだけ長く頂けないでしょうか、という。一日二包、朝・夕服すことにして、28日分投与。

　龍野一雄の『漢方処方集』に、参蘇飲の目標・応用として「胃腸が弱い人の感冒、気欝」とある。単なる虚労ではない。気剤が有効に作用していると考えられる。
（『日常外来の漢方380例』【その他〈症例42〉】p.721）

厚朴七物湯
こうぼくしちもつとう

POINT

①条文の"病腹満"を成書の多くは腹満を病みてと訳すが、荒木性次は病みて腹満すること、と他の病気の経過中腹満してきたともとれる訳し方をする。

②漢方の本場の中国の何任は"腹満を病み"と訳し、中国語学者の鈴木達也は"病人は腹部が張っており"と訳している。鈴木の訳に従いたい。

③更に、腹満を苦しむでなく、腹満を病みとなっていることにも注意が必要であろう。腹満を苦しむより病症が軽いといってよいのではないか。

④続く、"発熱十日"の10日の意味について私見を述べた。つまり、往時に於いて、10日は一つのターニングポイントとしての意味を有する日数と考えられていたと思うのである。

⑤"脈浮而数"の"脈浮"はなお病位が表にあることを、"数"は熱の存在を強調する。

⑥つまり、発病して10日も経ると病位は少陽から太陰、少陰と進んで、脈は沈んで微細になる筈であるのに、浮であり数である。その原因は詳らかでないものの、結果としてなお病位が表にあるというのである。

⑦"飲食如故"、種々病理が述べられているが、次の如く解釈した。そもそも発熱が10日も続き、本来的に実証体質の病者を意味していると考えるべきだ。それが故に、例え病邪が一部裏に侵入しようとも、食事はなお平常に摂れるのだ。

⑧つまり、本条文は腹実満（裏証）でなお表証を残しているものの治法を論じているといえる。

⑨本方の治験は殆どない。
⑩このところ、時折この方を試み、喜ばれることが多い。もっと使われてよい方ではないか。

厚朴七物湯の内容

図表30は、大塚敬節の『金匱要略講話』、龍野一雄の『新撰類聚方』、金子幸夫の『金匱要略解説』、及び中国・中医研究院編の『金匱要略』で厚朴七物湯方をみたものである。条文に各書で異同をみない。

龍野は傷寒論 弁脈篇の条文の一部を本方関連条文として載せる。『新撰類聚方』の性格及び龍野の病理観によるものであろうが、弁脈篇、平脈篇を含めて傷寒論を理解しようとした龍野の姿勢がうかがわれる。

図表31は、諸家の厚朴七物湯方である。

ほぼ同じとみてよかろうが、大塚・矢数は全般的に量を抑えているが、枳実の量が多い。森田の枳実の量は逆に非常に少ない。本方病理の微妙な理解の差といえるのではないか。

図表 30　厚朴七物湯の条文とその方

大塚敬節『金匱要略講話』
　"病腹滿。發熱十日。脉浮而數。飲食如故。厚朴七物湯主之。"
　　　　　　　　　　　　　　　　　　　　　　　　（金・腹滿寒疝宿食病）

厚朴七物湯方

　　厚朴 半斤　　甘草 大黃 各三兩　　大棗 十枚　　枳實 五枚　　桂枝 二兩　　生薑 五兩
　　右七味。以水一斗。煮取四升。溫服八合。日三服。○千金。一斗下有煮取五升。去滓。內大黃九字。
　　○嘔者。加半夏五合。○下利。去大黃。○寒多者。加生薑至半斤。

金子幸夫『金匱要略解說』
　"病腹滿、發熱十日、脉浮而數、飲食如故、厚朴七物湯主之。"
　　　　　　　　　　　　　　　　　　　　　　　　（金・腹滿寒疝宿食病）

厚朴七物湯方

　　厚朴（半斤）　甘草（三兩）　大黃（三兩）　大棗（十枚）　枳實（五枚）
　　桂枝（二兩）　生薑（五兩）

　　右七味、以水一斗、煮取四升、溫服八合、日三服。嘔者加半夏五合。下利去大黃。寒多者、加生薑至半斤。

龍野一雄『新撰類聚方』
　"病腹滿、発熱十日、脉浮而数、飲食如故、本方主之、"（腹滿）
　"其脉浮而数、能食不大便者、此為実、名曰陽結也、（宜本方）、"（弁脉）

厚朴七物湯

　　厚朴 半斤　甘草 三両　大黃 三両　大棗 十枚　枳実 五枚　桂枝 二両　生薑 五両

　　右七味、以水一斗、煮取四升、溫服八合、日三服、嘔者加半夏五合、下利、去大黃、寒多者、加生薑至半斤

中国・中医研究院編『金匱要略』
　"病腹滿，發熱十日，脈浮而數，飲食如故，厚朴七物湯主之。"
　　　　　　　　　　　　　　　　　　　　　　　　（金・腹滿寒疝宿食病）

厚朴七物湯方

　　厚朴（半斤）　甘草（三兩）　大黃（三兩）　大棗（十枚）　枳實（五枚）
　　桂枝（二兩）　生薑（五兩）

　　右七味，以水一斗，煮取四升，溫服八合，日三服。嘔者加半夏五合；下利去大黃；寒多者加生薑至半斤。

図表31　諸家の厚朴七物湯方

	厚朴	甘草	大黄	大棗	枳実	桂枝	生姜	
荒木性次『新古方薬嚢』	8.0g	3.0g	3.0g	3.0g	3.5g	2.0g	5.0g	右七味を水二合を以て煮て八勺を取り滓を去り、一回に一・六勺を温服すべし。一日三回服用。
奥田謙蔵『漢方古方要方解説』	3.2g	1.2g	1.2g	1.0g	2.0g	0.8g	2.0g	右七味を一包と為し、水一合五勺を以て、煮て六勺を取り、滓を去りて一回に温服す（通常一日二、三回）。
大塚敬節・矢数道明『経験・漢方処方分量集』	5.0g	2.0g	2.0g	1.5g	3.5g	1.5g	3.0g(乾1.0)	（一日量）
龍野一雄『漢方処方集』	8.0g	3.0g	3.0g	2.5g	3.5g	2.0g	5.0g(又は干姜2.0)	水四〇〇を以て煮て一六〇に煮つめ三回に分服　便法；常煎法
森田幸門『金匱要略入門』	8.0g	3.0g	3.0g	3.0g	1.0g	2.0g	5.0g	以上の七味、水1000粍をもって煮て400粍となし、100粍宛温服すること一日三回せよ。

厚朴七物湯の方意

> 病腹滿、發熱十日、脈浮而數、飲食如故、厚朴七物湯主之、
> 　　　　　　　　　　　　　　　（金・腹滿寒疝宿食病）

「病腹滿」。成書の多くは、腹満を病みて、と訳すが、荒木性次は「病みて腹満することなり」（『方術説話　第四巻』）という。腹満を病みてと同義とも解釈出

来る一方、他の病気があって、その経過中に腹満してきたとも取れる。荒木は、本条文を「病人が始めから腹満と發熱あり或は病中腹滿して同時に熱を發し、……」(『方術説話 第四巻』)と解釈するから、後者の視点であろう。これに従えば、本条文の解釈に都合のよいところがある一方で、では一体、他の病気は何なのかが問われることになる。漢文の本場の中国の何任も、"腹満を病み"と訳し、中国・中医研究院編『金匱要略』の訳者は、東京外国語大学出身の中国語学者鈴木達也。鈴木は「病人は腹部が張っており、……」と訳す。傷寒論、金匱要略は病因の記述を最小限に押さえ、眼前の病人の示す症候の最も重要と思われるものを簡潔に、端的に記し、治法を述べる。これを踏まえて考えるに、鈴木の訳が本条文については最も適切である、と思われる。鈴木は本条文を「病人は腹部が張っており、発熱して十日になり、脈象は浮数を示し、飲食は正常である。この場合には厚朴七物湯で主治する」と口語訳する。条文の訳としてはこれで十分であろう。

　ただ、病理的考察がないので、私なりにそれを加えてみる。

　まず、腹満を苦しむでなく、腹満を病みとなっていることに注意が必要であろう。"病む"とは、病気にかかる、なやむ、気にする等の意があるから、"腹満の病にかかって"とか"腹満が気になって"と訳し得る。腹満を苦しむより病症が軽いといってよいのではないか。いみじくも、龍野一雄は「腹満の軽度のことが多い」(『漢方医学大系⑧・漢方入門1』)と述べる。

　「發熱十日」。上述したように、中国・中医研究院編の書は"発熱して十日になり"と、大塚敬節は"熱が十日ほど続く"と、龍野は"発熱が十日も続き"と口語訳する。皆同じ意と理解出来る。ただ、何故十日という数字を持ってくるのであろうか。病態を時間軸で論ずる傷寒論には、例えば"傷寒二三日"とか"傷寒五六日"とか"傷寒八九日"といった言葉が多く出てくる。これをみる時、外感熱病にかかって極く初期は2、3日、或る程度経たものが5、6日、更に経過したものを、8、9日としているように思われる。従って、10日は、往時に於いて一つのターニングポイントとしての意味を有する日数と考えられていたのではないか。

　傷寒論で"十日"としている条文は、麻黄湯の"太陽病十日以去""病過十日"であり、小柴胡湯の"太陽病十日以去"であり、五苓散の"不更衣十日"であり、金匱要略では本方の"発熱十日"のみである。その口語訳は上記の如くで十分であろうが、その奥の意味合いを忘れてはなるまい。つまり、ただ発熱して10日になった、だけでなく、発熱してターニングポイントとしての10日になった、なのである。

「脈浮而數」。発熱があるから脈は浮で数であるとしてしまってはならない。この場合、傷寒論、金匱要略はわざわざ脈が浮数などとは書かない筈だ。"脈浮"はなお病位が表にあることを、"数"は熱の存在を強調するのである。"浮而数"と"浮"と"数"の間に"而"の字を挿入しているのは、それを意味していると理解する。発病して10日も経てば、病位は少陽から太陰、少陰と進んで、脈は沈んで微細になる筈である。それが浮であり、数である。その原因は詳らかでないものの、結果としてなお病位が表にあるというのだ。

「飲食如故」。文字通り訳すと、食事は普通に摂れるである。何をいいたいのであろうか。龍野は「飲食不変はただ消極的に柴胡の証ではないという意味だけではなく腹満と結付けて臨床上でも大切な容態である」(『漢方医学大系⑧・漢方入門1』)と述べるも、大切な容態の病理的説明がない。金子幸夫は「風寒の邪が表に侵入すると同時に裏に伝わって化熱し津液を灼傷すると、実熱が腸に欝結するので、脈は浮数になり、腹部は脹満する。本証の病変は腸にあるが、燥屎は形成されておらず、病変は胃に波及していないので、飲食は正常になる」(『金匱要略解説』)と解説する。論理そのものは整然としている。が、論理展開に牽強付会の感を禁じ得ない。

腹満には虚実があるというも、本条文は小承気湯を含む厚朴七物湯の適応であるから、当然実証の腹満である。「実証のもの(中川注：腹満)は熱が胃腸に結することによっておこり，便秘し，腹痛しても按ずることを嫌がり，舌苔は黄色く乾燥して，脈は沈実で力がある」(『漢方用語大辞典』)という。条文の「脈浮而數」は、実証腹満の"脈沈実"を意識した表現と考える。

そもそも発熱が10日も続き、表証の脈象を呈し、ごはんが食べられるのは、本来的に実証体質の病者を意味していると考えるべきだ。それが故に例え病邪の一部が裏に侵入しようとも、食事はなお平常に摂れるのである。

この意味で、本条文は腹実満(裏証)でなお表証を残しているものの治法を論じているといえよう。龍野はこのことを述べたかったのではないか。

では何故、本症例は残存する表証の対処を終えてから裏証の対処へと進まないのか。ここにターニングポイントとしての10日の意味があると考える。10日以前ならば上記先表後裏の法を採るべきなのに、10日を越したものは、(表証、裏証の対処が) 同等の位置づけをもつので、両面作戦の必要性を生ずるということではないか。

其脉浮而數、能食不大便者、此為実、名曰陽結也、(宜本方)、(弁脉)

龍野一雄のみが取り上げている。これは傷寒論の弁脈篇の第2条文「問曰、脈有陽結陰結者、何以別之、答曰、其脈浮而數、能食、不大便者、此爲實、名曰陽結也、期十七日當劇、其脈沈而遲、不能食、身體重、大便反鞕、名曰陰結也、期十四日當劇」の前半である。腸結は「胃腸の邪実による便秘」で「実秘と同義」（『漢方用語大辞典』）という。"脉浮而数""能食""不大便"より当然"宜本方"であろう。

厚朴七物湯の運用

●『類聚方広義』（西山英雄 訓訳『和訓類聚方広義』）
「腹満し発熱し、上衝して呕する者を治す」
　頭註に、
「傷食して吐下後、胸中爽快せず、乾呕腹満し、或は頭痛して熱ある者を治す」
「痢疾にして、腹満して拘急し、発熱して腹痛劇しく呕する者を治す。芍薬或は芒硝を加うるも亦良し」

● 荒木性次『新古方薬嚢』
「厚朴七物湯の證……熱ありて脉は浮数、腹満あれども物は普通に食べられると云ふのが本方の特徴なり。便通は秘結する者あり、普通の者もあり、時には又数回も軟便出づる者もあり、但下利ある者は大黄を除いて用ふべし。熱幾日も續き腹大いにはりて苦しめ共物は案外食べられると云ふ證候の者には一應試みて好き方なり。若し其の脉が浮にて数なれば猶更の事なり。脉が浮とは手を軽く握りてはっきり判る脉の事。数とは早き脉の事。一分間に七十以上の脉の事」

● 奥田謙蔵『漢方古方要方解説』
「応用
　Ⅰ）腹部膨満して煩悶し、脈浮にして数なる証。
　Ⅱ）下痢性疾患にして、腹部膨満し、或は発熱を兼ぬる証。
　Ⅲ）鼓脹ありて便秘する証。
　Ⅳ）腹膜炎等にして、腹満強く、胸内圧迫感及び呼吸困難あり、尚ほ便秘の

傾向ありて脈浮数なる証」

● 龍野一雄『新撰類聚方』
「Ⅰ）流感などで表証があり腹満或は便秘を伴うもの
　Ⅱ）傷食吐下後胸中爽快ならず乾嘔腹満或は頭痛熱があるもの（類聚方広義）
　Ⅲ）下痢腹満拘急発熱腹痛劇しく或は嘔し或は裏急後重し或は手足惓痛するもの
　Ⅳ）いぼ痔・痔出血を原方或は去大黄加生薑で治した例がある
　Ⅴ）眼病で飛蚊症腹満便秘するを治した例がある
　Ⅵ）疳の胃実に属するものに使つた例がある
　Ⅶ）浮腫で食積停滞に使つた例がある
　Ⅷ）結核性腹膜炎で腹満腹鳴便秘小便不利するを治した例がある」

以上、諸家の運用をみても、具体的な本方適応病態をイメージすることが困難で、治験例も殆どない。が、このところ、時折本方を試みている。自験の2症例を呈示する。

「厚朴七物湯の治験1」
　73歳　♂
　かなり前より高血圧症で通院中である。アダラートCRで血圧は良効にコントロールされている。中肉中背。
　平成27年5月8日。1週間前より時々下腹にビッビッとする痛みを覚える。その痛みは少なくとも表面ではない。思い当たる原因はない。お腹を冷やしたとも思われない。便通は平常。訴えの殆どない患者であったが、珍しくこのようなことを口にした。
　血圧124/70mmHg。腹証；右下腹に虫垂炎の手術痕。お腹、特に下腹がやや張っている。基本的には実証腹である。厚朴七物湯を大黄1.0g、ひね生姜指示で2日分処方。
　次回来院時、その後の経過を報告してくれた。
　帰宅してすぐ作って、1回服し大分よくなり、夕方もう一度飲み、翌朝残った1回分を飲み終えたらすっかりよくなりました。1袋は残しました、と。
　これまでこの方を余り使ったことがない。

（『東靜漢方研究室』通巻No.181　外来診療メモ〈症例No.174〉）

「厚朴七物湯の治験2」
　81歳　♂
　　初診：平成27年1月19日
　うつ病として心療内科の、緑内障、白内障として眼科の、狭心症として近くの内科の、更に前立腺肥大、(腰椎)圧迫骨折で、更に腹満、便秘で各々別のクリニックの治療を受けている。
　便の出が悪くお腹の張るのが辛い。痰が出る。朝方足がつれる等々を訴え、娘さんに連れられて来院。娘さんが以前より当院に通っている。お薬手帳を見せて貰うと、バルプロ酸ナトリウム、炭酸リチウム、グットミン、サインバルタ、芍薬甘草湯(エキス顆粒)、レルベア100エリプタ(14吸入)、4種の点眼、バイアスピリン、ユリーフ、アボルブカプセル、メチクール、セレコックス、アローゼン、レシカルボン(坐剤)、ビオフェルミン、マグミット等が記載されている。更に、腰椎骨折、便秘ということで、整形外科より桃核承気湯(エキス顆粒)、治打撲一方(エキス顆粒)が処方されたが、これは合わないという。
　この上に更に漢方を追加することが憚られたので、出来るだけ前医より処方されている漢方を利用する等して、薬をふやさないよう心掛けた。何度か来院しているうちに、患者自身があちこちかかるのは大変だから、先生のところで他の薬も出してくれないかと口にした。
　心療内科の薬は非常に細かく量を調節しながら処方されているよう思われたので、心療内科と近くの内科のお医者さんは大事にして、このまま継続しましょうということで治療を続けるとした。
　患者は、痰が多い、寝ると咳が出て咽に痰のたまる感じがする、口中がネバネバして気持ちわるい。勿論便の出が悪く、お腹が痛んで張ると来院の度に訴える。他覚的には腹部膨満もいくらかあるかなという程度である。便はかたくはないが、一度にすっきり出ないという。あれこれ考え処方するも、今ひとつであった。
　6月1日。同様の訴え。痰が多い、お腹が張る、軟便だが一度に出切らない、という。
　厚朴七物湯を大黄1.2gの指示で、1袋を2日で朝夕2回の計4回に分けて服し、竹筎温胆湯(エキス顆粒)1包を夜一度服すよう処方。20日分。
　6月18日。痰とお腹の張りが楽になり、後鼻漏も少なくなった。が、まだ便の出が十分でないというので、厚朴七物湯の大黄の量を1.3gとして同じ方を処方。
　痰は竹筎温胆湯、腹満は厚朴七物湯であろう。厚朴七物湯は厚朴三物湯の方

意を含み、瀉的に作用する一方、桂枝、甘草、生姜、大棗の桂枝去芍薬湯の方意を含み、補的に作用する。桂枝去芍薬湯について、『「傷寒・金匱」薬方大成四味編』で次の如く述べた。「本方の治験は殆どないが、荒木性次、龍野一雄の治験は参考になる」「いずれも胸の気の変調を来した病態である」、と。

　この視点からは、しきりに訴えた痰とも関連を持ってこよう。痰と腹満とを一元的に説明出来ないものか。

（『東静漢方研究室』通巻 No.182　外来診療メモ〈症例 No.185〉）

柴胡去半夏加栝楼湯
さいこきょはんげかかろとう

POINT

①本方は金匱要略の瘧病篇の最後に「附外臺秘要方」として牡蛎湯、柴胡桂薑湯（柴胡桂枝乾薑湯）と一緒に収載されている。

②本方の条文は瘧病で渇を発する者、また労瘧も治すとある。

③この"瘧"をマラリヤと断定するものが多いが、「現代医学上の瘧病（マラリヤ）の概念とは必ずしも同じではない」（何任）との見解もある。

④一方、"労瘧"は、"衰弱したマラリアの患者"（大塚敬節）、"労を帯びた瘧との意"（龍野一雄）という。

⑤小柴胡湯方後に"若渇者、去半夏加人参合前成四両半、栝楼根四両"なる加減がある。この加減方と本方は構成生薬は全て同じである。

⑥つまり本方は、小柴胡湯と兄弟である。小柴胡湯は少陽病の代表処方で、代表的症候は往来寒熱であるに対し、本方は間歇熱である。

⑦この差がどうして生ずるか。京都の江部洋一郎の理論に従ってそれを述べた。

⑧本方の具体的治験は殆どない。

⑨私も時たま思い出したかのように使っている。文章化した2症例を呈示した。

⑩本方の作り方、服し方より、本方は本来は頓服的に使用する方ではないかとの私見を述べた。

柴胡去半夏加栝楼湯の内容

　図表32は、大塚敬節の『金匱要略講話』、龍野一雄の『新撰類聚方』、金子幸夫の『金匱要略解説』及び中国・中医研究院編の『金匱要略』で柴胡去半夏加栝楼湯方をみたものである。

　条文に異同はない。方に於いて、各生薬量にも異同はないが、その作り方が大塚、金子、中国・中医研究院編の書は"再煎取三升"、つまり再煎して三升を取り、"温服一升、日二服"、その煎液の3分の1量の一升を一日二回温服するとなっているが、余した一升はどうするのだろうか。何故余すのであろうか。様子をみて、場合によっては更に頓服的に服させる意図があるのだろうか。

　龍野の『新撰類聚方』は"日三服"、と服し終えることになっている。大塚の書には"日二服"に続け、"趙本。二服作三服"の細註がある。龍野はこの趙開美刊本を参考にしたのであろうか。

　現在の私達は、一般に一日三食の食事習慣故に、服薬もその食前、或いは食後の3回が当然の如くに考えているが、これが正しいとは必ずしもいえないのではないか。最も原初的な服し方は恐らく頓服的であったであろう。その病証に応じて投与し、その病症がとれればそれでよしとした。

　この意味で奥田謙蔵の服し方が理に適っているといえそうだ。一回毎に煎じ、作り立ての温かい薬湯を与えるのである。この観点から、本方は本来頓服的に投与する方で、従って"再服"とすべきであるのを"再服"を"二服"の意に取り違え"日二服"としたのではなかろうか。

　"再服"はこれまでも何度か述べたように、まず少量を与え様子をみて、必要と思われればもう一度（再度）与えるという意と私は理解している。

　本疾患の瘧も、発作的に悪寒発熱をきたし間歇期には症状はない。その発作時にこの方を与えるのである。年余に亘って投与し続ける方ではなかったのではないか。

　しかし"労瘧"は少しく意味合いが異なる。多少少ない目に長期に服させる必要があろう。更に、実際問題として、仕事に従事しながら服薬を続ける者にとって、一日三回の服薬はわずらわしい。せいぜい二回である。

　エキス剤も洋薬と同じように、長期に服させるケースが多くなっている。このような場合は朝・夕or朝・夜の2回が服薬を忘れず、抵抗がない。いずれにしても現代に於ける漢方の服薬の回数はもう一度検討してみる必要があろう。洋薬の服薬時間のエビデンスとなっている血中濃度の問題だけではないと

図表32　柴胡去半夏加栝楼湯の条文とその方

大塚敬節『金匱要略講話』 "柴胡去半夏加栝樓湯。治瘧病發渴者。亦治勞瘧。"（金・瘧病） 　　柴胡 八兩　　人參 黃芩 甘草 各三兩　　栝樓根 四兩　　生薑 二兩　　〇千金。外臺。作三兩。 　　大棗 十二枚 　　右七味。以水一斗二升。煮取六升。去滓。再煎取三升。溫服一升。日二服。 　　〇趙本。二服作三服。
金子幸夫『金匱要略解説』 "柴胡去半夏加栝蔞湯：治瘧病發渴者。亦治勞瘧。"（金・瘧病） 　　柴胡（八兩）　人參（三兩）黃芩（三兩）甘草（三兩）　栝蔞根（四兩） 　　生薑（二兩）　大棗（十二枚） 　　右七味、以水一斗二升、煮取六升、去滓、再煎取三升、溫服一升、日二服。
龍野一雄『新撰類聚方』 "瘧病発渇者、本方治之、亦治労瘧、"（瘧） 　柴胡去半夏加括楼湯 　　柴胡 八両　人参 黄芩 甘草 各三両　　括楼根 四両　　生薑 三両　　大棗 十二枚 　　右七味、以水一斗二升、煮取六升、去滓、再煎取三升、温服一升、日三服、
中国・中医研究院編『金匱要略』 "柴胡去半夏加括蔞湯：治瘧病發渴者，亦治勞瘧。"（金・瘧病） 　　柴胡（八兩）　人參 黃芩 甘草（各三兩）　括蔞根（四兩）　生薑（二兩） 　　大棗（十二枚） 　　右七味，以水一斗二升，煮取六升，去滓，再煎取三升，溫服一升，日二服。

思う。

　図表33は、諸家の柴胡去半夏加栝楼湯方である。
諸家の間で大きな差はない。

図表33　諸家の柴胡去半夏加栝楼湯方

	柴胡	人参	黄芩	甘草	栝楼根	生姜	大棗	
荒木性次 『新古方藥囊』	8.0g	3.0g	3.0g	3.0g	4.0g	3.0g	4.0g	右七味を水二合四勺を以て煮て一合二勺となし、滓を去り再煎じて六勺を取り三回に分けて温服すべし。
奥田謙蔵 『漢方古方要方解説』	3.2g	1.2g	1.2g	1.2g	1.6g	0.8g	1.2g	右七味を一包と為し、水二合四勺を以て、煮て一合二勺を取り、滓を去り、再煎して六勺と為し、一回に温服す（通常一日二、三回）。
大塚敬節・矢数道明 『経験・漢方処方分量集』	6.0g	3.0g	3.0g	3.0g	5.0g	3.0g (乾1.0)	3.0g	（一日量）
龍野一雄 『漢方処方集』	6.0g	3.0g	3.0g	3.0g	4.0g	1.0g (干姜)	3.0g	水四八〇を以て煮て二四〇に煮つめ、滓を去り、煮直して一二〇に煮つめ三回に分服 便法；常煎法
森田幸門 『金匱要略入門』	8.0g	3.0g	3.0g	3.0g	4.0g	3.0g	4.0g	以上七味、水1200瓩を以て煮て600瓩となし、濾過して再び煎じて300瓩となし、100瓩を服すること一日三回せよ。

柴胡去半夏加栝楼湯の方意

柴胡去半夏加栝樓湯：治瘧病發渇者、亦治勞瘧、（金・瘧病）

「治瘧病發渴者」。全ての成書が"瘧病渇を発する者を治す"と訓読する。つまり、瘧病を患っていて口渇を訴えるものを本方は治すというのである。
　では瘧病とはいかなる疾患であるか。
「瘧病……瘧（ぎゃく）に同じ」（『漢方用語大辞典』）。
「瘧……病名。間歇性の悪寒戦慄・高熱・出汗を特徴とする疾病。古人はこの病が多く夏秋季及び山林で蚊の多い地帯に発生することを観察していた」（『漢方用語大辞典』）。そして、風瘧・暑瘧・湿瘧・痰瘧・寒瘧・温瘧・牡瘧・牝瘧・癉瘧・瘧母・痎瘧、或いは間日瘧・三日瘧・三陰瘧・久瘧、或いは労瘧・虚瘧・瘴瘧・疫瘧等に分類されていると記している。

　森田幸門は、瘧は現在のマラリア（間歇熱）であると断定的に述べる（『金匱要略入門』）が、中国の何任は「中国医学の古典書籍の中で述べている『瘧病』は、往来寒熱と発作に時あることを主要証候としており、それにはまた寒多く熱少ないのと、熱多く寒少ないの区別がある。これと現代医学上の瘧病（マラリヤ）の概念とは必ずしも同じではないが、現代医学上のある種の疾病をその中に含んでいる」（『金匱要略解説』）と記す。森田と少しニュアンスを異にする。

　小柴胡湯方後に、若し渇するものは小柴胡湯から半夏を去り人参を1.5g増して4.5gとし、栝楼根4.0gを加えるとあるが、柴胡去半夏加栝楼湯と生薬構成は同じである。つまり、本方は小柴胡湯と同じ仲間、いやもっと近く、兄弟といってよい。小柴胡湯は少陽病の代表処方で、特徴的症候は往来寒熱である。本方は間歇熱である。兄弟でありながらこの差がどうして生ずるのだろうか。

　京都の江部洋一郎は次のように述べる。「いわゆる少陽病における柴胡湯証は、急性熱性疾患における経過の中で、邪が膈に侵入して生じる。一方、瘧病は、急性熱性疾患の過程で膈に邪が侵入し、それが排出できず慢性化し、例えば月に一回とか数日に一回の割合で瘧の発作を起こす（『経方医学④』）。つまり膈への邪の侵入は同じだが、それの初期のうちは往来寒熱といった症候を呈し、陳旧化すると瘧としての間歇性の発熱発作を示すというのである。この陳旧性ということが条文の「亦治勞瘧」につながっていくのであろう。

「勞瘧」。「瘧疾の一つ。①久瘧のこと。正気の虚衰、あるいは久しく労損を患うことにより、また瘧邪を感受しておこる。症状は微寒微熱が昼に発したり、夜に発したりし、疲労するとすぐに発する。また気虚多汗、飲食があまり進まないなどをともなう」（『漢方用語大辞典』）。荒木性次は「勞瘧とはつかれたる瘧の意」（『方術説話 第四巻』）といい、龍野一雄は「労を帯びた瘧のと意」（『漢方医学大系⑧・漢方入門1』）という。"つかれたる瘧"とか"労を帯びた瘧"の具体的イメージがわからない。

●七味薬方　柴胡去半夏加栝楼湯　方意

一方大塚敬節は、労瘧の労は虚労の労で、労瘧を衰弱したマラリアの患者とし、本方の条文を「柴胡去半夏加栝楼湯は、マラリアで口渇を訴えるものを治す。またマラリアが長びいて衰弱したものも治する」(『金匱要略の研究』)と訳している。やはり"長びいて衰弱したもの"の具体的イメージがわからない。太平洋戦争が終って、外地より帰還した兵の中にマラリアにかかっているものがいて、時々発熱発作におそわれるとの会話を子供の頃小耳にはさんだことも時々あった。強い寒気がして、高い熱が出て2、3日すると自然によくなる、キニーネがよく効くといった程度で、それ以上は分からなかった。

　その人は、平時は普通の農作業に従事していて、子供目には衰弱している様子が全くなかった。

　一応これまで述べたことを以下の如く整理する。
1) 本方は小柴胡湯と兄弟の関係にある。
2) 小柴胡湯は往来寒熱であり、本方は間歇熱である。
3) 膈の邪の侵入は同じだが、それの初期のうちは往来寒熱を呈し、陳旧化すると瘧としての間歇性の発熱発作を示す。
4) この陳旧性ということが、"労瘧"の治療につながっていく。
5) この労瘧について種々の解説がなされているが、我国では瘧をマラリアとし、従って労瘧を衰弱したマラリア患者とする意見がある。
6) 一方で、労瘧の症状を"微寒微熱が昼に発したり、夜に発したり、疲労するとすぐに発する"と解説するものがあり、"瘧だから熱も高い"とする説と異なる。
7) やはり中国の何任が述べるように、中国古典書籍の中で述べられている"瘧病"と現代医学の瘧病（マラリヤ）の概念とは必ずしも同じではない、のではないか。
8) 更なる検討を要しよう。

　小柴胡湯方後に、"若渇、去半夏、加人参、合前成四両半、栝楼根四両"なる文言がある。生薬構成は全く同じである。

　龍野は本方と小柴胡湯方後の小柴胡湯去半夏加人参栝楼湯の差を生薬の立場から述べている。「小柴胡湯の方後加減に若し渇するものは小柴胡湯から半夏を去り人参を一.五増して四.五とし括蔞根四.〇を加えるとあるが、適応証も同じ渇なら小柴胡湯去半夏加括蔞根も同じでただ人参だけが違っている。それも人参の量が普通の用量三.〇よりも遥に多い。之は非常に面白いしまた難かしい。人参の最大量は木防已湯の四.〇で、小柴胡湯去半夏加人参括蔞湯は

正にそれに次ぐものである。薬物は分量、配合、適応症状によってそれぞれ薬能を異にするものだが、この場合は恐らく括蔞根の苦寒に伍して熱を瀉して津液を増し、熱性の渇を治すと共に柴胡黄芩括蔞根の苦味多き組成の間に伍してよく胃気を補い血の粘稠化を防ぐものであろう。之に対して柴胡去半夏加括蔞湯は瘧だから熱も高いし、労瘧なら労に対しても人参が入りそうなものだが、亡血や血熱は少くただ津液を亡するばかりなので普通量にしたのであろう」
(『漢方医学大系⑧・漢方入門1』)。

柴胡去半夏加栝楼湯の運用

● 『類聚方広義』（西山英雄 訓訳『和訓類聚方広義』）
「小柴胡湯の証にして、渇して呕せざる者を治す」
「小柴胡湯方内に於て、半夏を去り、栝蔞根四両を加う」
　頭註に、
「此の方の小柴胡湯と異なるは特り、呕と渇のみ。小柴胡湯の標に照して運用すべし」

　この頭註を、藤平健は「この方が小柴胡湯と異なっているのは、のどが渇いて、嘔き気がないということだけであるから、小柴胡湯条の頭註を参照して使うがよい」（『類聚方広義解説』）と解説する。

● 荒木性次『新古方薬嚢』
「柴胡去半夏加栝蔞湯の證……瘧病則ちおこりの様に始めふるへが来て後熱が出、汗をかいて熱が下る病氣で、咽の渇きが甚しく盛に水を呑みたがる者、汗をかき易く熱が起り、熱が醒めると咽が渇き出す者、胸中や腋の下から横腹にかけて苦しい者等」

● 奥田謙蔵『漢方古方要方解説』
「応用
　Ｉ）『マラリア』様疾患にして、口舌乾燥感あるも、冷水を欲せずして、但だ水にて漱がんと欲する証。

Ⅱ）『マラリア』、及び其の類似疾患にして、慢性経過を取り、漸やく疲労し、口中乾燥感ある証。
Ⅲ）肺結核、及び其の類似疾患にして、日晡潮熱甚しからず、骨立羸痩し、手掌、足蹠煩熱に堪へざる証。
Ⅳ）腐敗性気管枝炎等には、証に由り少量の白芥子を加ふ」

● 龍野一雄『新撰類聚方』
「Ⅰ）マラリヤ・肺結核等で往来寒熱或は弛張熱し衰弱の気味あり渇するもの
Ⅱ）じん麻疹でかゆく神経がたかぶり渇し或は胸脇苦満があるもの」

本方の具体的治験は殆どない。私も時たま思い出したように使っている。

「こじれたかぜに柴胡去半夏加栝楼湯」
昭和21年生　63歳　♀
初診：21年9月10日
主訴：かぜがすっきり抜けない

10日程前から37.0〜37.8℃の熱が続き、近医受診。インフルエンザの検査を受け、陰性であった。カロナールとセルベックスを処方されたが、カロナールを服すと下痢するので中止した。

身体の芯に熱がある感じで、何か熱っぽい。口がかわき、苦い。舌がザラザラする。頭がボーッとする。手足がほてる。ジワーッと汗ばむことがある。食欲がなく便通も悪い。咳はない。このような訴えである。てんかんがあってエピレナートを内服している。気持ちが不安定だという。

腹診では、両腹直筋上半を中心に腹壁が緊張している。臍上に僅かに腹動を認める。

少陽病期であるも、柴胡桂枝乾姜湯程は虚していないし、口唇乾燥もなく足は却ってほてる。従って小柴胡湯をまず選び、その方後の"若渇、去半夏、加人参合前成四両半、栝楼根四両"に従って、小柴胡湯去半夏加栝楼根4g（人参4.5g）（大塚敬節・矢数道明『経験・漢方処方分量集』）を処方した。5日分。

9月14日。やはり午後になると微熱が出る、食欲も本調子でない。口がかわく。手足がほてり、寝汗をかく。便通は3日に一行（これは前々から）。顔色がわるい。

　　　Rp. 柴胡去半夏加栝楼湯（龍野一雄『漢方処方集』）　　　5日分

9月19日。寝汗が減った。手足のほてりも軽くなった。食欲が出て、疲れ

るのが少なくなった。便通よし。服し易い。
　　　　Rp. do　　7日分
　9月28日。この日は薬のみ。7日分。
　10月23日。来院し、毎年この時期になると乾燥肌になって痒い、その薬が欲しいと訴える。そして、前回はあの煎じ薬ですっかりよくなりましたと報告してくれた。
　小柴胡湯去半夏加栝楼根は、大塚敬節・矢数道明の『経験・漢方処方分量集』に、柴胡去半夏加栝楼湯は龍野一雄の『漢方処方集』に従った。多くは大塚・矢数の分量集に従うも、これには去加方が載っていないので、適宜、龍野の処方集を参考にする。
　小柴胡湯去加方は大塚・矢数の分量集にないので、小柴胡湯は大塚・矢数に従うも、その去加は龍野の処方集を参考とした。柴胡去半夏加栝楼湯は龍野の処方集のこの方の目標、……小柴胡湯の証で渇するもの、或は病気がひねびて疲れが生じたもの……を見て、これに従ったまでである。よって、実際の生薬量は以下の如くになる。

	サイコ	ハンゲ	ショウキョウ	オウゴン	タイソウ	ニンジン	カンゾウ	カロコン
小柴胡湯去半夏加栝楼根	7.0		4.0 (乾 1.0)	3.0	3.0	4.5	2.0	4.0
柴胡去半夏加括楼湯	6.0		1.0 (干姜)	3.0	3.0	3.0	3.0	4.0

　小柴胡湯加減方に比し柴胡去半夏加栝楼湯は、柴胡、人参が少なく、甘草が増えている。とすると甘草が多くなっていること、柴胡、人参が減量されていることに意味があることになる。
　本症例は、経過からは小柴胡湯加減方で効を得ず、柴胡去半夏加栝楼湯が奏効したように思われる。勿論、小柴胡湯加減方をそのまま継続すれば、効を得た可能性は否定出来ない。が、やはり小柴胡湯より半夏を去り、柴胡を減じ、甘草を増し、栝楼根を加えた金匱要略の瘧病篇の柴胡去半夏加栝楼湯が、それなりに有効であったと考えたいのだが。

　　　　　　　　　　（『日常外来の漢方380例』【呼吸器〈症例29〉】p.53)

「嘔吐、下痢、腹痛に調胃承気湯（エキス）＋平胃散」
　昭和33年生　53歳　♀

住まいがクリニックの近くで、時折かぜを引いたとか、咽が痛い、お腹をこわしたとやって来る。中肉、やや背が高い。顔色は余りよい方ではない。スーパー勤務で冷えるのであろう。

　昨年（平成22年）の1月、一週間前よりかぜ気味で微熱があって体がだるい、咳が出る、咽がかわく、軽い嘔気があって時々お腹が痛む、体力がなくてクラクラする、と訴えて来院。咽の奥が痛み、鼻が乾燥するともいう。柴胡去半夏加栝楼湯を処方。

　発病して一週間にもなること、表証と考えられる症状がなく、少陽位の病証と思われたことと、口のかわきを訴えたことからである。柴胡桂枝乾姜湯にしてはなお実している。龍野一雄の『漢方処方集』に「柴胡去半夏加栝蔞湯……目標　小柴胡湯の証で渇するもの、或は病気がひねびて疲れを生じたもの」とある。

　三日分処方したが、再来はなかった。多分これでよくなったのであろう。

　同年4月12日には、一昨日より具合がわるい、と来院。疲れもあるがかぜの為か、嘔気、嘔吐がある。異常に咽がかわき、寝る前に大きいペットボトル3本の水を飲んだ。下痢はない。尿量も変らない。頭が痛い。このような訴えである。

　明確な病名を付け得ぬまま、対症的に五苓散を投与した。三日分。この時も再来はなかった。よかったのであろう。

　平成23年6月7日。おとといの夜から嘔吐、下痢（水様性）、腹痛があった、昨日午後になって大分楽になったが、まだすっきりしないので診て欲しい、と来院。固形物を食べると胃がムカムカするという。

　　Rp.　調胃承気湯（エキス顆粒）2.5g ＋ 平胃散 2.0g
　　　　　　　　　　　　　　　　　分三で三日分投与

　6月13日。今度はかぜ引いたとやって来て、前回のその後を報告してくれた。よく効いて、すっかりよくなりました。あの薬を服さないで食事すると、胃が痛んでくるようでした。服しているとそれがなく具合よかったので全てを服し終えました、と。

　固形物を食べると胃がムカムカするより、水様性の下痢を訴えたが、逆に瀉下を考え、敢えて調胃承気湯を与えた。しかし、その量はひかえめに、規定量の1/3量とした。自分の推論は間違ってはいなかった、と患者の報告を聞きながら嬉しくなった。

　　　　　　　　　　　（『日常外来の漢方380例』【消化器〈症例49〉】p.183）

柴胡桂枝乾薑（姜）湯
さいこけいしかんきょうとう

POINT

①本方は傷寒論・太陽病下篇及び金匱要略・瘧病篇に載っている。金匱要略・瘧病篇の方は、附外台秘要方として柴胡桂薑湯の名になっている。勿論、薬味、煎じ方、服し方は同じである。

②本方の煎じ方は、一度煮てから滓を去り、再び煎じることになっている。その意味について考察した。

③服後の経過の"初服微煩、汗出便愈"についても色々のことがいわれている。これについての私見を述べた。

④傷寒論の本方条文も、各家によってその解釈が微妙に異なり、結構難解である。諸家の見解を参照しながら私なりの解釈を試みてみた。

⑤特に"此為未解也"が、何か未解なのかで意見が大きく違っている。表症とする説、外証とする説、少陽証とする説に大きく分けられようが、そのいずれにも賛成出来ないことを述べた。

⑥"解"を解消するとか治癒する意でなく、整理する、まとめるの意に解し、従って"未解"は病態が混乱し整理されていないというように理解した。

⑦つまり、本方はこの複雑な病態に対する方ということになる。

⑧本方は冒頭の"傷寒、五、六日"で疾病の進行が速く、これは一つにはその病人がもともといわゆる虚証に属することを暗に述べ、その為もあり発汗の法、下法により容易に表陽虚、裏の陽虚、同時に陰液喪失による陰虚に陥り、その病位の本拠が胸脇（上～中焦）であるものといえる。

⑨本方使用の目標として、体力やや弱、或いは虚証、或いは少陽の虚証で、貧血気味で顔色が悪く、冷え症、神経質或いは神経過敏

で汗をかく。腹証は、上腹部、両季肋部が薄く張って圧すると重苦しいといい、臍上悸を触れる。そして、肌にうるおいがない等々である。口唇乾燥も本方の有力な目標症候と考えてよい。
⑩私も好んで本方を使うが、エキス剤であるのでつい合方してしまう。麦門冬湯とか四物湯、桔梗石膏、或いは平胃散等とである。

柴胡桂枝乾薑（姜）湯の内容

図表35は、大塚敬節の『傷寒論解説』『金匱要略講話』、龍野一雄の『新撰類聚方』、金子幸夫の『傷寒論解説』『金匱要略解説』、及び中国・中医研究院編の『傷寒論』『金匱要略』で柴胡桂枝乾薑（姜）湯方をみたものである。

条文で、大塚の書には「心煩者」の後に「此爲未解也」の五字がない。大塚は〔校勘〕で「康平本は、これを傍註に作る。今この五字を原文より削る」（『傷寒論解説』）と記す。

金子は傷寒論の発汗吐下後篇に同条文を載せるが、「柴胡桂枝乾薑湯主之」が「屬柴胡桂枝乾薑湯」と、「復服汗出便愈」が「後汗出便愈」となっている。

金匱要略には『外臺秘要』の方として、柴胡桂薑湯の方名で同じ内容の方が瘧病篇に載っている。この方の牡蛎の量を大塚、龍野は二両とするに対し、金子、中国・中医研究院編の書は三両とする（なお大塚は、原文は二両であるも、その訓を牡蛎 三両、熬る、とする。単純ミスであろう）。

なお、龍野の『新撰類聚方』は"乾薑 二両"にカッコして"傷寒論三両トス"と付記するので金匱要略の条文の下に方を記した。大塚、金子の『傷寒論解説』、中国・中医研究院編『傷寒論』の本方の乾姜は全て二両である。

荒木性次の『方術説話 第二巻』（傷寒論の太陽病篇を解説している）の柴胡桂枝乾薑（姜）湯方の乾姜は、三両である。これは底本を何にしたかによるものと考えられるが、荒木はそれには何等言及しない。大塚、龍野が、傷寒論、金匱要略の考証に何かと拘りをみせるに対し、荒木はこれだと手にしたものを信奉し、徹底的にそれを理解しようとしているように思われる。古典に接する際の態度は色々あってよいだろう。極端にいえば、これが唯一絶対というものは原

図表34 諸家の柴胡桂枝乾薑（姜）湯方

	柴胡	桂枝	乾姜	栝楼根	黄芩	牡蛎	甘草	
荒木性次 『新古方薬嚢』	8.0g	3.0g	3.0g	4.0g	3.0g	3.0g	2.0g	右七味を水二合四勺を以て煮て半分となし、滓を去り再度火にかけ煮て六勺となし一日三回に分けて温服すべし。
奥田謙蔵 『漢方古方要方解説』	3.2g	1.2g	1.2g	1.6g	1.2g	1.2g	0.8g	右七味を一包と為し、水二合四勺を以て、煮て一合二勺を取り、滓を去り、再煎して六勺と為し、一回に温服す（通常一日二、三回）。
大塚敬節・矢数道明 『経験・漢方処方分量集』	6.0g	3.0g	2.0g	3.0g	3.0g	3.0g	2.0g	（一日量）
龍野一雄 『漢方処方集』	8.0g	3.0g	2.0g	4.0g	3.0g	3.0g	2.0g	水四八〇を以て煮て二四〇に煮つめ、滓を去り煮直して一二〇に煮つめ三回に分服 便法；常煎法
森田幸門 『傷寒論入門』	8.0g	3.0g	2.0g	4.0g	3.0g	2.0g	2.0g	以上七味、水1200㎎を以て煮て600㎎となし、濾過して再び煎じて300㎎となし100㎎を温服すること一日三回せよ。

理的に有り得ない。そして、その理解は、それを読むものの学識、経験、立場、更には人間性等全てを含めた総合力によって大きく左右されるだろう。その積み重ねの上に、各々の理論大系が次第に形成されていくのであろう。

考証という視点からは私の論考は全く初歩の初歩であり、徹底性の視点からは荒木に到底及ばない。安易な折衷主義を反省するが、これまでこれでやってきた以上、最後まで同じスタンスを守りたい。

図表34 は、諸家の柴胡桂枝乾薑（姜）湯方である。

図表35　柴胡桂枝乾薑（姜）湯の条文とその方

大塚敬節『傷寒論解説』	金子幸夫『傷寒論解説』
"傷寒五六日、已發汗、而復下之、胸脇滿微結、小便不利、渴而不嘔、但頭汗出、往來寒熱、心煩者、柴胡桂枝乾姜湯主之。"（傷・太陽病下篇） 柴胡桂枝乾姜湯方 　柴胡 半斤　桂枝 三兩去皮　乾姜 二兩 　括蔞根 四兩　黃芩 三兩　牡蠣 二兩熬 　甘草 二兩炙 右七味、以水一斗二升、煮取六升、去滓、再煎、取三升、溫服一升。日三服。初服微煩、復服汗出便愈。	"傷寒五六日、已發汗而復下之、胸脇滿微結、小便不利、渴而不嘔、但頭汗出、往來寒熱、心煩者、此爲未解也。柴胡桂枝乾薑湯主之。方十三。"（傷・太陽病下篇） 柴胡桂枝乾薑湯方 　柴胡（半斤）　桂枝（三兩）　乾薑（二兩） 　括樓根（四兩）　黃芩（三兩） 　牡蠣（二兩、熬）　甘草（二兩、炙） 右七味、以水一斗二升、煮取六升、去滓、再煎取三升、溫服一升、日三服。初服微煩、復服、汗出便愈。
	"傷寒五六日、已發汗而復下之、胸脇滿微結、小便不利、渴而不嘔、但頭汗出、往來寒熱、心煩者、此爲未解也。屬柴胡桂枝乾薑湯。方十一。"（傷・發汗吐下後篇） 柴胡桂枝乾薑湯方 　柴胡（半斤）　桂枝（三兩、去皮） 　乾薑（二兩）　括樓根（四兩）　黃芩（三兩） 　甘草（二兩、炙）　牡蠣（二兩、熬） 右七味、以水一斗二升、煮取六升、去滓、再煎取三升、溫服一升、日三服。初服微煩、後汗出便愈。

大塚敬節『金匱要略講話』	金子幸夫『金匱要略解説』
附外臺秘要方 "柴胡桂薑湯。治瘧寒多。微有熱。或但寒不熱。服一劑如神。"（金・瘧病） 柴胡 半斤　桂枝 三兩去皮　乾薑 二兩 栝樓根 四兩　黃芩 三兩　牡蠣 二兩熬 甘草 二兩炙 右七味。以水一斗二升。煮取六升。去滓。再煎取三升。溫服一升。日三服。初服微煩。復服汗出便愈。	附《外臺秘要方》 "柴胡桂薑湯：治瘧寒多微有熱、或但寒不熱。（服一劑如神。）"（金・瘧病） 　柴胡（半斤）　桂枝（三兩、去皮） 　乾薑（二兩）　黃芩（三兩）　栝蔞根（四兩） 　牡蠣（三兩、熬）　甘草（二兩、炙） 右七味、以水一斗二升、煮取六升、去滓、再煎取三升、溫服一升、日三服。初服微煩、復服汗出、便愈。

龍野一雄『新撰類聚方』	中国・中医研究院編『傷寒論』
"傷寒五六日、已発汗、而復下之、胸脇満、微結、小便不利、渇而不嘔、但頭汗出、往来寒熱、心煩者、此為未解也、本方主之、"（太陽下）	"傷寒五、六日，已發汗而復下之，胸脅滿微結，小便不利，渴而不嘔，但頭汗出，往來寒熱，心煩者，此為未解也，柴胡桂枝乾薑湯主之。"（傷・太陽病〈下〉） 柴胡桂枝乾薑湯方 　柴胡（半斤）　桂枝（三兩去皮） 　乾薑（二兩）　栝蔞根（四兩）　黃芩（三兩） 　牡蠣（二兩熬）　甘草（二兩炙） 右七味，以水一斗二升，煮取六升，去滓，再煎取三升，溫服一升，日三服，初服微煩，復服汗出，便愈。
	中国・中医研究院編『金匱要略』
"瘧寒多、微有熱、或但寒不熱、本方治之、"（瘧） 柴胡桂枝乾薑湯 　柴胡 半斤　桂枝 三両去皮　乾薑 二両（傷寒論三両トス） 　括楼根 四両　黃芩 三両　牡蠣 二両熬 　甘草 二両炙 右七味、以水一斗二升、煮取六升、去滓、再煎、取三升、温服一升、日三服、初服微煩、復服汗出便愈、	〔附〕：『外臺秘要』方 "柴胡桂薑湯：治瘧寒多，微有熱，或但寒不熱。"（金・瘧病） 　柴胡（半斤）　桂枝（三兩，去皮） 　乾薑（二兩）　括蔞根（四兩）　黃芩（三兩） 　牡蠣（三兩，熬）　甘草（二兩，炙） 右七味，以水一斗二升，煮取六升，去滓再煎，取三升，溫服一升，日三服，初服微煩，復服汗出便愈。

本方の生薬量に関していえば、各書で大きな差はない。本方は薬価に収載され、5社の製品が販売されているが、全て大塚敬節・矢数道明の『経験・漢方処方分量集』に従っている。

柴胡桂枝乾薑（姜）湯の方意

> 傷寒五六日、已發汗而復下之、胸脇滿微結、小便不利、渇而不嘔、但頭汗出、往來寒熱、心煩者、此爲未解、柴胡桂枝乾薑湯主之。（傷・太陽病下篇）

　「傷寒五六日」。傷寒にかかり 5、6 日になるということだが、各家によってその訳が微妙に異なる。大塚敬節「傷寒にかかって、五六日を経たばかりであるが、……」（『傷寒論解説』）、龍野一雄「傷寒にかかり五六日たったが、……」（『漢方医学大系⑬・和訓口語訳傷寒論』）、金子幸夫「傷寒に罹患して五、六日が経ち、……」（『傷寒論解説』）、中国・中医研究院編『傷寒論』「傷寒病にかかって五、六日になり、……」。
　龍野、金子、及び中国・中医研究院編『傷寒論』は同じ意味合いと理解してよかろう。
　本条文の前に柴胡桂枝湯の条文「傷寒六七日、……」がある。一般的に柴胡桂枝湯より柴胡桂枝乾薑（姜）湯の方が陳ねびて虚に傾いていると理解されている。それなのに柴胡桂枝湯は " 六、七日 " であり、本方は " 五、六日 " である。体質的なもの、施した治療が適切であったか否か、更にその他多くの要因の絡みの結果としてこのようになったのである。が、いずれにしても、柴胡桂枝湯より一両日早い。これ等を踏まえて、大塚は「五六日を経たばかりであるが」と訳したのであろう。
　大塚の訳に従う。病邪の進入が速いということで、言外に生体が本来的に虚弱、或いは疲れ等で弱っているのを述べていると理解したいからである。
　「已發汗」。勿論傷寒であるから、発表の法を行って汗を発しもし、また「而復下之」、下法も試みた。これは必ずしも誤治ではない。定石に従ったものである。しかし、病人は癒えず、「胸脇滿微結」以下の症候を呈した、というのである。
　「胸脇滿微結」。大塚敬節「胸脇苦満の軽症で、胸脇部に満つる感があって、

少し支結するものがある」(『傷寒論解説』)。

　つまり、大塚は"胸脇満微結"を"胸脇満微支結"の省略と解釈する。"支結"は本条文の前の柴胡桂枝湯の条文の"心下支結"の"支結"を念頭に置いている筈だ。「支結……棒か何かで，つっぱりささえているように感じること」(『漢方用語大辞典』)というが、その他覚所見として柴胡桂枝湯の典型的腹証は両季肋下の腹直筋（の上半）の緊張であるから、それが柴胡桂枝湯程でなく、少し緊張しているのみとするのであろう。

　龍野一雄、「胸脇満は胸脇部位に自覚的膨満感或は他覚的膨隆が認められることで、その部に気が実していることを物語っている。微結は微しく結するで、結とは気と水とが集結しているときによく使われる言葉だが、他覚的には微結は脇下の腹壁が軽度に薄く緊張しているのが認められるに過ぎない」(『漢方医学大系⑧・漢方入門1』)。

　微結の解釈が大塚と異なる。龍野は病理用語としてそれを解釈し、その病理の他覚的所見として脇下の腹筋の軽度緊張を挙げる。臨床的立場を重視する大塚と、漢方病理を追求する龍野の視点の相異によるということであろう。

　龍野の"その部に気が実している"の"気"は、正気なのか邪気なのか。勿論空気の"気"そのものではない。

　金子幸夫、「『胸脇満微結』が出現するのは、『胸脇苦満』の場合と同様に、邪が少陽に内陥し少陽の経気が不利になるからであるが、ただ、邪の欝結は小柴胡湯証の『胸脇苦満』に比較して軽度である」(『傷寒論解説』)。

　胸脇満微結の発生機序を論理的に説明する。金子の解説は病理に重点がおかれ、臨床症候の説明の少ないのが難である。金子のいう"少陽の経気が不利になる"は少陽の本来的機能が阻害されると理解する。

　条文には「已發汗而復下之」とある。つまり、汗を発したことで表は陰液を失い、また同時に陽気も失っている。陰陽両虚、即ち表虚である。更に、下法を用い之を下したから、やはり裏の陰液、陽気を失い裏虚の状態に陥っている。

　従って、完全に除去し得なかった傷寒の邪は容易に裏に進入するも、邪そのものの力も弱く、少陽位に留まる。それが胸脇部の満つる感として表現されると考えればよい。

　以上、大塚、龍野、金子の解説で、"胸脇満微結"の病理、病態、症候の概略は理解される。

　「小便不利」。これは"発汗""下之"によって体内の津液が欠乏状態になっているので当然である。一方、金子は「(中川注：小便不利は) 少陽枢機不利によって水道を疏通し水液を運行する三焦の機能が失調し、水飲が体内に停滞するか

七味薬方　柴胡桂枝乾薑(姜)湯　方意

らである」(『傷寒論解説』)と中医の立場で説明する。"已発汗而復下之"の明記されていない(換言すれば、前述した表及び裏の陰陽両虚証でない)小柴胡湯の条文にも"或心下悸、小便不利"なる言葉がある。膈(横膈膜)を挟んでその上下の近傍、つまり少陽の動きは確かに何等かの形で上焦、下焦に影響を及ぼしている筈である。この視点で金子の論理は理解される。よって、体内の津液乏の為とのみはいえないかも知れない。が、"水飲が体内に停滞する"は納得しがたい。"偏在する"とすべきではないか。かつて龍野の"胸脇苦満は肝水症(中川注:肝が浮腫状になっている)ではないか"と述べた論文を見たことがある(今それが見当たらない)。少陽の部位がエデマタスになっていることは想像出来る。中医の理論と結びつくように思われる。

「渇而不嘔」。また渇するのも上述したことから当然である。では、何故"不嘔"か。我国の成書はこれについて何等言及がない。金子は「嘔吐が出現しないのは、胆火は欝滞しているがまだ胃を犯していないからである」(『傷寒論解説』)と述べるも、言葉の上での論理展開との印象を抱く。

　要するに、病位はなお少陽位にあって、"裏"つまり"胃"はその影響を強く受けていないのである。

　更に、"之を下し"によって、裏の内容物のないことも関係あるだろう。
「但頭汗出」。大塚は「汗はただ頭の方にだけ出て」(『傷寒論解説』)と訳し、その病理に言及しない。龍野は「下虚のために腹動がしばしば認められる。腹動とは腹部大動脈の搏動亢進で、気の上衝がここから起こっているので、併せて熱(中川注:表熱)が未だ解せないからその熱のために上方に向って気上衝は起り頭汗となったり頬部紅潮になったりする」、「頭汗は仮熱が上にあり、気上衝につれて水分が下に出ていかずに上方に出て行く状態である」(『漢方医学大系⑧・漢方入門1』)と説く。つまり龍野は表熱の残存、下虚、気上衝を頭汗の病理とする。

　中医の金子は「『頭汗』が出現するのは、少陽枢機不利によって水道の通暢（つうちょう）が不利になるので、陽気が欝滞して全身に宣達（せんたつ）されず反って頭部に蒸騰（じょうとう）するからである」(『傷寒論解説』)と説明する。中医学の基本病理を十分理解した上でないと、金子の解説はむずかしい。龍野の視点で考える。

　そもそも下虚、気上衝、仮熱とは何であろうか。

　二本足での立位を基本とする人間は、身体に上下の関係が必然的に生ずる。足に対し頭部は上であり、胸部の臓器は腹部の臓器に対し上に位置する。そして、人間の身体はこの上下の関連のもとにバランスを取って活動している。どのような力関係が作動しているかを西洋医学は直接説くことはない(説明する

力、知見を十分持っているのに、こうした事象に余り興味を示さないのだ）。まず下虚だが、下部臓器が本来的に持っている力が弱ったものと考えてはどうだろう。下のものは上のものを支えるというのも本来的な重要な働きであって、これが弱まると上のものは当然に不安定になって、各々の臓器が統制のとれない動きをしだす。その症候が動悸であったり、心煩であったり、呼吸の乱れであったりと考えればよい。この上部の不安定化した状態を気の上昇と呼ぶのではないか。不安定化すればそこに揺れ動きが生じ、動きに伴って必然的に熱を発生する。これを仮熱というのであろう。『漢方用語大辞典』には「仮熱……病因と病理はともに寒に属しているが、熱が出るという仮象をあらわすものをさす」とあり、一見上記の説明とは意味が少し異なるが、多くの臓器が本来的に有している力の弱まるのは、生体では多くの場合、寒の病態に於いてであると考えれば論理は通じよう。つまり、仮象としてであろうと表出する病症は熱症である。条文の「頭汗」、顔から頭から汗が流れるように出るとの訴えは更年期婦人には屢々みられるが、頭からだけというのは私の経験にない。本条文は上下のバランスが崩れ、下部は寒の病態であるのに上部は熱の病態であることと、龍野のいう気の上衝を強調して"頭汗出"と表現したのではなかろうか。本方の治験をみても頭汗を挙げたものは殆どない。頭汗があったとしても、触れると頭とか顔が少し湿っているという程度ではないか。

「往來寒熱」。少陽病の特徴的病症である。「太陽病は表熱、陽明病は内熱なのに対して少陽病は上部即ち胸部に熱を起す原因がある」（龍野一雄『漢方医学大系⑭・傷寒論・金匱要略要方解説』）。「邪正相争が少陽の半表半裏で引き起こされると、『正と邪と分ち争い、往來寒熱、休作時有り』とあるように、邪気が勝つと悪寒が出現し、正気が勝つと発熱が出現し、悪寒と発熱が交互に出現する」（金子幸夫『傷寒論解説』）。往来寒熱の病理は、龍野、金子の解説で理解される。しかし、抗生物質を含め多くの医薬品が容易に手に入る現代に於いて、典型的な往来寒熱を診る機会は少ない。特に、本方の場合、小柴胡湯より症状が弱々しい。従って、具体的にはかぜ等が長びいて熱も下がったかと思うと、また変な熱（せいぜい中等度までの）が時々ポーッと出るといったケースが多い。

「心煩」。「心中が煩躁、煩悶して、胸が苦しく感じられること」（『漢方用語大辞典』）。それを龍野は「胸脇充塞で起る」（同書）といい、金子は中医の立場で「『心煩』が出現するのは、欝滞した胆火が手少陽三焦経を循って上火し、火熱が少陽と表裏の関係にある手厥陰心包経を乱すから」（『傷寒論解説』）と解説し、江部洋一郎は「膈の熱が上方胸に伝わり『心煩』する」（『経方医学④』）という。

各人が各々、己の病理・病態論より自説を述べているから混乱する。あえて

共通項を見付けるとすれば、病位は胸脇（これがどこを指すのかはまた議論のあるところだが）、或いは膈（横隔膜）を中心としてその上下近傍にあって、そこでの変調が肺とか心臓或いは胃等に種々の影響を及ぼすということであろう。金子の解説は非常に論理的であるが、論理展開の処々でどうしてとの疑問を抱く。例えば、何故表裏の関係にある手の厥陰心包経を乱すのか、等である。江部の解説も言葉としては理解出来るが、その具体的、真の理解は、江部理論を十分会得した上でなければ無理だろう。やはり私は西洋医学の言葉で述べている龍野の解説に従う。しかし、龍野の述べる"胸脇充塞"は一体何が充塞するのであろうか。これについて、ここでは何も述べていないが、小柴胡湯の解説で「太陽病は表熱、陽明病は内熱なのに対して少陽病は上部即ち胸部に熱を起す原因がある。少陽病小柴胡湯の証は胸部が壅塞していてその結果熱を起す。言換えば上部が実して熱を伴うのが本体だと考えられる。或は熱の結果実を生ずることもある。実と熱の因果関係は相対的なもので、両者の統一としての現症に我々は直面するのである」（『漢方医学大系⑭・傷寒論・金匱要略要方解説』）と記している。
　龍野が"実"と表現しているものは、瀉すべきもの、抑えるべきものといった類であろう。そしてそれは多くは熱として認識される。かぜを引いて、それが長びくと、何か胸脇部、心下部がすっきりしないのは日常屡々遭遇する。我々はそれを臨床的事実として認識しているが、何故そうなるかは西洋医学的には何も説明されていない。常識的に考えて、"かぜ"そのものの影響、或いはそれへの種々の対処の結果として、胸脇部（ここでは膈を中心とするその上下近傍を意味する）の器官、組織の本来の働きが協調的でなくなり、不安定化し乱れてくる。必然的に胸の詰まり感とか胸苦しさ、或いは動悸、或いは胃部症状が惹起されると考えられる。
　「此爲未解也」。"未解"は何が解せないのだろうか。結構、この語句の解釈がむずかしい。大塚敬節はこれを傍註とする康平本に倣って、原文より削り、何等の言及もしない。確かにこの語句のない方がすっきりするようにも思われるが、ともかく現にあるものをそのまま理解しようとするスタンスで、呈示された条文に取り組む。
　諸家の見解をみてみる。
　荒木性次、「外證が未だ解しきって居ない」（『方術説話 第二巻』）。
　江部洋一郎、「まだ邪が解していない」（『経方医学 ④』）。
　奥田謙蔵、「解せずとは、少陽の證解せずの謂なり」（『傷寒論講義』）。
　金子幸夫、「水飲の停滞を伴う少陽病はまだ解されない状態にある」（『傷寒論解説』）。

"水飲の停滞を伴う少陽病"とは如何なる病態か。金子は本条文の「小便不利」の病理を、少陽枢機不利によって水道を疎通し、水液を運行する三焦の機能が失調し、水飲が体内に停滞するからと説いているので、これを念頭にしていると考えられる。しかし、一般には本方証に水飲停滞の症候は認められない。そもそも本方は滋陰の栝楼根、水飲を保持する甘草を含むではないか。これはとも角として、金子は少陽病がまだ解されないというのだ。

中国・中医研究院編『傷寒論』、「表症がまだ解除されていない証拠」。

森田幸門、「病が未だ治癒しないからである」(『傷寒論入門』)。

以上みる如く様々であるが、大きく表症とする説、外証とする説、少陽証とする説に区分してよいであろう。江部と森田は同じ範疇のものとしてよかろう。が、森田のように病が未だ治癒しないは当然のことで、わざわざそれを述べるまでもない。

まず、中国・中医研究院編『傷寒論』の表症(証)説。表証の影響がまだ残っていることを否定出来ないが、条文に記されている症候の大部分は少陽のそれであり、柴胡桂枝乾薑(姜)湯も少陽に対応する方剤である。表証がまだ解除されていないからとするなら、例えば桂枝湯の如き直接表に対する薬方をまず使うべきである。この説には従い兼ねる。

次の少陽説はどうか。傷寒病にかかり5、6日経過し、種々の要因の絡みの結果として少陽証としての柴胡桂枝乾薑(姜)湯証になったのであるから、少陽の証がまだ解せないとわざわざいうことはない。あれこれの治療をしてなお少陽の症候が残存する時に、初めて少陽の証がまだ解せないというのが筋である。従って、奥田、金子の説にも従いかねる。

荒木は、表証、少陽証を包括する外証なる言葉を用いるも、少陽説に対する批判がそのまま当てはまる。

では一体、"未解"は何が解せないのか。或いは他の意味があるのだろうか。

柴崎保三によると、"解"は語源的に「肢体をバラバラに分解することで、転じて事理を分析して、わかり易くすること」(『鍼灸医学大系⑥・黄帝内経素問』)をいう、と。

これに従ってこの条文をみると、傷寒病にかかって5、6日たっている、発汗法とか下法を試みている、胸脇満微結等の少陽の症候を呈している、頭汗が出る等々、病症、病態が混乱し整理されていない。つまり、病態が入り乱れている。それを"未だ解されていない(整理されていない)"といったのではないか。とすれば、この"未解"は病態が未解(入り乱れ混乱している)ということであり、"解"は解消するとか治癒の意でなく、整理する、まとめるといった意と

解釈する。つまり、柴胡桂枝乾薑（姜）湯はこの複雑な病態に対する方なのである。

修辞学的には"未解"の"未"は条文の初に出てくる"已発汗而復下之"の"已"に対するのであろう。また"此為未解也"は、"これいまだ解さないと為すなり"でなく、"解さないと為すべきである"と訳すのがよかろう。

本条文は"胸脇満微結"とまず胸脇（膈を中心としてその上下近傍）の病症を呈示し、病位がそこに移動したことを確認する。ついで"小便不利"をあげ、更に一部下焦にもその影響が波及していることに注意を促す。"渇而不嘔"は上・中焦の、"頭汗""心煩"は上焦の症候である。つまり、胸脇に病位の本拠があって、それが上焦、及び下焦に干渉するのだが、なお上焦により傾いていると考えられる。

以上を踏まえ、本方の病理、病態を整理すると、まず冒頭の"傷寒五、六日"で疾病の進行が速く、これは一つにはその病人がもともと虚証に属することを暗に述べ、その為もあり発汗の法、下法によって表陽虚、裏の陽虚、同時に陰液喪失による陰虚に容易に陥ち入り、その病位の本拠が胸脇（上〜中焦）にあるものとなろう。虚証は些細な要因の干渉に容易に反応し、動揺する。また病位が身体の中央にあることは、逆に身体各所に影響を及ぼすともいえる。本方証が複雑である原因の一つと考える。

柴胡桂薑湯、治瘧寒多、微有熱、或但寒不熱、服一剤如神　　（金・瘧病）

瘧は「時を定めて発熱し、また悪感をする病で、古くはおこりといい、今のマラリアにあたる」(白川静『字通』)、「間歇性の悪寒戦慄・高熱・出汗を特徴とする疾病」(『漢方用語大辞典』)である。"瘧、多寒者、名曰牝瘧"といい、蜀漆散之を主る、と金匱要略に記されている。この"牡瘧"を"牝瘧"の誤りではないかとする説があり、私もそれに従うことを蜀漆散の検討で述べた(『「傷寒・金匱」薬方大成・三味編』p.298)。しかし、ここでは蜀漆散の条文通り"多寒者、名曰牝瘧"として話を進める。本条文は"多寒"であるから当然牝瘧の治療を述べたものである。瘧の特徴の一つとして、発作性、周期性があり、発作的、周期的に悪寒発熱する瘧疾の中にも比較的熱症状の目立つもの、寒症状の目立つものがあって、柴胡桂薑湯は後者に対応するというのであろう。

"微有熱"、つまりわずかに、かすかに熱の症状もある、は本方証を見事に述べている。病を大局的に眺めれば、陰と陽とのせめぎあいとみることが可能で、本方証は病が陳びて大きく陰に傾いているのである。従って、更に進んで"但

寒不熱"、つまり陽が殆どみられなくなっている場合もあり得るといえる。

　大塚、金子の書は、条文後に"服一剤如神"なる五文字があるが、大塚は、これは後人の註釈だろうと述べる。それはともかくとして、非常によく効くというのである。瘧は現在でいうマラリアというが、私はマラリアを診たことがないので病状は成書から想像するより他に方法がない。時々発作的に寒気をきたし、高熱を発するならもっと傷寒に使う方剤が用いられてよいように思うも、金匱要略の瘧病篇の処方は鼈甲煎丸、白虎加桂枝湯、蜀椒散に附方の外台秘要方の牡蛎湯、柴胡去半夏加栝楼湯、及び柴胡桂薑湯、つまり柴胡桂枝乾薑（姜）湯である。これは、当初は傷寒病であったとしても、それが長びき、或いは1ヶ月、或いは2ヶ月と経でなお不規則な発熱をくり返すようなものを金匱要略は集めたからといえるかも知れない。

　現在、我々が本方を多く用いるのは、いわゆるかぜが長びいて中々微熱が取り切れず、体の弱ってきたものである。本来の意味での瘧病とはいえなかろう。

　本方の薬能を見ておこう。
　龍野一雄の記述を引用する。
「主薬
　第一主薬　　柴胡　　黄芩（小柴胡湯 参照＊）
　　　　　　　　＊柴胡　上部胸脇の実熱を去り利水する
　　　　　　　　　黄芩　上中部の実又は熱を瀉す
　第二主薬　　桂枝　　表証及び気上衝を治す。
　　　　　　　乾姜　　裏寒を温める。
　補助薬　　　括蔞根　水分不足を滋潤し、小便不利して渇するものを治す。
　　　　　　　牡蠣　　下部の利水をはかる。此方では小便不利、腹動を治す。
　　　　　　　甘草　　調和剤、併せて気上衝に与る」

（『漢方医学大系⑭・傷寒論・金匱要略要方解説』）

　薬能の解説はこれで十分だと思う。
　そして龍野は、本方証を定義して「胸脇が微実し、表熱裏寒、水分不足、気上衝する」（もの）と述べるが、上述した本方病態と同じことを述べていると理解する。

　最後に本方の煎じ方、つまり再煎することと服後の経過、"初服微煩、復服汗出、便愈"について触れておく。

　森田幸門は、『傷寒論入門』で「再煎は柴胡湯の煎法なり」といい、小柴胡湯方の煎法の"去滓再煎"の解説で「煮と煎、煮るは薬の有効成分の浸出を目

的とし、煎じるとは浸出せられたるものを濃縮するを目的とする。故に煮るときは一定の強い熱を加えるが、煎じるときは微火を以てする。徐霊胎は、此方は和解の剤なり、再煎するときは、則ち薬性は和合しよく経気をして相融して復た往来出入せざらしむ、といい、山田正珍は大小柴胡　半夏瀉心、生薑瀉心、甘草瀉心、旋覆代赭の諸方はみな滓を去り再煎す。按ずるに以上の諸湯はみな嘔噫等の証あり。嘔家は溷濁の物を欲せず、強いて之を与うれば必ず吐す。故に半ば煮て滓を去り、再煎し以て投ずるは、其気全くして溷濁せざるを取る、和羹調鼎の手段と謂うべし、という」と記す。

　漢方の煎じは料理と同じ意味合いを持つと考える。ゆっくり時間を掛け中火で熱を加えれば、そのものはよりまろやかな味わいを有してくる。しかし余り長時間熱を加えるのも余分なものが抽出されて却って好ましくないように思われる。従って、一旦滓をこしてからゆっくり、おだやかに熱を加えるのがよかろう。この意味では芳香性のものを除いた漢方は原則的には再煎するのがよいかも知れない。が、一方で大変面倒である。

　以前、或る勉強会で再煎すると服しやすくなると教わったことがある。頭に入れておいて、時間があったら再煎するのもよいだろう。

　次に服後の経過であるが、"初服微煩、復服、汗出便愈"と記されており、奥田謙蔵は「恐らくは、後人の追論ならん」(『傷寒論講義』)として流している。大塚の書、矢数の書、龍野の書をみても、これの解説はない。また、この訳し方が微妙に異なる。荒木性次は「初服とは第一回目を云ふ、微煩とは気持が悪くなること、復服汗出瘳愈とは初服して微煩したらまた呑むと汗が出てそうして愈ゆるものであると云ふこと」(『方術説話　第二巻』)と、金子幸夫は「始(初)〔ママ〕めて服用すると微かな心煩が出現し、また、服用すると、汗が出て病は治癒する」(『金匱要略解説』)と、中国・中医研究院編『傷寒論』は「最初服用すると少し気分がいらいらし、再度服用して汗が出れば治癒する」と訳している。

　木村博昭　釈義・木村長久筆受『傷寒論講義』には「初服微煩とは後世の所謂薬煩なり。麻黄湯の條に、服藥已微除、其人發煩、目瞑云々とあるに同じ」とあり、森田幸門の『傷寒論入門』にも中西深齋の説を紹介し「中西深齋は、按ずるに初め服し云々以下の二句は、後の所謂薬煩にして服後の例なり。麻黄湯に薬を服し已って微し除きその人は発煩目瞑、劇しきものは必ず衂するときは乃ち解すというと同じ、という」と記されている。

　では薬煩とは何か。「薬煩　証名。服薬後，煩悶不安，頭面や髪のはえぎわおよび全身にかゆみを発するもので，これは胃が虚して薬力をめぐらすことができないためにおこる。熱い姜湯を少しずつ吸い，さらに，薬中に生姜を加え

て胃気をめぐらせばよい」(『漢方用語大辞典』)。

　服後、何等かの思わぬ反応を示すのを広く薬煩とするなら納得出来るが、上記の記述は結構激しい症状を示している。本方でこのような反応を果して起こすのだろうか。"微煩"であるからといえば説明はつくだろうが、今ひとつすっきりしない。方意の項で論じたが、本方条文は「此爲未解也、柴胡桂枝乾薑湯主之」である。この"未解"の"解"を"整理されていない""入り乱れている"と解釈すれば、この湯を与えることで"整理をつける"のであるが、その過程であれこれのものをいじるので、一時的に却って乱れたようにもなる。このことを述べているのではなかろうか。高山宏世は「始めは薬力を借りて邪正闘争が激化するが、その後は薬が十分効いて表裏陰陽が調和して症状は寛解する」(『傷寒論を読もう』)とする。非常に分かり易いが、高山の説くように、邪正闘争とすれば、この現象はもっと広くみられる筈で、必ずあちこちで記されなくてはならない。が、この種の記載は殆どない。高山の説にも従いかねる。

柴胡桂枝乾薑 (姜) 湯の運用

● 『類聚方広義』(西山英雄 訓訳『和訓類聚方広義』)
「小柴胡湯の証にして、呕せず痞せず、上衝して渇し、胸腹に動ある者を治す」
　頭註に、
「労瘵、肺痿、肺癰、癭疝、瘰癧、痔漏、結毒、黴毒等にして久しく経て愈えず漸く衰憊に就き、胸満し、乾呕し、寒熱休作し、動悸し、煩悶し、盗汗自汗出で、痰嗽、乾欬、咽乾口燥し、大便溏泄し、小便不利し、面に血色なく、精神困乏して厚薬＊に耐えざる者は此の方によろし」

　　＊厚薬:「気味の濃厚な薬物。例えば, 地黄・当帰など」(『漢方用語大辞典』)

● 荒木性次『新古方藥嚢』
「柴胡桂枝乾薑湯の證……胸や脇がはり內部にしめつけられるやうな所があり小便が出ず咽が乾いて水を欲しがり嘔はなく頭だけから汗が出てさむけがしたり熱が出たりし精神不安を苦しむもの」

● 奥田謙蔵『漢方古方要方解説』
「応用
　Ⅰ）心煩あり、微熱去らず、睡眠すれば、盗汗出で、覚醒すれば微しく渇し、舌面白滑にして大便渋痢し、尿利減少する証。
　Ⅱ）『マラリア』様疾患にして、寒戦著しきも、発熱甚しからざる証。
　Ⅲ）『マラリア』にして治を失し、恰も屢〻再発するの観を呈し、其の発作劇烈ならず、病勢漸やく衰へたるが如しと雖も、独り臍上の動悸強く、容易に治に赴かざる証。
　Ⅳ）神経衰弱様疾患にして、欝々として楽しまず、身体疲倦し、胸満感あり、臍上に動悸劇しき証。
　Ⅴ）不眠症、耳鳴し、驚怖し易く、或は発汗し易き証。
　Ⅵ）神経性心悸亢進等。
　Ⅶ）脚気及び其の類似疾患等。
　Ⅷ）心臓瓣膜病にして、虚状加はり、尿不利、心悸亢進甚しき等の証には、本方に苓桂朮甘湯を合用す」

● 龍野一雄『新撰類聚方』
「Ⅰ）感冒・流感・マラリヤ・抗生物質使用後等で或は熱高く或は往来寒熱、口渇食欲減退脇下微結するもの
　Ⅱ）肺炎・肺結核・肋膜炎等で発熱羸痩皮膚乾燥気味盗汗咳痰或は喀血口渇腹動脇下微結或は胸痛するもの
　Ⅲ）気管支喘息・気管支拡張症等で胸苦しく咳痰或は口渇頭汗腹動するもの
　Ⅳ）胃酸過多症・胃潰瘍・胃下垂・胃液分泌過多症・胆石症・肝炎・胆嚢炎・黄疸・肝機能障碍・横隔膜下膿瘍・結核性腹膜炎等で心下部疼痛又は苦しい感がし口渇唇乾腹動或は嘈囃或は胃部振水音或は神経症状或は小便不利等を伴うもの
　Ⅴ）腎炎・ネフローゼ・腎盂炎等で或は弛張熱或は無熱で口渇小便不利脇下圧重感或は腹動或は浮腫のもの、尿閉・夜尿症に使つた例もある
　Ⅵ）糖尿病・脚気・バセドウ氏病等で口渇動悸神経症状等があるもの
　Ⅶ）ノイローゼ・神経衰弱・血の道症・精神分裂症・自律神経不安定症・四十肩・頭痛・肩こり・眩暈・盗汗ども等でいらいらし神経がとがり不安煩驚不眠等があり、のぼせ頭重頭痛こめかみに青筋が立ち口渇口唇乾動悸食欲不振腹動足冷等があるもの
　Ⅷ）るいれき・りんぱ腺炎・耳下腺炎・中耳炎・蓄膿症等で或は発熱或は無

熱、或は腫痛し、口渇食欲不振、或は腹動脇下微結するもの
Ⅸ）じん麻疹・頭部湿疹・紫斑病・皮膚炎・帯状匍行疹等で口渇のぼせ脇下圧重感、或は腹動足冷するもの
Ⅹ）眼病・歯槽膿漏に使つた例がある
Ⅺ）月経不順・産蓐熱に使つた例がある
Ⅻ）農夫症」

　日常の臨床ではⅠ）のケースが多い。本方はかぜで下熱剤を服したり、或いは抗生物質を服して激しい症状は取れるも、なお不規則な熱（微熱〜中等度の熱）が続くとか、熱っぽい、完全にかぜが抜け切らず、口がまずく、口唇がかわき、何か胸苦しいようですっきりしないというものに好んで使う。多くは咳、痰を伴うので、エキス剤では麦門冬湯とか桔梗石膏を合方or加味することがある。
　Ⅱ）の肺結核、肋膜炎を診る機会は今日では殆どない。かつては国民病といわれて恐れられた疾患故、結構本方が使われたのであろう。今日では肺炎に対して使う機会があろう。勿論抗生物質を中核に据え、漢方を補助とする。私は本方より好んで炙甘草湯を、或いは煎じの許される場合は竹葉石膏湯を使う。
　Ⅲ）真正の気管支喘息にはどうであろう。使う機会は少ないのではないか。咳が続くと喘息といわれることもあるので、この類に対してではなかろうか。
　Ⅳ）Ⅴ）Ⅵ）の経験は殆どない。
　Ⅶ）の運用は、今日なお広く行われていると思う。条文の"胸脇満微結""心煩"からの運用と考えられる。臨床的にはいらいら、神経のとがった感じ、こめかみの青筋、口唇乾燥、臍上の動悸等を重視する。
　Ⅷ）も運用の機会は多いと思われる。
　これに関連し今田屋章 他は、第39回 日本東洋医学会学術総会（1988）で鼻閉を伴う鼻アレルギーには本方の方が小青竜湯よりも有効であったと報告している。
　Ⅸ）Ⅹ）Ⅺ）は経験がない。
　Ⅻ）はよく分からない。何を農夫症というかがはっきりしないのだ。
　非常に広く治験例を網羅しているが、龍野がこれを記した時代と現代では、疾病構造は変化し、治療法も格段に進歩しているので書き替えていく必要があろう。

● 矢数圭堂・松下嘉一 監修『漢方治療指針』（緑書房）
病名として顔面神経麻痺、神経症（ノイローゼ）、うつ病、自律神経失調症、

感冒（かぜ症候群）、気管支喘息、肺炎、肺結核、胸膜炎、狭心症、心臓神経症、B型肝炎、肝硬変、胆石症（胆道ジスキネジー）、腎盂腎炎、甲状腺機能亢進症、脚気、多汗症、川崎病、起立性調節障害、視神経炎、緑内障、黄斑部出血、黄斑部変性症、上眼窩神経痛、仮性近視（調節痙攣、偽近視）、眼精疲労症候群、ドライアイ、滲出性中耳炎、耳漏、アレルギー性鼻炎、シェーグレン症候群、クローン病、慢性肝炎、肝硬変、ヘパトーム、肺線維症の項で、また症候として口渇、口乾、動悸、胸痛、こり（全身症状として）、寝汗、虚弱体質の項で解説されている。かなり広範囲に使用されていることが分かる。

本方使用の目標として、体力やや弱 or やや虚証 or 少陽の虚証で貧血ぎみで顔色がわるく、冷え性、神経質 or 神経過敏で口がかわく or 口がねばつく or 動悸、息切れ、首から上に汗をかく、腹証としては上腹部、両季肋部がうすく張って圧すると重苦しいという、臍上悸を触れる、肌にうるおいがない等々が共通している。口唇乾燥も本方の有力な目標症候と考える。

● 稲木一元『臨床医のための漢方薬概論』
「柴胡桂枝乾姜湯の使用目標と応用
　〇応用
　・感冒，気管支炎，慢性閉塞性肺疾患，不眠症，神経症，更年期症候群，血の道症，各種心身症など
　〇症候
　・発熱性疾患：亜急性〜慢性期，微熱，発汗傾向，咳嗽，息切れなど
　・慢性疾患：不眠，動悸，息切れ，肩こり，発汗傾向，寝汗，口渇，口乾，手足の冷えなど
　　ときに，冷えのぼせ，頭痛など
　〇体質
　・虚弱：腹部軟，心窩部拍水音（振水音），"胸脇苦満"弱い〜ほとんどない」

本方は薬価に収載され、その治験、解説は多い。しかし、私には本方単独の治験は少なく、例えば発熱性疾患の亜急性〜慢性期に使う時、多くは咳、痰を伴うので、つい麦門冬湯と、或いは慢性疾患の場合は更年期症候群、血の道症、心身症などで女性が多くなるのでつい四物湯を少量加えたりする。

本方と麦門冬湯とか四物湯との相性はよいと感じている。

代表的な自験例を挙げておく。

「ストレスによると思われる種々の症状の治験」
　64歳　♀
　初診：平成10年3月20日
　慢性かぜ症状、胃腸虚弱症、神経症、鼻炎等の傷病名で漢方を服している。二陳湯とか、安中散を主方として対処してきたが、ベースにストレスのあることが感じられた。
　平成11年3月1日。昨夜から腰が痛む。ストレスで胃が痛む。生欠伸がでる。血圧126/70mmHg。
　　　　Rp. 甘麦大棗湯（エキス）
　この方で、翌日には腰痛がかなり楽になった。
　3月16日。右肩甲骨内側の痛みを訴える。筋がしこって圧痛がある。
　　　　Rp. 柴胡桂枝乾姜湯（エキス）
　これがまた大変具合よく、しばらく続ける。
　8月26日。長く飼っていた猫が乳癌で死亡したので、昨日の午後4時頃土砂降りの中を穴を掘って埋葬した。夕方から胃が痛みだした。それでも夕食は平常に摂った。診察後軽く嘔気を訴える。診察の際の按圧のためか。
　　　　Rp. 調胃承気湯（エキス）
　8月27日。胃はすっきりして痛みも取れたが、今朝から（下痢して）ピーピーになった。後服を止めるよう指示。　　　　（『漢方精選300例』〈症例163〉p.255）

「肥満の婦人と柴胡桂枝乾姜湯」
　65歳　♀
　以前にも症例報告した患者さんである（『漢方診療の原点』症例140）。厚朴生姜半夏甘草人参湯加味でお腹の具合がよい、というのでこの方を継続してきた。
　今年（平成13年）に入って、かぜの症状がだらだら続く。
　2月8日。かぜを引いて2週間たつがすっきりしない。汗が多い。特に明け方に、下半身に多く下着をしぼる程出る。少し鼻水が出て白っぽい痰が出る。いくらか咽が痛む。夜寝た時身体が寒い。近医の治療を受けた、と言う。玉屏風散を処方。
　2月13日。まだ汗が多いが、だるさはなくなった。一般検査で赤沈60/1h、白血球7000、赤血球400×10⁴、ヘモグロビン13.0g/dl。他には特記すべきなし。結核菌の塗抹検査は陰性。
　　　　Rp. 桂枝加黄耆湯加白朮防風杏仁
　2月19日。咳は少なくなったが相変らず明け方の汗が多い。咽の奥がヒリ

ヒリする。黄耆の量を増やしてみた。

2月27日。効なし。昨日からまた咳・痰が出る。口が苦い。横になりたい。体が冷たいのに汗が出る。

この時、今まで水毒とばかり思い込んできたがどうも違うのではないかと感づいた。口が苦いというし、鳩尾痛が認められたので柴胡桂枝乾姜湯を、それに単純に鎮咳祛痰の杏仁を加えて投与した。

3月8日。汗の出るのが少なくなり、咳も減った。服しやすい、と言う。

この患者、身長147.4㎝、体重60.5kgで肥り気味、そして色白でどうしても水毒体質と診てしまう。その先入観から抜けられなくて、やれ玉屏風散だ、桂枝加黄耆湯だとなってしまう。よく聞いてみると、坐位をとっていると右季肋部を重苦しく感じることが前々よりあった。手足が非常に冷たく、床につく時電気毛布で温めないと寝付かれない。血圧は低い。

柴胡桂枝乾姜湯証のみぞおちの圧痛については、京都の中田敬吾先生に教わった。今まで柴胡桂枝乾姜湯は、どちらかといえばやせ型の津液不足気味で口唇乾燥、顔色不良で肌がかさかさしているものに使うと思っていたので、このような水毒体質のものに効のあったことが印象に残った次第。

根本の所は水毒であっても、かぜが長引いて一時的に本方証を呈したと考えてもよいであろう。　　　　　　　　　　　　（『漢方臨床320例』〈症例6〉p.35）

「柴胡桂枝乾姜湯で生理が順調になる（？）」
32歳　♀
初診：平成15年1月30日

4日前軽い嘔気と寒気、下腹痛があったが、自然に治った。本日また同じような症状があったので来院した、と言う。昨年の12月の中旬、鼻炎の手術をして現在エバステル、レミカットを服している。今は寒気や頭痛はないが、頭がボーッとする、熱が出そうな気がする、下腹が痛む、排便は今朝平常にあったが、と訴える。また、足の先が冷えて、右の背中、首、肩がこるという。血圧は正常。脈は沈脈で細いが緊張は悪くない。整。

下腹痛は冷えのためだろう。背中とか首、腰のこりは筋の過緊張と考えてよい。当帰四逆加呉茱萸生姜湯（エキス）＋芍薬甘草湯（エキス）を処方。

2月3日。眩暈感（頭のボーッとする感じ）、熱の出そうな感じはとれたが、午前中元気が出ない。まだ足が冷たい、背中、首、腰のこりもとれない、と言う。腹証で両季肋下の腹筋が薄く張っている。柴胡桂枝乾姜湯（エキス）＋平胃散（エキス）を処方。

3月4日。便通が順調になった。今度の薬を服さないと便秘して痔になる。服薬しているときちっと便意を覚える。それと生理が規則的に来るようになった。結婚後3年間生理が全く不順であったが、この薬を服し始め、1月末に生理があって、2月末にまたきちっと来た。足の冷えるのも楽になった。
　　　　Rp. do
　当帰四逆加呉茱萸生姜湯で足冷がよくならず、柴胡桂枝乾姜湯で軽快したことが面白い。それと、生理が順調になったも興味深い。

(『漢方臨床320例』〈症例217〉p.472)

「咽が乾いて発作的に咳が出る
　　…麦門冬湯（エキス）＋柴胡桂枝乾姜湯（エキス）＋バンラン根（エキス）」
76歳　♀
　高血圧症、腰痛症、白内障、不眠等の傷病名で、7年程前から通院中の患者。背が高く痩せている。胃腸も丈夫な方ではない。何かといって胃腸の薬を持っていく。また畑仕事とか庭の草取りで背中が痛い、腰が痛いからと湿布薬を求める。今は一人暮しである。血圧は塩酸イミダプリル（タナトリル）で良好にコントロールされている。
　平成20年1月15日。暮に疲れた為か、1月6日頃から何かかぜっぽい。寒気というか、体が寒い、と訴える。柴胡桂枝乾姜湯（エキス）＋平胃散＋トウキ末を投与し、よく効いたと喜ばれた。
　4月15日。疲れの為か背中が痛む。どうしてもつまみ食いをしてしまうので胃が本調子でない。時々かぜっぽくなる。参蘇飲（エキス）を、かぜっぽい時に頓服するよう出しておく。
　5月9日。草取りで疲れて、体のアチコチが痛む。電話の際に、よく咽がカラカラになって咳が出るのが困る。麦門冬湯(エキス)＋柴胡桂枝乾姜湯(エキス)＋バンラン根（エキス）を投与。5日分。
　6月17日。かぜは完全によくなった(患者は咽がかわいて咳がでるのをかぜという)。このところ不眠が辛いと口にする。酸棗仁湯（エキス）1包を夜服すよう投与。
　この患者をメモしておいたのは、電話の最中によく咽がかわいて咳が出ていたのが、麦門冬湯（エキス）＋柴胡桂枝乾姜湯（エキス）＋バンラン根（エキス）ですっかり取れたことに興味を覚えたからである。この訴えは結構多い。麦門冬湯を主方にするは当然として、今迄、それに桔梗湯とか桔梗石膏を合方したりと工夫するも、今ひとつという感であった。それが上記組み合わせでよく効いた。

柴胡桂枝乾姜湯は、この患者によく合うのでこれまでも屢々使ってきたし、口唇乾燥がこの方の一つの目標であるので、その延長としての口乾、咽乾にもよかろうと使ってみた。

　バンラン根は、中医の"清利咽喉"ということで加味した。本症例でタナトリルを使用中であるが、上記症状が本剤と関連するかという問題は残ろう。本剤の副作用として咳嗽、咽喉部違和感、不快感が記載されているが、咽頭乾燥はない。また本剤の使用量は 2.5mg/日と少量であり、既に何年も続けているので関係はないと考える。　　　　（『日常外来の漢方380例』〈症例24〉p.44）

「13年ぶりに生理が来た。柴胡桂枝乾姜湯（エキス）＋四物湯（エキス）の治験」
　43歳　♀
　初診：平成23年4月23日
　若い頃からの冷え症、膀胱炎を繰り返す、血液疾患（詳細は分からない）をやったことがある、喘息もある、32歳で閉経した、眠りが浅く朝起きるのが辛い、気分の落ち込むことがある、血圧が低い等々を訴え、気功の先生に紹介されたと来院。
　2年程前から漢方も服し、その先生から腎虚といわれたという。身長155cm、体重45kg。血圧116/70mmHg。
　顔面に肝斑が目立つ。口唇が乾燥している。腹証は、右下腹部に虫垂炎の手術痕。両腹直筋の上半がやや張って、臍上に軽度の腹動亢進を認める。虚実中間証よりやや虚証の腹証と診た。
　　　　Rp．柴胡桂枝乾姜湯（エキス）5.0g ＋四物湯（エキス）2.5g
　　　　　　　　　　　　　　　分三として2週間分処方
　5月2日。便通がよくなり、その後下痢っぽくなった。終日腸がグルグルしている感じがするが、服し難くはないという。この処方でよいような気がしたので、このまましばらく続けてみましょうと説明し、同方投与。10日分。
　5月14日。腸の症状が軽くなった。この2、3日は逆に便の出が悪い。日によって漢方の味が違う。1日2回の服薬としている。血圧118/74mmHg。脈；54/m、弱、大、多少しぶる感あり。整。
　　　　Rp．柴胡桂枝乾姜湯（エキス）5.0g ＋四物湯（エキス）2.5g
　　　　　　＋香蘇散 1.5g　　　　　分三として2週間分処方
　5月23日、電話が入り、5月18日に両大腿に蕁麻疹のような赤い発疹が出た。同じ頃から咽頭炎でカロナールとフロモックスを服したが、という。漢方は発疹には直接関係がないように思われたが、薬が多くなることだし、1週間

休薬するよう指示。

　6月11日。雨の日の前に咽の刺激感があり、痰が絡んでいる感じがする。以前喘息があったというも、聴診で異常音なし。血圧104/60mmHg。脈；54/m、弱、整。同方処方、21日分。

　7月23日。今月、13年ぶりに生理が来ました、とまず口にしてから、生理は26歳の頃から不順となり、時々排卵血がみられるようになった。それが次第にダラダラしだし、また生理がくるといった具合でいつとなく生理が止まってしまった。32歳で若年性閉経と診断され、子宮の為にと、3ヶ月に一度ホルモン剤で強制的に生理を起させていたが、情緒不安になったり、体が痒くなったりでそれに耐えられず、昨年2月の治療を最後に中止しました、と感情を交えず静かに語ってくれた。

　本年の3月から天然のホルモン剤といわれるガングリアを毎日服している。

　眼瞼結膜はまだ多少貧血様だが、目のクマ、顔のシミも薄くなり、きれいになっている。舌もきれいである。腹証は初診時よりやや実してきたように思われる。本当によかったですね。もうしばらく続けてみましょう。私も嬉しくなって自然とこの言葉が口に出た。

　或いは、ガングリアが効いたのかも知れない。しかし、目のクマ、顔のシミが薄くなっていることより、少なくとも四物湯は有効であったであろう。しかし、その量は1日2.5g、つまり1包で、しかもその分三を2回にしているというから、1日量は2g前後ということになる。少ない量でも効く時は効くということか。

　或いは、柴胡桂枝乾姜湯が、1日量5gと多いのだから、主役を演じたのであろうか。途中で少量の香蘇散を加味したのは、気の巡りをよくしようとのきわめて単純な発想からである。　　　　（『日常外来の漢方380例』〈症例22〉p.480）

　最後に、荒木性次の治験を引用させて頂く。

　「柴胡桂枝乾薑湯の應用例……一男子三十四五歳、先生は言ふ多少肋膜の氣ありて神經衰弱を病むと。足冷え人より寒がり、小便少なく咽喉パサパサに乾きて水を好む。氣分不斷に怖れを感じ、治療數ヶ月を經てハッキリせざりしと言ふに柴胡桂枝乾薑湯を服し十日餘りにて全く癒えたるものあり。夜中惡夢に襲はれ、又急に動悸を覺ゆる等も目標の一つなりしなり。

　兎に角咽喉乾き渇あるを目的の一として用ふれば括蔞根を使ひ大なる誤りなかるべし」（『新古方薬囊』）。

　荒木は勿論ゴチャゴチャと合方しない。忠実に傷寒論、金匱要略の方を処方

するので、その方のそのままの姿を研究する上で非常に参考になる。上記で示した私の症例はエキス剤でもあるのでつい合方してしまうが、その方そのものの理解を深めたいとの気持ちは強く持っている。

小柴胡湯
しょうさいことう

POINT

①本方条文は、大塚敬節、龍野一雄、金子幸夫、中国・中医研究院編の書を対比しながらまとめてみると、関連条文を含め実に 28 条に上る。

②傷寒論・金匱要略で最も条文の多いのは桂枝湯であり、次いで大承気湯、そして本方である。

③つまり傷寒論の太陽位、少陽位、陽明位の代表処方が、あらゆる角度から各々論じられているのである。

④また、本方条文は桂枝湯、大承気湯の条文と比し、文字数が多く内容が多岐にわたる。

⑤その理由の一つとして、病位が少陽にあるので、一方に於いて太陽、表と、一方に於いて陽明、裏と関わることになり、その相互関係が複雑であることを挙げうるだろう。

⑥しかるに、本方方意の解説の多くが、代表条文（"傷寒五六日、中風、往来寒熱、胸脇苦満、……、或渇、或腹中痛、……小柴胡湯主之、"〈傷・太陽中篇〉）のみの表面的紹介に終っているのは残念である。

⑦龍野一雄は、これら条文、諸説を帰納し、本方証を定義して、「上部胸脇を主として中部心下に及ぶ実又は実熱を瀉し、熱による気上衝を治し、併せて水を順らす」（『漢方医学大系⑭・傷寒論・金匱要略要方解説』）と述べる。

⑧優れた定義であるも、二、三付言する。まず"上部胸脇"、"中部心下"という言葉を使っているが、これに対しては種々議論があろう。

⑨かぜが長引いたりすると、患者はここらあたりが何か苦しいといって、胸部、みぞおち、或いは両季肋上部を指すことがある。

これを少陽の部位としたのではないか。つまり少陽は解剖学（西洋医学の）的に厳密に規定されたものではなく、あくまで臨床的な視点での規定と考えるべきではないか。

⑩次に、"実"又は"実熱"という言葉。これは、それが生体にとって負担となり排除すべき（瀉すべき）ものの意で、必ずしも計量的に捉えられる物質的なもののみではなく、無形のもの、機能的なものも含み、更に相対的に捉えるべきものであろう。

⑪本方の構成生薬が、相互に作用しながらいかに働くかにつき、龍野の見解を引用しながら解説した。

⑫方剤の理解に於いて、それをそのものとして、そのまま捉えようとする日本漢方の視点に立つのと、要素還元論的な中医の視点に立つのとでは、そこにかなりの違いを生ずることを述べた。

⑬例えば、本方の半夏、生姜について、龍野は「……だから半夏生姜は嘔という一症状だけを治すのではなく、嘔をも起し得る状態に備えたと解さねばならぬ」（同書）と述べる。日本漢方方剤理解の深さを感じる。

⑭本方は、我が国で最も使われている方の一つで、その治験は厖大だが、あえて荒木性次の治験のみを呈示した。それは、一つは荒木の治療が正に職人技であること、一つは荒木が本方を原典に忠実に用いていると考えられるからである。

⑮本方は重要処方だが、私は本方を単独で使用することは少ない。特別な理由はない。一種の癖である。

⑯本方方後の去加は後人の記したものといわれるが、私は屡々処方する。そして喜ばれることが多い。

⑰私の治験のいくつかを呈示した。

小柴胡湯の内容

図表 36 は、大塚敬節の『傷寒論解説』『金匱要略講話』、龍野一雄の『新撰類聚方』、金子幸夫の『傷寒論解説』『金匱要略解説』、中国・中医研究院編の『傷寒論』『金匱要略』で小柴胡湯方をみたものである。

今回も金子の『傷寒論解説』『金匱要略解説』を基軸とし、その条文に便宜的に 1、2、3、……とナンバーを付し、順次検討する。

図表36　小柴胡湯の条文とその方

	金子幸夫『傷寒論解説』	大塚敬節『傷寒論解説』
1	"太陽病、十日以去、脉浮細而嗜臥者、外已解也。設胸滿脇痛者、與小柴胡湯。脉但浮者、與麻黃湯。七。（用前第五方）" （傷・太陽中篇） 小柴胡湯方 　柴胡（半斤）黃芩 人參 甘草（炙） 　生薑（各三兩、切）　大棗（十二枚、擘） 　半夏（半升、洗） 右七味、以水一斗二升、煮取六升、去滓、再煎取三升、溫服一升、日三服。	
2	"傷寒五六日中風、往來寒熱、胸脇苦滿、嘿嘿不欲飲食、心煩喜嘔、或胸中煩而不嘔、或渴、或腹中痛、或脇下痞鞕、或心下悸、小便不利、或不渴、身有微熱、或欬者、小柴胡湯主之。方四十八。" （傷・太陽中篇） 小柴胡湯方 　柴胡（半斤）　黃芩（三兩）　人參（三兩） 　半夏（半升、洗）　甘草（炙） 　生薑（各三兩、切）　大棗（十二枚、擘） 右七味、以水一斗二升、煮取六升、去滓、再煎取三升、溫服一升、日三服。 若胸中煩而不嘔者、去半夏、人參、加括樓實一枚。 若渴、去半夏、加人參合前成四兩半、括樓根四兩。 若腹中痛者、去黃芩、加芍藥三兩。 若脇下痞鞕、去大棗、加牡蠣四兩。 若心下悸、小便不利者、去黃芩、加茯苓四兩。 若不渴、外有微熱者、去人參、加桂枝三兩、溫覆微汗愈。 若欬者、去人參大棗生薑、加五味子半升、乾薑二兩。	"傷寒五六日、往來寒熱、胸脇苦滿、默默不欲飲食、心煩喜嘔、或胸中煩而不嘔、或渴、或腹中痛、或脇下痞鞕、或心下悸、小便不利、或不渴、身有微熱、或欬者、小柴胡湯主之。"（傷・太陽病中篇） 小柴胡湯方 柴胡 半斤　　黃芩 三兩　　人參 三兩 半夏 半升洗　甘草 炙　　　生姜 各三兩切 大棗 十二枚擘 右七味、以水一斗二升、煮取六升、去滓、再煮取三升、溫服一升。日三服。

300

龍野一雄『新撰類聚方』	中国・中医研究院編『傷寒論』
"太陽病十日以去、脉浮細而嗜臥者、外已解也、設胸満脇痛者、与本方。"（太陽中）	"太陽病十日以去，脈浮細而嗜臥者，外已解也；設胸滿脅痛者，與小柴胡湯；脈但浮者，與麻黃湯。"（傷・太陽病〈中〉） 小柴胡湯方 　柴胡（半斤）　黄芩 人參 甘草（炙） 　生薑（切）各三兩　大棗（十二枚擘） 　半夏（半斤洗） 右七味，以水一斗二升，煮取六升，去滓，再煮取三升，溫服一升，日三服。
"傷寒五六日中風、往来寒熱、胸脇苦満、嘿々不欲飲食、心煩喜嘔、或胸中煩而不嘔、或渇、或腹中痛、或脇下痞硬、或心下悸、小便不利、或不渇、身有微熱、或欬者、本方主之。（太陽中） 小柴胡湯 柴胡 半斤　　黄芩 三両　　人参 三両 半夏 半升洗　甘草 炙　　生薑 各三両切 大棗 十二枚擘 右七味、以水一斗二升、煮取六升、去滓、再煎取三升、温服一升、日三服、若胸中煩而不嘔者、去半夏人参、加括楼実一枚（二、○）若渇、去半夏、加人参、合前成四両半、括楼根四両、若腹中痛者、去黄芩、加芍薬三両、若脇下痞硬、去大棗、加牡蠣四両、若心下悸、小便不利者、去黄芩、加茯苓四両、若不渇、外有微熱者、去人参、加桂枝三両、温覆微汗愈、若欬者、去人参大棗生薑、加五味子半升乾薑二両、	"傷寒五六日，中風，往來寒熱，胸脅苦滿，嘿嘿不欲飲食，心煩，喜嘔，或胸中煩而不嘔，或渴，或腹中痛，或脅下痞鞕，或心下悸，小便不利，或不渴，身有微熱，或咳者，小柴胡湯主之。"（傷・太陽病〈中〉） 小柴胡湯方 　柴胡（半斤）　　黄芩（三兩） 　人參（三兩）　　半夏（半升洗） 　甘草（三兩炙）　生薑（三兩切） 　大棗（十二枚擘） 右七味，以水一斗二升，煮取六升，去滓，再煎取三升，溫服一升，日三服。若胸中煩而不嘔，去半夏、人參，加栝蔞實一枚；若渴去半夏，加人參合前成四兩半，栝蔞根四兩；若腹中痛者，去黄芩，加芍藥三兩；若脅下痞鞕，去大棗，加牡蠣四兩；若心下悸，小便不利者，去黄芩，加茯苓四兩；若不渴，外有微熱者，去人參，加桂枝三兩，溫覆微汗愈；若咳者，去人參、大棗、生薑，加五味子半升，乾薑二兩。

	金子幸夫『傷寒論解説』	大塚敬節『傷寒論解説』
3	"血弱、氣盡、腠理開、邪氣因入、與正氣相搏、結於脇下。正邪分爭、往來寒熱、休作有時、嘿嘿不欲飲食。藏府相連、其痛心下、邪高痛下。故使嘔也。小柴胡湯主之。服柴胡湯已、渴者屬陽明。以法治之。四十九。(用前方)"(傷・太陽中篇)	
4	"得病六七日、脉遲浮弱、惡風寒、手足溫。醫二三下之、不能食、而脇下滿痛、面目及身黃、頸項強、小便難者、與柴胡湯、後必下重。本渴飲水而嘔者、柴胡湯不中與也。食穀者噦。"(傷・太陽中篇)	
5	"傷寒四五日、身熱、惡風、頸項強、脇下滿、手足溫而渴者、小柴胡湯主之。五十。(用前方)"(傷・太陽中篇)	"傷寒四五日、身熱惡風、頸項強、脇下滿、手足溫而渴者、小柴胡湯主之。"(傷・太陽病中篇)
6	"傷寒、陽脉濇、陰脉弦、法當腹中急痛、先與小建中湯。不差者、小柴胡湯主之。方五十一。(用前方)"(傷・太陽中篇)	"傷寒、陽脉濇、陰脉弦、法當腹中急痛、先與小建中湯、不差者、小柴胡湯主之。"(傷・太陽病中篇)
7	"傷寒中風、有柴胡證、但見一證便是。不必悉具。凡柴胡湯病證而下之。若柴胡證不罷者、復與柴胡湯。必蒸蒸而振、却復發熱汗出而解。"(傷・太陽中篇)	
8	"太陽病、過經十餘日、反二、三下之。後四、五日、柴胡證仍在者、先與小柴胡。嘔不止、心下急、鬱鬱微煩者、爲未解也。與大柴胡湯下之則愈。方五十三。"(傷・太陽中篇)	"太陽病、十餘日、反二三下之、後四五日、柴胡證仍在者、先與小柴胡湯。嘔不止、心下急、鬱鬱微煩者、爲未解也、與大柴胡湯、下之則愈。"(傷・太陽病中篇)
9	"傷寒十三日不解、胸脇滿而嘔、日晡所發潮熱、已而微利。此本柴胡證、下之不得利。今反利者、知醫以丸藥下之。此非其治也。潮熱者、實也。先宜服小柴胡湯以解外。後以柴胡加芒消湯主之。方五十四。"(傷・太陽中篇)	"傷寒十三日不解、胸脇滿而嘔、日晡所發潮熱、已而微利、先宜服小柴胡湯以解外、後以柴胡加芒硝湯主之。"

龍野一雄『新撰類聚方』	中国・中医研究院編『傷寒論』
"血弱気尽、腠理開、邪気因入、与正気相搏、結於脇下、正邪分争、往来寒熱、休作有時、嘿々不欲飲食、蔵府相連、其痛心下、邪高痛下、故使嘔也、本方主之、"（太陽中） "服柴胡湯已渇者、属陽明、以法治之、"（太陽中）	"血弱氣盡，腠理開，邪氣因入，與正氣相搏，結於脅下。正邪分爭，往來寒熱，休作有時，嘿嘿不欲飲食，藏府相連，其痛心下，邪高痛下，故使嘔也，小柴胡湯主之。服柴胡湯已，渴者，屬陽明，以法治之。"（傷・太陽病〈中〉）
"得病六七日、脉遅浮弱、悪風寒、手足温、医二三下之、不能食、而脇下満痛、面目及身黄、頸項強、小便黄者、与柴胡湯、後必下重、本渇飲水而嘔者、柴胡湯不中与也、食穀者噦、"（太陽中）	"得病六、七日，脈遲浮弱，惡風寒，手足溫，醫二、三下之，不能食，而脅下滿痛，面目及身黃，頸項強，小便難者，與柴胡湯，後必下重，本渴飲水而嘔者，柴胡湯不中與也。食穀者噦。"（傷・太陽病〈中〉）
"傷寒四五日、身熱悪風、頸項強、脇下満、手足温而渇者、本方主之、"（太陽中）	"傷寒四、五日，身熱，惡風，頸項強，脅下滿，手足溫而渴者，小柴胡湯主之。"（傷・太陽病〈中〉）
"傷寒、陽脉濇、陰脉弦、法当腹中急痛、先与小建中湯、不差者、本方主之、"（太陽中）	"傷寒，陽脈濇，陰脈弦，法當腹中急痛，先與小建中湯。不差者，小柴胡湯主之。"（傷・太陽病〈中〉）
"傷寒中風、有柴胡証、但見一証便是、不必悉具、"（太陽中） "凡柴胡湯病証而下之、若柴胡証不罷者、復与柴胡湯、必蒸々而振、却復発熱汗出而解、"（太陽中）	"傷寒、中風，有柴胡證，但見一證便是，不必悉具。凡柴胡湯證而下之，若柴胡證不罷者，復與柴胡湯，必蒸蒸而振，却發熱汗出而解。"（傷・太陽病〈中〉）
	"太陽病，過經十餘日，反二、三下之，後四、五日，柴胡證仍在者，先與小柴胡。嘔不止，心下急，鬱鬱微煩者，爲未解也，與大柴胡湯下之，則愈。"（傷・太陽病〈中〉）
"傷寒十三日不解、胸脇満而嘔、日晡所潮熱、已而微利、此本柴胡証、下之以不得利、今反利者、知医以丸薬下之、此非其治也、潮熱者、実也、先宜服小柴胡湯以解外、後以柴胡加芒消湯主之、"（太陽中）	"傷寒，十三日不解，胸脅滿而嘔，日晡所發潮熱，已而微利，此本柴胡證，下之以不得利；今反利者，知醫以丸藥下之，此非其治也。潮熱者，實也，先宜服小柴胡湯以解外，後以柴胡加芒硝湯主之。"（傷・太陽病〈中〉）

七味薬方　小柴胡湯　内容

303

	金子幸夫『傷寒論解説』	大塚敬節『傷寒論解説』
10	"婦人中風、七八日、續得寒熱、發作有時、經水適斷者、此爲熱入血室。其血必結。故使如瘧狀發作有時。小柴胡湯主之。方十。"（傷・太陽下篇） 小柴胡湯方 　柴胡（半斤）　黃芩（三兩）　人參（三兩） 　半夏（半升、洗）　甘草（三兩） 　生薑（三兩、切）　大棗（十二枚、擘） 右七味、以水一斗二升、煮取六升、去滓、再煎取三升、溫服一升、日三服。	"婦人中風七八日、續得寒熱、發作有時、經水適斷者、其血必結、故使如瘧狀、發作有時、小柴胡湯主之。" （傷・太陽病下篇）
11	"傷寒五六日、頭汗出、微惡寒、手足冷、心下滿、口不欲食、大便鞕、脉細者、此爲陽微結。必有表、復有裏也。脉沈、亦在裏也。汗出、爲陽微。假令純陰結、不得復有外證、悉入在裏。此爲半在裏半在外也。脉雖沈緊、不得爲少陰病。所以然者、陰不得有汗、今頭汗出、故知非少陰也。可與小柴胡湯。設不了了者、得屎而解。十四。（用前第十方）"（傷・太陽下篇）	"傷寒五六日、頭汗出、微惡寒、手足冷、心下滿、口不欲食、大便鞕、脈細者、可與小柴胡湯。設不了了者、得屎而解。" （傷・太陽病下篇）
12	"傷寒五六日、嘔而發熱者、柴胡湯證具。而以他藥下之、柴胡證仍在者、復與柴胡湯。此雖已下之、不爲逆。必蒸蒸而振、却發熱汗出而解。若心下滿而鞕痛者、此爲結胸也。大陷胸湯主之。但滿而不痛者、此爲痞。柴胡不中與之。宜半夏瀉心湯。方十五。"（傷・太陽下篇）	"傷寒五六日、嘔而發熱者、柴胡湯證具。而以他藥下之、柴胡證仍在者、復與柴胡湯、必蒸蒸而振、却發熱汗出而解。若心下滿而鞕痛者、大陷胸湯主之。但滿而不痛者、柴胡不中與之、宜半夏瀉心湯。"（傷・太陽病下篇）
13	"陽明病、發潮熱、大便溏、小便自可、胸脇滿不去者、與小柴胡湯。方十六。"（傷・陽明篇）	"陽明病、發潮熱、大便溏、小便自可、胸脇滿不去者、與柴胡湯。" （傷・陽明病篇）
14	"陽明病、脇下鞕滿、不大便而嘔、舌上白胎者、可與小柴胡湯。上焦得通、津液得下、胃氣因和、身濈然汗出而解。方十七。（用上方）"（傷・陽明篇）	"陽明病、脇下鞕滿、不大便而嘔、舌上白胎者、可與小柴胡湯。上焦得通、津液得下、胃氣因和、身濈然汗出而解。" （傷・陽明病篇）

龍野一雄『新撰類聚方』	中国・中医研究院編『傷寒論』
"婦人中風七八日、続得〔金匱、続来トス〕寒熱、発作有時、経水適断者、此為熱入血室、其血必結、故使如瘧状、発作有時、本方主之、"（太陽下）	"婦人中風, 七、八日續得寒熱, 發作有時, 經水適斷者, 此爲熱入血室, 其血必結, 故使如瘧狀, 發作有時, 小柴胡湯主之。"（傷・太陽病〈下〉）
"傷寒五六日、頭汗出、微悪寒、手足冷、心下満、口不能食、大便硬、脉細者、此為陽微結、必有表、復有裏也、脉沈亦在裏也、汗出為陽微、仮令純陰結、不得復有外証、悉入在裏、此為半在裏、半在外也、脉雖沈緊、不得為少陰病、所以然者、陰不得有汗、今頭汗出、故知非少陰也、可与小柴胡湯、設不了々者、得屎而解、"（太陽下）	"傷寒五、六日, 頭汗出, 微惡寒, 手足冷, 心下滿, 口不欲食, 大便鞕, 脈細者, 此爲陽微結, 必有表復有裏也, 脈沈亦在裏也。汗出爲陽微, 假令純陰結, 不得復有外證, 悉入在裏, 此爲半在裏半在外也。脈雖沈緊, 不得爲少陰病, 所以然者, 陰不得有汗, 今頭汗出, 故知非少陰也, 可與小柴胡湯。設不了了者, 得屎而解。"（傷・太陽病〈下〉）
"傷寒五六日、嘔而発熱者、柴胡湯証具、而以他薬下之、柴胡証仍在者、復与柴胡湯、此雖已下之、不為逆、必蒸々而振、却発熱汗出而解、（中略）但満而不痛者、此為痞、柴胡不中与之、"（太陽下）	"傷寒五、六日, 嘔而發熱者, 柴胡湯證具, 而以他藥下之, 柴胡證仍在者, 復與柴胡湯, 此雖已下之不爲逆, 必蒸蒸而振, 却發熱汗出而解。若心下滿而鞕痛者, 此爲結胸也, 大陷胸湯主之。但滿而不痛者, 此爲痞, 柴胡不中與之, 宜半夏瀉心湯。"（傷・太陽病〈下〉）
"陽明病、発潮熱、大便溏、小便自可、胸脇満不去者、与本方、"（陽明）	"陽明病, 發潮熱, 大便溏, 小便自可, 胸脅滿不去者, 與小柴胡湯。"（傷・陽明病）
	"陽明病, 脅下鞕滿, 不大便而嘔, 舌上白胎者, 可與小柴胡湯。上焦得通, 津液得下, 胃氣因和, 身濈然汗出而解。"（傷・陽明病）

● 七味薬方　小柴胡湯　内容

	金子幸夫『傷寒論解説』	大塚敬節『傷寒論解説』
15	"陽明中風、脉弦浮大、而短氣、腹都滿、脇下及心痛、久按之氣不通、鼻乾、不得汗、嗜臥、一身及目悉黃、小便難、有潮熱、時時噦、耳前後腫、刺之小差、外不解、病過十日、脉續浮者、與小柴胡湯。十八。(用上方)"(傷・陽明篇)	"陽明中風、脈弦浮大、而短氣、腹都滿、脇下及心痛、久按之氣不通、鼻乾不得汗、嗜臥、一身及面目悉黃、小便難、有潮熱、時時噦、耳前後腫、刺之小差、外不解、病過十日、脈續浮者、與小柴胡湯、脈但浮、無餘證者、與麻黃湯。"(傷・陽明病篇)
16	"本太陽病不解、轉入少陽者、脇下鞕滿、乾嘔不能食、往來寒熱。尚未吐下、脉沈緊者、與小柴胡湯。方一。"(傷・少陽篇)	"本太陽病不解、轉入少陽者、脇下鞕滿、乾嘔不能食、往來寒熱。尚未吐下、脈沈緊者、與小柴胡湯。若已吐下、發汗、溫針、讝語、柴胡證罷、此爲壞病。"(傷・少陽病篇)
17	"嘔而發熱者、小柴胡湯主之。方十九。"(傷・厥陰篇)	
18	"傷寒差以後更發熱、小柴胡湯主之。脉浮者、以汗解之。脉沈實者、以下解之。方三。"(傷・陰陽易差後勞復篇)	"傷寒、差以後、更發熱者、小柴胡湯主之。脈浮者、少以汗解之、脈沈實者、少以下解之。"(傷・陰陽易差後勞復病篇)
19	"陽明中風、脉弦浮大、而短氣、腹都滿、脇下及心痛、久按之氣不通、鼻乾、不得汗、嗜臥、一身及目悉黃、小便難、有潮熱、時時噦、耳前後腫、刺之小差、外不解。過十日、脉續浮者、與小柴胡湯。脉但浮、無餘證者、與麻黃湯。(用前第七方)不溺、腹滿加噦者、不治。三十二。"(傷・可發汗篇) 小柴胡湯方 　柴胡（八兩）　黃芩（三兩）　人參（三兩） 　甘草（三兩、炙）　生薑（三兩、切） 　半夏（半升、洗）　大棗（十二枚、擘） 右七味、以水一斗二升、煮取六升、去滓、再煎取三升、溫服一升、日三服。	

龍野一雄『新撰類聚方』	中国・中医研究院編『傷寒論』
"陽明中風、脉弦浮大、而短気、腹都満、脇下及心痛、久按之気不通、鼻乾不得汗、嗜臥、一身及面目悉黄、小便難、有潮熱、時々噦、耳前後腫、刺之小差、外不解、病過十日、脉続浮者、与本方、"（陽明）	"陽明中風，脈弦浮大而短氣，腹都滿，脅下及心痛，久按之，氣不通，鼻乾不得汗，嗜臥，一身及目悉黃，小便難，有潮熱，時時噦，耳前後腫，刺之小差，外不解，病過十日，脈續浮者，與小柴胡湯。" （傷・陽明病）
"本太陽病不解、転入少陽者、脇下硬満、乾嘔不能食、往来寒熱、尚未吐下、脉沈緊者、与本方、"（少陽）	"本太陽病不解，轉入少陽者，脅下鞕滿，乾嘔不能食，往來寒熱，尚未吐下，脈沈緊者，與小柴胡湯。"（傷・少陽病）
"嘔而発熱者、本方主之、"（厥陰）	"嘔而發熱者，小柴胡湯主之。" （傷・厥陰病）
"傷寒差以後、更発熱、小柴胡湯主之、「脉浮者、以汗解之、脉沈実者、以下解之、」"（差後）	"傷寒差以後，更發熱，小柴胡湯主之，脈浮者，以汗解之。脈沈實一作緊者，以下解之。" （傷・陰陽病および差後勞復病）

	金子幸夫『傷寒論解説』	大塚敬節『傷寒論解説』
20	"中風往來寒熱傷寒、五六日以後、胸脇苦滿、嘿嘿不欲飲食、煩心喜嘔、或胸中煩而不嘔、或渴、或腹中痛、或脇下痞鞕、或心下悸、小便不利、或不渴、身有微熱、或欬者、屬小柴胡湯證。三十七。(用前第三十二方)"(傷・可發汗篇)	
21	"傷寒四五日、身熱、惡風、頸項強、脇下滿、手足溫而渴者、屬小柴胡湯證。三十八。(用前第三十二方)"(傷・可發汗篇)	
22	"傷寒十三日不解、胸脇滿而嘔、日晡所發潮熱、已而微利。此本柴胡、下之不得利。今反利者、知醫以丸藥下之。此非其治也。潮熱者、實也。先服小柴胡湯以解外、後以柴胡加芒消湯主之。方三十二。"(傷・發汗吐下後篇)	
23		

	金子幸夫『金匱要略解説』	大塚敬節『金匱要略講話』
24	"諸黃、腹痛而嘔者、宜柴胡湯。(必小柴胡湯。方見嘔吐中。)"(金・黃疸病)	"諸黃。腹痛而嘔者。宜柴胡湯。必小柴胡湯。方見嘔吐中。" ○原本。黃蔎勞。今正。 (金・黃疸病)
25	"嘔而發熱者、小柴胡湯主之。" (金・嘔吐噦下利病) 小柴胡湯方 　柴胡(半升)　黃芩(三兩)　人參(三兩) 　甘草(三兩)　半夏(半斤) 　生薑(三兩)　大棗(十二枚) 右七味、以水一斗二升、煮取六升、去滓、再煎取三升、溫服一升、日三服。	"嘔而發熱者。小柴胡湯主之。" (金・嘔吐噦下利病) 小柴胡湯方 　柴胡 半斤　黃芩 三兩　人參 三兩 　甘草 三兩　半夏 半升　生薑 三兩 　大棗 十二枚 右七味。以水一斗二升。煮取六升。去滓。再煎取三升。溫服一升。日三服。

龍野一雄『新撰類聚方』	中国・中医研究院編『傷寒論』
"少陽中風、両耳無所聞、目赤、胸中滿而煩者、「不可吐下、吐下則悸而驚」(宜本方、)" (少陽)	
	中国・中医研究院編『金匱要略』
"諸黃、腹痛而嘔者、宜本方、"(黃疸)	
	"嘔而發熱者，小柴胡湯主之。" (金・嘔吐噦下利病) 小柴胡湯方 　柴胡（半斤）　黃芩（三兩）　人參（三兩） 　甘草（三兩）　半夏（半升） 　生薑（三兩）　大棗（十二枚） 右七味，以水一斗二升，煮取六升，去滓再煎，取三升，溫服一升，日三服。

● 七味薬方　小柴胡湯　内容

	金子幸夫『金匱要略解説』	大塚敬節『金匱要略講話』
26	"產婦鬱冒、其脉微弱、嘔不能食、大便反堅、但頭汗出。所以然者、血虛而厥、厥而必冒。冒家欲解、必大汗出。以血虛不厥、孤陽上出、故頭汗出。所以產婦喜汗出者、亡陰血虛、陽氣獨盛。故當汗出、陰陽乃復。大便堅、嘔不能食、小柴胡湯主之。(方見嘔吐中。)"(金・婦人產後病)	"問曰。新產婦人有三病。一者病痙。二者病鬱冒。三者大便難。何謂也。師曰。新產血虛。多汗出。喜中風。故令病痙。亡血復汗。寒多。故令鬱冒。亡津液胃燥。故大便難。產婦鬱冒。其脉微弱。嘔不能食。大便反堅。但頭汗出。所以然者。血虛而厥。厥而必冒。冒家欲解。必大汗出。以血虛下厥。孤陽上出。故頭汗出。所以產婦喜汗出者。亡陰血虛。陽氣獨盛。故當汗出。陰陽乃復。大便堅。嘔不能食。小柴胡湯主之。^{方見嘔吐中}"(金・婦人產後病)
27	"《千金》三物黃芩湯：治婦人在草蓐、自發露得風、四肢苦煩熱。頭痛者、與小柴胡湯。頭不痛但煩者、此湯主之。"(金・婦人產後病)	"千金三物黃芩湯。治婦人在草蓐。自發露得風。四肢苦煩熱。頭痛者。與小柴胡湯。頭不痛。但煩者。此湯主之。"(金・婦人產後病)
28	"婦人中風、七八日續來寒熱、發作有時、經水適斷、此爲熱入血室。其血必結。故使如瘧狀、發作有時。小柴胡湯主之。(方見嘔吐中。)"(金・婦人雜病)	"婦人中風七八日。續來○傷寒來作得。寒熱。發作有時。經水適斷。此爲熱入血室。其血必結。故使如瘧狀。發作有時。小柴胡湯主之。^{方見嘔吐中}"(金・婦人雜病)

条文 1

大塚の『傷寒論解説』にはこの条文がない。龍野の『新撰類聚方』は"脈但浮者、与麻黃湯"の 8 字を削除する。金子の書、及び中国・中医研究院編『傷寒論』には本条文下に方が記されているも、両者で異同はない。

条文 2

本方の代表条文である。条文に各書で異同をみない。方に於いて大塚は"再煮取三升"とするも、他書は全て"再煎取三升"である。方後に 7 種の加減があるも、大塚の書にはこれがない。大塚は〔校勘〕で、「これを原文とすることには疑問を残して削る」(『傷寒論解説』)と述べる。

龍野一雄『新撰類聚方』	中国・中医研究院編『金匱要略』
"産婦鬱冒、其脉微弱、嘔不能食、大便反堅、但頭汗出、所以然者、血虚而厥、厥而必冒、冒家欲解、必大汗出、以血虚下厥、孤陽上出、故頭汗出、所以産婦喜汗出者、亡陰血虚、陽気独盛、故当汗出、陰陽乃復、大便堅、嘔不能食、本方主之、"（産後）	"問曰：「新産婦人有三病，一者病痙，二者病鬱冒，三者大便難，何謂也」。師曰：「新産血虚，多汗出，喜中風，故令病痙；亡血復汗，寒多，故令鬱冒；亡津液，胃燥，故大便難。産婦鬱冒，其脈微弱，嘔不能食，大便反堅，但頭汗出；所以然者，血虚而厥，厥而必冒，冒家欲解，必大汗出，以血虚下厥，孤陽上出，故頭汗出；所以産婦喜汗出者，亡陰血虚，陽氣獨盛，故當汗出，陰陽乃復。大便堅，嘔不能食，小柴胡湯主之」。方見嘔吐中。"（金・婦人產後病）
"婦人在草蓐、自発露得風、四肢苦煩熱、頭痛者、与本方、"（産後）	"『千金』三物黄芩湯，治婦人在草蓐，自發露得風。四肢苦煩熱，頭痛者，與小柴胡湯；頭不痛但煩者，此湯主之。"（金・婦人產後病）
"婦人中風七八日、続得 ＜金匱、続来トス＞ 寒熱、発作有時、経水適断者、此為熱入血室、其血必結、故使如瘧状、発作有時、本方主之、"（婦人雑病）	"婦人中風七八日，續來寒熱，發作有時，經水適斷，此爲熱入血室。其血必結，故使如瘧狀，發作有時，小柴胡湯主之。方見嘔吐中。"（金・婦人雜病）

条文 3

龍野は"血弱気尽、……、故使嘔世、本方主之"で一旦切り一条文とし、続く"服柴胡湯已渇者、属陽明、以法治之"を独立させ一条文として扱っている。条文に異同はない。大塚の書にこの条文はない。

条文 4

大塚の書にこの条文をみない。条文に各書で異同はない。

条文 5

条文に各書で異同をみない。

条文 6
条文に各書で異同をみない。

条文 7
大塚の書にこの条文はない。条文に各書で異同をみないが、龍野の『新撰類聚方』は"不必悉具"で切って一条文とし、"凡柴胡湯病証而下之"以下を独立の条文とする。類聚方という書の性格より、これをベターと考えたのであろうか。

条文 8
龍野の『新撰類聚方』にこの条文はない。大塚の書は"過経十余日"の"過経"の2字がない。

条文 9
大塚の書は"已而微利"に続く"此本柴胡証"以下"実也"までの32文字がない。大塚は〔校勘〕で、「康平本は『微利』の下に『此本柴胡、下之而不得利、今反利者、知醫以丸藥下之、非其治也』の嵌註があり、『潮熱者實也』の傍註がある。今、康平本によって原文から削る」(『傷寒論解説』)と述べる。

条文 10
大塚の書は"此為熱入血室"の6文字がない。大塚は〔校勘〕で「康平本は、これ(中川注:"此為熱入血室")を傍註に作る。今、原文から削る」(『傷寒論解説』)と述べる。

条文 11
大塚の書は"脈細者"に続く"此為陽微結"以下"故知非少陰也"までの76文字がない。大塚はこれを傍註、嵌註とする康平本によって原文から削ると述べる。

条文 12
大塚の書には"此雖已下之、不為逆"の8文字がない。龍野の『新撰類聚方』は"若心下満而鞕痛者、此為結胸也、大陥胸湯主之"を(中略)として扱い、"宜半夏瀉心湯"を削除している。類聚方という書の性格によるのであろう。

条文 13
条文に各書で異同をみない。

条文 14
龍野の『新撰類聚方』にはこの条文はない。各書で異同をみない。

条文 15
大塚の書は"与小柴胡湯"に続け、"脈但浮、無余証者、与麻黄湯"の 11 文字がある。

条文 16
大塚の書は、"与小柴胡湯"に続け"若已吐下、発汗、温針、讝語、柴胡証罷、此為壊病"の 18 文字がある。大塚は〔校勘〕で「宋本、成本は『若已』以下を別章とし、『壊病』の下に『知犯何逆、以法治之』の八字がある。康平本また『若已』以下を別章とし、『知』以下の八字を嵌註に作る。今、玉函に従って一章に作り、康平本によって『知』以下の八字を削る」(『傷寒論解説』)と述べる。

条文 17
大塚の書にこの条文はない。条文に各書で異同をみない。

条文 18
大塚の書は"以汗解之"及び"以下解之"を各々"少以汗解之"、"少以下解之"に作る。

条文 19．20．21．22
金子のみが、可発汗篇、発汗吐下後篇の方として挙げている。

条文 23
龍野のみが（宜本方）とし、本方関連条文として挙げる。

条文 24
中国・中医研究院編『金匱要略』はこの条文を挙げていない。龍野は"宜柴胡湯"を"宜本方（小柴胡湯）"と、つまり小柴胡湯と明記する。

条文 25
条文 17 と同じである。龍野の『新撰類聚方』は傷寒論の厥陰病篇の方としてのみ示しているので、この欄は空白となる。

条文 26
大塚の『金匱要略講話』、中国・中医研究院編『金匱要略』は"問曰"より治まるが、金子の『金匱要略解説』及び龍野の『新撰類聚方』は"問曰"から以下"故大便難"までの 6 文字を削除する。金子はこれを分けて 2 条文に作る。

条文 27
龍野の『新撰類聚方』は"頭不痛、但煩者、此湯主之"の 10 文字を削除する。類聚方という書の性格によってであろう。

条文 28
条文 10 と同じである。条文に各書で異同はない。

図表 37 は諸家の小柴胡湯方である。

諸家の量にさして差はない。本方は再煎が指示されている。この再煎については種々いわれているが、龍野は「本方が和解の剤であるから再煎して薬性の俊鋭ならざるを図ったとの徐氏の説が最も穏健である」(『漢方医学大系⑤・薬物・薬方篇下』) と述べる。

勿論これに、いわゆる科学的エビデンスがある訳ではないが、これまでの経験の中で素直に納得出来る。更に龍野は続けていう。「試みに傷寒論通りの分量、水量で再煎すると本方は頗る飲みよく甘くなるものである。嘗て湯本氏の皇漢医学の煎法、傷寒論の分量で再煎せざるもの、同再煎せるものを比較した所、再煎のものが最も佳味であった。傷寒論の一煎法に至るまで忽にせざる用意には今更乍ら驚嘆したことがあった」(同書)。

今はエキス剤が主流である。これに鑑みても、少なくとも熱湯に溶かしてゆっくり服すぐらいは厳守したい。

なお、小柴胡湯方後の加減について、荒木、龍野と森田が記している。
先述したように、大塚はこれを原文とすることに疑問があり削るとするも、臨床的には結構有用で、私は屡々用いる。運用の項で治験例を呈示する。

図表37 諸家の小柴胡湯方

	柴胡	黄芩	人参	甘草	半夏	生姜	大棗	
荒木性次 『新古方藥嚢』	8.0g	3.0g	3.0g	3.0g	5.0g	3.0g	4.0g	右七味を水二合四勺を以て一合二勺に煮つめ、滓を去り再び煎じて六勺となし一日三回に分かちて温服すべし。
奥田謙蔵 『漢方古方要方解説』	3.2g	1.2g	1.2g	1.2g	2.4g	1.2g	1.2g	右七味を一包と為し、水二合四勺を以て、煮て一合二勺を取り、滓を去り、再煎して六勺となし、一回に温服す(通常一日二、三回)。
大塚敬節・矢数道明 『経験・漢方処方分量集』	7.0g	3.0g	3.0g	2.0g	5.0g	4.0g (乾1.0)	3.0g	(一日量)
龍野一雄 『漢方処方集』	8.0g	3.0g	3.0g	3.0g	8.0g	1.0g (干姜)	3.0g	水四八〇を以て煮て二四〇に煮つめ、滓を去り再び煮て一二〇に煮つめ三回に分服 便法；唐柴胡なら八．〇三島柴胡なら六．〇で充分、常煎法とする
森田幸門 『傷寒論入門』	8.0g	3.0g	3.0g	3.0g	2.5g	3.0g	4.0g	以上七味、水1200竓を以て煮て600竓となし、濾過したる後再び煎じて300竓となし、100竓宛温服すること一日三回せよ。

荒木性次『新古方薬嚢』
「小柴胡湯の加減方……小柴胡湯の病證で胸中がくるしいだけで嘔きけの無い場合には小柴胡湯中から半夏と人参とを除いて代りに栝蔞實五．〇瓦を加へたるものを用ひ、若しのどをかはかして水を欲しがる者には半夏を除いた中に人参一．五と栝蔞根四．〇とを加へたものを用ひ、若し腹中が痛む場合には黄芩を入れないで代りに芍藥三．〇を加へ、若し脇下の痞鞕が治らない場合には大棗を除いて代りに牡蠣四．〇を加へた湯を用ひ、若し心下に悸があって小便の出の悪い場合には黄芩を去って茯苓四．〇瓦を加へ、若し渇が無くて外に微こし熱のある場合には人参を除いて代りに桂枝三．〇を加へ覆って少し汗を取ってやれば愈り、若し欬をする者には人参大棗生薑の三味を除いて五味子三．〇と乾薑二．〇瓦を加へたものを用ひる。

以上は何れも最初は小柴胡湯を用ひるがそれでも各その病候に對して効果が不充分な時に於て行ふ方法なり」

龍野一雄『漢方処方集』
「加減方
 胸中煩して嘔せぬものは半夏人参を去り括楼実三．〇を加える
 渇するものは半夏を去り人参を四．五とし括楼根四．〇を加える
 腹中痛むものは黄芩をさり芍薬三．〇を加える
 脚(脇)下痞硬には大棗を去り牡蛎四．〇を加える
 心下悸し小便不利するには黄芩を去り苓(茯)苓四．〇を加える
 渇せず、外に微熱するものは人参を去り桂枝三．〇を加える
 咳には人参大棗生姜を去り五味子三．〇乾姜二．〇を加える」

森田幸門『傷寒論入門』
「加減法
 若し胸中煩して嘔せざる場合は、半夏、人参を去り括樓実4.0を加えよ。
 若し渇すときは、半夏を去り人参を増量して4.5となし、括樓根4.0を加えよ。
 若し腹中痛む場合は、黄芩を去り芍薬3.0を加えよ。
 若し脇下痞鞕するときは、大棗を去り牡蠣4.0を加えよ。
 若し心下悸し小便利せざる場合は、黄芩を去り茯苓4.0を加えよ。
 若し渇せず外に微熱のある場合は、人参を去り桂枝3.0を加え、服後温覆して軽度に発汗するときは治感する。

若し欬する場合には、人参、大棗、生薑を去り五味子2.5、乾薑2.0を加えよ。」

小柴胡湯の方意

> 太陽病、十日以去、脈浮細而嗜臥者、外已解也、設胸滿脇痛者、與小柴胡湯、脈但浮者、與麻黄湯、(傷・太陽中篇)

　冒頭が「太陽病」であるから、或いは傷寒であるかも知れないし或いは中風であるかも知れないが、いずれにしても、"太陽之為病、脈浮、頭項強痛、而悪寒"をみたす病態である。ここでは"外感熱病"と理解しておく。「十日以去」、十日去るを以って、つまり10日以上経てもの意である。高山宏世は「太陽病、十日ヲ以テ去ラズ」(『傷寒論を読もう』)と訓じているも、去らずとはどうしても読めない。この10日の間に治療したか否かに言及がない。よって、ここも、治療を加えたかも知れないし加えなかったかも知れない。が、それはともかくとして、病者は外感熱病にかかって10日以上も経ているというのである。この時点での病態には以下の三つのケースがあろう。

　一つは"脈浮細而嗜臥"を呈するもの、これは治癒に向かう途上の病態で改めて処置する必要はない。

　一つは"胸満脇痛"を呈するもので、これにはまず小柴胡湯を与えるがよい。

　一つは"脈但浮者"で麻黄湯の必要なケースである。

　この一つ一つにつき、その病態を考察してみる。

"脈浮細而嗜臥"のもの。

"脈浮"は、病位がなお表に留まっていることを示す。少陽とか陽明には進んでいないのである。次の"細"は、病位は表に留まるも、外邪は10日以上たってようやく衰えの兆しをみせ、それに対する正気も相対的に弱くなっていることを示す。そして"而嗜臥"、"而"は、その結果という意でなく同格であることを意味する。つまり"脈"が細で、同時に嗜臥なのである。そしてこの"嗜臥"は予後を決める重要なポイントとなる。邪正相争で正気も消耗しているのだから、興奮気味なのは逆に却っておかしく危険である。

　この場合は、特に治療する必要はない。病者の欲するまま安臥させ、消化の良いものを与え回復を待てばよい。

次に"胸満脇痛"の者。これは病邪がいくらか少陽に進入し始めたのである。或いは表での邪正相争の影響が少陽に波及したといってもよかろう。勿論この場合は小柴胡湯でその進入、波及を阻止しなくてはならない。
　最後の"脈但浮"の者。これは病位が表にあるのだから発表すべきである。発表の基本方剤は麻黄湯である。

> 傷寒五六日中風、往來寒熱、胸脇苦滿、嘿嘿不欲飲食、心煩喜嘔、或胸中煩而不嘔、或渴、或腹中痛、或脇下痞鞕、小便不利、或不渴、身有微熱、或欬者、小柴胡湯主之、(傷・太陽中篇)

　「傷寒五六日中風」。大塚の書には"中風"がない。奥田謙蔵は「傷寒と中風との間に五六日の字を挿むは、傷寒五六日、中風五六日の略文なり」(『傷寒論講義』)と述べ、金子幸夫も「傷寒、あるいは中風に罹患して既に五、六日が経ち」(『傷寒論解説』)と通釈し、龍野一雄も「傷寒中風というから外因性の発熱性疾患である」(『傷寒論・金匱要略要方解説』)という。三者同じ解釈としてよかろう。
　5、6日は自然の経過として少陽病に進む時期であるので、条文の病者は発汗の法をうけなかったとも考えられるが、いずれにしても、傷寒にかかり5、6日経ているので外邪も生体の正気も共に消耗してそれなりに衰微している筈だが、その邪が少陽に進み、そこでの邪正相争をおこす。
　次の"傷寒五六日中風"の"中風"、上記奥田らの説に従えば一応筋は通るが、果たして仲景がこのような記述をするだろうかとの思いも、またある。中風は外感風邪の病証で発熱、汗出、悪風、脈緩を示す。傷寒の外邪に比べれば良性で、それを感受する生体の正気も相応に弱い場合にみられる病態病理である。生体の正気が弱いので、5、6日も経ないうちに外邪は少陽に進入する可能性がある。とすれば、"傷寒五六日中風"を傷寒の5、6日経過した病態及び中風で、と訳すことも出来よう。が、いずれとも決め難い。ここでは外感熱病で、種々の条件下で結果として"往来寒熱"以下の症候を呈する病態には云々……、として論を進める。
　「往来寒熱」。一般には、悪寒と発熱が交互にあらわれる熱型で現代医学の弛張熱とされているが、その弛張熱の典型を今日見ることはない。日常の臨床で屡々みるのは、かぜの峠は越したものの、なお時々寒気がして中等度の熱がでる、一旦おさまりまた間を置いてこれを繰り返すものである。広義の往来寒熱としてよかろう。この病理を中医学は「邪気が正気に勝って鬱滞すると悪寒が

出現し、正気が邪気に勝つと発熱が出現する」(金子幸夫『傷寒論解説』)と説明する。出口のない閉じ込められた中での争いの為に起こるといってよかろう。

「胸脇苦満」。"胸脇"は、「前胸部と両腋下の肋骨部」(『漢方用語大辞典』)をいい、"胸脇苦満"は「胸から脇にかけて、いっぱいに何かつまったようで苦しい状態。腹診上、季肋下に抵抗と圧痛を証明することが多い」(大塚敬節『傷寒論解説』)と記されている。

今日我国では"胸脇苦満"は肋骨弓下の腹筋の按圧に対する抵抗と痛みの、つまり他覚所見に対していわれているも、本来は胸脇部の苦悶感を述べたものと考えられる。歴代の医家の記述にはかなりのばらつきがあるが、やはり大塚の説が当を得ているように思われる。そのばらつきは主に時代背景によるのであろう。

「黙黙不欲飲食」。おしだまってものを食べようとしないこと。奥田は「飲食を欲せずは、多くは心の位、少陽に係けて言ひ、飲食する能はずは、多くは胃の位、陽明に係けて言ふ」(『傷寒論講義』)と。

「心煩」。「心中が煩躁，煩悶して，胸が苦しく感じられること」で「多くは内熱によってひきおこされる」(『漢方用語大辞典』)。

「喜嘔」。しばしば嘔吐すること。

ここで症候の配列をよくみると興味深いことに気付く。病態的には"胸脇苦満"と"心煩"、"黙黙不欲飲食"と"喜嘔"とが近いから、条文を"往来寒熱、胸脇苦満、心煩、黙黙不欲飲食、喜嘔"とすればよいのに"往来寒熱、胸脇苦満、黙黙不欲飲食、心煩喜嘔"である。"胸脇苦満"と"黙黙不欲飲食"は静的であり、"心煩"と"喜嘔"は動的である。条文は重要な症候、事項を先にもってくる筈であるから、この配列で、仲景は本方証の静的な側面を強調したかったのではないか。本方証は虚実中間証より実証寄りといわれるけど、決して実に大きく傾いているのではないことを強調したかったのではないか。まずこの点を、本方条文を理解する際に忘れてはならないと考える。

次に条文は"或"を付し、8種の症候を挙げている。"或"はみられる場合もあるしみられない場合もあるということである。この筆法は四逆散においてもみられる。

奥田は、「本方證は、胸脇を病位となし、半ば表裏に相動き、其の邪結ぼるるが如くにして尚ほ発動するを其の情となす。故に往来寒熱以下の諸候あり。又胸脇は一身の半ばに位す。故に少陽の現はす所の候は甚だ多し」(『傷寒論講義』)という。ここで少陽の西洋医学的部位については議論が多いが、とりあえず胸骨中部以下、心下に及び両季肋部(横隔膜をはさんでその上下)とする。この部は

多くの重要臓器と接しているので、ここでの邪正相争はそれ等の臓器に必ず何等かの影響を与える。その主なものを列記したのであろう。

「或胸中煩而不嘔」。龍野は「嘔すれば胸中の欝塞は上に抜けるから心煩の程度ですむが、嘔しなければ欝塞はそのままだから心煩より広い胸中煩が起る筈だ」(『漢方入門講座』)といい、金子は「邪が胸脇に欝滞するが、まだ胃には及んでいないからである」(『傷寒論解説』)と解説する。金子の説に組したい。奥田は「梔子豉湯の證に疑似する所有り」(『傷寒論講義』)と指摘する。

「或渇」。これは少陽位の邪正相争による熱によるのであろう。金子は「胆火が陽明に及んで津液を消灼(しょうしゃく)するから」(『傷寒論解説』)と解説するが、同じことであろう。奥田は「五苓散證、白虎湯證に類似す」(『傷寒論講義』)と記す。

「或腹中痛」。これも少陽位の邪正相争によるのであろう。金子は「肝胆の気が欝(うつけつ)結し脾に横逆(おうぎゃく)するから」(『傷寒論解説』)という。奥田は「黄連湯證、小建中湯證に類似す」(『傷寒論講義』)という。

「或脇下痞鞕」。奥田は「大柴胡湯證に類似す」(『傷寒論講義』)という。

「或心下悸、小便不利」。上焦、中焦の間の少陽位の邪正相争の為に上下の気血津の流れが滞り、小便不利となるのであろう。金子は「『或は心下悸し、小便利せず』は、邪が気化を司る三焦の機能を失調させるからである。つまり、心下に動悸が出現するのは、停滞した水飲が上逆し凌心(りょうしん)するからである。小便が不利になるのは、膀胱の気化機能が失調し水飲が下焦に蓄積するからである」(『傷寒論解説』)という。奥田は「茯苓甘草湯證に類似す」(『傷寒論講義』)という。

「或不渇、身有微熱」。金子はこの病理を「邪熱が陽明の裏に伝わらずに太陽の表に伝わるからであり、あるいは太陽の表証がまだ去らないからである」(『傷寒論解説』)と解説する。言葉上の論理としては納得出来るも、具体的にその病理をイメージ出来ない。龍野は「微熱は表証だから之は小柴胡湯の位置である胸から心下にかけての病巣から表に波及したものと考うべき」(『漢方入門講座』)と述べるが、この方がしっくりする。奥田は「調胃承気湯證をも考慮に入る可し」(『傷寒論講義』)という。

いずれにしても、病位は少陽にあり、そこでの邪正相争の病態であり、その結果としての症候が本方条文の各々の症候である。龍野は本方証を定義して「上部胸脇を主として中部心下に及ぶ実又は実熱を瀉し、熱による気上衝を治し、併せて水を順らす」(『傷寒論・金匱要略要方解説』)という。優れた定義である。

> 血弱、氣盡、腠理開、邪氣因入、與正氣相搏、結於脇下正邪分争、往來寒熱、休作有時、嘿嘿不欲飲食、藏府相連、其痛必下、邪高痛下、故使嘔也、小柴胡湯主之、服柴胡湯已、渇者屬陽明、以法治之、（傷・太陽中篇）

　本条は、前条の註文との説がある。
「血弱氣盡」。気血両虚のことであるが、"弱"と"尽"と巧みに使い分けている点に注意すべきである。つまり"気"と"血"が同じ程度に虚したのではなく、気の方がその程度が大きいのである。勿論、気が完全になくなれば生存は不可能であるから、より大きくといった意にとるべきである。日常我々が屡々使う"元気がなくなった"というのと同じ意味合いと解釈する。相対するものが量的に一致しなければ和すことが出来ず"不和"となる。営衛不和により腠理の開くことは桂枝湯の病理で知られている。"血弱気尽、腠理開"はこれを述べたものである。腠理が開けば邪気は容易に侵入して、正気と丁々発止のやり取りをしながら少陽の深部の脇下に集結する。正邪分ち争い、邪気が勝てば悪寒がし、正気が勝てば発熱し、悪寒と発熱が交互に出現する。
「休作有時」は、時々休戦状態になることを述べたのであろう。この病態であれば、当然「嘿嘿不欲飲食」を呈しよう。中医的には胆火が鬱滞して胃に横逆するからである。
「藏府相連」。臟、即ち肝と府、即ち胆とは互いに表裏の関係にあり、連なっていることを述べたのであろうが、ここらあたりが本条が後文の註人かなと思わせる点である。
「其痛必下」。これに関連し、龍野一雄は「所が病は必ずしも一定部位に限局するものではなく、（中略）、小柴胡湯では原病竈は上部から中部にかけてあるのに、下部と表とに波及する」（『傷寒論・金匱要略要方解説』）と記している。つまり"其痛必下"は、下部への波及を述べたものと考えればよかろう。
「邪高痛下」。この解釈が困難である。龍野は「邪高痛下（ヒク）し」と読ませ、金子幸夫は「邪気は脇下に凝結して高位にあるが腹痛の起こる部位は脇下より下部である」（『傷寒論解説』）と解説する。金子の説に従う。
「故使嘔也」。高山宏世は「病邪は上から下に侵入します。それに対し、正気は下から対抗して邪を上に押し返し、外に逐い出そうと働くので『嘔』という症状を呈します」（『傷寒論を読もう』）と、金子は「正気が邪気の侵入を強く拒み胃気が上逆するからである」（『傷寒論解説』）と解説する。同じことをいっている。これに従う。
「服柴胡湯已、渇者屬陽明、以法治之」。高山の解説が分かり易い。「小柴胡湯

を服用した結果、少陽の邪が解すれば、（中略）諸症はことごとく消失するはずです。それなのに口渇を訴えるということは、少陽病が治癒せず、内外熱盛の陽明経証に転属したことを意味します。（中略）この場合、もはや小柴胡湯の出番ではありません。陽明経証を主治する白虎湯で主治すべきです」（同書）。

> 得病六七日、脈遅浮弱、悪風寒、手足温、醫二三下之、不能食、而脇下満痛、面目及身黄、頸項強、小便難者、與柴胡湯、後必下重、本渇飲水而嘔者、柴胡湯不中與也、食穀者、噦、（傷・太陽中）

外感熱病にかかり六七日になる病者の脈を診ると、遅脈であり、浮脈であり、弱脈である。風に当たるのを嫌がり、寒がる。手足に触れると温かい。この病者が病を得てからどのような生活をしていたか、何らかの薬を服したか等は分からないが、遅脈を呈しているから寒証か陽気が実邪に阻渋されている病理が考えられる。浮脈は一般には病位が表にあることを示す一方、裏虚で表の脈管を適度に牽引する力が弱くなり、丁度糸の切れた凧がどんどん飛び去っていくように浮いてくるケースも考えられる。弱脈は気血の不足している虚証にみられる。この脈証で悪風寒を訴える病態は、寒証で気血両虚ということになるも、ここで条文には"手足温"とある。手足温のみられるものにまず虚労がある。"労之為病、其脈浮大、手足煩、……"（金・虚労）である。これまで屢々述べてきたように、虚労は必ずしも気血の虚のみで発症するのでなく、それなりに気血は蓄えられているのにその利用が無秩序、無統制の際にみられ、これは壊れている時は勿論、疲れ切った時に多い。また、虚労では種々の矛盾症候（論理的に説明し難い症候）が出現する。本条文の場合も、単純な寒証であるなら手足は冷たくなる筈である。手足温は明らかに矛盾症候である。この病理を次の如く考えたい。気血両虚の者に外邪（寒邪）が侵入し裏（陽）虚を呈する。その寒邪に脅かされ、裏の正気（陽気）は立ち向かうことなく、負け犬のように末梢、つまり四肢に逃げ込む、と。ではこの病態に何故医師は下法を用いたか。それも一度でなく、2、3回も。金子は手足温を陽明病と誤認してと、高山はおそらく便秘があったのだろうという。いずれにしても誤治であり、誤治を強調する為、"医二三之下"と記したと考える。"不能食"以下"小便難者"は2、3回下法を用いて出現した症候であり、"不能食"とか"脇下満痛""小便難"と小柴胡湯証に似ているが、それは似て非なるもので小柴胡湯を与えてはならない。もし与えると、必ず下重（しぶりばら）をおこす、というのである。本条文につき、奥田謙蔵は「此の章は小柴胡湯證に似て非なる者を挙げ、軽々しく

小柴胡湯を投ず可からざるの例を示せるものの如きも亦恐らくは後人の一家言ならん」(『傷寒論講義』) と述べる。

> 傷寒四五日、身熱、惡風、頸項強、脇下滿、手足溫而渇者、小柴胡湯主之、
> (傷・太陽中篇)

本稿条文 No.2 の " 傷寒五六日、……" に対し、" 傷寒四五日 " であるから、進行がやや急激である。これがどのような臨床的意味を持つかは後に触れる。
" 身熱悪風 " は、成書によって種々に解されている。奥田謙蔵は「身熱は、外熱なり。身熱、悪風は、往来寒熱の変態なり」(『傷寒論講義』) といい、大塚敬節は「一身悉く熱するを身熱と言い、陽明病のときにみられる潮熱に似ている」(『傷寒論解説』) と述べる。中国・中医研究院編『傷寒論』はただ「発熱し」と訳す。私はからだに熱が籠っている如くで熱っぽく、そして時々ぞくぞくっとして風に当たるのを嫌う、と字句通りそのまま解釈する。そこには表証の発熱や悪寒、陽明証の潮熱の如きの定かさがない。少陽という出口のない部位での現象であるからであろう。
「頸項強」。" 頸項 " は「首の前面を頸といい，後面を項という」(『漢方用語大辞典』)。奥田は「是葛根湯證の項背強るよりは更に深し」(『傷寒論講義』) といい、金子幸夫は邪が三陽経にあるから、と述べる。奥田の更に深いは太陽のみでなく、少陽、陽明に連なる筋群とも関わりを持ってくるということであろう。病態、病症が進行したというのだ。
「脇下満」。奥田は胸脇苦満の変態なり、という。
「手足溫而渇者」。陽明証の一症候とみることが出来る。少陽の邪正相争の影響が陽明にも波及しつつあるのである。つまり、本条文は身熱、悪風、頸項強で太陽証の、脇下満で少陽証の、身熱手足温、口渇で陽明証の存在を示す、つまり三陽の合病について述べているのだ。
何故この如き病態が形成されるのか。ここで、冒頭で述べた病位の進行が速いということが意味を持つ。何事もことを進める際に、一つ一つの問題をきっちり解決しながらであれば、去った問題は跡を引くことがないが、中途半端であれば後々までそれが絡みつく。病気に於いても当初の表証がしっかり処理されていれば後の対処は容易である。本条文は結果的にしろ、表証の処理が十分でなく、邪気は比較的無傷のまま少陽位に進み、余勢をかって陽明にも影響を及ぼそうとしていると考える。が、とにかく、病位の中心は少陽にあるから小柴胡湯を与えるがよいとなるのだ。

> 傷寒、陽脈濇、陰脈弦、法當腹中急痛、先與小建中湯、不差者、小柴胡湯主之、(傷・太陽中篇)

　本条文の解説は、『「傷寒・金匱」薬方大成 六味編』の小建中湯の解説で述べたので参照されたい。
　そこで、「以上、要するに、傷寒病に罹って、表位での病邪との戦いが必ずしもうまくいかず、病位（ここでは戦闘の場）が裏に移りつつあるので、裏の病証が顔を出してくる。しかし、それはなお初期であり、裏の組織や器官が、まずは身構えるのみである。まだ人参を必要とするまでにはなっていない。桂枝湯の延長線上の小建中湯を与えるがよいというのである」(『「傷寒・金匱」薬方大成 六味編』、p.188)、とまず病理を解説し、続け小柴胡湯を投与する理由を次の如く述べた。「当面の問題となっている"腹中痛"を呈する病態だから、まず小建中湯を与える。これによって腹中痛を呈する病態が改善して、傷寒を含めた病症の改善が期待される。一方、腹中痛は治ったが、それ以上よくならない場合には正面から少陽の病として小柴胡湯を与えなさい、という意を含む」、と。
　これにつき奥田謙蔵は、「此の章は、又第九十九章の『或腹中痛』の句を承けて、内虚して血行澁滞するに因り攣急腹痛を現すに至る者と、小柴胡湯證にして腹痛を兼ぬる者とを挙げ、以て小建中湯、小柴胡湯二方の区別を論ぜるなり」(『傷寒論講義』)と講じている。私の解釈と異なる。更に「諸家の間には、此の章、初めに先づ小建中湯を與え、而る後、差えざる者には、小柴胡湯を與ふるの方法を述べたる者なりと為す説多し。然れども今従はず」(『傷寒論講義』)とも述べる。が、やはり今は上記解釈を取る。

> 傷寒中風、有柴胡證、但見一證便是、不必悉具、凡柴胡湯病證而下之、若柴胡證不罷者、復與柴胡湯、必蒸蒸而振、却復發熱汗出而解、
> (傷・太陽中篇)

　本条文の扱いが成書によってまちまちである。図表36にみる如く、龍野一雄は"傷寒中風、……、不必悉具"と"凡柴胡湯病証下之、……、却復発熱汗出而解"の二条文として扱い、奥田謙蔵も同様である。大塚の書にこの条文のないことは前述した。金子幸夫の書に従って検討する。
　「傷寒中風有柴胡證」。当初は傷寒であったにしろ、中風であったにしろ、或る日数を経て種々の要因の絡みの結果、少陽病の小柴胡湯証を呈したということである。

「但見一證便是」。しかし証というものは悉く全ての症候が揃うことは逆に稀であり、我々はその2、3の症候をみて、その場の雰囲気、これまでの経験、そして勘で、よし桂麻各半湯でいこう、いや小柴胡湯だとして治療を進める。これで結構よい結果を得ている。条文にみる"但見一証"だけではこれは無理だが、上記を強調した表現と理解する。

　後半の"凡柴胡湯病証"以下は、柴胡湯（小柴胡湯）証を誤って下した後に惹起される病態の一つを述べている。この病理は金子の解説が分かり易いので引用させて貰う。

　「もし誤下後に小柴胡湯証が変化しなければ、邪はまだ内陥せず病は依然として少陽にあるので、『復た柴胡湯を與う』とあるように、小柴胡湯を用いて治療する。正気は誤下によって損傷され邪に抵抗出来ない状態にあるが、服用後は小柴胡湯の薬力の助けを借りて邪正相争が強く引き起こされるので、戦汗（せんかん）が出現して病は解される」（『傷寒論解説』）。

> 太陽病、過經十餘日、反二、三下之、後四、五日、柴胡證仍在者、先與小柴胡、嘔不止、心下急、鬱鬱微煩者、爲末解也、與大柴胡湯下之則愈、
> 　　　　　　　　　　　　　　　　　　　　　　　　　　（傷・太陽中篇）

　「過經十餘日」。この"過経"については議論が多い。
　浅田宗伯は次のように述べている。
　「按ずるに（過経）、成無已曰く"再び伝経し尽く、之れを過経と謂う"。柯琴曰く"過経は是れ其の常度を過ぐ、経絡（けいらく）の経に非ざるなり"。内藤希哲曰く"過経とは太陽表証罷むを言うなり"と。其の解各同じからず。之れを原文に攷（かんがう）るに、伝経と曰ひ、再経と曰ひ、過経と曰う皆経絡の義、成説得ると為す。然れども本條の過経の二字は恐らくは後人『素問』の十余日の義に註する者、誤って本文に混ずるなり。『辨正（べんせい）』（中西深齋の『傷寒論辨正』）は此の二字を刪去するは優（まさる）と為す」（長谷川弥人訓注『訓読校注 傷寒論識』）。

　これらを承けてであろう大塚敬節は、「傍註の過経は十余日をさしている。これは後人が黄帝内経の世界観によって、加筆したものであろう」（『傷寒論解説』）と述べ、"過経"を削除する。

　森田幸門も、この部を「太陽病に於て、発病後十餘日を経過したとき、……」（『傷寒論入門』）と訳し、大塚と同じ立ち位置を取る。

　これに対し、"過経"をそのまま条文の言葉として扱うスタンスであるが、上記浅田宗伯が述べている如く、その解釈がまた各様である。現代諸家の解釈

をみてみよう。

　荒木性次は、「過經とは三傳經以後を謂ふと云う三傳經と云へば十三日以後を指す則ち此説に從へば一日から六日迄を一經となし七日から十二日迄の六日間を再經と云ひ十三日より十八日迄を過經と云ふことになるべし」(『方術説話第二巻』)と解説する。

　荒木の述べる"再経"を『漢方用語大辞典』で見ると「傷寒は1日に一経を伝い，6日で厥陰にまで伝わる。7日で再び太陽に伝わり，8日で再び陽明に伝わる，これを再経という」とある。

　奥田謙蔵は「過經十餘日　經は常なり。界なり。過経とは、常界を過ぐるの謂にして、即ち十日以前は通常之を随経と為し、十日以後は過経と為す」(『傷寒論講義』)と説く。

　随経は「経絡に随って進み発病すること」で、「一経が病むのは通常10日間以内である」(『漢方用語大辞典』)。

　金子幸夫は、「『太陽病、過經十餘日』は、当初は太陽病に罹患したが、邪気は十数日を経て太陽から別の経、即ち少陽に伝変したことを指す」(『傷寒論解説』)と述べる。伝経をつよく意識している。

　中国・中医研究院編『傷寒論』は、"過經"の意をわざわざ注釈し、「『過經』……太陽経をすでに過ぎた、つまり表症がすでに解除されたという意味である」と記し、本条文を「太陽病にかかったが、表症は解除されてもう十日余になる」と口語訳する。宗伯の言及している内藤希哲と同じである。

　一方、龍野一雄は「太陽病、経を過ること十余日」と訳し、少しニュアンスを異にする。

　高山宏世の『傷寒論を読もう』も、中医的立場で書かれているが、この条文の冒頭の訳は龍野と全く同じである。ここで龍野の"経を過ること"の"経"は何を指しているのだろうか。厳密な意味での"経絡"の"経"ではなさそうだ。柴崎保三によると「經とは常道、正道、本すじ、守るべき道などの意」(『鍼灸医学大系②・黄帝内経素問』)があるという。これに従えば、"常道を過ぎてきて十余日になる"ということで、道を外れることもなく、脱落することもなく、一般に進むべき道を通ってきたが、というのである。宗伯の述べる柯琴の説となろうか。本論は"過經"をそのまま条文の言葉として扱うスタンスをとり、この柴崎に従う解釈を採りたい。つまり、"過經"を特別な意味を持つ(具体的には経絡説に則った)述語として理解しようとするか、上記"経を過ぐること"と文字通りに訳すかであるが、後者に従うのである。

　最後に、"過經"が傍註であるか否かに再度触れておく。

傷寒論に於いて、冒頭が"太陽病"で日数の記載された条文をみると、"太陽病、三日、已発汗、若吐、若下、若温針、仍不解者、（中略）、随証治之、"（太陽上）、"太陽病、重発汗而復下之、不大便五六日、（中略）、大陥胸湯主之、"（太陽下）、"太陽病得之八九日、如瘧状、（中略）、宜桂枝麻黄各半湯、"（太陽上）、"太陽病、脈浮緊無汗、発熱身疼痛、八九日不解、（中略）、麻黄湯主之、"（太陽中）、"太陽病十日以去、脈浮細而嗜臥者、外已解也、（中略）、脈但浮者、与麻黄湯、"（太陽中）、及び本条文の"太陽病、過経十余日、……"である。
　つまり、そのまま太陽病に罹患して〇〇日を経過したとのみする記述はない。まして、本条文の場合、"十余日"とかなりの日数を経ている。従って、それを注釈or補足する文言があって然るべきだろう。"過経"はこの意味で仲景自身が用いた用語と考えたい。
「反二三下之」。
　大塚敬節、「ところが、医者がこれを陽明病と誤認して、承気湯のようなもので下すこと二～三回にも及んだのである。反ってとあるのは、下してならないものを下したからである」（『傷寒論解説』）。時間的には陽明位であるも、病邪の侵攻が緩慢で、なお少陽位にとどまるので攻下は禁忌というのである。
　金子幸夫、「邪気は十数日を経て太陽から別の経、即ち少陽に伝変したことを指す。少陽病では汗法、吐法、あるいは下法は禁忌であり和解少陽すべきであるが、医者は誤って下法を用いて二、三度攻下した」（『傷寒論解説』）。大塚と同じ意である。
　中国・中医研究院編『傷寒論』、「太陽病にかかったが、表症は解除されてもう十日余になる。この時病気はすでに少陽に移っているのに、医師は逆にしきりに瀉薬を使用した」。"瀉薬"は勿論、瀉下薬である。
　一方、龍野一雄は「（太陽病の状態が十余日も続き、なお発汗法を用いるべきなのに）反って二三回之を下し」（『漢方医学大系⑬・口語訳傷寒論』）と口語訳する。中国・中医研究院編『傷寒論』と逆のことを述べる。
　龍野の師、荒木性次も同様の解釈をする。「太陽病過經十餘日とは傷寒より發したる太陽病が過經（この場合は十余日の意）を過ぎても依然としてあると云ふこと、傷寒は傳經によって種々と病狀の變化を生ずるものなれ共本章の場合は相變らず太陽の位に止りて他に移らざると見えたり、……」（『方術説話 第二巻』）、「病太陽に在る者は汗に應じて下に應ぜず」（同書）故に「反二三下之」という、と。
　確かに感冒、或いはインフルエンザに罹患し、結構日がたったのに熱が取り切れない、頭が痛む、四肢痛も残っていると訴える患者は少なくない。このよ

うな患者のケースであろうか。何故長引くのであろうか。現在はこのような患者の多くは医療機関で、或いは薬局で、いわゆるかぜ薬を求め服していることが多いし、医療機関では抗生物質を投与される場合も稀でない。そして、服薬しながら仕事を続ける。全ての治療とか養生が中途半端である。これが太陽位に長く邪をとどめる原因となっているのではないか。

仲景の時代は何が原因となったのであろうか。或いは適切な薬の投与を行なわず、ただ寝かせていた為か。或いは、実際は殆どみられないものの、病邪の侵入、進行、治療の原則、及び小柴胡湯、大柴胡湯の本質を示す為に呈示した思考上のモデルであろうか。

ただ、荒木は「病過經十餘日にして仍太陽に在る者は入ること深し深ければ則ち柴胡の證を生ず」(同書)と邪の少陽への侵入にも言及している。

「後四五日、柴胡證仍在者」。

"後四五日"は勿論下して後である。それなのに4、5日を経てもなお柴胡湯の証が存在している場合は、ということであるが、"下して後柴胡の証あるもの"と何故しないか。4、5日の意は何であろう。下すことは裏を虚さしめることであり、裏が虚すことで表の邪はそれ今だと裏に向って侵入を始める。邪の侵入は表→半表半裏→裏、つまり太陽→少陽→陽明である。ところで、本症例は表証が10余日も取り切れない。換言すれば生体の正気がそれだけ旺盛ということで、少陽に侵入した邪も中々裏にすすめず、4、5日経ても少陽に止まる。このことを本条文は言外に述べていると考えればよい。成書の多くは、邪が少陽にあるのを反って(誤って)瀉下したとするが、邪は少陽から(瀉下によって虚した、つまり正気、抵抗力を失った)裏へは容易に侵入出来るのではないか。4、5日もすれば全ての邪は裏(陽明)に侵入し終る筈である。それがなお少陽に止まっているというのだ。この意味からも、冒頭の"過経"を"経を過ぐること(常道を進んではいるものの)"と訳し、荒木、龍野に従って十余日にもなるが病邪が依然として太陽位にあるとの説に従うのである。

「先與小柴胡」。"先与"について、荒木は次の如く述べる。

「先の字を付けたるは疑ひ有りて試みるの意あり、則ち嘔不止と心下急の兩證は此の時已に有るを以て先づ小柴胡を與へて見てそれで全部が愈るや否やを試む手段となすならむ、然らば此の嘔と心下急とは何時から有る證なるや恐らく反二三下之後に於て生じたるものなるべし、而して小柴胡湯を服しても嘔と心下急とが去らない者は小柴胡湯ではそれ以上は愈せないそしてそれは大柴胡で下してやれば愈ると云ふ譯なり、……」(同書)。

大塚敬節は、「(これは)傷寒論の治療法則の一斑を示したものである。(中略)、

小柴胡湯よりも大柴胡湯が実しているのである。そこで傷寒論の治療法則によって、まず虚を補うことを先にしなければならない」(『傷寒論解説』)、と解説する。

無難な方をまず与えて様子を見ようとするのは、我々の常に行っているところである。大塚の解説は臨床的で分かり易いが、病理への言及が少ない。

奥田謙蔵は、"柴胡證仍在者"の柴胡は小柴胡湯の略であるので、"先与小柴胡湯"と云うと、そして「此れ即ち外を先にし、内を後にするの法を示すなり」(『傷寒論講義』)と述べる。

常識的には大塚の解説で十分だろうが、ここでは荒木の説を採りたい。つまり"二三下之"で裏虚となり、残存する正気は凝集し、心下痞を呈する。そして下して4、5日の経過で少陽の邪は徐々に裏(陽明)に侵入して"嘔不止"と"心下急""鬱々微煩"を呈するようになる。病位はなお少陽位にあるも、一部裏(陽明)への影響を示し始めているのである。従って、小柴胡湯を与えることで、少陽の浅位の病証は取れるかもしれないが、深位(一部陽明)のそれは取り切れない。肝熱胃実(肝の熱を清しながら胃実を瀉す)の大柴胡湯を与えなさいというのである。

裏は瀉下によって混乱している。それに更に病邪の侵入が加われば、地震に続いて大雨に降られた災害地が混乱を極めるような病態を呈するであろう。これを「心下急」と表現したのではないか。「鬱鬱微煩」も状況極まった中での適切な表現と思われる。こうした場合は補虚云々でなく、なにはともあれ"悪いもの""悪さをしているもの"を排除することである。つまり、「與大柴胡湯下之則愈」である。

> 傷寒十三日不解、胸脇滿而嘔、日晡所發潮熱已而微利、此本柴胡證、下之以不得利、今反利者、知醫以丸藥下之、此非其治也、潮熱者、實也、先宜服小柴胡湯以解外、後以柴胡加芒消湯主之、(傷・太陽中篇)

傷寒論で傷寒と日数の結び付きをみると、"傷寒二三日"、"傷寒四五日"、"傷寒五六日"、"傷寒六七日"、"傷寒七八日"、"傷寒八九日"、"傷寒十余日"である。つまり、"傷寒十三日"がマックスである。この"十三日"が何を意味するか。"十余日"とどう違うか。奥田謙蔵は略々同じと述べるも、やはり黄帝内経素問の影響を受けた言葉と理解したい。

「傷寒は、1日に一経を伝い、6日で厥陰にまで伝わる。7日で再び太陽に伝わり、8日で再び陽明に伝わる、これを再経という」(『漢方用語大辞典』)から

13日は3周目の初日となる。十余日と実質は同じだが、回復しないで同じところを回っているとの意を込めての表現であろう。

「不解」。奥田は柴胡の証が解せないの意にとるも、文字通り傷寒の病から開放されないと解釈する。

「胸脇満而嘔」。"胸脇満"は小柴胡湯即ち少陽病の基本症候である。一方、"嘔"は少陽の症候であると同時に、陽明の症候でもある。つまり少陽での邪正相争の影響が陽明にも波及しかかっていることを仲景は語るのであろう。"而"は"そして"とか"その結果"でなく、症候を並列して述べる際に使われると理解している。つまり、"胸脇満而嘔"は"胸脇満"と同時に、一方で、"嘔"が見られるのである。

「日晡所發潮熱已而微利」。"日晡所発潮熱"、夕暮時、全身に潮水が張ってくる如くに発熱することをいう。"已"は殆どの成書が"已而微利"と続け、"已にして微利す"と読ますが、果してそれでよいか。潮熱に続け"潮熱を発し已りて"と訳したい。続く"而"は上述したように、並列的に症候を記述するものだから、同時に一方で、と訳す。つまり、夕暮時に潮熱の発作があって、同時に、一方で微利する、と解釈する。"微利"は「軽度の下痢」(『漢方用語大辞典』)、「快通せずして微しく下痢するを謂ふ」(奥田謙蔵『傷寒論講義』)とあるが、要するに、ぴちぴちしてすっきり出ない便をいうのであろう。下剤を使った時によく見られる。"日晡所発潮熱"は陽明病の基本症候であり、陽明病には原則的には下痢を伴わないのに、本条文は"微利"を伴っている。つまり典型的な陽明とはいえない。

この条文をよくみると、胸脇満—〈而〉—嘔、と日晡所発潮熱—〈而〉—微利、と対をなし、まず基本は少陽病だが、既に陽明への影響がみられ、その陽明病も純粋なそれでなく、形が崩れていることを示す。

「此本柴胡證、下之以不得利、今反利者」。本来柴胡の証、つまり少陽病で下剤を与えて瀉下を図るようなことをしてはならない。それなのに眼前の病者は下痢している、と解釈する。奥田は「下之の二字、恐らくは衍ならむ。此れ本來柴胡湯の證なり。柴胡湯の證は利有るを得ず」(『傷寒論講義』)と説くも苦しい。これは上述したように、"已而微利"とするからこのように訳さなければならないのであろう。

「知醫以丸藥下之、此非其治也」。丸薬は甘遂等を指すという。具体的には大陥胸丸をいうのか。"傷寒十余日、熱結在裏、復往来寒熱者、与大柴胡湯、但結胸無大熱者、此為水結在胸脇也、但頭微汗出者、大陥胸湯主之"(傷・太陽下)なる条文があるので、大陥胸湯を考え、その少しくおだやかなものとして大陥

胸丸を与えたのであろう。この点は成書を調べてもよく分からない。
「非其治也」。正しい治療ではない、ということ。ところで、潮熱を発するものは陽明胃実であるから、瀉下が必要であるものの、本条文の病態は上記したように単純な陽明ではない。

奥田は「本方は、少陽の極地にして少しく裏證を兼ね、潮熱を発すと雖も、未だ陽明に達せざる者を治するの能有りと言ふ可きなり」（『傷寒論講義』）という。"陽明に達せざる"は病位が陽明に移ってないとの意で、影響は当然ある筈だ。この如きの対処は、病位は浅い所から次第に深部に移っていくを常道とするから、方に於いてもまず小柴胡湯を与えて少陽の邪を取り除いてから少陽の影響としての陽明の病態に対峙する、ということであろう。

> 婦人中風、七八日、續得寒熱、發作有時、經水適斷者、此爲熱入血室、其血必結、故使如瘧狀發作有時、小柴胡湯主之、（傷・太陽下篇）

"婦人中風"から"経水適断者"までの解釈が成書によってかなり異なる。

大塚敬節、「中風にかかって、七八日を経て、月経がとまったのではなく、中風にかかる前からあった月経が、中風にかかってから、止まるべき時期より早目にとまってしまった。そのために悪寒と熱とが発作的にマラリヤのように繰り返すようになって、七八日になるのである」（『傷寒論解説』）。

金子幸夫、「女性が太陽中風証に罹患し、既に七、八日が経ち、続いて悪寒発熱等の症状が出現し、しかも発作が一定の時間帯に起こり、月経が偶々停止する場合は」と通釈し、「月経は発病当初に始まったが、七、八日目になって、（中略）突然停止した」（『傷寒論解説』）、と解釈する。

高山宏世、「本条は太陽病に罹患した折にちょうど月経が発来した女性に、熱入血室が起こってその月経が中断し、一見瘧のような発熱を呈する場合を述べたものです」（『傷寒論を読もう』）。

大塚の解釈は、条文が"婦人中風、経水適断、続得寒熱、発作有時、七八日、……小柴胡湯主之"でなくては成り立たない。かなり無理があり、従い難い。金子の通釈は是とするも、（婦人中風の）発病当初に始まった月経が7、8日になって突然停止した、はいただけない。7、8日も経過すれば月経は殆どが自然と終るからである。高山の解説は一見無難であるも、月経の中断が瘧のような発熱の原因の如くとれるも、条文は逆である。いずれにしても三者は月経が（早目に、突然、中途で）とまったとするに対し、奥田謙蔵は「月経、期に至つて来潮せず。故に経水適ま断つと言ふ」（『傷寒論講義』）、と全く別の解釈をする。

月経期の女性にとって、月経は月一度くるものである。一方、かぜをひいて7、8日以上それがぐじゅぐじゅするとすれば、月経とかち合う機会も無視出来ない。それについて触れておくのは当然であろう。
　現今に於いて、かぜ引いて月経がこないということはまずないであろうが、仲景の時代、労働環境、住居環境、食糧事情も今よりは厳しかったであろうし、抗生物質もなかったので、細菌感染症、菌血症も多かったのではないか。このような状況では、くるべき月経がこないことも稀ではなかったと考えられる。この視点より、私は奥田の説に従う。その病理を古人は熱（邪）が血室に入り、血と結びついた、と解釈したのだ。血室には"衝脈"、"肝"、"子宮"の3種の見解があるという（『漢方用語大辞典』）。本条文はいずれでも通じるが、"子宮"とすればなおよい。月経血は子宮よりくるものだから、単純に中風の邪が子宮に入ったからと古人は考えたのであろう。
　熱と血が結びつくと、経脈の気血の流れはとどこおる。一方、邪熱と正気が相争うので、時々発熱する。といって、病位は表でもなく、まして裏でもない。少陽位である。よって、まずは小柴胡湯を与える、と解釈する。

傷寒五六日、頭汗出、微惡寒、手足冷、心下滿、口不欲食、大便鞕、脈細者、此爲陽微結、必有表、復有裏也、脈沈、亦在裏也、汗出、爲陽微、假令純陰結、不得復有外證、悉入在裏、此爲半在裏半在外也、脈雖沈緊、不得爲少陰病、所以然者、陰不得有汗、今頭汗出、故知非少陰也、可與小柴胡湯、設不了了者、得屎而解、（傷・太陽下篇）

　"傷寒五六日"の"五六日"は、太陽位より少陽位に進む時期であるが、往来寒熱とか胸脇苦満等の典型的小柴胡湯証を示さず、"頭汗出"以下の変証を現わす。先ず"頭汗出"であるが、これは勿論首から上に汗をかくことである。少陽位の邪正相争で熱が出てそれが少陽に鬱結する。熱は上昇する性質を持つので頭部に向って進もうとし、その結果が"頭汗出"であろう。
　"微悪寒"は、少陽位で陽気に囲まれた寒邪がその囲みの隙をみつけて時折外に出る状況と考える。"微悪寒"を軽度の寒気と解説するものもあるが、この"微"には奥の方からとか深いところからの意を含むと考える。
　"手足冷"は、四逆散の病理と同じであろう。「本方（四逆散）は、胸腹部に（陽）気が結聚し、ために他部は却って（陽）気の不足状態となっているのがその基本病態である」（『「傷寒・金匱」薬方大成　四味編』）と四逆散の病理を述べた。
　続く"心下満"も、"口不欲食"も、これで説明出来よう。

"大便硬"は、少陽の邪熱が陽明に及ぶからである。そして脈を診ると細。細とのみあって、浮いているか沈んでいるか、有力であるか無力であるかには一切触れていない。いずれのケースもあると考えるべきだろう。ともかく細であるからには、中を流れる気血津が少ない筈だ。その原因はやはり、陽気が少陽で結聚して流れないからである。これを陽微結という。"微結"はゆで卵に例えると、半熟なのである。
　"必有表、復有裏也"は、陽微結では必ず表証も裏証もあるものだ。
　"脈沈亦在裏也"、沈脈は一般的には病位裏の時に現われる脈証である。
　"汗出、為陽微"、汗が出るにしても陽部（頭部）に微かに出るのみである。
　"假令純陰結"、つまり純粋に陰結（陰寒の邪のみが凝結）すれば、外証は有り得ず、全てが裏証となる筈である（"悉入在裏"）。つまり、冒頭で述べた"傷寒五六日、……大便硬、脈細者"は病位が"半在裏半在外"であることをるる述べているのである。
　"脈雖沈緊"、しかるに脈が雖沈緊のものは、"不得為少陰病"、少陰病では有り得ない。何故ならば（"所以然者"）、少陰病で汗の出ることはない（"陰不得有汗"）のに、今は頭だけであろうと汗をかいているので少陰病ではないことを知るというのである。病位の基本は少陽にあるのだから、とりあえず先ずは小柴胡湯を与えてみる。もしそれでさっぱりしないのなら調胃承気湯とか大柴胡湯を与えるがよい。このように解釈する。

> 傷寒五六日、嘔而發熱者、柴胡湯證具、而以他藥下之、柴胡證仍在者、復與柴胡湯、此雖已下之、不爲逆、必蒸蒸而振、却發熱汗出而解、若心下滿而鞕痛者、此爲結胸也、大陷胸湯主之、但滿而不痛者、此爲痞、柴胡不中與之、宜半夏瀉心湯、（傷・太陽下篇）

　本条文については、『「傷寒・金匱」薬方大成 三味編』の大陷胸湯の検討で解説したが、小柴胡湯につき述べている前半を再録する。
　「傷寒五六日は、少陽位に相当する（傷寒五六日中風、往來寒熱、……小柴胡湯主之）。更に嘔とか発熱もあるのだから柴胡湯（小柴胡湯）の証は具わっている。而るに陽明証にも類似しているので承気湯の類（他薬）で下した。病態が改善されず、なお柴胡の証のみられる時は改めて柴胡湯を与える。これは已に下したといっても必ずしも誤治ではない。下すべき証も存在したのである。その下すべき病態が無くなり純粋の柴胡湯証のみ残ったので、柴胡湯がよく効き『蒸蒸而振』の瞑眩様の反応を経て病は解するのである」（『「傷寒・金匱」薬方大成 三味編』、

p.334）。

> 陽明病、發潮熱、大便溏、小便自可、胸脇滿不去者、與小柴胡湯、
> 　　　　　　　　　　　　　　　　　　　　　　　　（傷・陽明篇）

　潮熱を発し、大便鞕く、小便数であれば典型的な陽明病である。が、本条文は"大便溏"である。溏は「大便が稀薄なこと」（『漢方用語大辞典』）で、つまり水まじりの便であるから陽明病の条件を十分には満していない。更に"胸満不去"の柴胡の病態も兼ねている。
　繰り返すが、潮熱は陽明病の最も大切な症候であり、本条文の病位は勿論陽明にあるも、一方で"胸満不去"であるのでなお少陽での邪正相争も終っていないのだ。このような際、少陽の邪正相争を先に片付けないと主病位の邪正相争を好ましく終結させることが出来ない。よって、小柴胡湯を与えて少陽の問題をまず片付けるという訳である。
　"大便溏"は、陽明病が完成されてないことと生体の裏の病邪を瀉下しようとする働きとが結び付いた結果の症候といってよかろう。
　"小便自可"は、「数ならず、又不利ならず、常態にして変なきの謂なり」（奥田謙蔵『傷寒論講義』）という。つまり、まだ燥屎が完成されていないので、尿への影響は現われない。
　同じく陽明病篇に"陽明病、潮熱、大便微鞕者、可与大承気湯、"なる条文がある。本条文と非常に類似した病態だが、これには少陽の症候がなく純粋な陽明だから、承気湯を与えるということだろう。
　臨床の実際に於いては、種々病態の混在が多いので、特に対処を誤まり易いもののいくつかを示し、注意すべきことを仲景が後進に教えているのであろう。

> 陽明病、脇下鞕滿、不大便而嘔、舌上白胎者、可與小柴胡湯、上焦得通、津液得下、胃氣因和、身濈然汗出而解、（傷・陽明篇）

　奥田謙蔵は「此の章は、前章（本稿 条文13）を承けて、更に其の稍々重き一證を挙げ、以て小柴胡湯の権用を論ずるなり」（『傷寒論講義』）という。
　冒頭が陽明病であるから、勿論陽明病の範疇に含まれる病態であるも、その境界域は単純に"陽明之為病、胃家実是也"で割り切れないグレーゾーンである。当然、少陽病との混在域もあろうし、その程度も種々であろう。正に、前条と本条がそれを語っている。前条が"胸脇満不去"であるに対し、本条は"脇

下鞕満"でまず病位が更に下がって（深くなって）いることを示している。また"不去"は、なお胸脇満という少陽の病症が去らないに対し、"脇下鞕満"は既にそれは去って、陽明の症候がより主体となる。

「不大便而嘔」。"不大便"は便がない、とか便をしないの意で、病位が陽明位にあることを示す。一方で、"而嘔"と記す。"而"は並行して他の症候、ここでは"嘔"のあることを示す。"嘔"は少陽病でも陽明病でもみられる。嘔と大便は、消化管という連続した一本の管に於ける正反対の動きであり、この両者が同時に表われるのは管の真中、つまり少陽に病変が存在することを意味する。考え抜かれた文言である。このような時、治者は当然大柴胡湯を考えるであろうが、病者は"舌上白胎"である。大柴胡湯は黄苔である。奥田謙蔵は「若し果して胃實に至れる者ならば、舌上は黄胎を現はすべし」（『傷寒論講義』）という。"胃実に至れる"は、より典型的な陽明病になったということであり、本条文の病態とは異なる。

「可與小柴胡湯」。奥田は「此の証（本条文の病態）、動もすれば大柴胡湯、柴胡加芒硝湯の位に進まんとするの勢があるので、小柴胡湯を与えて姑くその変化を観んとするの意を現わしている」（同書）という。

"上焦得通"以下は、小柴胡湯の作用機序を述べたものだが、或いは後人の追加かも知れない。ここは中医の理論を借用しないとうまく説明できない。

金子幸夫の解説を引用する。

「邪が少陽を犯し少陽枢機不利が出現すると、三焦（さんしょう）の水道を通暢（つうちょう）する機能が失調する。小柴胡湯を投与後、『上焦通ずるを得』とあるのは一つには少陽の経気が通暢（つうちょう）するので『脇下鞕満』が消失することを指し、また、一つには肺の粛（しゅく）降（こう）を主る機能が回復するので、『津液下るを得』とあるように、津液は下に赴いて大便が排泄されることを指す。『胃氣因りて和す』は、大便が排泄されると胃気が下降し嘔吐が消失することを指す。全身から絶え間なく汗が出ると病が解されるのは、三焦が通暢し営衛の運行が阻まれなくなり無形の邪が汗に従って除かれるからである」（『傷寒論解説』）。

中医の解説に対し、日本漢方の大塚敬節は次のように解説する。

「小柴胡湯で上焦のふさがりがとれて、嘔吐がやみ、體液が下の方にもめぐり、胃腸の機能が調整せられ、そのため、からだからは、しっとりと汗が出て、病が治するのである」（『傷寒論解説』）。

いかにも臨床的であり、臨床に裏付けられた記述である。小柴胡湯を服すことで胸のあたり、胃のあたり、両季肋部あたりがすっとする経験から、"上焦通ず""胃気因りて和し"は多分この如きを述べたであろう、と思いながら

● 七味薬方　小柴胡湯　方意

この解説を記したであろう。このように、1ヶ所の不調がとれることで、小便の出がよくなるとか熱病であれば発汗する等はよく経験する。生体の正気はその不調のところに動員されるので、他部は手薄となり、本来の機能が発揮出来ないということ、と考える。

今にして大塚先生の立ち位置を理解出来るようになった。東静病院在職の頃、40年以上も前のことで、当時は漢方解説書は大塚先生のもの、矢数先生のもの、龍野先生のもの、と数少なかった。どうしてもそれで学ばざるを得ず、私達は、従って日本漢方を一生懸命に学んだのだが、或るところまで進むと、何かもの足りなさを覚えたのも事実である。日本漢方には病理がない。特に西洋医学を学んだ私達は、それに対し何かもの足りない気持ちを抱いたのである。その頃、ぼつぼつと中医学が入ってきた。日本漢方に対して中医学には病理がきちっと記され、論理的で体系的である。一時は、因って日本漢方を軽視する如き雰囲気のあったことも事実である。それが今にして、大塚先生の偉大さを感じるのである。大塚先生が素問霊枢を知らなかったのではない。十二分に勉強している。しかし、それにいわゆる科学的エビデンスはない。あく迄も一つの論理体系である。中医学はそれを基にして理論を構築している。西洋医学を学んだ大塚先生は、素問・霊枢を絶対のもの、唯一のものとしての理論に、素直に馴染めなかったのではないか。そこで取るべき態度として、臨床的、症候的、口訣的な記述に終始したのではないか。このように考えて大塚先生を改めて評価するのである。

陽明中風、脈弦浮大、而短氣、腹都滿、脇下及心痛、久按之氣不通、鼻乾、不得汗、嗜臥、一身及目悉黃、小便難、有潮熱、時時噦、耳前後腫、刺之小差、外不解、病過十日、脈續浮者、與小柴胡湯、（傷・陽明篇）

「陽明中風」。「陽明病で出現する中風症状」（『漢方用語大辞典』）、「陽明病中に於て、病進むこと緩に、熱気直ちに表発する者を論ずる也」（奥田謙蔵『傷寒論講義』）、「風寒の邪、特に風邪の偏盛した邪が陽明に直中することを指す」（金子幸夫『傷寒論解説』）、「陽明病で邪の一部が経（表）に一部が腑（裏）にある経腑同病の症状を示し、……」（高山宏世『傷寒論を読もう』）、とある。一方、大塚敬節は「この章は、陽明の中風と冒頭にあるが、実は三陽の合病の壊証である」（『傷寒論解説』）と述べる。

以上みる如く、"陽明中風"の解釈にまだ定説がない。が、いずれにしても、冒頭が"陽明"である。陽明の定義は、"陽明之為病、胃家実是也"。陽明病

は"胃家"に"(邪)実"が充満したものであり、その治療原則は大承気湯等でそれを瀉下することである。本条文の"陽明"は、"陽明病"と同義と考えられるから、仲景は"胃家"に"(邪)実"の詰っている病態をまず頭に浮べていたであろう。仲景のイメージしていたその病態が、単純にこれだけなら大承気湯等を与えればことは済むのに、眼前の病者には太陽証を、更には少陽証も示唆する症候があるので、即大承気湯という訳にはいかない。このような錯雑した病態の存在は、既に陽明病篇の冒頭部分で指摘している。"陽明中風口苦咽乾腹満微喘発熱悪寒脈浮而緊若下之則腹満小便難也"と。この条文は三陽の合病である。陽明と太陽のみ挙げているのは、その間の少陽にも必然的に症候があるものとして、少陽を省略したと考える。つまり、この条文は三陽の合病を述べたもので、陽明中風 イコール 三陽の合病となろうが、あえて"陽明中風"としたのは陽明を強調したかった為と考える。

　本条文はこの条文の心を承けている筈だ。

　そこで、脈を診れば案の定、少陽の弦であり、太陽の浮であり、陽明の大である。「而」は一方で、同時にの意で「短氣」以下の症候をみるのである。"短気"はハッハッとせわしく息している様で、太陽、少陽、陽明の影響を受けての結果である。

「腹都滿」は、腹すべて満ちと訓じ、腹満の甚だしいことをいう。

「脇下及心痛」。奥田は「邪熱脇下に結ぼれて、痛、心に及ぶ也」(『傷寒論講義』)という。

「久按之氣不通」。按は"手におさえ止むる"、"抑えつける"、"押しつける"などを本義とする。病者は、お腹が張ってくるというので、Gasを出してみようとしばらくお腹を抑えつけているもGasは出ない。"気不通"はこのことをいうのであろう。

「鼻乾」。内熱の際には屡々鼻の乾くことがある。

「不得汗」。"得"は手に入れる、自分のものにする意だが、それを手にしてもうけた気になる場合に使われるから、ここでは汗を得ることで生体が得をする、有利になるとの意があるのだろう。"不得汗"故、汗が出てよくなる方に転がることがないというのだ。

「嗜臥」。とにかく横になりたい病態。急性肝炎の発症時は、患者はいいようのなけだるさを訴える。

「一身及目悉黄」は、正に急性肝炎である。黄疸の発生機序は、漢方的には「陽明の邪熱が肝胆に及び、しかも少陽枢機不利によって停滞した湿邪は邪熱と合わさり湿熱の邪となって鬱蒸（うつじょう）するからである」(金子幸夫『傷寒論解説』)。湿熱は、

●七味薬方　小柴胡湯　方意

本質的にそこに留まり易いし、同類を更にそこに引き寄せる力を有すると考える。"小便難"も"不得汗"もその結果と考えられる。黄疸患者はコーヒー状の濃い小便を少しずつしか排泄し得ない。
　「時時噦」。脇下、心下、或いは腹部の邪熱or邪気によって膈膜が刺激されるから噦が時々おこるのは当然であろう。
　「耳前後腫」。奥田は「鼻乾きて汗あるを得ざるの證更に進みて此の證を致す」（『傷寒論講義』）とのみ述べ、その病理を述べない。金子は「耳の前後が腫れるのは、足少陽胆経の循行する耳の前後で少陽経の邪熱が壅滞するからである」（『傷寒論解説』）と、経絡説で解説する。確かにこれによれば説明は容易になるも、果して仲景が経絡説に準拠したか否かであるが、否と考える。
　森田幸門は「唾液腺の急性炎衝もまた屢々之等の急性熱病（ワイル氏病、腸チフス、猩紅熱、肺炎、流行性感冒等）の経過中に併発し来るので、耳の前後の腫脹はこの耳下腺炎であるか、或はそれより来たる蜂窩織炎である」（『傷寒論入門』）と現代医学的に解説する。確かに西洋医学的に説明すると理解し易いが、ワイル氏病、腸チフス、猩紅熱が中風といわれる病態をそもそも呈するであろうか。奥田は陽明中風を「陽明病中に於て、病進むこと緩に、熱気直ちに表発する者」（『傷寒論講義』）といい、森田は「陽明の軽症である中風に於て」と訳す。やはり上記の病気とは合わない。当初は中風として発病したとして、次第に傷寒の態を呈するというのであろうか。ここらあたりがよく分からない。
　「刺之小差」は、我々が刺切して排膿を図るのをイメージするが、化膿性の耳下腺炎は古代に於いて屢々見られたのであろうか。
　「外不解」。奥田は往来寒熱等の証が解せざるをいう、と。金子は外邪はなお解されない状態にあることを指すという。同じことを述べていると理解する。
　「病過十日脈續浮者」。奥田は「是十日を過ぐと雖も、脈変ぜず。尚ほ弦浮大の脈なるを言ふ。今、略して唯だ浮のみを挙げたるなり」（『傷寒論講義』）と説く。
　脈浮はなお太陽証があるということである。大塚は本条文を"三陽の合病の壊証"といったが、何を以って壊証というか。"悉黄"や"耳前後腫"は正に壊証である。

本太陽病不解、轉入少陽者、脇下鞕滿、乾嘔不能食、往來寒熱、尚未吐下、脈沈緊者、與小柴胡湯、（傷・少陽篇）

　冒頭が太陽病であるから、中風であった可能性も傷寒であった可能性もある。その何れであろうと、それがよくならずに少陽に転入する。

"本太陽病"の"本"は、当初はとか本来はといった意であろう。
"不解"は、太陽証が解せずではなく、本太陽病と呼んだ病そのものが治ゆしないのである。また、何等かの治療を施したか否かも不明であるが、このような場合はどちらの可能性もあるとして対処しなさいということであろう。要は、外感熱病にかかり治らず、以下少陽症、"……脇下鞕満""乾嘔""不能食""往来寒熱"を呈する病者が眼前にいるのである。
「尚未吐下、脈沈緊者」。奥田謙蔵は「少陽病にして、汗、吐、下の三法を行ふは、皆逆治也。故に尚ほ未だ吐、下を経ざれば、少陽の證乱れず。脈沈緊は（中略）此れ亦少陽の脈候也」(『傷寒論講義』) と論ずる。金子も"尚未吐下"は、太陽の邪は誤治を経ずに少陽に転入したことを指す、と解説する。証が乱されず典型的症候を示すのに、何故"小柴胡湯主之"とせず、"与小柴胡湯"としたのか。この病者は、太陽病よりすんなり少陽病に進行している。つまり、どんどん深くに進む勢いがあって、大柴胡湯証を呈する可能性もあるので、とりあえず小柴胡湯を与えて様子を見なさいとの意があるのだろう。先に大柴胡湯を与えると裏虚に陥る可能性がある。

● 七味薬方　小柴胡湯　方意

嘔而發熱者、小柴胡湯主之、(傷・厥陰篇)

奥田は本条文の立ち位置を次の如く述べる。
「凡そ病、少陰の極に在りて更に進行し、全く厥陰の位に陥れば、多くは危篤状態にして救ひ難し。然るに若し病勢緩易にして、幸に良好なる経過を取るときは、陰位より、再び陽位に復して治癒に向ふ者無きに非ず。而して其の陰位より陽位に復するは、少陽に転ずるを最も多しと為す」(『傷寒論講義』)。
条文の如きがおこるのは、邪が強く、一方、生体の防御力が整わない時ではなかろうか。生体の正気が不足しているのでなく、邪が奇襲攻撃をかけたので正気が邪を迎え撃つ体制を未だ整えられなかったからである。つまり、短期に決着の着く時である。所々に散ばった正気は周到に再結集をはかり、邪を打ち負かし、回復の道を確保するということだろう。少陽に転ずるケースが最も多い、も興味深い。少陽は枢機の位である。"傷寒五六日、嘔して発熱する者は柴胡湯証具はる"との条文がある。本条文は正しく嘔と発熱である。従って、"小柴胡湯主之"という。

> 傷寒差以後更發熱、小柴胡湯主之、脈浮者、以汗解之、脈沈實者、以下解之、（傷・陰陽易差後勞復篇）

「傷寒差」の"差"については牡蛎沢瀉散の解説で触れたが、再度触れておく。奥田謙蔵は、「差は、音サイ、病差（中川注：ヤヤ）解して、未だ全く平常に復し終らざるを謂ふ。愈の字と少しく異なれり」（『傷寒論講義』）と講述する。これより"傷寒差"は、激しい急性熱病で一時はらはらしたが、やっと峠を越しほっとして、と訳すがよいであろう。

「以後更發熱」。"以後"は勿論峠を越してほっとした以後ということである。"更"は日本訓ではさらにであるが、本条文では"こもごも"と訳したい。柴崎保三によると、「更」は「丙（ピンとはる）と支（動詞記号）との組み合わせの文字で、たるんだ物をピンと緊張させることを表わした字であるが、又梗に当てて用ゐる。梗とは固い柄子木の棒のことで、打更とは柄子木をカチカチと打つことである。のち柄子木を打って見廻る二時間ごとを区切って、初更、二更、三更と数えるところから、日本訓で『こもごも』というような意を派生して用いられる」（『鍼灸医学大系①・黄帝内経素問』）という。

激しい急性熱病で熱も下がりやっと治癒の兆しがみえたとほっとしたものの、養生が不徹底であったのか、またつぎつぎと発熱をみるようになった。この熱は勿論、表熱とも裏熱とも違う。やはり少陽の熱である。よって「小柴胡湯主之」とする。

"脈浮者"以下は当然のことで、改めて述べるまでもないのに、何故わざわざ述べるのか。

また、"小柴胡湯主之"に対しては、"更発熱"のみで脈への言及がない。

これらについては、条文は"脈浮者……、脈沈実者……"とわざわざ脈状を示し、"小柴胡湯主之"の脈は浮脈でも沈脈でもないことを言外に示すと共に、小柴胡湯を選ぶ根拠を補強していると考える。

> 陽明中風、脈弦浮大、而短氣、腹都滿、脇下及心痛、久按之氣不通、鼻乾、不得汗、嗜臥、一身及目悉黃、小便難、有潮熱、時時噦、耳前後腫、刺之小差、外不解、過十日、脈續浮者、與小柴胡湯、脈但浮、無餘證者、與麻黃湯、不溺、腹滿加噦者、不治、（傷・可發汗篇）

本稿条文15（傷・陽明篇）と同じである。陽明篇の条文は"与小柴胡湯"で終るに対し、本条文は"脈但浮、……、不溺、腹満加噦者、不治"と続く。可

発汗篇故に当然であろう。本方には方が載っている。太陽中篇の小柴胡湯方とは柴胡、半夏の量単位の"斤"が"両"となり、方後の去加がない。

> 中風往來寒熱、傷寒五六日以後、胸脇苦滿、嘿嘿不欲飲食、煩心喜嘔、或胸中煩而不嘔、或渴、或腹中痛、或脇下痞鞕、或心下悸、小便不利、或不渴、身有微熱、或欬者、屬小柴胡湯證、（傷・可發汗篇）

● 七味薬方 小柴胡湯 方意

　本稿条文2（傷・太陽中篇）と基本は同じである。傷寒論・太陽中篇の条文が"傷寒五六日中風往来寒熱"で"以後"を欠くに対し、本条文は"中風往来寒熱傷寒五六日以後"である。また、"心煩喜嘔"が本条文は"煩心喜嘔"である。以下は同じで"小柴胡湯主之"が"属小柴胡湯"となっている。

　傷寒論・太陽病中篇のこの冒頭の文章の解釈が困難であったが、本条文の如く"中風往来寒熱"と"傷寒五六日以後"とに分けて解釈したらどうだろう。傷寒論・太陽病中篇でここを以下の如く解釈した。

「中風は外感風邪の病証で発熱、汗出、悪風、脈緩を示す。傷寒の外邪に比べれば良性で、それを感受する生体の正気も弱い場合にみられる病理、病態である。生体の生気が弱いので、5、6日も経たないうちに外邪は少陽に進入する可能性がある。とすれば、"傷寒五六日中風"を傷寒の5、6日経過した病態及び中風で、と訳すことも出来よう。ここでは外感熱病で、種々の条件下で結果として"往来寒熱"以下の症候を呈する病態には云々……、として論を進める」と。

　この解釈に立てば、本条文の冒頭の文章も別に問題はないが、何故わざわざこのように変更したのかがよく分からない。いずれにしても、この文章は難解だ、とだけはいえる。

> 傷寒四五日、身熱、惡風、頸項強、脇下滿、手足溫而渴者、屬小柴胡湯證、（傷・可發汗篇）

　本稿条文5（傷・太陽中篇）と同じだが、"小柴胡湯主之"が"属小柴胡湯証"となっている。

> 傷寒十三日不解、胸脇滿而嘔、日晡所發潮熱已而微利、此本柴胡、下之不得利、今反利者、知醫以丸藥下之、此非其治也、潮熱者、實也、先服小柴胡湯以解外、後以柴胡加芒消湯主之、（傷・發汗吐下後篇）

本稿条文9（傷・太陽中篇）と同じである。

> 少陽中風、両耳無所聞、目赤、胸中満而煩者、「不可吐下、吐下則悸而驚」
> （宜本方）（少陽）

少陽病篇の2番目の条文で方は示されていないが、龍野一雄は（宜本方）として関連条文として挙げる。

大塚敬節は「この章は前章（中川注：少陽之為病、口苦、咽乾、目眩也）の追論である。中西深齋は、『吐下則悸而驚』の六字は後人の補足であろうとしている」と解説し、〔臨床の眼〕で「ここには治方を挙げていないが、胸中満して煩までの病状のものは小柴胡湯を用い、もし誤治によって、悸して驚するに至ったものには、柴胡桂枝乾姜湯、桂枝加龍骨牡蛎湯などを選用する」（『傷寒論解説』）と述べる。

一方、奥田謙蔵は「此の章、恐らくは本文に非ざらん」（『傷寒論講義』）という。この考証学的事項を解明する力量はないが、正に少陽病の初発を示し、小柴胡湯の適応病態を述べている。

> 諸黄、腹痛而嘔者、宜柴胡湯、必小柴胡湯、方見嘔吐中、（金・黄疸病）

その原因はともかくとして、黄疸を呈する病者で少陽病の者は小柴胡湯を与えてみなさいという意である。黄疸は「脾胃に湿邪が内鬱し、胃腸が失調し、胆汁が外に溢れておこる」（『漢方用語大辞典』）とされている。"脾胃"と表現されているも、西洋医学の言葉を用いれば中部消化器管とすべきで、当然肝、胆、胃、十二指腸、上部小腸を含む概念としてよかろう。とにかく、黄疸を呈しているのである。

"腹痛而嘔"、腹痛と同時に嘔している。腹痛のみなら下焦の疾患も考えなければならないのに、一方で嘔のあることで病位は中焦にあると念を押す。黄、嘔は少陽の病症であるので、小柴胡湯を与えるのである。ここで何故"必ず小柴胡湯"であるのか。少陽病に下法は禁忌である。金匱要略の大柴胡湯には大黄が含まれている。この治療原則に触れることになるから、くれぐれも大柴胡湯（大黄を含む）を用いるようなことをしてはならない、と注意を喚起するのであろう。大塚敬節は「柴胡湯は大柴胡湯でもよいでしょうが、『嘔して』というから、まず小柴胡湯を考えていいでしょう」（『金匱要略講話』）とのみ述べる。

> **嘔而發熱者、小柴胡湯主之、**（金・嘔吐噦下利病）

"嘔"という症候より、金匱要略の嘔噦下痢病篇に取り入れたのであろう。

> **產婦鬱冒、其脈微弱、嘔不能食、大便反堅、但頭汗出、所以然者、血虛而厥、厥而必冒、冒家欲解、必大汗出、以血虛不厥、孤陽上出、故頭汗出、所以產婦喜汗出者、亡陰血虛、陽氣獨盛、故當汗出、陰陽乃復、大便堅、嘔不能食、小柴胡湯主之、**（金・婦人產後病）

本条文は非常に分かりにくい。

大塚敬節は、「『……但頭汗出づ、小柴胡湯之を主る。』とつづくので、『然る所以の者』から『大便堅く、嘔して食する能わず』までは後人の註釈です。大体『傷寒論』や『金匱要略』のなかで『然る所以の者……』というのは全部註釈です。『然る所以』というのは、何故、どうしてということを説明してあるので、これを本文に入れると本文がわからなくなってしまいます」(『金匱要略講話』)と説く。

大塚に従うと、確かにすっきりはする。一方、後人の註釈は註釈で、その病理を考えるに非常に有用である。

よって、本稿は、大塚の見解に従いながら、病理の検討に後人の註釈とされる部分を参考にするとのスタンスをとる。

「鬱冒」。「病証名。気がふさいで目まいがし、一過性に人事不省におちいり、すぐにもとに戻るもの。血虛して津液を失うか、あるいは肝気の鬱結、外邪の阻遏によっておこる」(『漢方用語大辞典』)。現代の産褥期精神障害も含むであろう。出産を東洋医学的に考えれば、母親にとっては40週体内で慈しみ温めてきた胎児を失うことであり、気血の喪失である。それによってマタニティーブルーズが起って当然であろう。脈が微弱であるのも当然である。生物が生きていく為の最も基本的な欲求……食べることすら胸がつかえ嘔きそうになり、ままならなくなる（「嘔不能食」）。

「大便反堅」。一般的には脈微弱の虛弱体質者は下痢、軟便のことが多いのに、ここでは逆に堅い。よって"反"とする。消化管の本来的働きが鈍麻しているので腸管内に排泄物がとどこおり、かたくなると考えればよい。

産婦の気血の喪失状態と述べたが、血の喪失がより多い。よって、陽が陰より相対的に多くなり、その余った陽は寄る辺なく己の基本の性のおもむくままに上昇（頭の方に昇る）するので、その陽に追い立てられるように or 陽に引っ

張られるように水気が頭から汗として出る（『但頭汗出』）という訳であろう。この病態は、勿論表証ではないし、裏証ともいい切れない。よって、少陽の、陰陽を調和し、虚を補う小柴胡湯を与えるがよいという。

続く「所以然者」以下「嘔不能食」までは後人の註釈と大塚は説くが、私なりの解釈を試みる。

"血虚"は、体内の血分の虧損であり、"厥"は「気が上逆して陰陽の失調をおこし，軽ければ四肢寒冷し，重ければ人事不省となる」（『漢方用語大辞典』）病態である。とすれば、「血虚而厥」をどう訳すか。血虚するので厥が生じるとするか、血虚、つまり血分の虧損が一方であり、他方で同時に厥、つまり陰陽の失調があるとするかだが、続いて"厥而必冒"という文言があり、これは厥すれば必ず冒すと訳すべきであるから、"血虚而厥"も血虚の結果厥すと訳すのが正解であろう。血虚、即ち体内の血分の虧損があると、生体はより重要臓器を守る為に末梢、四肢の血分を中央に呼び戻すので、結果として四肢は寒冷する。

一方に於いて、陰陽不和が生じ、状況は決して安定したものではなく、陽は独り上昇して冒を呈する。

「冒家欲解、必大汗出」。この冒を呈する者は大汗をかくことで解する（よくなる）。これに対し、血虚で厥しなければ独り陽が上昇するだけだから、（大汗出でなく）頭汗が出る（「以血虚不厥、孤陽上出、故頭汗出」）。

「所以産婦喜汗出者」。産婦がしばしば汗をかくのは、陰を亡し血虚するから（「亡陰血虚」）、陽気が独り盛んになるから（「陽氣獨盛」）である。

「故當汗出、陰陽乃復」。（陽が独り盛んであるのだから）当然汗をかくであろうし、（汗をかくことで）陰陽のバランスがとれる（「陰陽乃復」）。汗をかかせ陽を発散させ陰陽のバランスをとるということで興味深い。バランスをとるには足りないものを補うだけでなく余っているものを取り除くことも必要だ、と説いていると理解する。

ここで、汗をかくことは陰液を失うことではないかとの反論がある。日常の生活のなかで熱のある時は汗をかかせ、解熱させるし、夏場、汗をかいて、ああ涼しい、気持ちよいと感じることは茶飯事である。自然界に於いて、陽のみを取り除くということは案外困難なのかも知れない。冷水につかるとか、氷をあてるも現代は科学技術の進歩によって容易となったが、古代では暑いところで氷の調達など不可能であった筈だ。そこで生体に備わった発汗による放熱メカニズムを最大限に利用したと考える。これ等条文を読む際には、従って、こうした状況の下で書かれたということを忘れてはならない。

いずれにしても、本条文は大塚のいうように、後人の註釈文が混入してもいるだろうし、解釈が困難である。とりあえず上記の如くの解釈を試みた。

> 《千金》三物黄芩湯：治婦人在草蓐、自發露得風、四肢苦煩熱、頭痛者、與小柴胡湯、頭不痛但煩者、此湯主之、（金・婦人産後病）

本条文の解説は『「傷寒・金匱」薬方大成 三味編』の三物黄芩湯の方意で既に行った。

その要約部分を引用する。

「くり返すが、産褥で体力は消耗し、出血して貧血となり、一方に於いて出産の喜びもあるだろうし軽い興奮の状態にある。つまり、血虚、陰虚、仮性の陽性の状態である。このような場合に外邪の侵入を受けて発熱しても桂麻剤で発表すればよいというものではない。体力は弱っているのだから外邪はすぐ少陽に伝経する可能性も高い。半分予防的な意味も含めて小柴胡湯を使うがよいということではないか。勿論、もう少し表証の目立つ時には柴胡桂枝湯でもよいであろう。桂麻剤をみだりに使うなということを述べていると理解する。

一方、出産は見方によっては裏虚に陥るといえるであろう。従って、外邪が侵入しても陽明（の症候）を呈することはまずない。大黄、芒消で瀉下する場はなく、却って人参、甘草で補う必要がある、小柴胡湯は人参、大棗、甘草を含む。条文の頭痛は表証もなおいくらか残っていることを示すために、その症候の代表として挙げたのであろう」

> 婦人中風、七八日續來寒熱、發作有時、經水適斷、此爲熱入血室、其血必結、故使如瘧狀、發作有時、小柴胡湯主之、（金・婦人雜病）

本稿 条文10（傷・太陽下篇）と同じであるが、条文10は"續得寒熱"に作る。

以上、小柴胡湯の条文を（関連条文を含めて）検討したので、これ等を総合して本方証（適応病態）を考えてみる。

龍野一雄は、本方証を定義し、「上部胸脇を主として中部心下に及ぶ実又は実熱を瀉し、熱による気上衝を治し、併せて水を順らす」と述べ、各構成生薬の薬能を次の如く整理し、述べる。

「(構成)
　主薬
　　　柴胡　上部胸脇の実熱を去り利水する。
　　　黄芩　上中部の実又は熱を瀉す。
　補助剤
　　第一補助剤
　　　半夏　中部の停水を利し、気を開き、気上衝を治す。
　　　人参　黄芩を助けて中部の欝を瀉し、併かも行過ぎて瀉に専らにならぬように補を兼ね、一方上中部の水を順らし、半夏の燥の過度を防ぐ。
　　第二補助剤
　　　生姜　中部の気を開き、人参を助けて利水を図り、半夏を助けて水気上衝の嘔吐を治す。
　　　甘草　人参を助けて中を補う。
　　　大棗　上部を和潤する」(『傷寒論・金匱要略要方解説』)。

　この薬能を補強する龍野の言葉を挙げてみると、
「柴胡の薬能中等閑に附されているのは、津液を行らせること」(『漢方医学大系⑤・薬物・薬方篇下』)。
「黄芩は黄色ゆえ中に行き、苦味ゆえ瀉剤として働く」(同書)。
「(黄芩は) 柴胡を扶けて上中部の鬱熱を瀉す」(同書)。
「人参は (中略)、中部を且つ瀉し且つ補うのみならず津液を行らす」(同書)。
「半夏は (中略) 停滞せる水を逐う作用がある」(同書)。
「半夏の性は燥を旨とし、人参は之に反し潤を旨とする。作用相反すると雖も半夏人参は屢々併用されるもので両者相俟ちて水の過不足を調整すると考えられる」(同書)。
「半夏一味のみでは治嘔作用微力だが、之に生姜を配すると治嘔作用は顕著になる」(同書)。
「生姜は中部の停滞せる気を推開く作用がある」(同書)。
「利水剤たることも (半夏と) 共通すれど、生姜は中部の水を動かすと同時に表に進んで之を発動せしめる」(同書)。
「大棗生姜甘草は桂枝湯に於けると略々同様の意義を有する調和作用がある」(同書)。

一方、中医学の解説として中国・中医研究院編『傷寒論』のものを引用させていただく。
「柴胡は肝気の鬱結を散じ、半表の邪を外部から解消せしめることができる。黄芩は肝火を清し、半裏の邪を内部からきれいにすることができる。半夏は痰を去り、嘔逆を降す。人参は虚を補し、甘草は胃気を調和し、生薑と大棗は人参、半夏を助けて営気衛気を流通させる」

　この中医学の解説を完全に理解するには、十分な中医学の基礎理論の知識がなくてはならない。日本漢方より入った私はやはり龍野の解説に親和性を抱く。日本漢方は基盤に方剤をそのものとしてそのまま捉えようとするスタンスがある。
　つまり、○○、△△、……の薬能を持った生薬●●、▲▲、……が集まって方剤◎◎が出来たと要素還元論的に理解するのでなく、逆にまず方剤◎◎が存在する。これをそのままそのものとして総体的に理解しようとする。このスタンスに立てば、例え個々の生薬に分解しても、龍野の如き説明にならざるを得ない。
　しかし両者は互いに他を排斥するものではない。精神疾患の理解に多元的スタンスが求められている如く、総体としての存在を理解するには、このスタンスが必要なのである。
　龍野のテキストに従って、本方証をもう少し深く検討する。
　龍野は、傷寒論・太陽病中篇の「傷寒五六日中風、往来寒熱、胸脇苦満、嘿嘿不欲飲食、心煩喜嘔、或胸中煩而不嘔、或渇、或腹中痛、或脇下痞鞕、或心下悸小便不利、或不渇身有微熱、或欬者、小柴胡湯主之」が小柴胡湯の正証だから、これを中心に考察する、として、
「まず1．傷寒中風というから（に）は、外因性の発熱性疾患」であり、「太陽病は表熱、陽明病は内熱なのに対して少陽病は上部即ち胸部に熱を起す原因があると考えられる。熱を発するには何か病毒が滞積していると見るべきだから、少陽病小柴胡湯の証は胸部に病毒が雍塞していて、その結果熱を起すのが本体だと考えた（る）がよい」（『漢方医学大系⑤・薬物・薬方篇下』）と発熱の病理を記す。一方、無熱の雑病にも応用されることについては、「熱は必発的な根源的な症状ではなくて、上実が本である。実するによって熱が現われる可能性があると解釈すべきである」（同書）と述べる。ここで、龍野が"実"と表現しているものは何であろうか。勿論、西洋医学の炎症としてしまうことは出来ない。やはり東洋医学でいう"実のものは瀉し、虚のものは補う"の"実"と考えるべき

だろう。炎症も当然含むであろうも、炎症そのものが"実"ではない。炎症の結果としての熱とか滲出液、或いはそこでの陽性の動きが生体、その局所の負担になる時に、それは瀉すべき"実"なのである。つまり、"実"は必ずしも物質的に計量的に捉えられるもののみではなく無形のもの、機能的なものも含み、相対的に捉えるべきものである。

この"実"が少陽位に存在する、というのである。

これによって、往来寒熱以下の症候が全て説明されることを龍野は論理的に分かり易く述べる。ここで、半夏生姜を配していることに対し、次のように述べている。

「若し嘔を治す為に半夏生姜を入れておいたのなら、嘔なき場合は当然半夏生姜を抜いて用うべきであろう。だから半夏生姜は嘔という一症状だけを治すのではなく、嘔をも起し得る状態に備えたと解さねばならぬ」(『漢方医学大系⑤・薬物・薬方篇下』)。

やはり、ここに方剤をそのものとしてそのまま理解しようとする日本漢方の深みを見る。

次に、「2．(本方は上＝胸脇の実鬱を去り、併せて津液を通ずるものであるが)病は必ずしも一定部位に限局するものではなく、上下或は表から裏へ裏から表へというような反対部位に迄波及することは屢々ある。小柴胡湯では原病竈は上部にあるのに、中部下部と表とに波及する」(同書)、と記す。今述べたことであるが、龍野は"原病竈は上部にある"と説くが、これは議論のあるところだろう。私はやはり膈膜を中心とし、その上下に亘る部と臨床的に考えたい。

そして、「3．少陽病は半表半裏だとは従来誰も云い誰も疑わなかった所である。然るに傷寒論には半外半裏と明記している。果してどちらが正しいのであろうか」、の設定を置き、詳細に論じている。3の設定に対しては、「私は半外半裏を採るものである」(同書)、と問題提起する。

以上の検討を要約して、「小柴胡湯の証は、胸部(即ち上)が壅塞している(即ち実)、その為に気滞り水分代謝異常を招き、若し熱を持てば気上衝を伴うものであるということが出来よう。部位から見れば胸脇(中)が根源で、時に表、中、下にも症状波及するのである」(同書)と述べる。

龍野の解説で、小柴胡湯の適応病態がかなり明瞭になるが、ここで2、3付言する。

龍野は"上つまり胸脇の実熱"、"胸部(即ち上)"とする一方で、"部位から見れば胸脇(中)"と記す。私は上述したように、少陽位を膈膜(横膈膜)を

中心とし、その隣接する上部及び心下、両季肋部と考えてきた。西洋医学の解剖学を学んだものとしては、このように解剖学的部位を明確に示したくなるものだが、西洋医学的解剖学の未だ未発達であった古代の概念に、これを適応することが果して正しいかである。が、まず、あくまで臨床的単位と考えるべきではないか。かぜが長引いたりすると、患者はここらあたりが何か苦しいといって、胸骨下部、みずおち、或いは両季肋上部を指すことが多い。これを少陽の部位としたのではないか。とすれば、かぜ後多少咳き込んで胸も苦しい（上・中肺野）というのは、なお表証として治療することになるし、上、中肺野は太陽位ともいえよう。これは更に検討しなくてはならない。

次に、"胸部が雍塞している"の雍塞は、何か詰っているのかが問題となろう。勿論、純粋に血、津のみではないし、気とのみもいえないように思われる。これも上述したが、その部の本来的働きが阻害されている病態を当然含めなくてはならない。それは、発表すべきものでもなく瀉下すべきものでもないのだ。

最後に本方条文が多岐に亘っていることに関し、付言しておく。

もし、"実"が太陽位、即ち表にある場合、生体に於いてこの"実"が関わる部は裏のみであり、陽明位にある場合は少陽のみである。対し、少陽位にあれば太陽・表、と陽明・裏とも関わらざるを得なくなり、その相互関係、つまり現われる症候が非常に複雑となる。

小柴胡湯の運用

●『類聚方広義』（西山英雄 訓訳『和訓類聚方広義』）
「胸脇苦満、往来寒熱、心下痞鞕して嘔する者を治す」
　頭註
「柴胡の諸方は皆能く瘧を治す。要は胸脇苦満の症を以て目的と為すべし」
「痘瘡にして貫膿と収靨の間、身熱烘くが如く、胸満し嘔渇し、瘙痒し煩躁する者を治す。又収靨後、余熱の久しく解せず、前症の如き者亦此の方に宜し」
　貫膿と収靨の間……排膿し、治癒して陥没するまでの間、という（藤平健主講『類聚方義解説』）。
「時毒、頭瘟、傷寒発頤等にして胸脇苦満、往来寒熱、咽乾口燥する者を治す。若し煩躁して譫語する者は芒硝、石膏を撰び加う」

頭瘟……頭の丹毒。発頤……耳下腺炎、顎下腺炎（同書）。
「初生児にして時々故なく発熱し胸悸し、或は吐乳する者、之を変蒸熱と称し、此の方に宜し。大便秘する者は加芒硝湯に宜しく、或は柴円を兼用すべし」
　初生児に本方加芒硝湯とか紫円を使う臨床家としての榕堂の力量に敬服する。今日この如きは不可能であるが、榕堂の治病観を学ぶべきであろう。
「傷寒の愈えての後、唯耳中啾啾（シウシウ）として安からず、或は耳聾の累月復せざる者あり。此の方を長服すべし」
　かぜ後の耳閉に小柴胡湯合香蘇散はしばしば用いる。
「傷寒五六日云云（中川注：傷寒五六日中風、往来寒熱、胸脇苦満、嘿嘿不欲飲食、心煩喜嘔、或胸中煩而不嘔、……、小柴胡湯主之、〈傷・太陽中篇〉）、此の章は小柴胡湯の正症なり」

● 荒木性次『新古方薬嚢』
「小柴胡湯の證……身に熱ありて食を欲しがらず又その熱の工合始めぞくぞくとさむけしさむけ終りてカアーッと熱の出て來るものあり、又朝の中は熱なく午後に至りて熱いで、又さむけは知らざるものあり、或ひは咳いで或ひは頭痛して胸中ふさがりたるが如く、又は胸のわきより背中へかけてはりたる如き気持あり、又は痛みあるもの、又は前證にて嘔氣あるもの」
　記された症候より、病位は表を離れ裏（少陽）に移っていることを知る。しかし、病位が裏に移ったといっても、表の症候が直ちに完全になくなる訳ではない。なお表証と紛らわしい症候はあるも、本体は少陽にあるのだから、まず少陽の薬方（小柴胡湯）を考えろということ。

「風邪などにて發汗劑を服用し數回汗をとり、さむけ頭痛などはとれたるも身熱除かず、元氣なくただうつらうつらとして臥し食物を欲しがらず時々渇して水を欲し、或ひはのどかわかず、心中煩してしんから睡ること出來ず便通なきもの」（同書）
　いわゆるかぜ薬を服してもうまく治らないことは日常茶飯事である。かぜ薬の投与が誤っているのではない。ちょっとしたことでボタンの掛け違いが起こるのだ。表熱が発汗を逃れ、裏（少陽位）に進んで身熱、心中煩を惹起すると考える。

「汗をとりたりと云ふも洋薬のアスピリン、アミノピリン等にて汗を取りたるものには所謂方術的の表證抜けきらざるものあり。この場合は未だ柴胡湯に宜

しからず。先づ葛根湯、麻黄湯等にて更に汗を發するに宜し、これにて大概は解するものなり。若しそれにても解せざる際には柴胡湯の證を尋ぬべし」(同書)
　洋薬につき言及しているが、洋薬の発汗剤は強力であるのに、何故表証が抜けきらないのか。これはただ発汗力が強力すぎるからと考える。利尿剤のラシックスも然りであって、取り易いところから有無をいわさず水を取る。当然生体はこれに反発するだろう。漢方は違う。生体を納得させた上で、或いは汗を発し、或いは利尿する。生体がそれに協力するからうまくいく。

「或ひは風邪の後大熱は既に去りたれどもさっぱりとせず、飲食進まず、毎日午後に至れば多少のさむけと發熱あり或ひはさむけはせぬことあり、胸中のつかへふさがり、或ひはわき腹のあたりから背中にかけてチクチクと痛みあり。或ひは左或ひは右又は兩脇にかかるもの」(同書)
　これは上述したことと同じである。

「小兒など突然嘔吐して發熱し、うつらうつらと睡るもの、耳の中いたみ又は耳の下腫れて痛み、氣分甚だ勝れず、此の場合發熱するものもあり又は熱ありてさむけを伴ふものあり」(同書)
　現在、この如きを我々内科医が診ることはないが、参考になる。時々耳を痛がる児が来院する。

「又は熱のなきものもあり、又風邪等にて發熱して耳のいたむものに葛根湯、桂枝湯などにてよく治るものあり。甚だ柴胡の證に粉ぎれ易し、注意あるべし。しかし氣分勝れず食を欲しがらざるものには柴胡湯の證多し、これその見分け方の一てだてなり。
　又風邪などの氣なく俄かに耳痛み出して柴胡にて應ぜざるものあり、しかもその證は頗る柴胡に似たり。小建中湯を與ふべし。大人小兒を通じて甚だ効あることあり」(同書)
　特に小児に於いて、気分が勝れない、元気がない、食欲がないは注意すべきで、こういう時は小柴胡湯を使う機会が多い。洋薬のみでは積極的な対処の法がない。

「黄疸にて腹痛み、むかむかと嘔氣あるもの。大病一旦輕快して後少し身體に無理をなし更に發熱するもの。
　婦人風邪にて熱ある時月經が來去しその爲め熱が血に絡んで拔けず、毎日一

定の時刻に至り先づさむけが來り、次で發熱しその狀恰も瘧の如くして愈へざるもの。

婦人產後に外氣にふれて發熱し、手足ほてりて頭痛あるもの、產後便通なく嘔きけありて食し難きもの。

本方は仲々用ひ所多くして極めて興味深き藥方なり」（同書）

● 奥田謙蔵『漢方古方要方解説』
「応用
　小柴胡湯は、所謂少陽正対の方にして、其の応用範囲最も広大なり。
　Ⅰ）熱性病、胸痛あり、時に発熱、悪寒し、心下痞鞕して呕し、脈弦なる証。
　Ⅱ）悪風して時に発熱し、気欝し、胸満感あり、汗出でて尿利減少する証。
　Ⅲ）熱候無く、腹痛刺すが如く、呕、渇ありて心煩し、脈沈なる証。
　Ⅳ）熱性病、便秘し、時に譫語し、喘咳ありて呕吐し、食慾無くして脈浮緊の証。
　Ⅴ）熱性病、胸腹膨満を覚えて食を欲せず、若し食すれば呕吐する証。
　Ⅵ）胸部膨満感ありて心悸亢進し、時時腹痛し、其の脈沈遅なる証。
　Ⅶ）発汗を行ひて後、発熱減退するも、未だ心身爽快ならず、時に腹痛甚しく、口乾きて呕する証。
　Ⅷ）婦人、産後の頭痛にして、胸脇苦満を訴ふる証。
　Ⅸ）小児、乳食を吐し、発熱する証。
　Ⅹ）諸種の黄疸にして、腹痛、呕吐を発する証。
　ⅩⅠ）『マラリア』、及び其の類似疾患。
　ⅩⅡ）『フルンケル』、及び其の類似疾患にして、往来寒熱を発する証。
　ⅩⅢ）麻疹、及び痘瘡等にして、煩渇甚しき者には、証に由り石膏を加味し、或は白虎湯を合方す。
　ⅩⅣ）瘰癧には、証に由り石膏を加ふ。
　ⅩⅤ）腸『カタール』等には、証に由り芍薬を加味し、或は又五苓散を合方す。
　ⅩⅥ）吃逆には、証に由り橘皮竹筎湯を合方す。
　ⅩⅦ）肋膜炎等には、証に由り小陥胸湯を合方す」

　ⅩⅢ）以下の合方は、エキス剤を主としている我々に大変参考になる。

● 龍野一雄『新撰類聚方』
「Ⅰ）感冒・流感・チフス・ワイル氏病・麻疹・丹毒・猩紅熱・泉熱・マラリ

ヤ・暑気あたり・小児原因不明の熱・抗生物質を使用後高熱が下らぬもの等で発熱或は往来寒熱、舌白苔食欲不振咳痰・胸脇苦満等があるもの
Ⅱ）気管支炎・気管支喘息・気管支拡張症・肺炎・膿胸・肺気腫・肺結核・肋膜炎等で或は発熱或は無熱・咳痰胸痛胸脇苦満食欲不振等があるもの
Ⅲ）頭痛・肋間神経痛・半身不随等で胸脇苦満を伴うもの
Ⅳ）肝炎・胆嚢炎・胆石症・黄疸・肝機能障害等で或は発熱或は寒熱或は無熱、或は黄疸があり胸脇苦満心下痛食欲不振嘔吐或は神経症状あるもの
Ⅴ）胃炎・胃酸過多症・胃酸欠乏症・胃潰瘍・胃痛・吐血・便秘・食欲不振吃逆等で胸脇苦満或胃部疼痛嘔吐するもの
Ⅵ）リンパ腺炎・るいれき・扁桃腺炎・中耳炎・乳嘴突起炎・耳下腺炎・乳腺炎・各種化膿症等で発熱疼痛、或は食欲不振或は胸脇苦満するもの
Ⅶ）腎炎・腎石・腎盂炎等で或は発熱、往来寒熱或は無熱で胸脇苦満或は浮腫するもの
Ⅷ）急性附属器炎・産蓐熱で発熱、往来寒熱し、血の道症で月経止まず寒熱胸脇苦満神経症状があるもの
Ⅸ）急性睾丸炎・副睾丸炎で発熱腫痛するもの
Ⅹ）陰部瘙痒症・いんきんたむし・霜やけ・帯状匍行疹・禿頭・頭汗症等で或は胸脇苦満或は瘙痒不眠或は痛むもの
Ⅺ）車酔いで嘔吐胸脇苦満、打撲で発熱胸脇苦満するもの
Ⅻ）神経質・ノイローゼ・肝積持ち・唖・どもり・不眠症・てんかん・精神分裂症・痙攣発作等で神経症状胸脇苦満痙攣のどれかゞあるもの」

　約30年前に刊行された『漢方治療指針』（矢数圭堂・松下嘉一 監修、緑書房、東京、1999）で、本方の出現する項目をみると、56の病名と8の症候である。中にはどういう理由で使うのかなと思うものもあるが、漢方を学んだ各分野の専門家が己の診察の中で、"小柴胡湯証"を嗅ぎ取るということであろう。或いは中医学の視点を踏まえての投与もあろうし、或いは基礎科学の進歩による知見からの運用もあるだろう。いずれにしても、病名と薬方が1対1として対応するのではなく、治療の流れの中で時に柴胡剤の証が、時に駆瘀血剤の証が浮かびあがってくると考える。漢方治療の本質である。
　記載されている病名と症候を挙げておく。
「神経症（ノイローゼ）、うつ病、感冒（かぜ症候群）、インフルエンザ、気管支喘息〔柴朴湯と同じような目標に使用される〕、肺炎、肺結核、胸膜炎、大動脈瘤、急性肝炎〔どのタイプの肝炎にもよく用いられる〕、B型肝炎〔肝疾患に最も多く用いられ

る処方〕、脂肪肝、肝硬変、胆石症（胆道ジスキネジー）、肝臓癌、慢性糸球体腎炎〔慢性糸球体腎炎に対する基本的な処方〕、腎盂腎炎、白血病、リンパ節腫〔良性のリンパ節腫が適応となる〕、アレルギー性紫斑病、甲状腺機能亢進症、頸肩腕症候群、蕁麻疹、多汗症、掌蹠膿疱症、妊娠中毒症、乳腺炎、百日咳、起立性調節障害、血管性紫斑病、視神経炎、角膜潰瘍〔肝と関係の深い角膜疾患に、肝を帰経する柴胡は必要〕、緑内障、黄斑部出血、黄斑部変性症、上眼窩神経痛、仮性近視（調節痙攣、偽近視）、眼精疲労症候群、ドライアイ、翼状片、急性・慢性中耳炎〔急性の時頻用される〕、滲出性中耳炎、耳漏、急性扁桃炎・慢性扁桃炎（アンギナ）、扁桃肥大（アデノイド）、咽頭炎、多発性硬化症、全身性エリテマトーデス、シェーグレン症候群、クローン病〔比較的初期、または緩解期と〕、慢性肝炎、肝硬変ヘパトーム、原発性血小板減少性紫斑病、肺線維症、網膜色素変性症、嚥下困難、難聴、肩のこり、後背部のこり、悪心、嘔吐、食欲不振、熱と悪寒、ひきつけ、化膿症」

　なお同書には、小柴胡湯加桔梗石膏、小柴胡湯合桂枝茯苓丸、小柴胡湯合香蘇散、小柴胡湯合五苓散、小柴胡湯合当帰芍薬散、小柴胡湯合半夏厚朴湯、小柴胡湯合六味丸が独立した方剤として（索引で）扱われている。

　つまり本方は、少陽（身体の中心である）の基本方剤故に、多方面の方との親和性が有るといえよう。

● 稲木一元『臨床医のための漢方薬概論』
「小柴胡湯の使用目標と応用
　□急性疾患（かぜ症候群など）
　・発病後数日以上経過し、弛張熱や午後に微熱が出る者
　・発熱して、口乾、口苦、食欲不振などの消化器症状がある者
　・感冒、咽喉頭炎、扁桃炎、耳下腺炎、中耳炎、頸部リンパ節炎、気管支炎
　□慢性疾患
　・虚実中間程度の体質者で胸脇苦満を認め、肩こり、食欲不振、口が苦いなどの非特異的徴候をともなう者
　・再発性咽喉炎、再発性または慢性扁桃炎、再発性中耳炎
　・遷延性または慢性気管支炎、気管支喘息
　・慢性胃腸障害、慢性胃炎
　・急性または慢性肝炎、肝機能障害など
　□副作用
　・間質性肺炎、薬剤性肝障害など」

本方の治験は厖大である。荒木性次の症例を引用させて貰う。その理由の一つは、荒木の治療が正に職人技であること、一つは荒木が小柴胡湯を原典に忠実に使用したと考えられることからである。多くの本方の治験で、その治者によって多少この方が修正されているのではと思われるケースのあるなかで、荒木はかたくなに原典の小柴胡湯にこだわっている、と思われる。

「小柴胡湯の應用例の一……男兒三歲、左の耳の下腫れいだし、熱あり顔色青惨氣分勝れず。夜も安睡する能はず。食物を少しも欲しがらず、ただ乳を呑み居りしが數日を經る內にその乳さへあまり呑まぬ樣になり。元氣全く銷沈したるものに小柴胡湯を與へ熱去り、元氣いで四五帖を盡して殆ど平常の如くなりただ腫れの一部だけ殘りて解けず、次いで大柴胡湯を服して殘腫悉く散じて全く愈えたるものあり。
　これは本論に先づ小柴胡湯を與ふ。嘔止まず心下急鬱々微煩する者は未だ解せざるなり。大柴胡を與へ之を下せば則ち愈ゆとあるに本づきたるものにてうまく勘定と錢とが合ひまぐれ當りの大手柄とこそ覺えたり」（『新古方藥囊』）

「同應用例の二……一女兒五歲。右の耳いたみ劇く、發熱惡寒あり氣分勝れず食を欲せず。治療を行ひつつ十日餘りを過ぎて差えず、手術をせざれば治し難しと言はれたれど女の兒として耳のあたりにきずをつくるもふびんなりと、それも爲し得ずまことに難儀なりと云ふに小柴胡湯三分の一量を與へ四五劑を服し、いたき思ひもせず創もつかずに全く愈えたるものあり」（同書）

「同應用例の四……一少女十六歲。肺炎とかにて高き熱數日の間續きたり、幸ひその熱は去りたるが、微熱なほしんに絡んでとれず、別に苦しげな所も見えざれども元氣少しもなく、食も欲せずただ寢んと欲するばかりにて既に七八日を過ぎたりと言ふものに小柴胡湯を與へ頓に愈えたるものあり」（同書）

「同應用例の五……一婦人三十歲、風邪にて發熱、九度半の熱七日間續きて解せず食少しも入らず、ただ渴ありて時々水を欲す。夜に入れば熱のため時々讝語を發すると言ふものに小柴胡湯を與へ一帖にて忽ち解熱し愈えたるものあり」（同書）

　本方は最重要處方だが、私は單獨で使用することは少ない。多くは合方、或いは併方である。また小柴胡湯方後の加減も屢々使う。これらのいくつかを呈

示する。

【小柴胡湯　単方の症例】

「(軽) うつ状態に小柴胡湯 (その一)」
　66歳　♀
　高血圧症で以前から治療中の女性。やや大柄だが顔色が余りよくない。貧血っぽい。ご主人が喘息持ちで入退院をくり返し、何かとストレスが多い様子。
　平成12年に入ってからの状況の主なものを示すと、
　1月27日。両方の足首が冷える。加味逍遙散（エキス）＋四物湯（エキス）＋紅参末を処方。
　3月3日。肩こり（両側）がひどい。治肩背拘急方を3日間服し、楽になる。
　4月18日。ご主人が入院してストレスが多い。胃部症状に対し平胃散に黄柏末を加味して投与。その後も下肢が疲れるとかつれるということで、整形の治療を受けるが、心配なものはないといわれた。
　6月15日。"何か気持ちが落ち込んで、勝手仕事がおっくうだ"、と言う。十全大補湯（エキス）を処方した。これで多少よいような印象を受けたが、7月27日、"3日前から歩行時、雲の上を歩いているような何か頼りない感じがする"、と言う。血圧160/84mmHg。十全大補湯は日に2回服しているとのこと。この日は話のみを聞いて、少し様子を見ましょうということにした。
　8月18日。"時々うつになる"、と言う。血圧140/80mmHg。腹診上右季肋部の緊張と圧痛を認めたので、小柴胡湯（エキス）を頓服として服すよう5回分投与した。
　"前回のお薬を3回ほど服したら、変に気分の落ち込むことがなくなりました"、と後日報告してくれた。
　東静漢方研究室の仲間、東京の斉藤輝夫は『東靜漢方研究室』（通巻No.84）に「少陽病と疲労倦怠」という興味深い論文を発表した。
　斎藤は次の如く述べている。「『太陽』が日中の陽気とすれば、『少陽』は緩やかな朝日の陽気にあたる。この緩やかな陽気が、表裏の間、三焦に分布し、元気と津液を全身に運び、人体を温煦・長養し、潤す」。そして「少陽と関連するのは腑では胆と三焦、経絡では足少陽胆経と手少陽三焦経」であり、「胆は疏泄機能を主る。……胆汁は厥陰肝に貯蔵された血液から絞り出された精微な汁であり、苦味がある。この苦味は火の味、少陽生発の気をもち、少陽を三焦にめぐらす原動力」となる。「少陽病とは『少陽』本来の機能が『病』んで

いる状態であり、朝日のように穏かな陽気が三焦をスムーズに流れないため、元気と津液が全身にゆきわたらない」ために起こる。西洋医学的にはいわゆるストレスである。そして「小柴胡湯は、胆の疏泄機能を高め、元気と津液が三焦をスムーズに流れるようにする方剤である」と。

　誠に見事な解説である。この説に従えば、本症例の漢方的作用機序がうまく説明できる。まま見られるうつイコール気虚といった見解がいかに表層的であるかを斎藤は教えてくれる。

（『漢方精選 300 例』〈症例 137〉p.214）

「（軽）うつ状態に小柴胡湯（その二）」
38 歳　♂
初診：平成 12 年 1 月 18 日
「いままでの体の不調について……体がだるい、いつも眠い、すぐ疲れる、頭痛がする、体がこる、ドキドキする、イライラする、かぜを引きやすい……」。ノート 1 頁に症状をビッシリ書いて持参した。

　小建中湯（エキス）を処方して春の間は比較的元気であったが、5 月末頃から再び愁訴が多くなったので、頭がボーッとするということから痰湿のいたずらだろうと半夏白朮天麻湯に替え、それなりに有効で、この方をしばらく続けた。

　平成 12 年 9 月 16 日。皮膚が少し黄色っぽく感じられたので簡単な一般検査をしてみた。検尿；異常なし、末血；R 463、W3,800、Hb14.8。赤沈 16／1h。コレステロール 169、中性脂肪 24、クレアチニン 1.0、尿酸 5.7、GOT 28、GPT 28、γ-GTP32。総ビリルビンのみが 1.3 とやや高いが様子見ることにする。血圧 104／60mmHg。

　9 月 30 日。「体の具合はよいが、逆に気分が落ち込む。眠たい」。血圧 108／60mmHg。腹証で右季肋下部が左に比べいくらか緊張し圧痛を認める。腹は陥凹し全体として虚証の腹証である。臍上に僅かに腹動を触れる。胃部振水音（－）。前の例に倣って、小柴胡湯（エキス）5 包を、そのような時に服してみなさいと処方した。半夏白朮天麻湯加味は同じく続ける。

　10 月 21 日。薬のみ持参。

　11 月 4 日。気分の落ち込みの件を尋ねてみた。「あの薬を 1 日一度ぐらい、気分のすぐれない日に服していたら効き目があって、4 回服しただけでよくなった。1 包は残してある。10 月初めの 5、6 日頃から気分の落ち込むことはなくなった」と報告してくれた。腹証で右季肋部の緊張、圧痛はなく前回よりは臍上の腹動が目立っていた。身長 171cm、体重 62kg。血圧 120／80mmHg。

（『漢方精選 300 例』〈症例 138〉p.216）

「小児神経症に苓桂味甘湯」
　13歳　♀
　初診：平成19年6月15日
　今年（平成19年）の4月頃から、後頭部にズキズキする痛みがあり、小児科を何軒も回りMRIとか血液検査を受けるも、特に心配なものはないといわれ鎮痛剤を処方された。しかし、服しても全く効がない。元々頭痛持ちであったが、薬で治っていた。
　小学4年の頃にお腹を痛がり、色々検査をしてピロリ菌がいることが判明し、除菌療法を受けた。その後も時にお腹を痛がるも、今のところはよい。頭痛は終日続く。嘔気はない。生理は順調で頭痛は生理とは関係ない。頭が重い。特に雨天の日に悪い。アトピーもあるという。身長156.0㎝、体重44.9kg。顔面頬部がほんのり赤い。口唇が乾燥している。足冷はない。硬い表情。親に付き添われての来院である。
　　　　Rp.　苓桂味甘湯
　6月21日（二診）。少し頭痛が軽くなる。服し難くはない。しかしなお起床時に頭が痛む。睡眠が十分でない。湿気の多い時よけいに具合が悪い。水分摂取は少ない方で小便も遠い。
　　　　Rp.　ⅰ）do
　　　　　　ⅱ）五苓散
　　　　　　　　一緒に服すよう指示
　7月7日（三診）。日中の頭痛は多少楽になるも夜10時頃になると強くなって眠られない。睡眠が浅い。生欠伸（−）。腹診；胃部振水音（−）、腹壁が全体に硬い。
　　　　Rp.　ⅰ）do
　　　　　　ⅱ）小柴胡湯（エキス）
　7月23日（四診）。夜の頭痛が軽くなったがまだ鎮痛剤は服している。眠りはよくなってきた。腹診で腹壁がやわらかくなっている。
　　　　Rp.　ⅰ）ⅱ）do
　初診時の表情の硬さはなくなっている。笑みもみられる。心を開いてくれた感じだ。父親が付き添ってきたが、父親も喜んでいた。よかったね。効いているから、夏休み中は続けましょうね。必ず治りますから、煎じ薬だが我慢して飲みましょう。先生も一生懸命よいお薬を考えるからね。このようなことをいい添えた。
　病名は小児神経症（今、このような呼称があるかどうか分からないが）としてよか

ろう。

　ここで一つ、昨今の特に若い先生方に苦言を呈したい。何故すぐ MRI をとるのでしょうか。話をよく聞いてあげて、少し様子をみるという選択は出来ないものか。脳内に器質的病変があるかも知れないから念の為にということであろうが、医者の勘として、或る程度それは分かるのではなかろうか。このような少女にこうした大々的な検査をするその心理的ストレスについて思いを至さないのであろうか。病院であるからまだ検査はよしとして、検査後に単に鎮痛剤を与えるのみのその診療の落差はどんなものか。患者中心の医療というけれど結局は医師中心のそれになっている。治療ということを中核として、その回りに種々のことが付随してくるという医療を医学教育に望みたい。

（『日常外来の漢方 380 例』【小児科〈症例 4〉】p.416）

【小柴胡湯　合方の症例】

「インフルエンザ後の長引く咳に小柴胡湯（エキス）＋半夏厚朴湯（エキス）」
　8 歳　♂

　4 月中旬、インフルエンザにかかってから咳が続き、近くのお医者さんの治療を受けるもよくならない。咽に何か詰まっていて、それを取ろうとする如くの、うんうんとする咳である。鼻水、くしゃみはあるが、もう熱はなく、食欲も平常です。時々お腹を痛がり、また頭を痛がる。このような訴えで、母親に連れられて平成 24 年 5 月 24 日、来院した。

　顔色は悪くない。無口で、一言二言"はい"とか"いいえ"と口にするのみで、殆ど母親が 1 人で話す。

　体重 24kg。肺野；異常音なし。腹証は、腹直筋の上半がやや緊張している。これに小柴胡湯（エキス）1 包と半夏厚朴湯（エキス）1 包を 1 日分とし、混合し分三として処方する。7 日分。

　5 月 31 日、再診。80％〜90％よくなりました。よく効きました。が、なお心配故もう一度お薬を欲しいという。同方処方、7 日分。

　咽に何かが引っ掛かっていて、それを取ろうとするような咳ということと、腹証より小柴胡湯（エキス）＋半夏厚朴湯（エキス）としたのである。

（『日常外来の漢方 380 例』【小児科〈症例 15〉】p.432）

「毎月あった咽痛と発熱が小柴胡湯（エキス）＋葛根湯（エキス）で癒える」
　46 歳　♂

　平成 18 年 7 月 1 日。一昨日の夜から咽が痛くなり、熱が出た（38.1℃）、と

来院。以前より月に一度か二度こうしたことが起り、その都度近くの医者で診て貰い、消炎鎮痛剤とか抗生物質を処方されてきた。咳（±）、痰（−）。食欲、便通は良好。右顎下リンパ節が（大き目の）梅干し大に腫れている。背が高く、体重も 77.5kg ある。血圧 120/70mmHg。小柴胡湯（エキス）5g＋桔梗石膏（エキス）6g＋葛根湯 2.5g を分三として処方。5日分。

8月8日。一昨日よりまた咽が腫れ、それが次第に大きくなる感じだと訴えて来院。右側の咽が痛む。熱（−）、寒気（−）、咳（−）、鼻水（−）。市販の葛根湯を2回服した。他覚的には咽頭に特記すべきはない。右顎下に圧痛を認めるも、リンパ腺の腫大は今回はない。肺野；聴診上異常なし。舌証；胖大、白苔（＋）、湿（＋）。腹証；上腹部、特に右側に緊張をみる。胸脇苦満と診た。

　　　　Rp. 小柴胡湯（エキス）＋葛根湯（エキス）＋平胃散　　5日分

平成19年の1月18日。一昨日の夜から、夜中に咳き込むとやってきた。昨年の8月の件を訊ねてみた。

"よく効きました。それまでは毎月必ず熱が出ていましたが、その後は出ません"

小柴胡湯と葛根湯は各々約半量として合わせた。それに舌証より平胃散を少量加味したのである。このところ何かと平胃散を用いている。そして実際に加えてより効を増すと感じる。脾胃を大切にする必要性を示すものだろう。

最初の7月1日、桔梗石膏（エキス）を規定量用いたのは、リンパ腺の腫大とか発熱とかの炎症所見が明らかであったので小柴胡湯加桔梗石膏をまず考えた為である。それに軽く発表しようと少量の葛根湯を加味した。

次の8月の場合は、市販の葛根湯を2回服した為か、炎症所見が他覚的には認められなかったので桔梗石膏（エキス）をはぶき、発病日数からまだ完全な少陽位とも考えられず、太陽の葛根湯を半量加えた。

舌証はこのような所見を元々呈し易いのかも知れない。

平成19年1月18日の舌証は、やはり胖大傾向で歯痕を認め、白苔に被われ湿っていた。そして全体に青味がかかっている。瘀血というより寒証か。

（『日常外来の漢方380例』【耳鼻科〈症例4〉】p.536）

【小柴胡湯　方後の症例】

「小さい幼児の治験（咳き込み、煎薬）」

　　1歳11ヶ月　♂

この児のお母さんに関しては、以前『東静漢方研究室』通巻 No.138（"患者の顔を見て脈をとり、お腹に触れて、患者の訴えようとすることを真剣に捉えること"）に

記した。

お母さんが時折体調を崩し、来院し、漢方を持っていっていたので、この小さなお子さんを連れてきた。

初診：23年3月19日

2月25日。下痢気味で軟便となった。最初は酸っぱい臭いがした。食欲はあり、お腹を痛がることもない。まだ軟便が続いている。

3月12日。咳が出始め、16日に小児科を受診し治療を受けるが中々よくならず、今は鼻がグシュグシュして息が生臭い、との訴えである。

漢方をやっていると、よく乳幼児だが診てくれますかとの相談（電話）を受ける。本当の赤ちゃんは自信がないので小児科に行って下さい、3歳以上ならば一応診てはいますが、とこのようなあいまいな返事をする。

このような次第で、正直、2歳前後の幼児を診ることは殆どなく、今回もとまどった。泣かせて咽を診るのも気おくれして、胸の聴診で特別な異常音のないことだけを確かめて、一種の勘で処方した。

麻黄加朮湯（龍野一雄『漢方処方集』に従う）の1袋を3日で朝・夜の2回に分けて服させること、五苓散（散末）1.5gを午前・午後の2回に分け、重湯に溶かし服させること、として3日分を投与した。

3月22日。鼻のグシュグシュするのがいくらか治まった。が、咳き込む。痰の絡む咳である。熱がまだあり、昨日まで日中は38℃あった。便はまだやわらかい。

麻黄加朮湯を中止して、小柴胡湯去人参大棗生姜加五味子乾姜（大塚敬節・矢数道明監修『経験・漢方処方分量集』）を処方し、服し方は前と同じにした。五苓散も同様に処方。

3月25日。母親が自分の病気で来院し、この幼児の件を報告してくれた。今日は保育園に行きました。頂いた煎じ薬を早速作り、その1回分を与えたら、その日の夜から咳が軽くなり、1袋を服し終えないで完全に止まりました。嫌がらずに服しました。軟便はまだ続いています、と。

小柴胡湯去人参大棗生姜加五味子乾姜は、傷寒論の小柴胡湯方後に出てくるもので、成人には好んで使う。比較的評判のよい薬である。この方の咳は乾咳でなく、湿った痰の絡むそれであり、かなり激しい時もある。鼻水をたらしていることが多い。いずれにしても小柴胡湯を骨格としているから、かぜの初期の咳ではない。この児も、当初咳き込むということで無難な麦門冬湯を選び、それに少量の桔梗石膏を加味した処方箋を書いた。診察室を出ていく時の咳の様子が、今ひとつ麦門冬湯としっくりせず、それを改め上記処方とした。これ

に書き改めながらも、大丈夫だろうか、ましてや幼児だ、黄芩の重篤な副作用は出ないであろうか等、心が揺れた。まあ、注意して様子を見ようということできりをつけた。

それが、母親の報告のように奏効して、嬉しくなった。それにしても、この方のこれほどの効は初めてである。幼児であるが故に効くということであろうか。

今は東日本大震災で日本中が揺れ動いている。私は医師として、何も直接的貢献が出来ない。新しい医学知識は皆無といってよい。被災地で活動している医療関係者を見て、自分は一体何だろうとも思う。

目の前に来てくれる患者さんの悩みのいくらかなりを軽減してあげられれば、それでよしとするしか術がない。ただただ漢方の腕をみがいて、私なりの人助けに努めること、とむりやり自分を納得させた。

(『日常外来の漢方380例』【小児科〈症例11〉】p.426)

「不明熱に小柴胡湯加減方」
32歳 ♂

平成23年11月の初め頃から38.5℃以上の発熱があり、近医を受診し、治療を受けるも軽快せず、大学病院を紹介され、そこで血液検査は勿論、レントゲン、全身のCT、MRI等々の検査を受けた。しかし、血液検査で炎症反応を認める以外異常所見がなく、明確な診断は得られなかった。その間、体重が3kg減少した。

そうこうしているうち、二週間程で一旦下熱したが、12月になり再び38℃以上の熱が出始め、それが続いている。病院からはカロナールのみを処方され、38℃を超える発熱時に服すよういわれた。発熱前に寒気を覚える。熱が出て汗をかき、また発熱する。このくり返しだ。熱が出始めてから常に汗をかくようになり、温かいものを食べただけでもう汗が出る。勿論カロナールを服すと大量に出る。食欲がなく、食べられない。すぐお腹にたまってしまう。

このような訴えで平成23年12月9日来院した。背が高く痩せている。思いつめたような表情。無口。顔色がよくない。舌証は乾燥気味で黄苔に被われる。腹証は、ベースは虚証腹であるが、両側腹直筋が筋張り特に上半が他部を含めて緊張している。振水音、腹動亢進はない。

実は、この患者の父親を久しく診ていた。もうかなり前に、比較的若くして亡くなられたが、その後も奥さんが体調不良で時折来院していたので、きっとそのことを思い出して受診させたのであろう。母親が付き添って来て、本人の

診察後すかさず一人で入って来て、病前の経緯を話してくれた。

大学院を出て、今春、或る事務所に職を得たが、無茶苦茶多忙で睡眠時間を削る程でした。このところ、いくらかノイローゼ気味になって、時折、自分は死んでしまうかも知れない、といったことを呟きます。このままでは駄目になってしまうと思われるので、職場を替えることを真剣に考えています。先生、どうかよいお薬を調合して下さい、と涙を浮かべて訴えた。

大学病院で全身の精密検査を受けて特に異常がないといわれたのだから、その点は安心してよかろう。漢方の視点で、少しく対処してみようと意を決した。

まず、全体の印象、腹証、及び遷延する発熱から、柴胡剤を考えた。大柴胡湯、柴胡加竜骨牡蛎湯は容易に否定される。四逆散が候補として挙げられるが、四逆散のこれ程の熱は今迄経験した記憶がない。やはりこの患者には合わない。柴胡桂枝乾姜湯も考えられるが、本方証までは虚していない。この消去法から小柴胡湯が残る。

遷延する発熱、口のかわき、舌証より津液乏の病態が更に加味されている。小柴胡湯方後に、"若渇、去半夏、加人参、合前成四両半、栝楼根四両" とある。

よって、大塚敬節・矢数道明の『経験・漢方処方分量集』に従い、小柴胡湯去半夏加栝楼根4.0g（人参4.5g）として処方。5日分。

12月13日。今はほぼ平熱となった。が、口のかわきがなお少しあり、食欲が出てきたが多くは食べられない。ゲップが出ないので胃のつまった感がある。カロナールを中止してから汗の出が少ない。舌証も改善し、腹証では、腹壁が全体としてやわらかくなっている。同方処方、5日分。

12月20日。熱はない。服薬していると体調がよいが、減らしたり、中止すると咽に痰がたまりティッシュで取りたくなる。顔色がよくなり、表情がほぐれている。服し難くはない、という。同方処方、二週間分。

平成24年1月5日。正月二日に咽が痛くなり、右側の首のリンパ腺が腫れたが、熱は出なかった。他覚的に右頚部（下部）に小指頭大のリンパ腺腫を触知するも痛みなし。同方処方、20日分。

この発熱が何であったかを明確にすることは、私の力のみでは出来ない。ただ、大学病院で徹底した精査を受けているから、安心して漢方の視点で治療することが出来た。本症例を小柴胡湯加減方の証といってしまえば、それなりに話は終結するが、前に進まない。どういうメカニズムが作動したのか、漢方の作用機序は一体何なのか。開業医としての限界はあるが、これを常に考えながら症例を積んでいきたい。　　　（『日常外来の漢方380例』【その他〈症例33〉】p.704）

七味薬方　小柴胡湯　運用

最後に本方のエキス剤について触れておく。

本方のエキス剤は薬価に収載され、13の製薬メーカーが参入し、16種の製剤が販売されている。効能・効果が各メーカーによって違い、保険診療では能書の効能・効果に従わざるを得ず、実際問題として悩ましいところである。

使用上の注意で、冒頭に警告が朱筆されている。
「投与により、間質性肺炎が起こり、早期に適切な処置を行わない場合、死亡等の重篤な転帰に至ることがあるので……」、と。

続けて、やはり朱筆で「禁忌…①インターフェロン製剤を投与中の患者。②肝硬変、肝癌の患者。③慢性肝炎における肝機能障害で血小板数が10万/mm^3以下の患者」、とある。

一時、小柴胡湯が肝炎に有効であろうという不確実な一種の思い込みで大量に使われた為にこうした副作用を招いたといえよう。

今、冷静に振り返って見るに、これは少陽の病を肝臓病に単純に結びつけた結果といえよう。これまでみてきたように、条文のどこにも肝(臓)は触れられていない。あくまで少陽位である。

それと、慢性肝炎、肝硬変の患者は、逆に胸脇苦満を含めて殆ど愁訴のないケースが多い。他覚的には血虚と捉えられる範疇に入る。小柴胡湯を使うにしても、四物湯等を合方する。慢性肝炎、肝硬変はあくまでも西洋医学の疾患名であり、安易な結び付けには注意が必要であるということだ。小柴胡湯の間質性肺炎は大きな痛手であったが、逆にこれを糧として、東洋医学としての病態、病理の概念の確立……これが今世紀の医療の大きな一礎石となると信ずる……に、我々は邁進すべきと改めて考える。

旋復花代赭石湯
せんぷくかたいしゃせきとう

POINT

①旋覆代赭石湯はエキス剤はないが、結構重宝で、私はしばしば使う。その治験のいくつかを呈示した。

②本方は傷寒病の定石に従って汗法を用いるも、うまく治せず、よって、たたみかけるように吐法、下法を行って、傷寒の病証はなんとか解消したが、心下痞鞕、噫気不除の症候を呈する者の治法を述べる。

③その場での治法の決定が必ずしも誤っている訳ではなくとも、その後の個体（病人）の動きは治者の思いとは関係ない種々の要因に影響され、予測不能である。

④従って、予期した結果の得られない場合が多い。

⑤治者の取るべき態度は、それを冷静に受け止め、次善の対処を早急にすることである。

⑥傷寒論はこの姿勢で貫かれている。そして比較的起こる頻度の高いケースを提示して、対処のモデルを示す。本方条文も然りである。

⑦条文は"若吐、若下"と記されている。吐法、下法共に行ったのか、或いは吐法のみを、或いは下法のみを追加したのか否かだが、上述したように両者を用いたと解釈する。

⑧"心下痞鞕""噫気不除者"の出現する病理を検討した。

⑨本方は生姜瀉心湯と対比され、解説されることが多い。

⑩つまり本方は、生姜瀉心湯に比し、病症に多少ひねびた感があり、げっぷにすえた臭いの含まれることが多い。

⑪奥田謙蔵は「此れ（中川注：旋復花代赭石湯）生薑瀉心湯證の更に一段進行せる者なり」（『傷寒論講義』）という。

⑫本方の効能を龍野一雄、高山宏世の解説に従って、構成生薬の薬能より説いた。
⑬本方に含まれる甘草、生姜、大棗は桂枝湯の構成生薬でもある。桂枝湯は表に於ける栄衛不和を治す方であるが、本方の病位は当然裏にあるので、裏に於ける栄衛不和を調整するともいえよう。
⑭また、代赭石については、胃陰虚による乾嘔呃逆を重質の代赭石でそれに蓋をするといった発想があったのではないかと述べた。それと余分の胃酸を中和する働きもあるのではないか。
⑮旋覆花の第一の薬効は心下に（邪）気の結するのを主ること。つまり、気の治療には花のような軽いものを用いるということではないか、と述べた。

旋復花代赭石湯の内容

図表38は、大塚敬節の『傷寒論解説』、龍野一雄の『新撰類聚方』、金子幸夫の『傷寒論解説』及び中国・中医研究院編の『傷寒論』で旋覆花代赭石湯方をみたものである。

方名を大塚は、"旋復花代赭石湯"に作り、他は全て"旋復代赭湯"である（龍野は"旋覆"）。大塚は〔校勘〕で、「宋本、康平本は、『旋復代赭湯』に作り、成本、玉函は『旋復代赭石湯』に作り、玉函は『復』を『覆』に作る。今、改めて『旋復花代赭石湯』とする」（『傷寒論解説』）と述べる。

本稿は大塚に従う。

金子は発汗吐下後篇にも同じ方を載せるも、"旋復代赭湯主之"が"属旋復代赭湯"になっている。また龍野は、平脈篇の"寸口脈弱而緩、……、気填於膈上也、"を本方関連条文として挙げる。各書の読点のふり方に注意が必要だろう。方に於いては各書で異同はない。

図表39は、諸家の旋復花代赭石湯方である。

殆ど異同がないとみてよかろう。本方は再煎することになっているが、これ

図表38　旋復花代赭石湯の条文とその方

大塚敬節『傷寒論解説』 "傷寒、發汗、若吐、若下、解後、心下痞鞕、噫氣不除者、旋復花代赭石湯主之。" 　旋復花代赭石湯方　　　　　　　　　　　　　　　　（傷・太陽病下篇） 　　　旋復花 三両　　人參 二両　　生姜 五両　　代赭石 一両　　甘草 三両炙　　半夏 半升洗 　　　大棗 十二枚擘 　　右七味、以水一斗、煮取六升、去滓、再煎取三升、溫服一升。日三服。
金子幸夫『傷寒論解説』 "傷寒發汗、若吐、若下、解後、心下痞鞕、噫氣不除者、旋復代赭湯主之。方二十三。"　　　　　　　　　　　　　　　　　　　　　　　（傷・太陽下篇） 　旋復代赭湯方 　　　旋復花（三兩）　人參（二兩）　生薑（五兩）　代赭（一兩）　甘草（三兩、炙） 　　　半夏（半升、洗）　大棗（十二枚、擘） 　　右七味、以水一斗、煮取六升、去滓、再煎、取三升、溫服一升、日三服。 "傷寒發汗、若吐、若下、解後、心下痞鞕、噫氣不除者、屬旋復代赭湯。方十二。"　　　　　　　　　　　　　　　　　　　　　（傷・發汗吐下後篇） 　旋復代赭湯方 　　　旋復花（三兩）　人參（二兩）　生薑（五兩）　代赭（一兩）　甘草（三兩、炙） 　　　半夏（半升、洗）　大棗（十二枚、擘） 　　右七味、以水一斗、煮取六升、去滓、再煎取三升、溫服一升、日三服。
龍野一雄『新撰類聚方』 "傷寒発汗、若吐、若下、解後、心下痞硬、噫気不除者、本方主之、"（太陽下） "寸口脉弱而緩、弱者、陽気不足、緩者、胃気有余、噫而吞酸、食卒不下、気填於膈上也、一作下（宜本方）"（平脉） 　旋覆代赭湯 　　　旋覆花 三両　人参 二両　生薑 五両　代赭 一両　甘草 三両炙　半夏 半升洗 　　　大棗 十二枚擘 　　右七味、以水一斗、煮取六升、去滓、再煎取三升、溫服一升、日三服、
中国・中医研究院編『傷寒論』 "傷寒發汗，若吐，若下，解後，心下痞鞕，噫氣不除者，旋復代赭湯主之。" 　旋復代赭湯方　　　　　　　　　　　　　　　　　（傷・太陽病〈下〉） 　　　旋復花（三兩）　人參（二兩）　生薑（五兩）　代赭（一兩）　甘草（三兩炙） 　　　半夏（半升洗）　大棗（十二枚擘） 　　右七味、以水一斗、煮取六升、去滓、再煎取三升、溫服一升、日三服。

図表39　諸家の旋復花代赭石湯方

	旋復花	人参	生姜	半夏	代赭石	大棗	甘草	
荒木性次 『新古方薬囊』	3.0g	2.0g	5.0g	5.0g	1.0g	4.0g	3.0g	右の七味を水二合を以て煮て一合二勺となし、滓を去り再び煎じて六勺となし二勺宛温服。一日三回服用すべし。
大塚敬節・矢数道明 『経験・漢方処方分量集』	3.0g	2.0g	4.0g (乾1.0)	5.0g	3.0g	3.0g	2.0g	(一日量)
龍野一雄 『漢方処方集』	3.0g	2.0g	2.0g (干姜)	8.0g	1.0g	3.0g	3.0g	水四〇〇を以て煮て二四〇に煮つめ滓を去り、煮直して一二〇に煮つめ三回に分服 便法；常煎法
森田幸門 『傷寒論入門』	3.0g	2.0g	5.0g	3.5g	7.0g	4.0g	3.0g	以上七味。水1000瓦を以て煮て600瓦となし、濾過して再び煎じて300瓦となし、100瓦を温服すること一日三回せよ。

につき高山宏世は次のように述べる。「本方は和解剤の一種なので、煎じる際には一度煎じて滓を去り、再度半量になるまで煎じることで、諸薬の和合をはかるように煎法が指示されています」(『傷寒論を読もう』)。

旋復花代赭石湯の方意

> 傷寒、發汗、若吐、若下、解後、心下痞鞕、噫氣不除者、旋復花代赭石湯主之、(傷・太陽病下篇)

奥田謙蔵は、「此の章（中川注：本条文）は、第百六十四章の『傷寒、汗出でて解するの後、胃中和せず、心下痞鞕し、食臭を乾噫し』を承けて、更に其の下痢せずして噫気除かざる者を挙げ、以て旋復代赭石湯の主治を論ずるなり」(『傷寒論講義』)と本方の立ち位置を述べる。

条文は"傷寒、発汗若吐若下、解後、心下痞鞕噫気不除者、旋復花代赭石湯主之、"と切って読むとよいだろう。つまり、"傷寒"を冒頭に据え、これから述べようとする病をまず呈示し、それに対する治法を"発汗若吐若下"として述べ、その転帰を"解後"、"心下痞鞕噫気不除者"と記し、旋復花代赭石湯を与えるがよい、というのである。

傷寒（太陽病）に汗法を用いるのは定石で、汗法を用いて汗を出させようとした。しかし、病態と治法（汗法）がマッチせず、病態は思い通りには改善しなかった。高山宏世も「太陽傷寒に発汗法を用いたのは正しかったのですが、そのやり方が当を得ていなかったので表証が解消しなかった」(『傷寒論を読もう』)と記す。が、こうしたことは日常の臨床でしょっちゅう経験する。

その場での治法の決定が必ずしも誤っている訳ではない。その後の個体(病人)の動きが(治者の思いとは関係ない種々の要因に影響され)予測不可能なのである。多分こうなるだろうとの治者のこれまでの経験と知識を踏まえての決定しか出来ない。このような時、取る態度はどうあるべきか。それはその結果が例え予期に反するものであろうと、それを冷静に受け止め、次善の対処を早急にすることである。傷寒論はこの姿勢で貫かれている。そして比較的起こる頻度の高いケースを提示して対処のモデルを示す。本条文も然りである。本条文には誤ってとは記されない("反"と記されていない)、つまり汗法は正しかったが、その後の対処（若吐若下）が適切でないのである。

多少話が逸れるが、かぜ薬の投与に際し、治者側の注意点を述べておく。我々はかぜ薬を処方する際、多くは2、3日分であり、"ではお薬を出しますから。おだいじに"といって処方箋を書く。患者は薬袋に記された指示通り(1日3回、食前30分)に服す。かぜ薬の服用ではまずこれがそもそもの誤りである。1服して症状（例えば寒気）が軽快しなければ、間を空けず再服すべきなのに、それ

をしない。指示された時間まで待って服す。この間に病状はどんどん悪化する。間髪を入れず服すかわり、病症がとれれば服薬を中止する。これが本来のかぜ薬の服し方であり、このように指導すべきである。

条文は"若吐、若下"と続く。上述したように、この処置が適切でなかったのである。治者は取り乱し、たたみかけるように、では吐法を、では下法を、と行って、なんとか傷寒の病症は抑えた（「解後」）が、"心下痞鞕"以下が出現した。ここで条文は"発汗若吐若下"となっている。"発汗"は当然行ったとして"若吐""若下"はどうなのか。吐法下法共に行ったのか、或いは吐法のみを、或いは下法のみを追加したのか否か。

藤堂明保 他編『漢字源』（学研教育出版、東京、2014）に"若"を解説して「『～若…』は、『～もーシクハ…』と読み、『～か…かのどちらか』と訳す。選択の意を示す。『願ハクハ取リニ呉王若シクハ将軍ノ頭ヲ、以ツテ報ゼン父之仇ヲ』〈呉王か将軍の首を討ち取って、父の仇を討ちたい〉〔史記・魏其武安候〕」とある。

選択の意を示すのだから、吐法、下法のいずれかを選択したとも解釈出来るが、この場に於いては吐法しかないとそれを用いてうまくいかない、次は下法しかないとして、結局両者を用いたと理解し、上述したように訳した。

吐下によって胃気と陰液とを失い、組織はぎゅっと緊縮して固くなる。これが"心下痞鞕"であろう。

「噫氣不除者」。"噫気"、「噫（あい），噯気（あいき）に同じ。気が胃中より上逆して声を出す。その声は沈んで長く、しゃっくりとは異なる。脾胃の虚弱,あるいは胃に痰・火・食滞などがあることにより，気が中焦で滞って上逆しておこる」（『漢方用語大辞典』）。

傷寒、つまり寒邪によって表が傷ぶられると生体の正気は表に動員されるので、裏の正気は少なくなり、裏の守りが手薄になっていて、そこに吐法、下法で追い打ちをかけられるので、残された胃気は混乱し、胃本来の受納、運化の働きを遂行できなくなる。それまでに受納している食物、或いは空気は胃に停滞し、変質する。更にGasの発生がみられるかも知れない。この停留する空気、変質し発生するGasがゆるんだ噴門をくぐり抜け口の方に昇ってくる。これがおくび、げっぷ、つまり噯気である。

条文は"噫気不除"と"不除"なる言葉があるが、これは何等かの治療をしたのにの意を含んでいることを示す。奥田謙蔵は「除かずの二字は、一旦にして除かざる意。茲には其の已に生薑瀉心湯を用いたる後なるを暗に示す。此れ生薑瀉心湯證の更に一段進行せる者なり」（『傷寒論講義』）という。

確かに生姜瀉心湯証にも胃部のつかえ、嘔吐、下痢、或いは腸鳴等と共にげっ

ぷがみられるが、全体として病状に活動性があり、ゲップにもさして臭いはない。対し、本方の効くケースは多少病症にひねびた感があり、げっぷにすえた臭いの含まれることが多い。

奥田は「これは（旋覆花代赭石湯は）既に寒熱無く、胃氣は漸やく虚し、心下の停飲は去らず、氣は上逆して、甚しく噯氣を發する等の證に對する藥方であって、主として心下の停飲を去り、噯氣を除く等の能を有する。これは生薑瀉心湯の位に比ぶれば、一段進行せる證である」（『傷寒論梗概』）と記す。

一方に於いて、"発汗""若吐""若下"によって津液を失うのに、"心下の停飲去らず"はどういうことかであるが、これは津液、つまり生体にとって有益な体液を失なうも、"心下の停飲"つまり濁飲は取り残されることを述べているのである。生体が健常で治療も一つ一つ順を踏んだ適切なものであれば、これら濁飲もうまく処理し得るのに、本条文の場合、汗法、吐法、下法と矢つぎばやに行ったので、水分もただ取り易いところから取った。こうしたことは日常の臨床でしばしば経験する。肝硬変腹水の治療でむくんでいるからと強力な利尿剤を投与し続けると、皮膚はかさかさになり、四肢は脱水状になるばかりで、かんじんの腹水は益々際立ってくる。このような状況をイメージすればよかろう。

次に、個々の生薬の薬能から、本方証を考えてみよう。

龍野一雄は「生姜瀉心湯の黄連黄芩乾姜がなく旋覆花代赭石があり人参生姜の量に増減がある。之を見ても血熱症や胃寒がなく、ただ虚して気が痞えていることが判る」（『漢方医学大系⑧・漢方入門1』）という。

高山は次のように述べる。

「旋覆花は脾胃の昇降出入の気の運動を正常化させ、痰を消し、上逆した胃気を下降させるとともに、気の凝集を散じて心下痞を解消させる本方の君薬です。代赭石は天然の赤鉄鉱で主成分は酸化第二鉄です。肝に入って肝気を鎮め、上逆した肝気を下降させます。旋覆花と共用すれば頑固な噫気を治すことが出来るので、本方の臣薬です。半夏と生姜は心下の痰飲を散じ和胃降逆すなわち痞を解消し、噫気を消す君臣二薬の働きを助けて強化する佐薬です。人参、甘草、大棗は脾胃を補益する作用をもち、虚を補い正気を益し使薬に働きます。諸薬協力して中焦の虚を補い、脾胃を調和させ、痰飲を消し、逆気を降下させて症状を自然に解消させます」（『傷寒論を読もう』）。

非常に分かり易い解説で、これで十分であるが、一、二追加する。

甘草、生姜、大棗は桂枝湯の構成生薬でもある。桂枝湯は表に於ける栄衛不和を治す方であるが、本方の病位は当然裏にあるので、裏に於ける栄衛不和を

調整する。

代赭石について『「傷寒・金匱」薬方大成 三味編』で以下の如く述べた。
「それと重質ということも重要な要素となろう。(中略)旋覆花代赭石湯は『噫氣不除』で噫気があり、本方は胃陰虚による乾嘔呃逆があると考えられる。重質の代赭石でそれに蓋をするといった発想があったと考えて不自然ではなかろう」

それと、余分の胃酸を中和するという働きもあるのではないか。旋覆花については同じく『「傷寒・金匱」薬方大成 三味編』で次のように述べた。
「やはり旋覆花の第一薬効は心下に(邪)気の結するを主ることではなかろうか」、と。

これが気の治療には花のような軽いものを用いるという後世の温病の思想に連なっていくと考えられる。

> 寸口脉弱而緩、弱者、陽気不足、緩者、胃気有余、噫而吞酸、食卒不下、気塡於膈上也、一作下 (宜本方)(平脉)

龍野一雄が関連条文として挙げる。"噫""吞酸""気塡於膈上"等より本方の関連条文としたのであろう。本方の病理を考える際に参考となろう。

旋復花代赭石湯の運用

● 『類聚方広義』(西山英雄 訓訳『和訓類聚方広義』)
「心下痞鞕し、噯気除かざる者を治す」
　頭註に、
「呑酸嘈囃し、心下痞鞕の者に亦良し」

● 荒木性次『新古方薬囊』
「旋覆花代赭石湯の證……心下胃の部につかえありて食進まず、げっぷ盛んに出づる者、或は吐き氣ある者、或は頭重く又はめまいなどあるもの、或は下利する者、本湯の證は心下の堅くつかへたると、おくびの出るのとが特徴なり。然も其のつかへ堅くしてよく手にて觸るるを得るもの、本方の證は風邪などに

て熱ある者を汗を取ったり下したりして熱下って後生ずるもの多しとなすなり」

● 龍野一雄『新撰類聚方』
「Ⅰ）胃酸過多症・胃拡張・胃アトニー・胃下垂・胃潰瘍・胃癌・幽門狭窄・慢性腸狭窄症・悪阻・小児吐乳・鼓腸等で心下痞硬し、噯気嘈囃嘔吐便秘腹満蠕動亢進腹鳴等のうちのどれかを伴うもの」

私は本方を時折使う。

「難治のゲップ、胃のやける感等の胃部症状に旋覆花代赭石湯」
　昭和7年生　72歳　♂
　初診：平成16年5月28日
　40年前に慢性胃炎と診断されたことがある。その頃より既に胃部症状が種々あったということであろうか。平成15年3月、脳梗塞を患い、現在抗血小板剤を服用中。奥さんが4年も入院し一人暮らしを余儀なくされている。以下のことを訴えて来院した。
　5月に入ってから食欲不振になりここ2、3日は食物を見るのも嫌だ。本日某病院で萎縮性胃炎と診断され点滴をして貰って帰宅したが、漢方で食欲の出るお薬はないものかと思って受診しました。3月迄うつの薬を服していた、と。
　お腹は両腹直筋が緊張し全体に硬い。胃部振水音は認められなかった。この日は『万病回春』の香砂養胃湯を処方した。
　6月2日。朝胃がやける、ゲップが出る、頭が重く眠たいので何をしてよいか分からなくなって辛い。いたたまれなくなって立ったり座ったりして落ち着かない。前回の香砂養胃湯の一袋を2日間で昼・夕食前に、黄連阿膠湯1袋を同じく2日間で夜と朝の食前に服すよう処方。
　6月8日。のたうつのは軽くなったがやはり朝がつらい。頭が重い。眠気もする。昨夜眠られなかった。味覚が変になって食物が砂をかむ感じ。
　　　　Rp．香砂養胃湯、黄連阿膠湯
　6月22日。舌瘀血所見（＋）、胃部緊張。
　　　　Rp．膈下逐瘀湯
　その後も種々訴えが続く。
　8月28日。生欠伸が多い。
　　　　Rp．甘麦大棗湯

この方をしばらく続け多少それなりの効があった。
　10月19日。胃が疲れている感じ、やる気が起きない。舌白膩苔（＋）、湿（＋＋）。
　　　　Rp．　香砂六君子湯
　この方を基本に多少の加味をしながら暮迄続ける。一進一退であった。
　平成17年1月19日。4日前より急に悪くなった。原因は分からない、と下記のメモを持参する。
1．体の具合の悪い時は、やたらゲップが出る。一日中続く、つらい。
2．体の具合の悪い時は力が入らず、息切れ、足腰が立たない位になる。
3．体の具合の悪い時は、不愉快で常に胃の中に何かがあるようである。
4．あくびのでる回数が多くなる。
5．朝起きた時、胃が焼けつくように痛む。
6．体の具合の悪い時、腰のあたりがさし込む様に痛い。
7．食欲は全然ないが、無理して食べる様にしている。でないと力が入らず動けなくなるし、ゲップが多く出る様になる。特に朝は（食欲が）全然ない。
8．胃の中に入っていく感じがする。胃がただれている感じ。

　1月26日、下記メモ持参。
1．ゲップ（おくび）は少しおさまったが常時けだるい。
2．常に胃の中に物がたまっている感じで不愉快だ。胃もたれ。
3．常に頭がぼおっとしている。すっきりした感じがない。不快だ。
4．一日中寝てた方がよい。何もする気がしない。おっくうだ。
5．温かい物を飲んだ時、喉から胃にかけてしみる感じがする。
6．朝起きた時、にがいものが口にあたり、むかつく感じがする。
7．少し動くと息切れがする。
8．散歩したいが、足・腰に力が入らずできない。
9．たえずあくびがでる。
10．血圧が少し高い。
　平成17年に入ってからも同じような処方をあれこれ工夫しながら対処したが、2月10日、あげっぽい、ゲップが多い、ゲップを押さえるのに苦労するとの訴えに、初めて施覆花代赭石湯を思い付き、処方した。患者は心配になって他の施設で胃内視鏡とかエコーの検査を受ける。
　2月17日。ゲップ↓↓。頭がボーッとする、重いとの訴えに五苓散を夜1回兼用するよう追加。
　3月10日。ハルシオンを服さずとも眠れる。

3月19日。具合がよい。
　　　Rp. do
3月26日。うそのように具合がよい。
　　　Rp. do
　1年弱患者さんは種々の漢方によく付き合ってくれた。一つの症状が軽快すると他の症状が出て来るといった具合で、16年は結果的には一進一退であった。平成17年に入っても二度もメモ持参で来院しているのは、それだけ真剣に訴えたかったのであろう。旋覆花代赭石湯、それに途中より五苓散を追加し明らかによくなった。患者が生き生きとして来たのである。トンネルを抜ける時期が来ていたとも言えようが、臨床の場では旋覆花代赭石湯が有効であったと確信する。
"傷寒、汗を発し若くは吐し若くは下し、解して後、心下痞鞕、噫気除かざるものは旋覆花代赭石湯之を主る。"（傷・太陽下）。
　過度に汗を発し津液乏を来たし、吐下すことで胃の正気も失われる。恐らく胃はギュッと緊縮状態になるのであろう。従って胃部に何か痞える感じ、つまる感じがする。これを"気"に注目して気痞と呼ぶのであろう。気は上衝する性質がある。つまりゲップである。
　"生姜瀉心湯に較べると本方はガスがたまって上に出て行く趣きが著明である。之を茯苓飲に較べると本方は停水がなく茯苓飲ほどには虚していない"、とその鑑別を龍野一雄が述べている。
　旋覆花代赭石湯をこれまで余り使わなかったが、面白そうな薬だと感じた。
　　　　　　　　　　　　　　　（『漢方臨床320例』〈症例72〉p.189）

「旋覆花代赭石湯の治験」
　昭和3年生　78歳　♀
　以前より屡々来院している患者。中肉中背。
　昨年（平成17年）は8月が初診。
　8月12日。久し振りにやって来て、次の如きを訴えた。
　二ヶ月程前からみぞおちが痛むがゲップが出ると少し楽になる。特に夜分胃が重苦しくなって2時間おきに目覚めトイレに行く。それと6月に片頭痛と耳が聞こえなくなる等々の症状が出現し、某耳鼻科で鼻にポリープがあると云われ手術を勧められたが、気乗りがしないので様子を見ている。ポリープの為か夜間咳込みがひどい。寝ていると鼻汁が咽に落ち肺に入り痰になるので咳が出ると医師より説明された。血圧118/60mmHg。腹診では胃部に特記すべき

抵抗とか圧痛はない。白苔の舌証を参考所見に半夏瀉心湯（エキス）＋平胃散を処方。5日分。
　9月2日。胸やけしてゲップが出る。すぐお腹が張る。食が進まない。
　　　　Rp. 旋覆花代赭石湯　　5日分
9月7日。大分よい。
　　　　Rp. do　　5日分
これでよくなって、一時中断。
11月15日。前から咳が続く、と来院。
　　　　Rp. 麦門冬湯（エキス）＋半夏瀉心湯（エキス）　　7日分
11月25日。咳は大分治った。
　　　　Rp. do　　7日分
以後来院なし。
　平成18年9月1日、初診。食べ過ぎか胸やけしてゲップが出る。食欲とか便通はまあまあである。舌は暗赤で苔なし、湿（±）。腹は虚軟。血圧110/70mmHg。
　　　　Rp. 旋覆花代赭石湯　　7日分
9月8日。いくらかよい。
　　　　Rp. do　　7日分
9月15日。ほんの少し胃症状が残っている。甘い物を食べたりするとげっぷが出たりする。
　　　　Rp. do　　7日分
　胃腸が丈夫でないので、つい過食したり甘い物を食べたりすると、すぐ胃の症状が起こって来る。胸やけとゲップが特徴的な胃の症状である。この患者はやはり旋覆花代赭石湯が合うようだ。経過中、咳症状に対して麦門冬湯と半夏瀉心湯の合方を出したのは、最近脾胃と関連する咳込みとして麦門冬湯に平胃散を合わせることをよく行っていて、これに従ったのであるが、この症例は平胃散より半夏瀉心湯がより適すと考えたのである。

　荒木性次『新古方薬嚢』
「旋覆花代赭石湯の證……心下胃の部につかえありて食進まず、げっぷ盛んに出づる者、或は吐き氣ある者、或は頭重く又はめまいなどあるもの、或は下利する者、本湯の證は心下の堅くつかへたると、おくびの出るのとが特徴なり。然も其のつかへ堅くしてよく手にて觸るるを得るもの、……」
　荒木の説く腹証と本症例は異っていたが、有効であった。

(『日常外来の漢方380例』【消化器〈症例3〉】p.92)

「肝癌の一患者」

　昭和7年生　76歳　♂

　肝硬変、肝癌で静岡がんセンターの治療中。3回カテーテル治療を行った。夜5回も小便に起きることが辛い。特に口のかわきはないし、排尿の勢いも悪くない。このような訴えで、平成20年4月18日来院した。

　8年ばかり前、やはり肝臓で当院に通ったことがある。中肉中背。血圧130/84mmHg。舌証；淡紅舌。苔（＋）、湿（±）〜（＋）。腹証；右下腹に虫垂炎の手術痕をみる。心窩部に二横指程に腫大した硬い肝縁を触れる。

　　　　Rp.　ⅰ）補中益気湯（エキス）一包＋平胃散 1.0g　　朝
　　　　　　ⅱ）清心蓮子飲（エキス）一包　　　　　　　　　夕
　　　　　　ⅲ）酸棗仁湯（エキス）一包＋サフラン 0.2g　　 夜

　4月30日。静岡がんセンターに4日間入院し、カテーテル治療を受けた。本日退院し、そのついでに来院した、と。

　　　　Rp.　ⅰ）ⅱ）ⅲ）do

　5月30日。夜の小便の回数は同じ。5回程起きるも、すぐまた寝入ることが出来る。疲れ易い。疲れると黄色の小便が出る。胃の調子はよいが、主訴に効いたという実感がない。

　　　　Rp.　ⅰ）補中益気湯（エキス）一包＋茵蔯五苓散 1.2g　朝
　　　　　　ⅱ）ⅲ）do

　6月23日。時々胃が痛む。それは主に空腹時で食べれば楽になる。夜間尿、多くは5〜6回だが、時に3回ぐらいの日もある。

　　　　Rp.　ⅰ）補中益気湯（エキス）一包＋安中散 1.5g　　朝
　　　　　　ⅱ）清心蓮子飲（エキス）一包　　　　　　　　　夕
　　　　　　ⅲ）加味帰脾湯（エキス）一包
　　　　　　　　＋黄連解毒湯（エキスカプセル）1カプセル　夜

　7月19日。このところ、夜のトイレの間が少し長くなった気がする。同方処方。

　8月22日。夜の薬が、多少胃に障る。夜の加味帰脾湯、黄連解毒湯は中止する。

　　　　Rp.　ⅰ）ⅱ）do

　9月18日。ゲップが多い。それが気に掛かり夜眠られぬ。胃カメラの検査で胃が荒れていると一錠夜服す薬を投与された。食欲が少し落ちた。胸やけはない。便通良好。腹診で、胃脘部が径7〜8cm大にやや膨隆し圧するとやわらかい抵抗がある。これに対し旋覆花代赭石湯を処方した。7日分。

10月16日。これがよく効いて、ゲップはすっかりよくなった。しかし、夜の小便は相変らず5回程。

本日、がんセンターを受診し、AFP 52.4、PIVKA II 200 でまた入院の必要があるといわれた。9月18日のデータはAFP 45.4であったから、結構上昇している。夜間尿の多いのは単に膀胱のみの問題ではない。睡眠の質をよくすれば多少なりそれを減らすことが出来るかと考え酸棗仁湯、サフラン、その他色々やっているが実際はむずかしい。夏場に多少よかったのは、気候が良かった為かも知れない。

この日のデータを見て、今までは補の治療のみをやって来たが肝の湿熱を清することも必要ではないかと考えて、朝の補中益気湯（エキス）に少量の茵蔯蒿湯（エキス）を加味した。そして尿に対し、清心蓮子飲（エキス）を夕方に、夜八味丸を服すよう処方してみた。

私の日常臨床の実際はこのようなものである。癌に対しても多少なり何かしたいと思うも、それは容易でない。

（『日常外来の漢方380例』【消化器〈症例32〉】p.152）

「旋覆花代赭石湯の治験」
　昭和3年生　78歳　♀
以前より時折胃症状で来院していた。中肉中背。年のわりに元気である。
　本年（平成19年）は、6月16日が最初の受診である。
　6月に入って、食後の胃もたれがあって、胸やけし、ゲップが出るようになった。他には特に変ったことなく、便通もよい。酸っぱい水が昇って来るような症状もない。血圧118/70mmHg。腹証；全体に虚軟で、胃脘部の深部に軟らかい抵抗を触れる。
　　　　Rp.　旋覆花代赭石湯　　5日分
　6月20日（二診）。調子よかったが昨日食べすぎてまた胃の具合がわるい。今朝顔が腫れぼったかった。同方を同じく5日分出し、更に過食時頓服的に服すよう調胃承気湯（エキス）＋平胃散を分三で2日分処方した。
　6月29日（三診）。大分よい。便通は日に2、3回ある。時々盲腸のところが痛む。腹診では全体に腹皮が冷たく虚証腹である。右下腹に虫垂炎の手術痕を認める以外、特に異常と思われる所見はなく、癒着でしょうと説明する。旋覆花代赭石湯を5日分処方。
　少し間を空けて、
　8月24日（四診）。また胃の具合が悪い。胃のあたりがもやもやして熱く何

か昇ってくる感じがする。ゲップが常にある。お腹が張る。便は一日一回。血圧120/70mmHg。舌は紅舌で多少辺縁が紫色っぽい。薄い白苔に被われ、やや乾燥気味。

　　　Rp.　旋覆花代赭石湯　　5日分。

8月29日（五診）。油っぽいものを食べてから、またみぞおちの焼ける感じがあって、何か昇ってくるようになる。そうするとお腹が張ってきてゲップが出る。腹診で胃脘部の腹皮は温かく軟らかい抵抗を触れる。下半の腹皮は冷たい。

　　　Rp.　調胃承気湯（エキス）＋平胃散＋黄連解毒湯（エキス）

　このところ胃の検査をしていないけど前々からの経過より考えても、心配なものはまずなかろう。今しばらく対症的に様子を見ようと思っている。

　旋覆花代赭石湯は、「心下胃の部につかえありて食進まず、げっぷ盛んに出づる者、……」（荒木性次『新古方薬嚢』）に用いるという。

　本症例も、胃もたれ、胸やけ、げっぷを目標にこの方を使用し、それなりに効いていた。代赭石は「上逆した胃気を静め降ろす。胃気虚弱や痰飲による噯気・嘔吐・吃逆などに使用」（三浦於菟『実践漢薬学』）されるという。本症例によく合う。三診目まではよく効いたが、四、五診では、どうもうまくいっていない。後で検討し直してみるに、四診時、舌証には少なくとも（裏）寒証を思わす所見はなかった。この時は腹診をしなかったので、胃脘部の腹皮が温かかったか冷たかったかはわからない。

　8月29日の五診時は、胃脘部の腹皮は温かかった。また脂っぽいものを食べたこと、胃の焼けるような感じ、と胃熱の症状であった。

　これより考えるに、この方は胃気虚、痰飲と共に寒の存在する病態には有効であるが熱のあるときは合わないと考えられる。代赭石は苦寒であるもその量が少なく、方剤全体としては温に傾いている。

　この患者のベースは胃気虚であるので、その時々の要因、条件で容易に胃寒に傾いたり胃熱に傾いたりするのであろう。胃熱といっても、それは胃気虚で降濁機能が作動し難く、胃中にものが滞り、結果として熱を帯びるということであろう。

　本方の腹証に関して、成書には"心下痞え硬く"とか"心下痞硬して"とあるが、本症例では軟らかい抵抗であった。その時の条件で種々に表われるのであろう。

　四診目で処方は胃熱を主体とすべきであった。反省する。

　　　　　　　　　　（『日常外来の漢方380例』【消化器〈症例15〉】p.118）

「小治験……胃腸虚弱者の一症例」
　昭和3年生　80歳　♀
　以前より胃腸のトラブルで、屡々来院している。中肉中背。
　昨年からの概略を記す。
　平成19年6月16日。6月に入ってから食後に胃もたれがあって、胸やけしゲップが出る。血圧118/70mmHg。腹診で胃脘部は虚軟であるも、深部に軟らかい抵抗を触れる。
　　　　Rp.　旋覆花代赭石湯
　この方で大分具合がよく、計15日分を投与した。
　8月29日。油っぽいものを食べてからまたみぞおちの焼ける感じと何か昇ってくる感じがする。そうするとお腹が張ってゲップが出てくる。同じく胃脘部に軟らかい抵抗を触れる。同部の腹皮が温かい。
　　　　Rp.　調胃承気湯（エキス）＋平胃散＋黄連解毒湯（エキス）　5日分
　9月3日。今朝は大分楽になった。
　　　　Rp.　do　5日分
　9月10日。脂物をとると、どうも駄目だ。胃が熱くなりゲップが出る。便は軟らかいが量が少ない。
　　　　Rp.　香砂六君子湯
　これを続けるも、胃が熱くなるのと胸やけするのが取り切れない。
　9月27日。香砂六君子湯加山梔子に変方。
　10月3日。胸やけがとれた。
　10月12日。ようやくよくなった、と言い、同方7日分を持参し、中断。
　平成20年4月21日。具合よかったが、このところ眩暈がある。頭も痛く、右の肩が凝る。眠られない。時々右季肋部痛がある、と来院。舌証は紅舌で苔なく、乾燥気味。腹証に特記すべきものはない。
　　　　Rp.　甘麦大棗湯（エキス）＋清心蓮子飲（エキス）
　4月28日。眠られるようになったが、足がほてる。
　　上記に少量の六味丸を追加。
　5月9日。胃が気持ち悪い。苦いものを服すとよいみたい。足のほてりはよくなった。
　　　　Rp.　大柴胡湯（エキス）　7日分
　5月16日。この前の薬、一服したら胃の具合がよくなった。が、7日分全部を飲み終えました。睡眠もよいし、足のほてりもありません。同方一週間分を処方し、時々服すようにして、一応これでよしとしましょう、と伝える。

胃腸虚弱がベースにある。"分かっていてもつい食べ過ぎてしまうので"と本人が口にするように、この虚弱な胃に負担を掛ける。それがその時々の条件で、種々の顔をして現れる。それに自分の手持ちの薬方を、色々組み合わせて処方する作業は楽しい。その際、二、三種の薬方を合方するにしても、総量は一種類の一日規定量に満たない量となるよう心掛けている。５月９日の大柴胡湯も、その使用量は一日規定量の2/3量である。このところ、特に高齢者には量を控えめにしている。　　　　（『日常外来の漢方380例』【高齢者〈症例17〉】p.630)

大柴胡湯
だいさいことう

POINT

①まず、本方を7味とするか8味とするかだが、大黄を加えれば8味となり、現在の処方集の殆どは大黄を含めて8味であるし、小太郎漢方エキス剤には大柴胡湯去大黄エキス細粒なる製品もある。とすれば、8味とすべきように思われるも、傷寒論条文方後が"右七味"となっていることより、本稿は7味として検討した。大黄は龍野一雄のいうように"必要に応じ加える"とした。

②本方の条文は、関連条文を含め数が多く錯雑しているので、金子幸夫の書に従って整理した。

③金子の『傷寒論解説』は、不可発汗篇以下、発汗吐下後篇までの全ての条文を忠実に解説している。ここに結構本方が現われるので、この篇を無視ないし軽視する他書との整合が困難であった。

④龍野の『新撰類聚方』は、例えば陽明篇、不可下篇、可下篇に散ばっている条文（末尾のみが異なっていることが多い）を、"宜大承気湯、一云大柴胡湯"の如く、まとめて載せている。

⑤また、本稿条文4は"大柴胡湯主之"で終っているのに、大塚敬節の『傷寒論解説』にはない。何故だろう。

⑥次に、個々の条文一つをとっても、その解釈が非常にむずかしい。例えば、本稿条文2の"太陽病、過経十余日、……"の"過経"も、実に種々なことがいわれている。これについての私見を述べた。

⑦傷寒論は外邪が太陽→少陽→陽明と進入する過程での種々の病態を挙げ、その治療を述べたものであるから、傷寒論の大柴胡湯も当然この線上にある。その位置づけは病位が少陽に移り、心下、肝胆の邪正相争で同部に熱を生じ、それが陽明胃にも影響を及ぼし始めたもの、としてよかろう。

⑧これは、各条文でみるように、多くが大承気湯との対比で述べられていることからも、いえるであろう。
⑨龍野は本方証を定義して「心下気実するもの」と述べる。傷寒論の大柴胡湯が大黄を含まないことに鑑みて、優れた定義だと思う。この"心下""気"について本文中で解説した．
⑩これを反映して本方の腹証は、両腹真筋の上半が緊張するのは柴胡剤であるので当然として、胃脘部を中心に空気の一杯入ったテニスボールの如き感触を覚える。他覚的にもやや盛り上がっていることが多い。
⑪本方は幅広く好んで使われる方で、大塚敬節は「私のもっとも多く用いる薬方で胆石、肝炎、高血圧症、常習便秘、肥胖症、その他の病気に広く用いる」と述べる。
⑫私もよく用いるが、単方より他の方剤と合方することが多い。一種の癖の如きと考える。
拙著『漢方精選300例』『漢方臨床320例』『日常外来の漢方380例』から12症例を引用し、呈示した。

本方を7味とするか8味とするか。
検討に使用した大塚敬節の『傷寒論解説』は大黄を加え8味とするも、龍野一雄の『新撰類聚方』、金子幸夫の『傷寒論解説』、中国・中医研究院編の『傷寒論』は7味としている。
一方、金匱要略は皆8味である。
諸家の大柴胡湯方は、荒木性次の『新古方藥囊』、奥田謙蔵の『漢方古方要方解説』、大塚敬節・矢数道明の『経験・漢方処方分量集』、全てが大黄を含む8味薬方とする。龍野一雄の『漢方処方集』は「必要に応じて大黄二．〇を加える」としている。
小太郎の漢方エキス剤に大柴胡湯去大黄エキス細粒なる製品がある。
また、傷寒論条文方後に、恐らく後人の註文であろうが"一方加大黄二両、若不加、恐不名大柴胡湯"の文言がある。以上、及びこの文言、本方の方意から大黄を含むとするのがベターと思われる。が、傷寒論条文方後が"右七味"

となっていることより、本稿は七味薬方として検討し、大黄は龍野のいうように"必要に応じ加える"とする。

大柴胡湯の内容

図表40は、大塚敬節の『傷寒論解説』『金匱要略講話』、龍野一雄の『新撰類聚方』、金子幸夫の『傷寒論解説』『金匱要略解説』及び中国・中医研究院編の『傷寒論』『金匱要略』で大柴胡湯方をみたものである。

本方条文は、関連条文を含め数が多く、錯雑しているので、金子の書に従って整理する。条文にナンバーを付し、条文1、条文2、……とする。

図表40　大柴胡湯の条文とその方

	大塚敬節『傷寒論解説』	金子幸夫『傷寒論解説』
1		"太陽病未解、脉陰陽俱停、必先振慄、汗出而解。但陽脉微者、先汗出而解。但陰脉微者、下之而解。若欲下之、宜調胃承氣湯。四十六。(用前第三十三方。一云、用大柴胡湯)"（傷・太陽中篇）
2	"太陽病、十餘日、反二三下之、後四五日、柴胡證仍在者、先與小柴胡湯。嘔不止、心下急、鬱鬱微煩者、爲未解也、與大柴胡湯、下之則愈。"（傷・太陽病中篇） 大柴胡湯方 　柴胡 半斤　　黃芩 三両　　芍藥 三両 　半夏 半升洗　生姜 五両切　枳實 四枚炙 　大棗 十二枚擘　大黃 二両 右八味、以水一斗二升、煮取六升、去滓、再煎取三升、溫服一升。日三服。	"太陽病、過經十餘日、反二、三下之。後四、五日、柴胡證仍在者、先與小柴胡。嘔不止、心下急、鬱鬱微煩者、爲未解也。與大柴胡湯下之則愈。方五十三。" （傷・太陽中篇） 大柴胡湯方 　柴胡（半斤）　黃芩（三兩）　芍藥（三兩） 　半夏（半升、洗）　生薑（五兩、切） 　枳實（四枚、炙）　大棗（十二枚、擘） 右七味、以水一斗二升、煮取六升、去滓再煎、溫服一升、日三服。一方、加大黃二兩。若不加、恐不爲大柴胡湯。
3	"傷寒十餘日、熱結在裏、復往來寒熱者、與大柴胡湯。但結胸無大熱、但頭微汗出者、大陷胸湯主之。"（傷・太陽病下篇）	"傷寒十餘日、熱結在裏、復往來寒熱者、與大柴胡湯。但結胸、無大熱者、此爲水結在胸脇也。但頭微汗出者、大陷胸湯主之。四。(用前第二方)" （傷・太陽下篇） 大柴胡湯方 　柴胡（半斤）　枳實（四枚、炙） 　生薑（五兩、切）　黃芩（三兩） 　芍藥（三兩）　半夏（半升、洗） 　大棗（十二枚、擘） 右七味、以水一斗二升、煮取六升、去滓、再煎、溫服一升、日三服。一方、加大黃二兩。若不加、恐不名大柴胡湯。

龍野一雄『新撰類聚方』	中国・中医研究院編『傷寒論』
"太陽病未解、「脉陰陽俱停、一作微 必先振慄、汗出而解、但陽脉微者、先汗出而解」、但陰脉微一作尺脉実者、下之而解、若欲下之、宜調胃承気湯、一云用大柴胡湯、"（太陽中）	
"太陽病、過経十余日、反二三下之、後四五日、柴胡証仍在者、先与小柴胡嘔不止、心下急、一云嘔止小安鬱々微煩者、為未解也、与本方下之則愈"（太陽中） 大柴胡湯 　柴胡　半斤　　黄芩　三両　　芍薬　三両 　半夏　半升洗　生薑　五両切　枳実　四枚炙 　大棗　十二枚擘 右七味、以水一斗二升、煮取六升、去滓再煎、温服一升、日三服、	"太陽病，過經十餘日，反二、三下之，後四、五日，柴胡證仍在者，先與小柴胡。嘔不止，心下急，鬱鬱微煩者，爲未解也，與大柴胡湯下之，則愈。"（傷・太陽病〈中〉） 大柴胡湯方 　柴胡（半斤）　黄芩（三兩）　芍藥（三兩） 　半夏（半升洗）　生薑（五兩切） 　枳實（四枚炙）　大棗（十二枚擘） 右七味，以水一斗二升，煮取六升，去滓，再煎，温服一升，日三服。一方加大黄二兩，若不加，恐不爲大柴胡湯。
"傷寒十余日、熱結在裏、復往来寒熱者、与大柴胡湯、但結胸無大熱者、此為水結胸脇也、"（太陽中）	"傷寒十餘日，熱結在裏，復往來寒熱者，與大柴胡湯；但結胸無大熱者，此爲水結在胸脅也；但頭微汗出者，大陷胸湯主之。"（傷・太陽病〈下〉）

	大塚敬節『傷寒論解説』	金子幸夫『傷寒論解説』
4		"傷寒發熱、汗出不解、心中痞鞕、嘔吐而下利者、大柴胡湯主之。二十七。（用前第四方）"（傷・太陽下篇）
5		"汗出讝語者、以有燥屎在胃中、此爲風也。須下者、過經乃可下之。下之若早、語言必亂。以表虛裏實故也。下之愈。宜大承氣湯。八。（用前第二方。一云大柴胡湯）"（傷・陽明篇）
6		
7		
8		
9		"陽明病、發熱、汗多者、急下之。宜大承氣湯。三十七。（用前第二方。一云大柴胡湯）"（傷・陽明篇）
10		
11		"少陰病、自利清水、色純青、心下必痛、口乾燥者、可下之。宜大承氣湯。二十。（用前第十九方。一法用大柴胡）"（傷・少陰篇）

龍野一雄『新撰類聚方』	中国・中医研究院編『傷寒論』
"傷寒発熱、汗出不解、心下痞硬、嘔吐而下利者、本方主之、"（太陽下）	"傷寒發熱，汗出不解，心中痞鞕，嘔吐而下利者，大柴胡湯主之。" （傷・太陽病〈下〉）
"汗出譫語者、以有燥屎在胃中、此為風也、須下者、過経乃可下之、「下之若早、語言必乱、以表虚裏実故也、」下之愈、宜大承気湯、一云大柴胡湯、"（陽明）	
"病人煩熱、汗出則解、又如瘧状、日晡所発熱者、属陽明也、脉実者、宜下之、（中略）宜大柴胡、大承気湯、"（陽明）	
"得病二三日、脉弱無太陽柴胡証、煩躁、心下硬、至四五日雖能食、以小承気湯、少々与微和之、令小安、「至六日、与承気湯一升、若不大便六七日、小便少者、雖不受食、^{一云不大便}但初頭硬、後必溏、未定成硬、攻之必溏」、須小便利屎定硬、乃可攻之、宜大承気湯、一云大柴胡湯、"（陽明）	
"傷寒六七日、目中不了々、睛不和、無表裏証、大便難、身微熱者、此為実也、急下之、宜大承気、大柴胡湯、"（陽明）	
"腹満不減、減不足言、当須下之、宜大柴胡、大承気湯、"（陽明）	
"少陰病、自利清水色純青、心下必痛、口乾燥者、可下之、^{成本可ヲ急トス} 宜大承気湯、一法用大柴胡湯、"（少陰）	

	大塚敬節『傷寒論解説』	金子幸夫『傷寒論解説』
12		"傷寒發熱、汗出不解、心中痞鞕、嘔吐而下利者、屬大柴胡湯。方二十。" （傷・發汗後篇） 大柴胡湯方 　柴胡（半斤）　枳實（四枚、炙） 　生薑（五兩）　黃芩（三兩）　芍藥（三兩） 　半夏（半升、洗）　大棗（十二枚、擘） 右七味、以水一斗二升、煮取六升、去滓再煎、取三升、溫服一升、日三服。一方、加大黃二兩。若不加、恐不名大柴胡湯。
13		"病腹中滿痛者、此爲實也。當下之。宜大承氣大柴胡湯。十一。（用前第一第二方）"（傷・可下篇）
14		"腹滿不減、減不足言、當下之。宜大柴胡、大承氣湯。十三。（用前第一第二方）" （傷・可下篇）
15		"傷寒後、脉沈。沈者、內實也。下之解。宜大柴胡湯。十四。（用前第一方）" （傷・可下篇）
16		"傷寒六七日、目中不了了、睛不和、無表裏證、大便難、身微熱者、此爲實也。急下之。宜大承氣、大柴胡湯。十五。（用前第一第二方）"（傷・可下篇）
17		"太陽病未解、脉陰陽俱停必先振慄、汗出而解。但陰脉微者、下之而解。宜大柴胡湯。十六。（用前第一方。一法用調胃承氣湯）"（傷・可下篇）
18		"病人無表裏證、發熱七八日、雖脉浮數者、可下之。宜大柴胡湯。十九。（用前第一方）"（傷・可下篇）

七味薬方　大柴胡湯　内容

龍野一雄『新撰類聚方』	中国・中医研究院編『傷寒論』
"腹満不減、減不足言、当須下之、宜大柴胡、大承気湯、"（可下）	
"傷寒後脉沈、沈者、内実也、下之解、宜本方、"（可下）	
"傷寒六七日、目中不了々、睛不和、無表裏証、大便難、身微熱者、此為実也、急下之、宜大承気、大柴胡湯、"（可下）	
"太陽病未解、「脉陰陽俱停、（一作微）必先振慄、汗出而解、但陽脉微者、先汗出而解」、但陰脉微（一作尺脉実）者、下之而解、若欲下之、宜調胃承気湯、一云用大柴胡湯、"（可下）	

391

	大塚敬節『傷寒論解說』	金子幸夫『傷寒論解說』
19		"汗出譫語者、以有燥屎在胃中、此爲風也。須下者、過經乃可下之。下之若早者、語言必亂。以表虛裏實故也。下之愈。宜大柴胡、大承氣湯。二十五。(用前第一第二方)"(傷・可下篇)
20		"病人煩熱、汗出則解。又如瘧狀、日晡所發熱者、屬陽明也。脉實者、可下之。宜大柴胡、大承氣湯。二十六。(用前第一第二方)"(傷・可下篇)
21		"得病二三日、脉弱、無太陽柴胡證、煩躁、心下痞。至四五日、雖能食、以承氣湯、少少與、微和之、令小安。至六日、與承氣湯一升。若不大便六七日、小便少者、雖不大便、但初頭鞕、後必溏、此未定成鞕也。攻之必溏。須小便利、屎定鞕、乃可攻之。宜大承氣湯。二十九。(用前第二方。一云大柴胡湯)"(傷・可下篇)
22		"太陽病、過經十餘日、反二三下之。後四五日、柴胡證仍在者、先與小柴胡。嘔不止、心下急、鬱鬱微煩者、爲未解也。可與大柴胡湯。下之則愈。方三十一。"(傷・發汗吐下後篇) 大柴胡湯方 　柴胡（半斤）　黃芩（三兩）　芍藥（三兩） 　半夏（半升、洗）　生薑（五兩） 　枳實（四枚、炙）　大棗（十二枚、擘） 右七味、以水一斗二升、煮取六升、去滓、再煎取三升、溫服一升、日三服。一方加大黃二兩。若不加、恐不爲大柴胡湯。

龍野一雄『新撰類聚方』	中国・中医研究院編『傷寒論』
"得病二三日、脉弱無太陽柴胡証、煩躁、心下硬、至四五日雖能食、以小承気湯、少々与微和之、令小安、「至六日、与承気湯一升、若不大便六七日、小便少者、雖不受食(一云不大便)、但初頭硬、後必溏、未定成硬、攻之必溏」、須小便利屎定硬、乃可攻之、宜大承気湯、一云大柴胡湯、"（可下）	

	大塚敬節『金匱要略講話』	金子幸夫『金匱要略解説』
23	"按之心下滿痛者。此爲實也。當下之。宜大柴胡湯。"（金・腹滿寒疝宿食病） 大柴胡湯方 柴胡 半斤　黃芩 三兩　芍藥 三兩 半夏 半升洗　枳實 四枚炙　大黃 二兩 大棗 十二枚　生薑 五兩 右八味。以水一斗二升。煮取六升。去滓再煎。温服一升。日三服。○玉函、再煎下、有取三升三字。	"按之心下滿痛者、此爲實也。當下之。宜大柴胡湯。"（金・腹滿寒疝宿食病） 大柴胡湯方 　柴胡（半斤）　黃芩（三兩）　芍藥（三兩） 　半夏（半升、洗）　枳實（四枚、炙） 　大黃（二兩）　大棗（十二枚） 　生薑（五兩） 右八味、以水一斗二升、煮取六升、去滓、再煎、温服一升、日三服。
24		

条文1

　大塚の書にはこの条文がない。金子、龍野はこれを本方関連条文とする。条文後の"一云用大柴胡湯"の文言によってであろう。中国・中医研究院編『傷寒論』にはこの条文はあるも、条文後の"一云用大柴胡湯"の文言がない。龍野は"脉陰陽俱停"の後に"一作微"と、"但陰脉微"の後に"一作尺脉実"の細註を付す。

条文2

　大塚の書には"過経"がない。大塚は〔校勘〕で、「宋本、成本、玉函では『十餘日』の上に『過經』の二字があり、康平本はこれを『十餘日』の『傍註』とする。今、康平本によって原文から削る」（『傷寒論解説』）という。龍野は"心下急"の後に"一云嘔止小安"の細註を付す。方に於いて金子の書及び中国・中医研究院編『傷寒論』には"温服一升、日三服"の後に"一方加大黄二両、若不加恐不為大柴胡湯"の17字がある。大塚は〔校勘〕で、「宋本には、『日三服』の下に『一方、加大黄二兩、若不加、恐不爲大柴胡湯』の十七字がある」（『傷寒論解説』）と述べる。

条文3

　大塚の書は"結胸無大熱"の後に"者"の字がなく、"此為水結在胸脇也"の八字がない。金子は条文後に方を載せる。

龍野一雄『新撰類聚方』	中国・中医研究院編『金匱要略』
"按之心下満痛者、此為実也、当下之、宜本方、"（腹満）	"按之心下滿痛者，此爲實也，當下之，宜大柴胡湯。"（金・腹滿寒疝宿食病） 大柴胡湯方 　柴胡（半斤）　黃芩（三兩）　芍藥（三兩） 　半夏（半升，洗）　枳實（四枚，炙） 　大黃（二兩）　大棗（十二枚） 　生薑（五兩） 右八味，以水一斗二升，煮取六升，去滓，再煎，温服一升，日三服。
"腹満不減、減不足言、当須下之、宜大柴胡、大承気湯、"（腹満）	

条文4

　大塚の書にこの条文がない。康平傷寒論を底本としている為であろう。康平傷寒論には瓜蒂散の条文の前に「傷寒、發熱汗出不解、心中痞鞕、嘔吐而下利者、□□□□之」の条文があり、頭註に「坊本、□印、大柴胡湯主」とある。"主之"とある条文を削除する理由は何だろう。

条文5

　大塚の書にはこの条文がない。金子は（　　）して"一云大柴胡湯"とするに対し、龍野は"宜大承気湯、一云大柴胡湯"とする。中国・中医研究院編『傷寒論』は同じ条文を挙げるも、"一云大柴胡湯"がない。

条文6

　龍野のみが出所篇を（陽明、可下）として関連条文とする。大塚の『傷寒論解説』にはこの条文はない。金子の『傷寒論解説』、中国・中医研究院編『傷寒論』の陽明篇に同条文があるも、共に"発汗宜桂枝湯"で終る。金子の書の可下篇に同条文があり、これは"宜大柴胡、大承気湯"で終る。これにより龍野は上記としたのであろう。

条文7

　龍野のみが出所篇を（陽明、不可下、可下）として関連条文とする。金子の『傷

寒論解説』の可下篇には同じ条文があり、"宜大承気湯、一云大柴胡湯"と記されているので、かくしたのであろう。なお金子の同書の陽明篇に同じ条文があるも、"宜大承気湯"で終り、"一云大柴胡湯"がない。中国・中医研究院編『傷寒論』の陽明病篇に同じ条文があるも、やはり"一云大柴胡湯"はない。中国・中医研究院編『傷寒論』には不可下篇も可下篇もない。

条文 8
　龍野のみが関連条文として挙げる。大塚、金子の書、中国・中医研究院編『傷寒論』の陽明病篇に同じ条文があるが、皆"宜大承気湯"で終る。金子の書の可下篇に同じ条文があり、"宜大承気、大柴胡湯"で終っている。これによって龍野は関連条文としたのであろう。

条文 9
　大塚の書にこの条文はない。龍野の『新撰類聚方』にもない。中国・中医研究院編『傷寒論』には同条文があるが、"一云大柴胡湯"がない。龍野が何故関連条文としなかったのだろうか。

条文 10
　金子の『傷寒論解説』、中国・中医研究院編『傷寒論』の陽明病篇に同じ条文があるが、共に"宜大承気湯"で終る。大塚の書の陽明病篇にはこの条文はない。

条文 11
　大塚の書、及び中国・中医研究院編『傷寒論』には同条文があるが、"一法用大柴胡"がない。大塚は少陰病篇の条文「少陰病、自利清水、……、宜大承氣湯」の〔校勘〕で、「宋本には、大承氣湯の下に『一法用大柴胡』の細註がある」(『傷寒論解説』) と述べる。金子は"一法用大柴胡"であるが、龍野は"一法用大柴胡湯"である。

条文 12
　条文4と同じであるが、"大柴胡湯主之"が"属大柴胡湯"となっている。なお条文後に方を載せる。生薬の記載順は条文3の方と同じである。

条文13
　金子の『傷寒論解説』の可下篇にこの条文をみる。

条文14
　金子と龍野が関連条文とする。金子の『傷寒論解説』、中国・中医研究院編『傷寒論』の陽明病篇に同じ条文があるが、共に"宜大承気湯"で終り、"大柴胡"がない。

条文15
　金子と龍野が関連条文として挙げる。

条文16
　金子と龍野が関連条文として挙げる。

条文17
　金子と龍野が関連条文として挙げる。金子の『傷寒論解説』の条文は"但陽脉微者、先汗出而解"がなく、"下之而解"に続け"宜大柴胡湯"とし、"若欲下之"がなく（　　　）して"一法用調胃承気湯"とする。龍野は"宜調胃承気湯、一云用大柴胡湯"に作る。条文1と同じである。

条文18
　陽明病篇の抵当湯の条文「病人無表裏證、發熱七八日、雖脉浮數者、可下之。假令已下、脉數不解、合熱則消穀喜飢、至六七日、不大便者、有瘀血。宜抵當湯」（金子『傷寒論解説』）の前半と同じである。

条文19
　条文5と同じである。条文5は"宜大承気湯。（一云大柴胡湯）"と作るも、ここでは"宜大柴胡、大承気湯"である。

条文20
　陽明病篇の条文「病人煩熱、汗出則解。又如瘧狀、日晡所發熱者、屬陽明也。脉實者、宜下之。脈浮虛者、宜發汗。下之與大承気湯、發汗宜桂枝湯」（金子幸夫『傷寒論解説』）と"脈実者"までは全く同じである。

条文 21
条文 7 と同じである。金子、龍野が関連条文として挙げる。

条文 22
条文 2 と同じである。金子のみが関連条文として挙げる。

条文 23
金匱要略の条文で、各書で異同をみない。大塚の書は方後の"日三服"の次に"玉函、再煎下、有取三升三字"の細註がある。

条文 24
大塚、金子、中国・中医研究院編の書にこの条文はあるも、いずれも"宜大承気湯"で終る。龍野は己の病理観より、"宜大柴胡、大承気湯"と記し、本方の関連条文としたのであろう。

図表 41 は、諸家の大柴胡湯方である。
半夏の量を龍野は 8 グラムと突出して多くしている。龍野の病理観によるのであろうか。他はほぼ同じとみてよかろう。

大柴胡湯の方意

> 太陽病、過經十餘日、反二三下之後四五日、柴胡證仍在者、先與小柴胡、嘔不止、心下急、鬱鬱微煩者、爲未解也、與大柴胡湯下之則愈、
> （傷・太陽中篇）

本条文は小柴胡湯の方意で解説した。

> 傷寒十餘日、熱結在裏、復往來寒熱者、與大柴胡湯、但結胸、無大熱者、此爲水結在胸脇也、但頭微汗出者、大陷胸湯主之、（傷・太陽上篇）

図表41　諸家の大柴胡湯方

	柴胡	黄芩	芍薬	半夏	枳実	大黄	大棗	生姜	
荒木性次 『新古方薬嚢』	8.0g	3.0g	3.0g	5.0g	2.8g	2.0g	4.0g	5.0g	右八味を水二合四勺を以て一合二勺に煮つめ、一旦漉して滓を去り再び煎じて六勺となし一日三回に分ちて温服すべし。
奥田謙蔵 『漢方古方要方解説』	3.2g	1.2g	1.2g	2.4g	1.6g	0.8g	1.2g	2.0g	右八味を一包と為し、水二合四勺を以て、煮て一合二勺を取り、滓を去り、再煎して六勺と為し、一回に温服す（通常一日二、三回）。
大塚敬節・矢数道明 『経験・漢方処方分量集』	6.0g	3.0g	3.0g	4.0g	2.0g	1.0g〜2.0g	3.0g	4.0g (乾1.5)	（一日量）
龍野一雄 『漢方処方集』	8.0g	3.0g	3.0g	8.0g	3.0g	2.0g (必要に応じて加える)	3.0g	5.0g (又は干姜2.0)	水四八〇を以て煮て二四〇に煮つめ、滓を去り、再び煮直して一二〇に煮つめ、三回に分服 便法；常煎法
森田幸門 『傷寒論入門』	8.0g	3.0g	3.0g	2.5g	2.0g	2.0g	4.0g	5.0g	以上八味、水1200瓩を以て煮て600瓩となし、濾過したる後再び濃縮して300瓩となし、100瓩を温服すること一日三回せよ。

　前条文は"太陽病過経十余日"であるのに、本条文は"傷寒十余日"である。"過経"は"経を過ぐること"と読み、"経"は"正道""常道"の意にとり、常道を過ぎてきて十余日にもとなると訳すがよかろうことを述べた。対し、本条文はそのまま傷寒にかかり十余日になったのであり、その間のことは、種々

あったであろうが、ここでは問わない。要するに、結果として10日以上が経ったのである。傷寒は寒邪に傷ぶられるので中風に比べて病状が激しい。中風が普通感冒であるとすれば、傷寒はインフルエンザに相当するだろう（勿論、傷寒は腸チフスの類ともいわれているが、現在この病気を診る機会は殆どないので、インフルエンザで想像するより仕方ない）。普通感冒、インフルエンザとすれば各々病原ウイルスが異なり、違った病気ということになるが、傷寒論で述べられている中風、或いは傷寒は、結果としての病態による区分である点に注意しなくてはならない。つまり、普通感冒のウイルスによっても傷寒の病態を呈する場合があるだろうし、インフルエンザウイルスに感染して中風の病態を呈する場合も当然あり得る。つまり、原因菌（外邪）と罹患者の抵抗力との力関係、その他種々の要因の絡みの結果としての傷寒であり、中風である。一般には傷寒の病態を呈するのは外邪が強く、正気も強いケースである。本条文も勿論このように考えるべきであろう。

「熱結在裏」。"熱結"は「熱邪が聚結してあらわす病理現象」（『漢方用語大辞典』）で、"熱結在裏"は「熱邪が陽明に結していること」（同書）という。私は大陥胸湯の検討で、本条文を「傷寒にかかって十余日を経れば熱は裏に入って陽明病になる筈だ」（『「傷寒・金匱」薬方大成 三味編』）と述べたが、そもそも"熱邪"とか"熱"が何を指しているのかを明示しなかった。冒頭が"傷寒"であるから"寒邪に傷ぶられて"とすべきであるも、寒邪と生体の正気との格闘で、結果として熱を発生し、熱性の病態を形成しているのを現象面から捉えて"熱邪"と呼称しているのである。

この病態は当然表に於いて、少陽に於いて、陽明に於いて、各々みられる。陽明に於いてみられる場合に"熱邪が陽明に結している"と表現するのであろう。

「復往來寒熱者」。この"復"を、大塚敬節は「復の字は古字では覆の字と同じに用いられ、覆は反の意にも用いられたので、ここの復の字は反っての意味である」（『傷寒論解説』）と、奥田謙蔵も「此の復は、反なり」（『傷寒論講義』）、という。そして大塚は、「傷寒にかかって、十余日を経た頃は、熱は裏に入って、陽明病となり、往来寒熱の状はないはずである（往来寒熱は少陽病の熱型である）。ところが、反って往来寒熱の状があるので、復という」（同書）と解説する。しかし、柴崎保三によれば、"復"は"もう一度""くり返して"という意の副詞である（『鍼灸医学大系②・黄帝内経素問』）から、無理に"反って"とせずともこれで十分意味が通じるのではないか。傷寒に罹患し10日以上たてば、或いは往来寒熱の少陽証をもう一度くり返して示しているだろう。そのように行き

つ戻りつしながら、ゆっくり病邪は裏に向って進んでいく。"もう一度"とか"くり返して"の意で"復"の字を用いたと理解すべきである。
『與大柴胡湯』。しかし、この場合は純粋な少陽症でなく、主病位は陽明にある筈だから、まず大柴胡湯を与えて様子をみるのである。

> 傷寒發熱、汗出不解、心中痞鞕、嘔吐而下利者、大柴胡湯主之、
> (傷・太陽下篇)

大塚の書にはこの条文がない。
奥田謙蔵は、「此の章は、第百五十六章の『傷寒五六日、嘔して発熱する者は云々』の『柴胡湯を與ふれば必ず蒸蒸として振ひ、却つて發熱し汗出でて解す』の句を承けて、其の解せずして病進む者を挙げ、以て大柴胡湯の主治を論ずるなり」(『傷寒論講義』)、と本条文の位置付けを述べる。
冒頭の"傷寒"は、これまでも屡々述べてきたように、強い寒邪に傷られ、一方生体の正気も十分あるのでその争いは激しく、強い悪寒と発熱、そして四肢痛等を示す結果としての病態を指している。本条文で「傷寒、發熱、汗出不解、……」となっていて、"悪寒"がないのには、一つは"悪寒"は当然の症候として敢えて記さなかったとの解釈、一つは"悪寒"は一般的には病初の症候で或る時間が経つとそれは薄らぐもので本条文はそのことを述べようとしたとの解釈、が成り立つ。後者の解釈を採りたい。
奥田は「発熱するも、悪寒無し。是其の既に深證に属する者なり」(同書)と、金子幸夫は「『悪寒す』の記載がないので、傷寒に罹患した後、邪は既に少陽と陽明に伝変して化熱したことを指す」(『傷寒論解説』)と述べる。表現は違うが同じ病理、病態を述べていると理解する。
「汗出不解」。奥田が「此の汗出づは、発汗法を行へるに因て汗出づる也。自づから汗出づるの謂に非ず。是も亦病の深きを示す」(同書)と述べるに対し、金子は「『汗出づ』が出現するのは、裏熱が盛んになって外に溢れ津液を外泄(がいせつ)させるからである」(同書)と解説する。奥田とその解釈を異にする。森田幸門は「傷寒に於て、発熱したとき、発汗性治癒転機を起させて、発汗はあったが、病は解せず、……」(『傷寒論入門』)と、高山宏世は「太陽傷寒の治療では発汗させるのが当然ですが、発汗したのに表証は解消されず、……」(『傷寒論を読もう』)と、共に発汗法を行ったとする奥田と同じ解釈をする。奥田に従う。
次の"不解"であるが、"表証が解せず"ととるものと、"病が解せず"ととる二つがあって、明らかに高山は前者、森田は後者である。奥田、金子は直

接的言及がない。が、文脈から後者と考えられる。傷寒（もっと広く外感発熱性疾患として）の治療に於いて、その場、その時で適切と思われる治療を行なうも、思う通りの反応を得られず、病が進行していくケースは多い。

本条文に於いても、当然傷寒で表証があるのだから、発汗法を行ったと考えるのが自然であろう。それに反応して汗は出るには出たが、結果的に病の進行を頓挫させて回復に向かわせることが出来なかったのである。この意味で、"病が解せず"と解釈する。

ここで、発汗法を行ったことで、津液亡を多少なりおこしていることに注意しなくてはならない。

「心中痞鞕」。奥田の『傷寒論講義』は、"心下痞"に作る。荒木性次も「心中痞鞕」に作り「心中がつかへて堅く感じる、心とはみづおちの處を云ふ、中は奥の方」（『方術説話 第二巻』）と、龍野、「心中痞硬」に作り「心中が痞えて押すと、……」（『漢方医学大系⑬・口語訳傷寒論』）、金子、「心中痞鞕」に作り「心下は痞塞（ひそく）して硬く脹満し、……」（『傷寒論解説』）、中国・中医研究院編『傷寒論』も「心中痞鞕」に作り「心窩部にはつかえて硬い感じがあり」と訳す。奥田は「心下痞鞕は、心下急の変態なり」（同書）と解く。"痞"はつかえる意の自覚症状であるに対し、"鞕"は他覚症状であるから"心中"の"心"を胸骨中・下部とすると、そこが硬いか否かを診ることは不可能となる。やはり、奥田に従って"心下痞鞕"とすべきか。

奥田が初めから"心下痞鞕"としていることについて、奥田の用いた底本が既に"心下"となっていたのか（成無己の『注解傷寒論』は"心下"となっている）、奥田がよしとして"心下"としたのかは詳らかでない。

「嘔吐而下利者」。荒木性次は「嘔吐而下利するは内熱胃に及ぶが爲なり、胃熱を受けて氣通ぜざれば上には嘔を作し下には利をなす」（『方術説話 第二巻』）と、奥田は「病既に胸中に在るも、未だ結實するに至らずして、其の勢或は上に動き、或は下に動く。故に、嘔吐して下利する也」（『傷寒論講義』）という。

荒木の"内熱"は"内外"の"内熱"で、その"内"はどの臓腑を示すというのでなく、病邪が内部、深い部に侵入したといった意味での"内"であろう。この内熱が胃に及ぶというのは、胃（この場合は西洋医学のマーゲンとしてよかろう）に邪正相争の場が移ったのである。当然胃気は乱れ、正常な降濁機能が働かず、嘔吐、下痢する。"嘔吐而下利"の"而"は、更にといった意と考える。奥田の"病既に胸中に在る"の"胸中"は、西洋医学でいう"胸"でなく、いわゆる少陽の部を指しているのであろう。屡々"深證"という言葉を用いるが、胸の深い部、つまり横隔膜に接する下肺野、及び横隔膜、心窩部、両季肋部あた

りであろう。"未だ結実するに至らず"は意味深長な言葉である。未だ活動期である、陳旧性でないといった意を含むと考える。

しかし、荒木、奥田の解説はそれなりの説得力はあるも、下痢については西洋医学的視点を加えて考えると、嘔吐程にはすんなりと頭に入らない。或いは胃熱病態が強いので大腸にまで波及するというのだろうか。

金子幸夫は、「『嘔吐』が出現するのは、少陽の邪熱が胃腑に伝わり胃の降濁を主る機能が失調するからである。『下利』は、既に陽明腑実証が形成されて燥屎(そうし)が腸内に結(けっ)し、熱が津液(しんえき)に迫って燥屎の周囲を下(くだ)らせる『熱結旁流(ねっけつぼうりゅう)』の症状を指す」(『傷寒論解説』)と解説する。

高山宏世も同じ解説であるが、その様子を「大便の燥結を生じる結果、大便が下らず、その周囲から少量の黄色く臭い水様便が少量排泄される熱結傍流であり、……」(『傷寒論を読もう』)と詳らかに記す。"熱結傍流"は興味深い概念であるが、自身この如き病人を診た記憶がない(或いは忘れたか、診察が粗で見落したかであろう)ので確実なことをいえない。が、仲景が"嘔吐而下利者"と嘔吐と下痢を同等の症候として述べているからには、それなりの量の排便を考えなくてはならなかろう。病邪と正気の争いが胃に及べば胃熱を生じ、好ましくないもの、悪いものは嘔吐することで、或いは下すことでそれをすみやかに排除しようとする陽明胃の本来的機能が作動したと考えるのが適切ではなかろうか。下痢に関しては胃結腸反射といってもよかろう。もう少し病位が深くなる(大腸の方に移ると)と嘔吐は殆どなくなり、下痢のみとなる。本症は病位が完全に胃腑に移ったのではない。あくまでも少陽の病邪が胃腑に影響を及ぼしかけたものである。

因って、肝熱胃実(肝の熱を清し胃実を瀉す)の大柴胡湯を与えるのである。

按之心下滿痛者、此爲實也、當下之、宜大柴胡湯、(金・腹滿寒疝宿食病篇)

「按之心下滿痛者」。柴崎保三によると、「(按は)手と安との組み合わせの文字で、安とは、宀(やね)と女との組み合わせで、女が外に出ないように家の中におさえつけて置くことを表わすもので『上から下におさえる』という意義を含む。そこで按は、『手を以て上から下におさえつける』ことを意味する」(『鍼灸医学大系③・黄帝内経素問』)という。

既に腹診のあったことがこれによっても分かる。

"心下滿痛"の"心下"はみぞおちで特に問題ないが、"滿痛"の表現に注意しなくてはならない。ただ痛いだけならば"心下痛"とする筈なのに、わざわ

ざ"満痛"としている。"満"はやはり柴崎によると、「器なり池なりの周囲(面積)いっぱいに水の平均して行きわたること」(『鍼灸医学大系①・黄帝内経素問』)という。つまり、あふれるように一杯になっていることである。これは自覚症状であると共に、他覚的所見でもあると考える。患者にとっては"張ったように痛む"であり、之を按ずる者には心下部が充実性に少しもり上っており、これを圧すると病者は痛いという。少なくとも大柴胡湯の腹証に心下部がきゅっと引きしまった、板のように硬いというのはない。弾性軟の緊満を感ずることが多い。では何が"満"しているのか。勿論"水"そのものではないし、"血"そのものでもない。やはり"気"を中核とする病態を考えなくてはならない。生体にとって好ましくないもの、排除すべきものに伴って、結果的に生ずる(邪)気である。

　従って、この病態は「此爲實也」であり、「當下之」なのである。

　傷寒論の大柴胡湯には大黄がないが、金匱要略の大柴胡湯には大黄がある。この大黄と枳実が上記病態に主力として作用すると考える。金匱の本条文は"此為実也"であるから、当然この(邪)実を瀉下しなくてはならないので大黄を必要とし、傷寒論での大柴胡湯は病位はなお少陽にあり、その邪熱が陽明に波及しかかったケースであるから、必ずしも大黄を必要としないのである。

太陽病未解、脈陰陽俱停、必先振慄、汗出而解。但陽脈微者、先汗出而解。但陰脈微者、下之而解。若欲下之、宜調胃承氣湯。四十六。(用前第三十三方。一云、用大柴胡湯)(傷・太陽中篇)

　金子幸夫は、カッコして"一云、用大柴胡湯"とし、これを本方の関連条文として(索引で)挙げている。荒木性次の『方術説話』、奥田謙蔵の『傷寒論講義』、中国・中医研究院編『傷寒論』には本条文はあるも、(一云、用大柴胡湯)なる付言はない。大塚敬節の『傷寒論解説』には本条文はない。

　条文の解説は『「傷寒・金匱」薬方大成 三味編』で行ったが、本方と関連するのは"但陰脈微者"以下である。

　本条文の"陽脈""陰脈"を軽取の脈、重取の脈と解する説と、寸脈、尺脈と解する説があるが、前者に従って表をうかがう"陽脈"も、裏をうかがう"陰脈"も、表気及び裏気が暢びられず、"停"(龍野一雄は停を微に作る)を呈する、と解釈する。"但陰脈微者"は病邪が裏にのみ残って実した場合で、これはその病邪を瀉下してやればよいのだと『「傷寒・金匱」薬方大成 三味編』で述べた。奥田は「之も亦恐らくは、後人の一家言ならん」(『傷寒論講義』)というも、多

分奥田の説く通りであろう。本条文の"但陰脈微者"は病邪が裏にのみ残って実した場合であろうとも、冒頭で"太陽病未解"と大きく枠をはめているから、純粋な陽明病ともいえなかろうとして、後人が（一云、用大柴胡湯）としたのではないか。

> 汗出讝語者、以有燥屎在胃中、此爲風也。須下者、過經乃可下之。下之若早、語言必亂。以表虛裏實故也。下之愈。宜大承氣湯。八。（用前第二方。一云大柴胡湯）（傷・陽明篇）

金子幸夫と龍野一雄がやはり"一云大柴胡湯"より本方関連条文とする。
この条文は種々に解釈され、統一されてない、として『「傷寒・金匱」薬方大成 四味編』で次の如く述べた。
「汗出」を冒頭に置く。そして病者は「讝語」している。この讝語は胃中に燥屎があるためである。汗出は潮熱がある訳でもなく、これは表証としての汗である。従って、「此爲風也」と念を押す。燥屎があれば大承気湯で攻下すべきであるが、表証のある場合は"先表後裏"の法則に従わなければならない。即ち、太陽証が尽きてからなすべきを、早まって下を取れば表邪内陥し、裏熱は益々旺盛となり、語言が乱れてくる。何れにしても燥屎はこれを下すことで癒える。大承気湯の出番である、と。
金子は陽明裏実兼表証の治療法を論述しているという。表証があり、裏証があるのだから、半表、半裏証としての柴胡の証、つまり大柴胡湯でもよいと、（恐らく）後人が考えたのであろう。
本条文にも"過経"なる文言があるが、これは太陽表証が罷むの意とすれば都合がよい。

> 陽明病、發熱、汗多者、急下之、宜大承氣湯、三十七、（用前第二方。一云大柴胡湯）（傷・陽明篇）

金子幸夫のみが"一云大柴胡湯"として本方関連条文とする。
「『發熱す』とあるように、邪熱が内外で著しく亢ぶった状態にある」（『傷寒論解説』）と金子は解説する。邪熱が"内外"の"外"でも亢ぶっているから、大柴胡湯の適応もあるのだろうか。が、これはよく分からない。

> 少陰病、自利清水、色純青、心下必痛、口乾燥者、可下之、宜大承氣湯、二十、(用前第十九方。一法用大柴胡)(傷・少陰篇)

金子幸夫、龍野一雄が"一法用大柴胡(湯)"より本方関連条文とする。
　この条文は難解である。自利清水しているのに何を下すのかのとの疑問があり、『「傷寒・金匱」薬方大成 四味編』で「私は反佐として大承気湯を与えると理解する」と述べたが、苦しい。少陰病で自利清水するも、それは主として下部消化管が関与し、従って、結果として胃(西洋医学的)或いは上部消化管に邪実が取り残され、"心下必痛""口乾燥"を呈するので、大柴胡湯もケースによっては適応があるというのであろうか。

> 傷寒發熱、汗出不解、心中痞鞭、嘔吐而下利者、屬大柴胡湯、方二十、
> (傷・發汗後篇)

傷寒論・太陽下篇の条文、つまり本論条文4と同じであるが、"大柴胡湯主之"が"屬大柴胡湯"となっている。本条文後に方剤が出ているが、大黄がなく、方後に"加大黄二両、若不加、恐不名大柴胡湯"とある。これは後人の文であろうが、大柴胡湯の本質を考える時、参考となる。

> 病腹中満痛者、此爲實也、當下之、宜大承氣大柴胡湯、十一、(用前第一第二方)(傷・可下篇)

金子幸夫のみが関連条文として挙げる。これまで論じてきたことより、これは納得出来よう。

> 腹滿不減、減不足言、當下之、宜大柴胡、大承氣湯、十三、(用前第一第二方)(傷・可下篇)

金子幸夫、龍野一雄が関連条文として挙げる。
　傷寒論・陽明篇に、"腹満不減、減不足言、当下之、宜大気湯"なる条文がある。"減不足言"は「稍々減じたりやの観有るも、之を減じたりと認むるに足らず。故に減ずるも、言ふに足らずと言ふ也」の意と奥田謙蔵は説く(『傷寒論講義』)。この病理を金子は、有形の燥屎が大腸を阻滞し気機が壅滞して腑気が通じなくなるからと述べる(『傷寒論解説』)。つまり頑固な実満である。この

場合は、ともかく瀉下しなくてはならない。（再度）大承気湯を与えなさいというのだ。ここで大柴胡湯が何故入ってくるか。

これを次のように考えてはどうだろう。"腹満不減、減不足言"とあるから、承気湯類を用いて瀉下を試みたが、減じない、或いはほんの僅かしか減じないのであるから、同じ大承気湯を再度与えてもうまくいかないから、柴胡、枳実を含む大柴胡湯と大承気湯を一緒に与えてみなさい、と。つまり、大柴胡湯合大承気湯である。表現も大柴胡、大承気湯で、大柴胡湯、大承気湯ではない。

> 傷寒後、脈沈、沈者、內實也、下之解、宜大柴胡湯、十四、（用前第一方）
> （傷・可下篇）

荒木性次はこれを次のように解している。
「傷寒後の後は後期の意で末の頃を言ふ、則ち傷寒の半ばを過ぎた後になって脈が沈になった、脈の沈は內が實した證である、實であるから下して之を解してやれ、それには大柴胡湯が宜しいと謂ふこと」（『方術説話 第三巻』）。
"傷寒の半ばを過ぎた"で勿論誤りではないと考えるが、今ひとつすっきりしない。傷寒論に於ける傷寒の定義は"太陽病、或いはすでに発熱し、或いはいまだ発熱せず、必ず悪寒し、体痛嘔逆、脈陰陽ともに緊なる者、名づけて傷寒という"である。

つまり、外感熱病で悪寒、発熱、体痛、嘔逆等のみられるものをいうのであるから、これらのみられるピークを過ぎたというのが本義であろう。ピークは過ぎたけど、一連の流れとしての傷寒病が治癒したのではない。

更に、荒木は次の如くいう。
「本章は傷寒日を經て病裏に入り實を爲せども未だ表を離れざる場合の治法を論じたるものなり」と、そして「表裏を兼ね治する大柴胡湯に宜しき所と謂ふ」（同書）と。

荒木は"表裏"というが、条文に"内実"とあるし、病理より考えても"内外"とするのが適切であろう。"内外"ならば"半表半裏"の少陽を含み、都合がよい。しかし実際問題として、傷寒のピークを過ぎた時点で大柴胡湯を使うのは結構勇気がいる。脈が沈で緊であることを確認すべきだろう。

> 傷寒六七日、目中不了了、睛不和、無表裏證、大便難、身微熱者、此爲實也、急下之、宜大承氣、大柴胡湯、十五、（用前第一第二方）（傷・可下篇）

● 七味薬方 大柴胡湯 方意

金子幸夫と龍野一雄が関連条文として挙げている。
　この条文は陽明篇に同じものが載っていて、そこでは大柴胡湯がなく、"……急下之、宜大承気湯"となっている。大承気湯、大柴胡湯について、本稿条文9で大承気湯と大柴胡湯の合方を意味するのではと述べたが、ここでもそう考えると都合がよい。
　『「傷寒・金匱」薬方大成 四味編』で本条文の「無表裏證」について、「『傷寒六七日』故表証の既にないのは理解出来る。問題の裏証は譫語とか腹満等の典型的な症候はないということであろう。或いは、表面的には裏証が一見軽く、ないようにみえるといってもよい。それを表証についての言及と一緒にして、表裏の証無くと簡潔に記述したのであろう」と述べた。つまり表証はないが、外証（……半表半裏証）は存在するのであり、柴胡剤を必要とするからである。

> 太陽病未解、脈陰陽俱停必先振慄、汗出而解、但陰脈微者、下之而解、宜大柴胡湯、十六、（用前第一方。一法用調胃承氣湯）（傷・可下篇）

　金子幸夫と龍野一雄が挙げているが、両者で条文がかなり異なり、金子は"下之而解"に続け"宜大柴胡湯"と作り、"一法調胃承氣湯"とするに対し、龍野は"下之而解、若欲下之、宜調胃承氣湯"とし、続けて"一云用大柴胡湯"と作る。後世の者がよかれと種々手を加えたことが分かる。
　本稿条文1と同じである。

> 病人無表裏證、發熱七八日、雖脈浮數者、可下之、宜大柴胡湯、（傷・可下篇）

　傷寒論の陽明病篇の抵当湯の条文"病人無表裏証、発熱七八日、雖脈浮数、可下之、仮令已下、脈数不解、合熱則消穀喜飢、至六七日、不大便者、有瘀血、宜抵当湯"の前半である。この条文の解説で「外感熱病にかかって、おかしな熱が長引いて、7、8日にもなる。その場合には典型的な陽明裏証がなくとも、脈が（表証、熱証の）浮数であっても陽明裏熱証としてまず下すべきである」（『「傷寒・金匱」薬方大成 四味編』）と述べた。
　ここでも本稿条文12で述べた理由で、"宜大柴胡湯"は了解出来る。

> 汗出譫語者、以有燥屎在胃中、此爲風也、須下者、過經乃可下之、下之若早者、語言必亂、以表虛裏實故也、下之愈、宜大柴胡、大承氣湯、二十五、（用前第一第二方）（傷・可下篇）

条文5と同じである。条文5は"宜大承気湯、一云大柴胡湯"と作るに対し、本条文は"宜大柴胡、大承氣湯"に作る。

> 病人煩熱、汗出則解、又如瘧狀、日晡所發熱者、屬陽明也、脈實者、可下之、宜大柴胡、大承氣湯、二十六、（用前第一第二方）（傷・可下篇）

『「傷寒・金匱」薬方大成 四味編』でこの条文を解説して、次の如く述べた。

煩熱は「発熱と同時に心煩あるいは煩躁して、胸苦しく感じるもの」（『漢方用語大辞典』）をいう。病人、つまり眼前の患者が発熱して苦しがっている。この場合、裏証がなければ汗を発してやるだけで病は解する。ただ邪熱の外泄ができないだけである。煩熱の上にさらに瘧のように夕方に発熱するものは陽明の病である。脈を診てそれが実脈であれば、これを下すがよい、と。

煩熱は純然たる表証というより、もう少し深く範囲を広げ、外証とすべきであろう。従って、裏証でなく、これも内証とするのがよい。内・外に邪熱がこもれば、当然半表半裏、つまり少陽にもこもると考え、後人が"宜大柴胡、大承気湯"として可下篇に組み入れたのではないか。

> 得病二三日、脈弱、無太陽柴胡證、煩躁、心下痞、至四五日、雖能食、以承氣湯、少少與、微和之、令小安、至六日、與承氣湯一升、若不大便六七日、小便少者、雖不大便、但初頭鞕、後必溏、此未定成鞕也、攻之必溏、須小便利、屎定鞕、乃可攻之、宜大承氣湯、二十九、（用前第二方。一云大柴胡湯）（傷・可下篇）

金子幸夫、龍野一雄が関連条文として挙げる。

龍野は条文出所を陽明篇、不可下篇、可下篇とするに対し、金子は可下篇のみである。金子の『傷寒論解説』の陽明篇、不可下篇にこの条文は出ているも、陽明篇は"宜大承気湯"で終り、不可下篇にはこれがない。可下篇のみに（一云大柴胡湯）が付いている。各々の条文で小さな異同が処々にみられるも、これは後人の手が加えられている証拠といってよかろう。龍野が陽明篇、不可下篇のものにも（一云大柴胡湯）を付し、関連条文としたのは龍野の病理観によると考える。

本条文の解釈を『「傷寒・金匱」薬方大成 四味編』で次の如く述べた。

脈弱は正気の不足である。正気が不足しているために発病して二三日で既に太陽、柴胡（少陽）の証がない。つまり陽明に邪熱が侵入し得るのである。陽

明に邪熱が鬱結するので煩躁を来すが、鬱結はまだ裏に入ったばかりの上部の胃であるから、心下は硬くなる。発病後四五日に至っても能く食するのは、胃気がなお十分残っているからである。しかし、煩躁及び心下硬を呈する心下の邪実は攻下しなくてはならない。小承気湯を少しく与え、邪実を軽く瀉下するがよい。6日になってなお上記症状のとれない時には、小承気湯を増量して与えてみる。それで便通のない日が6、7日続いても小便の少ない者は（燥屎が完成されているのではないので）、大便がないといって大承気湯で攻下すれば便の最初は硬いが、後は水様性になってしまう。注意しなくてはならない。あくまでも大承気湯は燥屎が形成されてから与えるべきである。

　明らかに大柴胡湯のいく場があるように思う。大柴胡湯証、大承気湯証はクリアカットに分かれているのではない。両者の間にグレーゾーンが存在するのだろう。

太陽病、過經十餘日、反二三下之、後四五日、柴胡證仍在者、先與小柴胡、嘔不止、心下急、鬱鬱微煩者、爲未解也、可與大柴胡湯、下之則愈、方三十一、（傷・發汗吐下後篇）

　条文3と同じである。
　条文に「反二三下之」、「嘔不止」があるので発汗吐下後篇に載せたのであろう。

　以上、個々の条文にあたり、方意を検討したので、次に各条文に底流する基本的な病理を探ってみよう。
　龍野一雄は本方証を定義して、「心下気実するもの」と述べる（『漢方医学大系⑭・傷寒論・金匱要略要方解説』）。この"心下"は西洋医学の解剖学のみぞおち、胃脘部をさすのでなく、もっと広く、機能的側面をも含めたものと考える。
　江部洋一郎は、「『傷寒論』における膈はもちろんそれ（中川注：横隔膜）よりはもっと広義的で、広い機能をもっていると考えますが、（中略）横隔膜を含んだ機能的構造物である」と考え、「この膈と、膈の上にある胸、そして膈の下にある心下、これらは五臓六腑ではないけれども、非常に大事な器官と認識してほしい」と述べている（『経方医学1』）。江部のいう"心下"に従いたい。
　次に、"気実する"の"気"は何を指すか。勿論、則"邪気"とすべきではない。"実する"はオーバーになっている、その為に生体にとって逆に好まし

くないものとの意が含まれる。即ち正気であろうと、それがオーバーになれば変じ邪気となるし、正気が盛んであれば胃の受納する働きが盛んとなり、結果的に受納したものが邪（余分なもの、排除すべきもの）となり得る。龍野が"心下気実する"と無形のもののみを挙げていることは、傷寒論の大柴胡湯に大黄の含まれないことと合わせ、納得出来る。また、本方の腹証が両腹直筋の上半が緊張するのは勿論だが、胃脘部が空気の一杯つまったボールの感触として緊満を触れることの多いのは、やはり"気"であると思う。

　また龍野は、本方の構成生薬の薬能を次のように述べる。

「構成
　主薬
　　第一主薬　柴胡　小柴胡湯参照（上部胸脇の実熱を去り利水する）
　　　　　　　枳実　気閉じ実する状態を押開く働きがある。心中痞鞕、心下満痛、心下急等を主治する。
　　第二主薬　黄芩　小柴胡湯参照（上中部の実又は熱を瀉す）
　　　　　　　生姜　小柴胡湯参照（中部の気を開き、人参を助けて利水を図り、半夏を助けて水気上衝の嘔を治す）
　　　　　　　半夏　小柴胡湯参照（中部の停水を利し、気を開き、気上衝を治す）
　補助薬　　　芍薬　心下部の血を順らし緊張をゆるめる。
　　　　　　　大棗　小柴胡湯参照（上部を和潤する）
　　　　　　　大黄　心下の実を下すので、之がなければ大柴胡湯は構成されぬという意見には従い難い。柴胡剤で大黄が入るのは本方と柴胡加竜骨牡蛎湯だけだが、両方とも少量であって、内実を下す意味は薄く、むしろ補助的に気を順らすのである。瀉心湯の心下痞も同様である」

（『漢方医学大系⑭・傷寒論・金匱要略要方解説』）

　龍野の"（大黄は）補助的に気を順らす"は卓見と思う。さて、傷寒論は外邪が太陽→少陽→陽明と進入する過程での種々の病態を挙げ、その治を述べたものであるから、傷寒論の大柴胡湯も当然この線上にある。その位置づけは病位が少陽に移り、心下、肝胆の邪正相争で同部に熱を生じ、それが陽明胃にも影響を及ぼし始めたものとしてよかろう。前記各条文でみたように、多くが大承気湯との対比で述べられていることからも、このことがいえよう。

　次に、中医の処方解説をみてみよう。

　金子幸夫は次のように解説している。

「本方は、小柴胡湯より人参、甘草を除去し、芍薬、枳実、大黄を加えた処方である。柴胡と黄芩は、少陽の鬱滞を疏泄し半表半裏の邪熱を宣透する。生姜、半夏は、降逆止嘔・調和胃気する。枳実は、苦辛微寒で破結下気し柴胡と配合して少陽の鬱滞を緩解する。大黄は陽明の熱結を瀉し、芍薬は斂陰和営・緩急止痛する。大棗は、補益脾胃する」(『傷寒論解説』)。

　個々の生薬の働きを四文字の熟語できれいに説明しているが、一方で平板的な感も否めない。やはり種々の解説を参照して、自分なりの理解を獲得するのが大切といえよう。

大柴胡湯の運用

●『類聚方広義』(西山英雄 訓訳『和訓類聚方広義』)
「小柴胡湯の証にして、腹満拘攣し、嘔劇しき者を治す」
　頭註に、
「金匱、玉函、肘后倶に大黄二両あり。是なり」
「小柴胡湯症に、曰く喜嘔と。曰く乾嘔と。曰く嘔と。其の生姜を用うるや三両。此方の症に、曰く嘔止まずと、曰く嘔吐と、其の生姜を用うるや五両。嘔の劇易に随って生姜亦多少あり。玉函に、生姜三両に作るは誤なり」
「麻疹にして、胸脇苦満、心下鞕塞し、嘔吐し、腹満して痛み、脈沈の者を治す」

　現在、我々内科医が典型的な麻疹患者を診る機会は殆どない。時折、20代、30代の成人が熱発と麻疹様の発疹を訴え、来院することがある。麻疹のワクチンは接種しているという。免疫の獲得が不十分だった故に、このような中途半端な病状を示すのかなと思ったりする。これには殆ど桂麻各半湯の如きを与え、事なきを得る。従って、榕堂の記述する如き経験を持ち得ないが、ここで食中毒はどうだろう。やはり外邪に属するものであるから、明確な太陽証は示さなくとも、少陽、陽明症として、これこそ"宜大柴胡、大承気湯"で、大柴胡湯合大承気湯を与えてみたらどうだろう。

「狂症にして、胸脇苦満、心下鞕塞し、腹拘攣、膻中(心臓部)の動甚だしき者を治す。鉄粉を加えて奇効あり」
　ヒステリー性の疾患であろうか。"鉄粉を加えて寄効あり"は単なる貧血の

改善のみではなさそうだ。
「心下急は拘急なり。欝々黙々は劇しきを加うなり」
「平日、心思欝塞し、胸満して少食、大便二三日、或は四五日に一行、心下時々痛を作し、宿水を吐する者、其の人多く脇肋妨（膨）張し、肩項強急、臍偏の大筋堅靱、上って胸肋に入り、下って小腹に連り、或は痛み、或は痛まず、之を按ずるに必ず攣痛或は呑酸嘈囃等の症を兼ぬ者は俗に疝積留飲痛と称す。よろしく此の方を長服すべし。当に五日十日を経て大陥胸湯、十棗湯等を用いて之を攻むべし」

神経性無食欲症の類を想像したくなる。
「黴毒沈滞し、頭痛耳鳴、眼目雲翳、或は赤脈疼痛、胸脇苦満、腹拘攣する者を治す。時に紫円、梅肉散等を以て之を攻む。大便燥結する者は芒硝を加えて佳と為す」

梅毒でこの如きを呈する患者を診る機会はないが、発散（発汗）すべきは発散し、瀉下すべきは徹底的に（紫円や梅肉散まで使って）"之を攻む"榕堂の姿勢を学ぶべきだろう。

● 荒木性次『新古方薬嚢』
「大柴胡湯を用ふる證……小柴胡湯の如き證にて更に嘔氣多く胃のあたりしめつけらるるが如き感あり、熱はあまりなきもの多し。
　身熱あり、時々嘔吐し又は物を食する時は忽ち吐し或ひは汗出で或ひは出でず心下必ず痛みて便秘するもの。
　風邪にて熱あり汗いでて解せず胃のあたりつかへて重苦しく、しんに熱ありて嘔いたり下したりするもの」

"風邪にて熱あり汗いでて解せず……下したりするもの" にはつい小柴胡湯を用いたくなるが、大柴胡湯で思い切って攻めることも必要というのであろう。

● 奥田謙蔵『漢方古方要方解説』
「応用
　Ⅰ）熱性病、安臥を好みて食を欲せず、尿利減少し、大便秘結し、脈弦にして数なる証。
　Ⅱ）胸満を覚え、心下鞭く、気急息迫の感ありて咳喘し、尿利減少、脈数にして稍や浮なる証。
　Ⅲ）譫語を発し、血便を漏らし、心悸亢進し、煩悶して安んぜず、脈弦数な

Ⅳ）脈尚ほ浮数にして寒熱去らず、心下鞕くして食を欲せず、二便難利の証。
  Ⅴ）発汗を行ひて後、熱去らず、頭痛し、心下鞕満し、或は痛み、其の脈弦数なる証。
  Ⅵ）発汗の後、復た時に寒熱を発し、嘔吐甚しく、呼吸促迫し、心下鞕くして胸痛を覚え、其の脈沈なる証。
  Ⅶ）喘息にして、発作頻々、不眠、身体疼痛し、脈緊数、舌微黄苔にして乾燥し、胸脇苦満稍や強く、腹筋攣急、便秘、食慾なき証。
  Ⅷ）胃弛緩症にして、脇下鞕痛し、舌黄苔にして乾燥し、口臭強く、全身倦怠し、便秘する証。
  Ⅸ）下痢性疾患にして、心下鞕満し、或は時々嘔吐する証。
  Ⅹ）半身不随等にして、腹満、拘攣、便秘する証。
  Ⅺ）黄疸にして、腹痛、嘔吐を発し、脈沈実なる証。
  Ⅻ）耳鳴、耳聾等にして、胸脇膨満の感を訴ふる証。
  ⅩⅢ）歯痛等。
  ⅩⅣ）『フルンケル』、及び其の類似疾患等にして、脇下鞕満する証。
  ⅩⅤ）小児の吐乳症等にして、心下鞕き者。
  ⅩⅥ）種痘後発熱し、便秘する等の証。
  ⅩⅦ）糖尿病等には、証に由り石膏を加ふ」

● 龍野一雄『新撰類聚方』
「傷寒論は大黄なく金匱には大黄二両がある。状況に応じて使分けるがよい
  Ⅰ）チフス・マラリヤ・丹毒・猩紅熱・ワイル氏病等の実証で発熱或は往来寒熱し、胸脇苦満強く或は嘔し食欲不振或は便秘するもの
  Ⅱ）気管支喘息・気管支拡張症・肺炎・肺腫・肋膜炎・肺結核等で或は発熱或は無熱、咳嗽喀痰、或は胸脇苦満強く或は胸痛、或は食欲不振便秘する実証のもの
  Ⅲ）心臓弁膜症・心筋障碍・心嚢炎・心悸亢進症・心臓喘息等の実証で脉沈実胸苦しく息が切れ心下部緊張強く或は便秘するもの
  Ⅳ）高血圧症・動脉硬化症・脳出血・脳軟化症等で脉実し心下緊張が強い筋肉質で或は便秘或は不眠肩こり等するもの
  Ⅴ）胃炎・胃酸過多症・胃潰瘍・腸炎・大腸炎・食傷・十二指腸潰瘍・虫垂炎・胆石症・肝炎・肝硬変症・胆嚢炎・黄疸・膵臓炎・常習便秘・イレウス・口中臭気・吃逆等で発熱或は無熱、或は心下部疼痛或は嘔吐或は

下痢或は便秘し脉実し心下部の緊張強きもの
Ⅵ) 急性慢性腎炎・ネフローゼ・萎縮腎・腎臓結石・陰萎等で或は発熱或は無熱、実証で心下部緊張強く、或は浮腫、或は便秘するもの
Ⅶ) 糖尿病・肥満症・脚気等で実症（証）[ママ]の筋肉質心下部緊張強く或は便秘するもの
Ⅷ) 半身不随・肋間神経痛・腰痛・てんかん・ノイローゼ・神経衰弱・気鬱症・癇・麻痺・不眠症・肩こり等の実証で脉実心下緊張強く、或は便秘不眠肩こり耳鳴怒つぽい等のもの
Ⅸ) 結膜炎・虹彩炎・角膜炎・白内障等の眼病、中耳炎・耳鳴・難聴等の耳病・咽喉腫痛し声が鼻へ漏れて言語を弁ぜぬもの・歯痛等で実証心下の緊張強く、或は肩こり便秘不眠等のもの
Ⅹ) 禿頭・ふけ・頭髪赤きもの・じん麻疹・帯状匍行疹等で実証筋肉質心下緊満便秘等を目標にする
Ⅺ) 痔・亀胸亀背に脉腹により使つた例がある
Ⅻ) 不妊症・交接後出血・無月経に脉腹に従つて使つた例がある」

● 稲木一元『臨床医のための漢方薬概論』
「○応用
・消化器領域：肝機能障害，脂肪肝，胆石症，胃炎，胃腸炎，便秘症，痔疾など
・精神神経領域・心身症領域：緊張性頭痛，いわゆる肩こり，不眠症，不安障害，抑うつ状態，心因性性機能障害（ED），脱毛症，脳血管障害後遺症など
・皮膚科領域：湿疹，蕁麻疹など
・呼吸器領域：気管支炎，気管支喘息など
・耳鼻科領域：鼻炎，副鼻腔炎，耳鳴など
・循環器領域：高血圧症（降圧効果は非常に弱い）
○症状と体質
①体質体格頑健：筋肉の発達がよく，多くは肥満型である．汗かき暑がりが多い．
②強い"胸脇苦満"：上腹部腹筋が厚く緊張が強く，肋骨弓下部を圧迫すると不快感を訴え，指が肋骨弓下部に入らないもの．自覚的に，胸脇部の不快な膨満感を訴えることが多い．
③便秘：便秘していなくても服用後に腹痛下痢しなければ可

④その他：筋緊張（肩こりは高頻度に見られ，肩から後頭部全体の緊張が強い例も多く，緊張性頭痛をともなうこともある），抑うつ気分・心身症傾向（不眠症，ED，倦怠感など）など」

本方は幅広く好んで使われる方で，大塚敬節は「私のもっとも多く用いる薬方で，胆石，肝炎，高血圧症，常習便秘，肥胖症，その他の病気に広く用いる」（『傷寒論解説』）と述べる。

私もよく用いるが，単方より他の方剤と合方することが多い。一種の癖の如きと考える。拙著『漢方精選300例』『漢方臨床320例』『日常外来の漢方380例』から12例を引用する。

「胆道系の炎症（?）に大柴胡湯（エキス剤）＋茵蔯五苓散（散剤）」
　昭和37年生　38歳　♂
　初診：平成12年6月23日
　2、3日前より右脇腹に痛みを覚えるようになって，今日は息をしても苦しいと訴えて来院した。ほぼ毎日生ビール中ジョッキ2杯に焼酎を飲む酒飲みで，油っこい物を好むと言う。タバコはやらない。青白くむくんだような顔貌。身長160.5cm、体重59kg。血圧118/70mmHg。

腹診で右季肋下が比較的限局的にかなり強く緊張し強い圧痛を認めた。一般検査ではGOT 31、GPT 25、γ-GTP 146、ALP 233、総ビリルビン2.0、コレステロール188、中性脂肪76。末梢血検査；R494×10^4/mm^3、W10,300/mm^3。検尿；茶褐色で尿糖（−）、尿蛋白（＋）。CRP（6＋）。

胆道系の炎症を考え大柴胡湯（エキス剤）＋茵蔯五苓散（粉末剤）を処方した。

6月26日（二診）。その日から1滴もアルコールを口にせず養生に努めたと言う。顔色がすっきりとしていて、一番びっくりしたのは右季肋部の緊張・圧痛が殆ど消えて健常な腹証を呈していたことである。再度同じ方を7日分処方する。

勿論アルコールを口にしなかったことが第一であろうが、漢方の効も否定できなかろう。こんなにも速く改善するものかと改めてびっくりした。その後の検査はまだしていない。

　　　　　　　　　　　　　　　（『漢方精選300例』〈症例107〉p.154）

「生理前の背中・首すじのこり、便秘（宿便）と大柴胡湯（エキス剤）＋桂枝茯苓丸（丸剤）」
　昭和28年生　43歳　♀
　以前、不眠、情緒不安等に苦しみ当院の漢方をしばらく服した。症状がひど

く家族もほとほと困惑した時期もあったが、それもいつとなく軽快し勤めに出られるまでになり、当院には自然と足が遠のいていた。

平成8年11月25日、約半年ぶりにやって来た。背中・首すじがこり、風邪の症状にも似ていたので風邪薬を服したら却って具合が悪い。背中・首すじのこりは生理前にひどくなるという。そういえば前にも生理前は何かこうした風邪っぽい症状になると言っていた。生理は血の塊が多い。便通3日に1度。腹証；下腹部緊満。

大柴胡湯（エキス剤）＋桂枝茯苓丸（丸剤）　　7日分を処方。

その後、またしばらく顔を見せなかったが先日別のことで来院した際、あの薬を服したら宿便が取れたようで、それからは便通もよくなり体が大変楽になった、体重も減りました、と喜んで語ってくれた。

実証の背中・首すじのこりで大柴胡湯を用いた。勿論桂枝茯苓丸のみで軽快する場合もあるが、合方にしてより効くことが多いように感じている。

（『漢方精選300例』〈症例211〉p.335）

「"胃熱殺穀"と大柴胡湯（エキス剤）＋黄連解毒湯（エキスカプセル）」
昭和27年生　48歳　♀
前々からの患者さん。

平成11年9月16日、夏ばてか体がすごくだるい、と来院した。胃の調子も悪く食欲はあるが胃液のたまるような感じがして嘔気する。汗が多い、口が渇くので水分をよくとり体が重い、頭がぼーっとする等々の訴えに、清暑益気湯（エキス剤）＋四苓湯（エキス剤）を処方した。

平成12年5月10日。疲れ易い。右の肩こりがつらい。肌がかさかさする。生理前の気分不快がひどい等を訴えて来院。身長161.5cm、体重62.5kg。血圧124/76mmHg。一般検査では中性脂肪が299mg/dlと高い。実証腹で右季肋下の緊張と左臍傍の緊張圧痛より大柴胡湯（エキス剤）と桂枝茯苓丸（丸剤）を投与した。

2度程薬を持って行き中断。

9月6日。夏ばてか体がだるいとまた来院した。右肩関節が痛む。右足底が痛む。舌がじんじんする。食欲があり過ぎてついがつがつ食べてしまう。その為か胃がもたれる。舌は紅舌で多少荒れた感じ。生理が不順になってきた、と。この時の一般検査は中性脂肪180で他も殆ど問題はなかった。

ふと、先回の薬は服すと気持ち悪くなると漏らしたので、処方を大柴胡湯（エキス剤）＋黄連解毒湯（エキスカプセル）として、それを5日分渡した。

9月13日来院し、今回の薬で2日目には足の痛みが軽減し、快便で体が軽くなったと喜んで報告してくれた。同じ方を更に10日分持って行く。
　5月10日の大柴胡湯と桂枝茯苓丸は全部で20日分持参している。これでその時の症状は軽くなり全部を服さずいくらか残していたのであろう。
　それを今回も服してみたが合わなかったのだ。
　体がだるいので夏ばてかと本人は言うも、がつがつ食べる程食欲があるのだから夏ばて（暑気あたり）とも異なる。
　暑気あたりは一般には食が細くなり、水ものばかりを欲しがり、からだがだるく、気力がなくなる。がつがつ食べてしまうのは、いわゆる胃熱殺穀である。舌がじんじんするのも紅舌も、胃熱によると考えられる。
　この日（9月6日）は腹診しなかったが、前回の著明な右季肋部の緊張が頭にあったことと胃実熱症状から大柴胡湯を、それに単純に清熱の黄連解毒湯を合方したのである。奏効した。
　便通がよくなり、体の楽になったのは当然として、足の痛みの軽減したのは如何なる機序か。病の本態は陽明の実熱証であるから、経絡の概念で、右肩関節痛…手の陽明大腸経、右足底痛…足の陽明胃経として説明できないこともないが、単純に胃の機能が回復することで気の昇降不調が改善し、気の巡りがよくなった為としてよいであろう。
　大柴胡湯＋桂枝茯苓丸を服して却って気持ち悪くなったのは、桂枝茯苓丸の桂枝によって胃熱が更に盛んになった為ではなかろうか。

（『漢方臨床320例』〈症例82〉p.206）

「漢方のよく効く患者」
　昭和44年生　33歳　♂
　しばしば、漢方を求めて来院する。そして漢方が非常によく効く。やはり漢方が効く為の必要条件は漢方を信じること、漢方が好きなことであろう。
　昨年（平成13年）の10月22日、前日の夕方より頭痛、嘔気があってひどく肩が張る、気持ち悪く食欲もない、と来院。咽が痛いとか、鼻水が出るとか、寒気がするといった風邪症状はなく、かぜの感じとは違う。疲れてはいる、と言う。
　血圧110/60mmHg。念の為におこなった外来の一般検査には異常がなかった。ヒョロッとした感じ。顔色がよくない。腹証では心窩部季肋部の緊張が目立つ。明確な診断をつけ得ぬまま対症的にプリンペラン等を入れた糖液の点滴をし、腹証より思いきって大柴胡湯（エキス剤）を処方した。

後日母親より、漢方を1回服し、夕方にはほぼ正常に戻り夕食も摂って、翌日の23日は平常に出勤しました、と教えていただいた。
　平成14年9月17日。2、3日前より時たまお腹がギューッと痛む。軟便が続く。食欲は変らず、残便感も腹鳴もないが、と来院。ねびえの為かと言う。この言葉に腹診もせず五積散（エキス剤）＋安中散（粉末剤）を処方した。
　これも後日所用で来院した父親が、お陰ですぐよくなりました、2回程服してよくなったようです、と報告してくれた。
　こういう患者は楽しい。漢方がよく効く。　（『漢方臨床320例』〈症例92〉p.223)

「頭痛、嘔気、肩こりに大柴胡湯」
　昭和44年生　32歳　♂
　初診：平成13年10月22日
　昨夕より頭痛、嘔気が出現し、ひどく肩が張ると来院した。咳とか咽頭痛、鼻水、寒気はなく風邪の感じとは違う。食欲がない。気持ち悪い。仕事が立て込み疲れが溜まっていた。コンピューターの仕事に従事している。血圧110/60mmHg。顔面やや紅潮しいくらか腫れぼったい。眼球結膜に黄染はなかったが、或いは急性の肝障害があるかと検査をした（検査値は全て正常。検尿異常なし、末梢血検査異常なし。赤沈3/1h）。
　取り敢えずプリンペランを入れた糖液の点滴をしながら処方を考えた。摑み所がなかったが、腹証で胃部を中心に両季肋部がバンと緊満していたので大柴胡湯を使ってみることにした。点滴終了時、既に嘔気は軽減していたが、帰宅後漢方を1回服し、夕方には殆ど頭痛も治まり夕食もいつも通りに摂って、翌日の23日は平常に出勤したという。
　頭痛、嘔気、肩凝りといえば呉茱萸湯が頭に浮ぶが、寒症状がなく、腹証が合わなかった。
　大塚先生は『症候による漢方治療の実際』の頭痛・顔面痛の項で大柴胡湯・柴胡加竜骨牡蛎湯・大承気湯を一緒にして挙げ、大柴胡湯の頭痛につき、"発作性というよりも持続性で、たえられないような激しいものではなく頭重のかたちである。多くは肩こりを伴ない、気分が重い"と述べている。本症例の頭痛の様子とは異なる。龍野先生は本方の適応病態を、"心下気実するもの"という。心下に気が実する為、肩が張り、頭痛がし、嘔が止まないという訳だ。徐々に疲れが溜まり、心下が実し、或る閾値に達すると爆発する、と考えれば必ずしも大塚先生の云うタイプの頭痛でなくてもよいと思う。改めて腹診の重要性を認識した。
　　　　　　　　　　　　　　（『漢方臨床320例』〈症例124〉p.294)

「肝鬱胃実、瘀血に大柴胡湯（エキス剤）＋桂枝茯苓丸（丸剤）」
　　昭和50年生　29歳　♀
　　初診：平成16年11月26日
　　手足が冷える、肩が凝る、背中が痛む、体が疲れる、一年で体重が7〜8kgも増えた、時々クラクラする、便通は1日1回あるが軟らかい、生理痛がひどい、といったことを訴えて来院した。結婚して職場が変わりストレスが多い、と。身長153.4cm、体重67.0kg。血圧130/70mmHg。
　　心療内科に属するものであろう。強いて病名を付ければ自律神経失調症或いは身体表現性障害とでもなろうか。漢方的には肝鬱胃実（ストレスが多い、肩が凝る、背中が痛む、疲労感、短期で異常に体重が増した）であり、瘀血（生理痛、手足冷）である。軟便は裏実に対する生体の反応の一つの現われと解釈した。因って大柴胡湯（エキス剤）と桂枝茯苓丸（丸剤）を処方。大柴胡湯は勿論大黄を含んだものである。
　　しばらく間を空けて、年が明けた1月27日に風邪を引いたと来院した。前回の薬で体が軽くなり変なだるさが取れた。便も平常便となり体調がよかったので、もう一度服したいと思いながら、仕事が不規則でどうしても来られなかった。そう言えば、12月の生理は軽かった、とその後の様子を報告してくれた。一週間分処方しただけだったが結構効いたと思われた。生体には、ちょっとした動機付けをしてやれば後は自力で良い方向に動いていく力が具わっていると言ってよかろう。この観点からは、調子がよいからと同じ薬をダラダラ長く続ける必要はないともいえよう。　　　　　（『漢方臨床320例』〈症例152〉p.337）

「平凡な治験、久々の大柴胡湯合桂枝茯苓丸証」
　　昭和58年生　24歳　♀
　　初診：平成20年9月20日
　　本年（平成20年）の7月10日頃から36.8℃〜37.7℃の微熱が続き、静岡医療センターを受診、精査を受けるもはっきりした原因は分からなかった。生理不順もあったので婦人科の診察を受けピルを処方された。そこで子宮筋腫が見つかるが、小さいのでそのまま様子を見ましょうと言われた。
　　手足を中心に熱い感じがあり、手関節もいくらか痛むような気がする。もともと胃が余り強い方ではなく、時々食べ過ぎるとゲップと一緒に嘔吐してしまう。胃もたれが気にかかる。以前、膵炎をやったことがある。
　　以上のような訴えでやって来た。
　　食欲は良効。便通は3〜4日に一行で硬い。お腹が張る。生理は今は順調

である。イライラするようなことはない。体調を悪くしてから足がほてるようになった。身長155cm、体重63kg。検尿で、糖、蛋白はマイナスだが、膀胱炎の所見がある。口唇の乾燥が目立つ。舌は厚い苔に被われるも舌尖では剥脱し地図様で、乾燥気味。腹証；全体に膨隆し緊張があり、実証腹。特に右季肋部、右下腹部が緊満し、結構強い圧痛を認める。

　　　　　Rp．大柴胡湯（エキス剤）＋桂枝茯苓丸加大黄（丸剤）　　7日分

9月27日。便通がよくなって、胃の方もスッキリした。しかし、なお体のほてりが続き、舌痛もとれない（初診時には言わなかった。舌が荒れるといういい方をした）という。舌証は、一週間で明らかに改善し舌苔は薄くなり、地図様所見が注意して診てまだ多少あるかなという程度になっている。腹証；初診時より全体にやわらかくなり、右季肋部、右下腹の圧痛も軽減する。

　　　　　Rp．大柴胡湯（エキス剤）＋黄連解毒湯（エキスカプセル）
　　　　　　　＋桂枝茯苓丸加大黄（丸剤）　　　　　　　　　　7日分

10月4日。具合がよい。

　　　　　Rp．do

治験としては平凡なものである。ただ、近年漢方が普及し、結構アレコレと漢方を服しているものが多いので、典型的な症例に巡り合うことが少なかった。本症例は正に大柴胡湯と桂枝茯苓丸の適応で、そしてそれがよく効いたので記しておく。

結果的にみれば、この患者の微熱も心配なものではなかった。強いて病名を付ければ自律神経失調症とでもなるであろうか。

少し話が逸れるが、我々は医学教育に於いて、まず第一にその原因究明を何より強く教わった。従って大病院を受診すれば、微熱の原因をあらゆる最新機器を駆使して探ろうとする。大病院という立場とその責任を思えば、これは当然であろう。しかし漢方を多少なり知っていると、これはきっと食べすぎと便秘で腸内に邪実が生じそれが熱を帯び、いたずらをしているのではなかろうか、その邪実を瀉下して少しく様子をみてみよう、という発想も生まれるであろう。勿論重篤な病気を見落す過ちは絶対許されないが、医療経済的にもこうした第一線の医療の有り様が検討されてよいのではなかろうか。

（『日常外来の漢方380例』【消化器〈症例31〉】p.150）

「"変な食欲がよくなった"、大柴胡湯（エキス剤）＋平胃散（散剤）」
　昭和21年生　62歳　♀
　二、三ヶ月前から食後1、2時間後胸やけするようになった。いつもは起き

ている日中だけだったが、昨夜寝ている時に気持ちが悪くなり、少し嘔吐した。吐物に血液が僅かに混入していた。

　仕事を止めてから体重が7kg増加した。食欲はある。少し前まで近くの内科クリニックに通院しコレステロールの薬を投与され服していたが、今は飲んでいない。時々全身にジン麻疹の出ることがあり、ストレスか胃腸が弱い為だろうといわれた。友人に紹介されて、本日（平成20年12月1日）来院したのだという。

　食欲良効。便通は一日に何度も食事の度にある。睡眠も良い。口のかわき（−）。肩こり（−）。足冷（±）。身長152.0cm、体重56.0kg。血圧146/80mmHg。舌証；苔（++）、湿（+）。腹証；全体に緊満し、実証腹。胃脘部の抵抗が強く、按圧で重苦しいという。

　　　　　Rp. 大柴胡湯（エキス）＋平胃散　　7日分

　12月8日。大分楽になる。下を向いてもフワーッとすることがなくなり、変な食欲がなくなった。血圧140/80mmHg。

　　　　　Rp. do　　14日分

　ありふれた症例である。ただ変な食欲がなくなった、という患者の言葉が印象に残りメモして置いた。

　胃腸が弱いといわれたというが、この患者は逆に丈夫なのである。そしてつい食べすぎてしまう。しかしさすがにその頑丈な胃も、度重なる過食で疲れていたのであろう。変な食欲というのは、このような時に屡々見られる。口のかわきがないので、胃熱殺穀とも異なるであろう。

　この症例は、大柴胡湯だけでよかったかも知れないが、湿った厚い苔から、敢えて平胃散を加味した。調胃承気湯、平胃散もこのような症例によく使うが、この方はもう少し急性期の方である。本症例は二、三ヶ月前からであるので、薬味の多い大柴胡とした。またメンタル的なものの関与も感じられ、柴胡にこだわった。

　　　　　　　　　　　（『日常外来の漢方380例』【消化器〈症例34〉】p.156）

「実証患者のゲップ、下痢っぽいに茯苓飲（エキス剤）＋大柴胡湯（エキス剤）」
　昭和27年生　60歳　♀
　暑気あたり、神経症症状、血圧が高いのではないか心配、肩が張る、かぜを引いてから体調が悪い、冷たいものを摂った為か下痢した等々で、以前よりしばしば来院していた。
　平成23年7月27日。下痢を訴え来院し、五積散を投与。
　9月2日。あれから大分体調がよくなって喜んでいたが、ここにきて、また

胃部不快が始まり、ゲップが出るので近医の治療を受けた。その際いくらか血圧が高かった。下痢っぽい。ガスが多い。首すじが張る、という。

体格はよい。血圧132/82mmHg。腹証で、胃部を中心に左右季肋部にかけて緊満している。実証腹である。茯苓飲（エキス剤）2包と大柴胡湯（エキス剤）1包を混合し、一日分三として処方。5日分。

9月6日。胃部の気持ち悪いのがとれた。ゲップ、ガスも減った。血圧122/80mmHg。同方処方、10日分。

その後来院なく、この患者の件は忘れていたら、つい最近、同年輩の女性が同じような訴えでやって来て、実は○○さん（本症例の患者）から中川医院に行ってみなさい、私はすっかり胃の調子がよくなったのであなたにもきっとよいと思いますといわれてやって来た、と口にしたので、前回の処方が奏効したことを知った次第。

この患者は、体格、腹証より確実に実証であるが、つい食べ過ぎたり、冷たいものを摂ったりで、一時的に胃虚と捉えるべき病態に陥っていたのであろう。よって、茯苓飲を主薬とするも、少しく大柴胡湯を加えた。

（『日常外来の漢方380例』【消化器〈症例65〉】p.207）

「過食症に大柴胡湯（エキス剤）＋桂枝茯苓丸（加大黄）（丸剤）」
昭和51年生　33歳　♀

イライラすることが多い。ストレスでつい過食してしまう。満腹感がない。手足など末端の血の巡りが悪い感じがする。肩（主に左）とか首すじが凝る。目が疲れる。食欲はあるが、便通やや悪く2日に一行のことが多い。生理は順調。このような訴えで平成21年4月11日来院した。

母親が以前から不眠で通院中であったので、勧められたのであろう。両頬が赤い。顔色もよく健康的である。身長151cm、体重51kg。血圧120/70mmHg。腹証；両季肋部、胃部が緊満し実証腹と診た。大柴胡湯（エキス剤）に特に瘀血腹証はなかったが桂枝茯苓丸（丸剤）を少量加味し投与。これは多分に私の習慣的なやり方である。二週間分処方。

4月25日（再診）。カリカリするのが減ってきた。服薬する前の抑えることの出来なかったイライラが今は理性で抑制出来るようになった。ただ便通がなお十分でない。便が少ない感じだ。大柴胡湯はそのままとし桂枝茯苓丸と桂枝茯苓丸加大黄とを半々にして処方する。

なんということもない平凡な症例である。が、漢方薬が情動に有用であることにやはり興味を覚えるのである。

更井啓介は、神経性大食症の漢方治療について、次のように述べている。
「漢方治療としては補助的に用いるが、抑肝散を用いて衝動を抑制する。興奮しやすければ甘麦大棗湯も用いうる。便秘を訴えれば大黄甘草湯ほか、大黄が入った処方を用いれば同時に精神も鎮静する。もし肥満を伴えば防風通聖散を与える」（『精神科外来漢方』、新興医学出版社、1996）。
　ここには出てこないが、勿論大柴胡湯も小柴胡湯も或いは柴胡桂枝乾姜湯も、証に隨って使えるであろう。甘麦大棗湯の治験は本誌に屡々報告してきた。防風通聖散は本治というよりむしろ標治としての使用であろう。
　患者の訴えた"手足など末端の血の巡りが悪い感じがする"は、『漢方精選300例』の薬方解説で述べた「本方（四逆散）は、胸腹部に（陽）気が結聚し、ために他部は却って（陽）気の不足状態となっているのがその基本病態である」と同一の機序といえるのではないか。

（『日常外来の漢方380例』【心療内科・精神科〈症例32〉】p.306）

「不育症といわれた患者、『妊娠し、今5ヶ月で順調です』」
　昭和43年生　41歳　♀
　初診：平成21年5月25日
　二年前、妊娠 第9〜10週目に流産。本年3月にも初期に流産した。
　産婦人科で、特に原因といえる疾患はないといわれた。生理の周期正常、基礎体温二相性。肩こりと足の冷えがひどい。漢方で体質を改善して、よい方向に持っていきたい。このような訴えで、知人に紹介されたと来院。身長161㎝、体重48kg。血圧118/70mmHg。食欲は平常。便通、二日に一行。かためである。睡眠はよい。
　腹証は、上腹部の腹筋が緊張し、下腹部も力があって実証腹。この腹証から、大柴胡湯（エキス剤）、桂枝茯苓丸（丸剤）を投与。一週間分。
　6月3日。服して、特に変ったことはない。マイナスもない。同方処方、28日分。
　7月2日。便通がよくなり、肩こりが軽くなった。腹診では、全体的に腹壁がやわらかくなっている。生理の量が少ない気がする、という。同方処方、28日分。
　8月6日。便通がこのところやや悪い。腹診で、多少くすぐったがる。大柴胡湯はそのままとし、桂枝茯苓丸に桂枝茯苓丸加大黄を追加し、28日分処方。
　9月14日。まだいくらか便秘気味で、毎日は出ない。同方処方、28日分。
　以後、来院が途絶えた。

平成22年2月17日。上記患者に当院を紹介してくれた友達が自分の診察でやって来て、彼女の妊娠と、6月に出産予定であることを知らせてくれた。早速カルテを出し、その後の様子を電話で訊ねた。
　11月に入り、これまで正常にあった生理が遅れた。その後多少出血があったので生理かと思いながらも、基礎体温が高いままで変だなと病院を受診したところ、妊娠といわれた。その出血は安静にして乗り越えたが、1月まではつわりもあって大変だった。2月に入り安定した。今妊娠5ヶ月で順調です、との明るい声が受話器の中ではねた。
　この患者は、妊娠はするのに流産し易い、そこを何とかならないかというのが来院の目的であった。今回（三度目）は流産しなかったのだから、その目的を果たすことが出来た。これが大柴胡湯、桂枝茯苓丸の効であるのか、自然の経過なのかの判定は勿論困難である。が、漢方をやっているものとしては、漢方の証に従ってそれに適する方を与え、その延長線上に妊娠し、流産しなかったのだから、まずは漢方の効を信じたい。漢方を服し、肩こり、便秘がよくなり、腹筋もゆるんで来た。つまりバランスのとれた健康な体になったと考えたいのである。　　　　　　　　（『日常外来の漢方380例』【婦人科〈症例20〉】p.476）

「妊娠、出産の一治験」
　昭和44年生　42歳　♀
　初診：平成21年10月29日
　主訴：無月経
　今年（平成21年）の4月から生理がとまってしまった。今、当帰芍薬散を服している。肩がこる、首すじがこる以外たいした自覚症はない。先日卵管造影の検査を受け、詰まりはよくなったといわれた。このような訴えでやって来た。
　食欲、便通は良効。足が冷える。顔のほてりはさほどでない。中肉中背。眼にクマがある。舌証；紅舌で両辺縁が青味がかっている。腹証；両腹直筋上半が緊張し、下腹部はどっしりとし、実証腹。臍上に腹動亢進を認める。
　　　　Rp.　柴胡加竜骨牡蛎湯（エキス剤）5.0g＋桂枝茯苓丸（丸剤）1.4g
　11月12日。体が温かくなってきた。眼のクマが目立つ。腹証；前回よりやわらかいか。実証腹にしては腹動亢進あり、とカルテに記載あり。
　　　　Rp.　柴胡加竜骨牡蛎湯（エキス剤）5.0g＋四物湯（エキス剤）2.0g
　　　　　　＋桂枝茯苓丸（丸剤）1.4g
　11月24日。電話が入る。体温が上がって体調がよい。ただ、もし妊娠して、この薬は大丈夫か。基本的には心配ない。が、薬が多いと感じたら、朝・夕服

している12番の薬（柴胡加竜骨牡蛎湯）を朝だけにしましょう、と答える。

12月9日。流れてしまった、という。

平成22年2月12日。低体温が続く。検温(腋窩)すると、35.7℃である。体、足が冷えるからとお尻にカイロを貼っている。生理はその後、一度来たのみ。便通よし。舌の瘀血所見は軽くなった。腹証；腹直筋の緊張がとれ、胃部が少しく盛り上がって、やわらかい抵抗、圧痛を認める。左右下腹部、特に右下腹部が緊満し、圧痛がある。

   Rp. ⅰ）茯苓四逆湯（附子1.0g）　　一袋を朝一度、三日かけて服す
     ⅱ）四逆散（エキス剤）5.0g
      　＋桂枝茯苓丸（丸剤）1.4g　　夕・夜と二度に分けて服す

4月9日。二週間前に生理がきた。

   Rp. ⅰ）茯苓四逆湯（附子1.2g）　　一袋を朝一度ずつ、三日かけて
              服す
     ⅱ）四逆散（エキス剤）2.5g＋桂枝茯苓丸（丸剤）1.5g　　夜

6月11日。二ヶ月半、生理がきていない。四逆散、服し難い。腹証；上腹部も緊満気味で、実証腹。

   Rp. ⅰ）大柴胡湯（エキス剤）4.0g＋桂枝茯苓丸（丸剤）2.0g
                朝・夜で服す

7月6日。具合よい。同方継続。

その後、生理が順調に来るようになり、同方を続けた。

11月4日。生理は順調。今まで高温期が短かったが今は長くなった。同方処方。

11月15日。電話が入る。妊娠して、今一ヶ月半です。薬はどうしたらよいでしょう、とのこと。一時休薬しましょうと答える。

しばらく間を空けて、平成23年5月2日に来院。今、妊娠8ヶ月で、7月19日出産予定です。児の発育はよいのですが足がパンパンに腫れてしまうので、何かその薬はないものか、という。口のかわきもあり、全体として実証なので桂枝茯苓丸（丸剤）2.0gを朝一度、越婢加朮湯（エキス剤）2.5gを夕一度として処方。

5月16日。いくらか気になっていたので電話で様子を聞いた。まだ足はパンパンです。服し難くはない。助産院で出産予定だが先週受診した際逆児が直っているといわれました、と返事があり、安心する。

7月2日。電話が入り、やはりむくみが治らずひどいので婦人科受診し柴苓湯を投与されたが、こちらの薬との兼ね合いをどうするかという。柴苓湯のみ

にして下さいと答える。

　9月29日。7月13日に出産した。女の児で3,094gありました。母乳が出るので助かります。産後2ヶ月半になるも疲れが取れない感じなので、本日はその相談がてら、赤ちゃんを見て貰いたくて連れて来ました、と。頬をつつくと微かにニコッとして、なんとも可愛い。

　下腿のむくみは、まだいくらかある。肝斑もあり、血虚の顔色故、ここは深く考えることなく芎帰調血飲（エキス剤）を処方し、それと残っている桂枝茯苓丸の少量（一日計10粒）を加え一緒に朝・夕服すよう指示した。

　桂枝茯苓丸を一年服し、生理が来ました、と本人が口にした。これは理屈ではなく、直感的なものであろう。私はあれこれ考え、一時煎薬も出したが、本人は桂枝茯苓丸が何かピッと来たので、これを口にしたのであろう。

　　　　　　　　（『日常外来の漢方380例』【婦人科〈症例24〉】p.484）

大青竜湯
だいせいりゅうとう

POINT

①本方は傷寒論の太陽病篇中に2条文、金匱要略の痰飲欬嗽病篇に1条文が収載されている。龍野一雄はこの他に、太陽病篇中の2条文と痰飲欬嗽病篇の2条文を関連条文としてあげている。

②本方は麻黄湯に生姜、大棗、石膏を加味した構成で、つまり麻黄湯の発展方といえる。

③が、個々の生薬でみると、麻黄、甘草は各々麻黄湯の倍量となり、杏仁が麻黄湯の70箇より40枚と減量されている。

④本方の条文1、"太陽中風、脈浮緊、……大青龍湯主之"には、古来多くの議論があるが、以下の如く解釈した。

⑤本条文は、日本漢方的にはやや虚証のものが比較的強力な外邪に襲われたケースを記述したもので、病初の症状はさして激しくなく、一方、表の守りも十分でないので、外邪は容易に内に侵入する。内の正気はそれを迎え撃つ準備がなお不十分で、一部はあわてふためいて外に逃れて外の正気に合流する。結果的には表の正気は勢いを盛り返し、表の邪正相争は激しくなり、一見麻黄湯証の如きを呈する。

⑥一方、裏に侵入した病邪は、そこで邪正相争を惹き起こし、裏熱を生じ、それが上焦に影響し煩躁を呈する。

⑦つまり、当初は太陽中風証として発病するも、種々要因の絡みの結果、病態は悪化に向かい裏熱を生じ、煩躁を呈するに至る。

⑧裏熱、煩躁に対し石膏が行き、まとめの③で述べた甘草の増量は石膏による胃気の損傷を予防するのであろう。

⑨同じく、まとめの③で述べた麻黄の増量は、勿論発表の考慮はあるだろうが、主として内熱の原因となっている外邪を、或いは石

膏の力を借り、或いは生姜にも助力を求め、表に引き戻す如き役割を期待してのことではないか。
⑩条文2の"傷寒、……但重、乍有軽時、……大青龍湯發之"、がまた難解である。
⑪"但重"、これについては病が重篤になると痛いとか、熱いといった個々の症候の訴えは却って少なくなり、ただ"体がだるい""重い"というものになるが、これを表現しているのではないかとの私見を述べた。
⑫"乍有軽時"の"軽"も、"身重"が軽くなるのでなく、病状に活動性のみられること（病態が重いと却って病状は一見静かになる）をいっていると解釈した。
⑬本方の運用として、先人は実に種々の病態に用いているが、今日では殆どが流行性感冒、インフルエンザである。
⑭主として、インフルエンザに使った私の治験のいくつかを呈示した。
⑮ただ、本方のエキス剤がないので、その方意に近いものとして麻黄湯（エキス）＋越婢加朮湯（エキス）、或いは麻黄湯（エキス）＋麻杏甘石湯（エキス）を使う。

大青竜湯の内容

図表43は、大塚敬節の『傷寒論解説』『金匱要略講話』、龍野一雄の『新撰類聚方』、金子幸夫の『傷寒論解説』『金匱要略解説』及び中国・中医研究院編の『傷寒論』『金匱要略』で大青竜湯方をみたものである。

大塚は、条文1の"筋惕肉瞤"に続く"此為逆也"の四字を削除する。〔校勘〕で「宋本、成本、玉函ともに『瞤』の下に『此爲逆也』の四字がある。康平本はこの四字を傍註に作る。今、原文より削る」（『傷寒論解説』）と述べる。

他に条文1に異同はない。

条文2に於いて大塚は、"乍有軽時"に続く"無少陰証者"の五字を削除する。やはりこの五字を傍註とする康平本に従って削除したという。

また大塚は、"大青竜湯発之"を"大青竜湯主之"に作る。〔校勘〕で「宋本、成本、玉函ともに『主之』を『發之』に作り、玉函は『大青龍湯』の上に『可與』の二字がある。今、康平本による」(『傷寒論解説』)と記す。"無少陰証者"の五字の削除の件、"発之""主之"については方意の項で改めて触れる。

金子の『傷寒論解説』の可発汗篇のこの条文は、"可与大青竜湯発之"となっている。

龍野は傷寒論・太陽中篇の"二陽併病、……(中略)……、以脉濇故知也"を(宜本方)として本方の関連条文とする。更に"麻黄湯証、(本方亦主之)"と麻黄湯の証も本方で主治し得る(ケースがある)とする。龍野の病理観によると考えられるが、方意の項で検討しよう。

金子は可発汗篇に太陽病中篇の"太陽中風云々"及び"傷寒脈浮緩云々"と全く同じ2条文を載せる。

金匱要略では、"病溢飲者、当発其汗、大青竜湯主之、小青竜湯主之"を、龍野は"病溢飲者、本方主之"に作る。類聚方なる書の性格上、当然であろう。また、痰飲病篇の"飲水流行、帰於四肢、当汗出而不汗出、身体疼重、謂之溢飲"及び"胸中有留飲、其人短気而渴、四肢歷節痛、脈沈者、有留飲"の2条文を(宜本方)として本方関連条文とする。

中国・中医研究院編『金匱要略』は、"病溢飲者、……(中略)……、小青竜湯亦主之"の後に、"『脈経』、『千金』無「大青龍湯主之」六字及「亦」字,『千金』林億注:「范汪用大青龍湯」。"の28字が続く。范汪は晋代の医家で、『雑薬方』500巻を編纂したという。

方に於いて、生薬量に各書で異同はない。修治で大塚の書は"石膏鶏子大碎綿裹"と作るも、他書は"石膏如鶏子大碎"である、方後で大塚の『傷寒論解説』は"取微似汗"に続く"汗出多者、温粉粉之"の8字と、"若復服汗多亡陽、遂虚、悪風、煩躁不得眠也"の17字を嵌註とする康平本に従って削除する。金子の『傷寒論解説』の可発汗篇の方後は"内諸薬、煮取三升"の後に"去滓"の2字がない。大塚の『金匱要略講話』、龍野の『新撰類聚方』は"温粉撲之"に作るも、他書は"温粉粉之"である。

図表42は、諸家の大青竜湯方である。

奥田は1回量を示し、通常これを1日2、3回服すとするが、このことは奥田の他の全ての方に於いて同じであり、病状をつぶさに観察しながら薬方を与えるという慎重さの為であろう。奥田の量を単純に2、3倍すると、他書の量

七味薬方　大青竜湯　内容

より全般的に多くなるも、この投与法では却ってこの量が好ましかろう。

　大塚・矢数の『経験・漢方処方分量集』の杏仁の量が他書に比べて多い。同書は麻黄湯の麻黄、杏仁を各々5.0gとしているから、麻黄湯の方意をおもんばかっているのであろうか。龍野の『漢方処方集』の大棗の量が他書に比べて少ない。龍野は荒木に師事し、多くは荒木の量に従っているのに、本方では荒木の半量としている。『傷寒論・金匱要略要方解説』で大棗の働きを「胸中を和潤して胸煩を予防する」と説くから、"不汗出""煩躁"を呈する大青竜湯の病態には大棗は余り好ましくなく、津液を損耗せずにしっかり清熱する石膏が好ましいと考えたのであろうか。大棗の量を少なくしているかわりに、石膏の量を増している。いずれにしても、量の問題は実に悩ましいが、まずは殆どのエキス剤の量の基準となっている大塚・矢数の分量集に従うのが無難であり、この中で個々の生薬の働きを考え、多少のアレンジをしていくのが現実的と考える。我々はまず方剤を考えて、後に構成生薬を思い浮かべる習慣がついているので、ついつい個々の生薬の作用を考えることがおろそかになる。日本漢方の弱点の一つといってよかろう。

　最後に、大青竜湯方後に"温粉粉之"或いは"温粉撲之"なる文言がある。この"温粉"が何であろうか。

　荒木性次は「こめのこな」（『方術説話 第二巻』）といい、大塚敬節は「あせしらずのような粉」（『金匱要略講話』）という。あせしらずは、『広辞苑』によると「汗を吸収し皮膚を乾燥させて爽やかにするもの。天瓜粉・シッカロールの類」という。私達の子供の頃はテンカフンは馴染み深い存在だった。径10cm、縦5cm程の紙製の筒……蓋には可愛い赤ちゃんが画かれていた……に入っていて、母親が赤児の両足を巧みに持ちあげ、赤くなったおしりにその白い粉を綿布で作った手毬のようなもので軽くたたきつけていたのを思い出す。どの家にも置いてあった。本物のテンカフンはキカラスウリの根から採った白色の澱粉だから、人身には全く無害であった筈だ。それがいつの間にかシッカロールに取ってかわられ姿を消した。

　中国・中医研究院編『傷寒論』は、「『温粉』：外用のパウダーの一種である。『千金要方』によると、煅龍骨末、煅牡蠣末、黄芪末をそれぞれ三銭、糯米粉一両をまぜあわせ、薄絹で包んで身体をたたく。傷寒論で用いている温粉が結局いかなるものかははっきりしない」と記す。

　森田幸門は『傷寒論入門』で、温粉を詳細に解説している。「丹波元簡は、温粉は未だ詳かならず、総病論は肘後の川芎、蒼朮、白芷、藁本、零陵香を米粉に和し身に粉つ辟粉方を載せて云う、凡そ汗出づること多きとき汗を止めん

図表42　諸家の大青竜湯方

	麻黄	桂枝	甘草	杏仁	生姜	大棗	石膏	
荒木性次 『新古方藥嚢』	6.0g	2.0g	2.0g	2.0g	3.0g	4.0g	10.0g	右七味を水一合八勺を以て先づ麻黄を煮て四勺を減らし、諸藥を内れ六勺に煮つめ滓を去り、二勺を温服す。服して微に汗をとるべし。若し汗の出過ぎる者は温かき米の粉を身體に打ってやるべし。一回を服しただけでも汗の出た者は後を呑ませず。
奥田謙蔵 『漢方古方要方解説』	3.6g	1.2g	1.2g	1.2g	1.8g	1.8g	4.8g	右七味を一包と為し、水一合八勺を以て、煮て六勺を取り、滓を去りて一回に温服す（通常一日二、三回）。
大塚敬節・矢数道明 『経験・漢方処方分量集』	6.0g	3.0g	2.0g	5.0g	2.0g (乾生姜)	3.0g	10.0g	（一日量）
龍野一雄 『漢方処方集』	6.0g	2.0g	2.0g	2.0g	1.0g (干姜)	2.0g	12.0g	水三六〇を以て麻黄を煮て二六〇に煮つめ上沫を去り、他の諸薬を加えて煮直して一二〇に煮つめ、滓を去り三回に分服便法；常煎法
森田幸門 『傷寒論入門』	6.0g	2.0g	2.0g	1.8g	3.0g	3.5g	8.0g	以上七味、水900瓱を以て先づ麻黄を煮て700瓱となし、濾過して之に残りの諸薬を入れ、再び煮て300瓱となし、濾過して100瓱を温服せよ。被服をもって覆うて軽度に発汗せしめよ。若し過度に発汗するときは、温粉を散布せよ。一回服用して発汗を来すときはそれ以上は服用をやめよ。若し再び服用して多量に発汗するときは陽を亡い、遂に虚し悪風煩躁し眠るを得ざるにいたる。

図表43　大青竜湯の条文とその方

	大塚敬節『傷寒論解説』	金子幸夫『傷寒論解説』
1	"太陽中風、脈浮緊、發熱惡寒、身疼痛、不汗出而煩躁者、大青龍湯主之。若脈微弱、汗出惡風者、不可服之。服之則厥逆、筋惕肉瞤。"（傷・太陽病中篇） 大青龍湯方 麻黄 六両去節　桂枝 二両去皮　甘草 二両炙 杏仁 四十枚去皮尖　生姜 三両切　大棗 十枚擘 石膏 雞子大碎綿裹 右七味、以水九升、先煮麻黄減二升、去上沫、內諸藥、煮取三升、去滓、溫服一升。取微似汗。一服汗者、停後服。	"太陽中風、脉浮緊、發熱、惡寒、身疼痛、不汗出而煩躁者、大青龍湯主之。若脉微弱、汗出惡風者、不可服之。服之則厥逆、筋惕肉瞤、此爲逆也。大青龍湯方。八。"（傷・太陽中篇） 大青龍湯方 　麻黄（六兩、去節）　桂枝（二兩、去皮） 　甘草（二兩、炙）杏仁（四十枚、去皮尖） 　生薑（三兩、切）大棗（十枚、擘） 　石膏（如雞子大、碎） 右七味、以水九升、先煮麻黄、減二升、去上沫、內諸藥、煮取三升、去滓、溫服一升。取微似汗。汗出多者、溫粉粉之。一服汗者、停後服。若復服、汗多亡陽、遂虛、惡風、煩躁、不得眠也。
2	"傷寒、脈浮緩、身不疼、但重、乍有輕時、大青龍湯主之。"（傷・太陽病中篇）	"傷寒、脉浮緩、身不疼、但重、乍有輕時、無少陰證者、大青龍湯發之。九。（用前第八方）"（傷・太陽中篇）
3		
4		

龍野一雄『新撰類聚方』	中国・中医研究院編『傷寒論』
"太陽中風、脉浮緊、発熱悪寒、身疼痛、不汗出而煩躁者、大青竜湯主之、「若脉微弱、汗出悪風者、不可服之、服之、則厥逆、筋惕肉瞤、此為逆也」"（太陽中） 大青竜湯 　麻黄（六両去節）　桂枝（二両去皮）　甘草（二両炙） 　杏仁（四十枚去皮尖）　生薑（三両切）　大棗（十枚擘）(金匱十二枚) 　石膏（如雞子大碎） 右七味、以水九升、先煮麻黄、減二升、去上沫、内諸薬、煮取三升、去滓、温服一升、取微似汗、汗出多者、温粉撲之、一服汗者、停後服、若復服汗多、亡陽遂虚、悪風煩躁不得眠也、	"太陽中風，脈浮緊，發熱惡寒，身疼痛，不汗出，而煩躁者，大青龍湯主之；若脈微弱，汗出惡風者，不可服之，服之則厥逆，筋惕肉瞤，此爲逆也。"（傷・太陽病〈中〉） 大青龍湯方 　麻黄（六兩去節）　桂枝（二兩去皮） 　甘草（二兩炙）　杏仁（四十枚去皮尖） 　生薑（三兩切）　大棗（十枚擘） 　石膏（如雞子大碎） 右七味，以水九升，先煮麻黄減二升，去上沫，納諸藥，煮取三升，去滓，温服一升，取微似汗，汗出多者温粉粉之。一服汗者，停後服，若復服，汗多亡陽，遂虚，惡風，煩躁不得眠也。
"傷寒脉浮緩、身不疼、但重、乍有軽時、無少陰証者、本方発之，"（太陽中）	"傷寒脈浮緩，身不疼，但重，乍有輕時，無少陰證者，大青龍湯發之。" （傷・太陽病〈中〉）
"「二陽併病、太陽初得病時、発其汗、汗先出不徹、因転属陽明、続自微汗出、不悪寒、若太陽病証不罷者、不可下、下之為逆、如此可小発汗、設面色縁々正赤者、陽気怫鬱在表、当解之熏之」、若発汗不徹、不足言、陽気怫鬱不得越、当汗不汗、其人躁煩、不知痛処、乍在腹中、乍在四肢、按之不可得、其人短気俱坐、以汗出不徹故也、更発汗則愈、何以知汗出不徹、以脉濇故知也、（宜本方）"（太陽中）	
麻黄湯証、（本方亦主之）	

	大塚敬節『傷寒論解説』	金子幸夫『傷寒論解説』
5		"太陽中風、脉浮緊、發熱、惡寒、身疼痛、不汗出而煩躁者、大青龍湯主之。若脉微弱、汗出惡風者、不可服之。服之則厥逆、筋惕肉瞤。此爲逆也。大青龍湯方。三十一。"（傷・可發汗篇） 大青龍湯方 麻黃（六兩、去節）　桂枝（二兩、去皮） 杏仁（四十枚、去皮尖）　甘草（二兩、炙） 石膏（如雞子大、碎）　生薑（三兩、切） 大棗（十二枚、擘） 右七味、以水九升、先煮麻黃、減二升、去上沫、內諸藥、煮取三升、溫服一升、覆取微似汗。汗出多者、溫粉粉之。一服汗者、勿更服。若復服、汗出多者、亡陽遂虛、惡風煩躁、不得眠也。
6		"傷寒脉浮緩、身不疼、但重、乍有輕時、無少陰證者、可與大青龍湯發之。三十四。（用前第三十一方）"（傷・可發汗篇）
	大塚敬節『金匱要略講話』	金子幸夫『金匱要略解説』
7	"病溢飲者。當發其汗。大青龍湯主之。小青龍湯亦主之。"（金・痰飲欬嗽病） 大青龍湯方 麻黃　六兩去節　桂枝　二兩去皮　甘草　二兩炙 杏仁　四十箇去皮尖　生薑　三兩　大棗　十二枚 石膏　如雞子大、碎 右七味。以水九升。先煮麻黃。減二升。去上沫。內諸藥。煮取三升。去滓。溫服一升。取微似汗。汗多者。溫粉撲之。 原本。撲作粉。 從傷寒論改撲。	"病溢飲者、當發其汗。大青龍湯主之。小青龍湯亦主之。"（金・痰飲欬嗽病） 大青龍湯方 麻黃（六兩、去節）　桂枝（二兩、去皮） 甘草（二兩、炙）　杏仁（四十箇、去皮尖） 生薑（三兩、切）　大棗（十二枚） 石膏（如雞子大、碎） 右七味、以水九升、先煮麻黃、減二升、去上沫、內諸藥、煮取三升、去滓、溫服一升、取微似汗。汗多者溫粉粉之。

龍野一雄『新撰類聚方』	中国・中医研究院編『傷寒論』
	中国・中医研究院編『金匱要略』
"病溢飲者、当発其汗、本方主之、"（痰飲）	"病溢飲者，當發其汗，大青龍湯主之，小青龍湯亦主之。『脈經』、『千金』無「大青龍湯主之」六字及「亦」字，『千金』林億注：「范汪用大青龍湯」。" （金・痰飲咳嗽病） 大青龍湯方 　麻黃（六兩，去節）　桂枝（二兩，去皮） 　甘草（二兩，炙）　杏仁（四十個，去皮尖） 　生薑（三兩）　大棗（十二枚） 　石膏（如鷄子大，碎） 右七味，以水九升，先煮麻黃，減二升，去上沫，內諸藥，煮取三升，去滓，溫服一升，取微似汗，汗多者溫粉粉之。

● 七味薬方　大青竜湯　内容

	大塚敬節『金匱要略講話』	金子幸夫『金匱要略解説』
8		
9		

と欲するには此法に宜しと。活人書は零陵香を去り直ちに温粉方となし大青竜湯後に録す。爾後本事方、三因方、明理論等はみな辟温粉を以て温粉となすと、川芎白芷藁本蒼朮がよく汗を止むるや否やを知らず。呉氏の医方考に撲粉方あり、竜骨、牡蠣、糯米各々等分粉末となし、発汗薬を服し、汗出づること過多なるものは此粉をもって之を撲つ。此方は予は常に用い験あり。又、傷寒類方には此は外治の法にて論中に温粉方なし、後人は牡蠣、麻黄根、鉛粉、竜骨を用うるも亦可なりと曰う。孝慈備覧の朴身止汗法は、麩皮、糯米粉二合、牡蠣、竜骨二両、右共に極めて細末となし疎絹を以て包裏し周身に之を朴つときは其汗は自ら止まり亡陽して死を致すを免る。亦良法なり。産宝の粳米散は産後の汗止まざるを療す、牡蠣三両、附子一両炮、白粳米粉三升、右を散となし攪ぜて匀ならしめ汗出づるとき之を傅つ。案ずるに此も亦撲粉の一方なり、という」、と。

大青竜湯の方意

> 太陽中風、脈浮緊、發熱、惡寒、身疼痛、不汗出而煩躁者、大青龍湯主之、若脈微弱、汗出惡風者、不可者服之、服之則厥逆、筋惕肉瞤、此爲逆也、
>
> （傷・太陽中篇）

　冒頭の「太陽中風」は、続く「脈浮緊、發熱、惡寒、身疼痛」の縛りによって、その解釈が困難である。
　これの解釈を大きく三分類出来よう。
　第一は"太陽中風"とあるが、実質は"太陽傷寒"であるとするもので、浅田宗伯、木村博昭、奥田謙蔵、大塚敬節、高山宏世等がこれに属する。このう

龍野一雄『新撰類聚方』	中国・中医研究院編『金匱要略』
"飲水流行、帰於四肢、当汗出而不汗出、身体疼重、謂之溢飲（宜本方）"（痰飲）	
"胸中有留飲、其人短気而渇、四肢歴節痛、脉沈者、有留飲（宜本方）"（痰飲）	

ち大塚敬節までは中風が変じ、傷寒となるとの見解を示すも、高山は、"太陽の中風とあるが、明らかに表寒の太陽傷寒である"とのみのべ、冒頭を何故"太陽中風"としたかに言及がない。

諸家の記述をあげてみる。

高山は「太陽の中風とありますが、脈は浮緊、身疼痛とありますから、これは明らかに表実の太陽傷寒です」（『傷寒論を読もう』）といい、森田幸門は「太陽の中風、浅田栗園は、是は正に傷寒の候にして而も太陽の中風と曰うものは、変じ傷寒となる所以のものを示す」（『傷寒論入門』）と浅田宗伯の説を紹介し、木村博昭は「太陽中風と冒頭したるは、次條に傷寒とあるの互稱にして、中風の如き輕證よりも此の如き重證に變ずることあるを示すなり」（『傷寒論講義』）と述べる。木村は宗伯の直弟子であるので、当然宗伯の解釈を踏まえている。

奥田は、「此の章は、第十二章の『太陽中風。陽浮而陰弱云々』を承けて、其の漸く悪化せる者を挙げ、……」（『傷寒論講義』）と説く。大塚は「この章では、太陽の中風の劇症にして、傷寒に類するものの証治を挙げ、……（中略）……、さて、太陽の中風は、第二章と第四章で述べたように、『脈浮緩にして発熱悪風汗出ず』を正証とし、桂枝湯の主治するところであるが、ここでは、緩脈が緊に変じ、悪風は悪寒となり、身疼痛して、傷寒に類する状態となった」（『傷寒論解説』）と記す。

大塚の記述は淀みがなく、臨床的で、これだけ読んでいると条文の意味が分かった気がしてくる。大塚の立ち位置が徹底した臨床家であるということだろう。対し奥田は、勿論優れた臨床家であるも、一字一句をおろそかにしない几帳面な性格の学者を思わせる。それはそれとして、これら諸家の記述からは、何故中風から変じ、傷寒になるのかの病理を読みとることが出来ない。

第二は、金子幸夫等の解釈である。金子は「冒頭の『太陽中風』は、太陽中風証を指すのではなく、太陽経が風寒の邪を感受して発病することを指す」（『傷寒論解説』）と述べ、荒木性次は「太陽の經が風に中てられた」（『方術説話 第二巻』）と語り、龍野も「太陽経の中風で、……」（『和訓口語訳傷寒論』）と口語訳してい

る。確かにこのように解釈すれば本条文はスムーズに理解出来よう。しかし、この解釈が成り立つには、仲景が経絡論を念頭において傷寒論を記したという前提がなくてはならない。果してそうであろうか。否と考える。この説には賛成出来ない。

第三の解釈は、文字通り「太陽の中風病で」と訳すもので、中国・中医研究院編『傷寒論』がこれに属するが、続く条文の"脈浮緊"等の太陽傷寒の症候が出現する病理を何等説明していない。

大青竜湯は、裏熱を清解する石膏を含んでいる。つまり、一方で裏熱を念頭に置いた方剤である。さて、どんなに強力な外邪であろうと、発病と同時に裏に侵入し邪正相争を惹起し、裏熱を呈することはまずないであろう。或る程度の時間経過が必要であり、当初は太陽中風証として発病するも、種々要因の絡みの結果、病態は悪化に向かい裏熱を生じ、煩躁を呈するに至ると考えるべきである。この視点から、第一の解釈、つまり中風が変じ傷寒となる、に従う。"太陽病、頭痛発熱、……、麻黄湯主之"なる条文の次に、わざわざ"太陽中風"と頭書し、大青竜湯を配したのは、仲景が大青竜湯の本質的性格と、傷寒（の病態）の治療に於ける本方の適確な用法を示さんとしたが為と考えてよかろう。

「脈浮緊」。奥田は「中風の浮緩、悪化して浮緊となる」（『傷寒論講義』）という。「發熱惡寒、身疼痛」。やはり奥田は「玆に至るまでは、全く麻黄湯を與ふ可き證なり」（同書）という。

つまり、病初は"汗出脈緩"の太陽中風証であったのに、変じ"脈浮緊"となり"発熱、悪寒、身疼痛"等、麻黄湯の症を示すようになったというのである。このような病態変化が何故起こるのであろうか。確かに虚の病証から実の病証に変化することは、低位の水が高位に自然に流れ移ることのないように、一般には有り得ない。しかし、虚……うつろ、エネルギーが少ない、体力がない、実……充実している、エネルギーが豊富、体力がある、との日本漢方的に捉えるから、混乱し論理形成が困難になるのではないか。全体的にはどうみても日本漢方的虚証であるも局所的邪正相争が一見激しいことは有り得ようし、この場合、この部での病態は"実"と捉えるべきである。本条文では"表"に於いてそれが激しいのである。従って、脈は浮で緊となり、その邪正相争の結果として発熱、悪寒、身疼痛を示す。

本条文は、日本漢方的にはやや虚証のものが比較的強力な外邪に襲われたケースを記述していると考えてよかろう。従って、病初の病状はさして激しくなく、一方表の守りも十分でないので、外邪は容易に内に侵入する。内の正気

はそれを迎え撃つ準備がなお不十分で、一部はあわてふためいて外に逃れて外の正気に合流する。結果的に表の正気は勢いを盛り返し、表の邪正相争は激しくなり、一見麻黄湯証の如きを呈する、と考えればどうであろう。つまり、表面的症候は同じようでも、そのバックグランドは種々あることを仲景は指摘し、注意を促しているのではないか。

「不汗出而煩躁者」。

  奥田謙蔵「故に麻黄湯を與ふるに、汗出でず。或は初より絶えて汗出でず」
     （『傷寒論講義』）。
  大塚敬節「以上の症状から判断すると、この場合は麻黄湯の証のように思える。そこで麻黄湯を与えたところ、汗が出ずに、煩躁するようになった」（『傷寒論解説』）。
  木村博昭「不_汗出_とは汗出でんと欲して出でざるを謂ふ。既に此證に桂枝湯或は麻黄湯を與へたるも、邪氣深くして發汗するに至らざるなり。故に不_汗出_と曰ふ」（『傷寒論講義』）。

以上、三氏皆麻黄湯（或いは桂枝湯）を与えるも汗が出ないと解釈するが、果たしてそうであろうか。もしそうであるならば、麻黄湯の類を与えるといった表現の語句があって然るべきなのに、それがない。もう一つ。条文に記されているのは、表面的には麻黄湯証だが内実はあれこれのやりくりをしての（擬似）麻黄湯証というべきであり、これに麻黄湯を与えればそれこそ忽ち発汗過多を惹起してしまうと考えられるからである。これに対しては、では何故麻黄湯の麻黄 三両の倍量の麻黄 六両を含む本方を与えるかとの反論が出るであろう。まず麻黄湯で発汗過多を起こすことについて考えてみよう。麻黄湯は表（皮膚、筋肉、骨）に作用する薬である。つまり、表を狙いうちして発表を促し、その発表の力は強い。本条文の病態は上述したように、あれやこれやのやりくりをした、換言すれば裏にかなりの犠牲を強いた上での表面的な（擬似）表実証（麻黄湯証）である。これに麻黄湯を与えれば確かに発汗するであろうも、（裏の犠牲への配慮がないので）適度さの機序が作動せず、発汗は異常となる。何事も"適度さ"を守れるのは、それが全体として健常であってこそである。

次に、麻黄の量の問題。麻黄を含む方剤をみても、麻杏甘石湯（麻黄 四両）、麻杏薏甘湯（麻黄 四両）、越婢加朮湯（麻黄 六両）、越婢加半夏湯（麻黄 六両）と多くは麻黄湯より麻黄の量が多い。これ等の方に共通していえるのは、全て麻黄湯より作用部位の深いことである。つまり、単純に麻黄の多い少ないで発表を論じてはならないのである。

本方証が（擬似）麻黄湯証であろうと、主病位はなお表にあるから発表しな

● 七味薬方   大青竜湯   方意

くてはならず麻黄剤を用いるのだが、本方の場合、その麻黄の一部が発表に加わり、残りの多勢は内熱の原因となっている外邪を、或いは石膏の力を借り、或いは生姜にも助力を求め、表に引き戻す如き役割（中医温病学の透営転気 or 透熱転気と同類の機序といってよいか）を担っているのではないか。木村が、邪気が深いので麻黄湯では発汗するに至らないのだと語っているのは、このことを述べていると解釈してよいのではないか。大青竜湯を与えて汗をかいたということは勿論よく経験するも、尿が一杯出たという言葉を聞くことはさして多くない。これに関し、大塚は「ところがね、浮腫のある患者に、大青竜湯や小青竜湯を使って、汗の出たためしがないね。結局、小便に出ますね」（『金匱要略講話』）と語っている。

今私の述べたことと反対だが、それは病期の問題によると思われる。つまり、私の述べたのは外感熱病の初期、中期についてであり、大塚の語る浮腫の患者は外感熱病の症状のない、或は消退したものである。先行感染後に発症する急性糸球体腎炎でなお表症があり、多少むくみもみられ始めたものには本方の適応がかなりあるのではないか。この場合は発汗もするだろうし、利尿もつくであろう。

麻黄湯は"無汗"であるのに、本条文は"不汗出"となっているのは何故であろうか。荒木性次は「不汗出は當然出るべき汗が出ないことをいふ」（『方術説話 第二巻』）といい、大塚敬節も「不汗出―これと『汗不出』とは別である。汗不出は汗が出ないの意。不汗出は、汗にし出でずとも読み、発汗せしめたが出ないの意である。そこで、ここでは麻黄湯で発汗を図（はか）ったが、汗が出ないという意」（『傷寒論解説』）と解説する。荒木と大塚は同じ意を述べている。私には"不汗出"と"汗不出"の意味の微妙な差が分からないが、荒木、大塚に従って"出るべき汗が出ない"であっても、それを麻黄湯で発汗を図ったに結びつけるのには賛成出来ない。何故なら、まず冒頭が"太陽中風"であり、当然"汗出"が念頭にある筈だからである。条文は"脈浮緊""発熱""悪寒""身疼痛"等の傷寒の症候を示しているが、前述したようにこれはあくまで擬似傷寒証であって、麻黄湯証とは本質的に違うのである。従って、麻黄湯の"無汗"でなく、中風の"汗出"を意識して"不汗出"と表現したと理解する。

更にもう一つ、理由がある。"不汗出而煩躁"の"而"の意からである。先に触れたように、大塚は「汗が出ずに、煩躁するようになった」（『傷寒論解説』）と解説している。これはつまり、汗が出ないので煩躁するの意となるが、果してそうか。

○○而△△は、これまで何度も述べてきたように、○○と△△は対等の症候

とか事象を示すのであって、○○の結果△△が起るのではない。つまり"不汗出"故に"煩躁"するのではなく、"不汗出"と"煩躁"は並列的な対等な症候である。

とすれば、本条文の"脈浮緊"以下"煩躁"までは全て対等の並列的症候と考えなくてはならない。脈は浮緊であり、発熱があり、悪寒し身疼痛があり、汗の出ることがなく、更に煩躁する者は、ということになろう。

「煩躁」。荒木「くるしいために静かにしてゐられず身體を動かすことを煩躁するという」(『方術説話 第二巻』)。大塚「煩は熱煩で、熱のために悶えるの意で、躁は手足をしきりにさわがしく動かして、苦しむ状である。煩と躁とが別々に現われることもある。煩して躁せざるものは治し、躁して煩せざるものは死すという言葉もあって、躁は煩よりも悪症である。煩して躁せずというは、病が重くて、煩を自覚しないのである。この章では、煩躁となっていて、悶え苦しむのである」(『傷寒論解説』)。『漢方用語大辞典』は「胸中の熱と不安を煩といい, 手足をばたつかせることを躁という。煩と躁は通常, 併び称せられるが, 虚実寒熱の違いがある」と分かり易く説明する。いずれにしても、(擬似)傷寒の症候を呈し、内熱を併っている、裏は虚に傾きかけているから"煩躁"を呈するハードルは低いといえよう。

「若脈微弱、汗出悪風者、不可服之」。これに対し藤平健は、「この『若脈微弱』以下は当然すぎることでして、『傷寒論』になぜこんなことがかかれているのかおかしいと思うのですが……」(『傷寒論演習』)と疑問を示している。これこそ麻黄を麻黄湯の2倍量含む大青竜湯の用法を述べているからといえるのではないか。まず"脈浮弱"でなく、"脈微弱"としていることに注意すべきである。表裏の裏の正気は既に衰微しているのであり、大量の石膏には耐えられなかろうし、"汗出"であるので"衛"の働きも弱っている筈で、同様に麻黄には耐えられない。これに麻黄、石膏を含む本方を与えると、或いは脱汗し或いは無力性の下痢をし、手足は末端から冷え切って (厥逆) 筋肉がぴくぴく痙攣する (筋惕肉瞤) 危険な病態に陥る。軽々に使う方剤でないことを強調しているといえよう。

傷寒、脈浮緩、身不疼、但重、乍有軽時、無少陰證者、大青龍湯發之、

(傷・太陽中篇)

大塚敬節は康平本に従って"無少陰証者"の5字を削除しているが、本論ではあるものとして検討する。また大塚は、"大青龍湯主之"に作るが、他書は

● 七味薬方　大青竜湯　方意

全て"大青龍湯發之"であり、後者に従う。

　前条文は"太陽中風、脈浮緊"であったが、本条文は"傷寒、脈浮緩"である。大塚は「前章は、太陽の中風にして、その脈証が傷寒に似たものを挙げ、この章は、傷寒にして、その脈証が中風に似たものを挙げている。この両者は、その現わす症状は異なるけれども、同じく大青龍湯の主治である」(『傷寒論解説』)と解説する。表面的にはこれで十分であろうが、"似たもの"とはどういう意味であるか。何故"似た状態"になるのかが語られていない。奥田謙蔵は"脈浮緩"につき「傷寒は悪性にして、陰陽何れへも転変し易き病なり。此の證、脈浮緊なるべくして、今浮緩を現す」(『傷寒論講義』)と講ずる。大塚より踏み込んでいるが、"傷寒は悪性にして"の意味を吟味しなくてはならない。比較的丈夫な者が強い寒邪に傷ぶられて発する病態を傷寒と理解しているが、病邪が強く、抗病力も十分あれば邪正相争は激しいものとなろう。これを"悪性"と表現したのであろうか。

　前条文で、太陽中風(証)で脈浮緊を現わす病理を私なりの解釈で述べた。前条文は、日本漢方的にはやや虚証のものが比較的強力な外邪に襲われたケースで、病初の病症はさして激しくない。また表の守りも十分でないので、外邪は容易に内に侵入する。内の正気はそれを迎え撃つ準備がなお不十分で、一部はあわてふためいて外に逃れ外の正気と合流するので、結果的に表の正気は勢いを盛り返し、表の邪正相争は激しくなり、脈は浮緊となり、一見麻黄湯証の如きを呈する。つまり(擬似)太陽傷寒証について述べている、と解釈した。

　本条文は、まず冒頭が"傷寒"であるから、比較的体力のある者が寒邪に傷ぶられて発症する病症を述べていると考えるべきであろう。"傷寒"は病名でなく病態であり、病態は一時として同じでない。時々刻々変化する。つまり「陰陽何れへも転変し易き」(奥田)病態である。

　しかしこれのみでは、何故"傷寒"で"脈浮緩"になるかの説明としては今ひとつ物足りない。

　"傷寒"では発熱、悪寒、不汗出等の症候も当然示す筈だが、これ等には言及がなく、"身不疼"のみ記されている。これは当然、発熱、悪寒、不汗出もみられないとの意を"身不疼"に含ませていると考えるべきであろう。"身不疼"で代表させたのである。傷寒でありながらいかなるメカニズムで、これら症候がみられず"身不疼"であるか。身疼、発熱、悪寒、不汗出は表に属する症候であり、これらがみられないのは表での邪正相争が(一見または表面的に)軽くなったと考えなければならない。条文の"脈浮緩"によってもこれはいえるであろう。しかし、この場合の表の邪正相争の軽減は、邪を発表したが故で

なく、強力な邪の多くが内に深く潜入したが為と考える。表に於ける邪正相争で邪が優勢となれば、邪は勝ち誇って中心（内）への進軍を始めよう。邪の大勢はそれに従う筈だ。寄らば大樹の陰である。そうすると表に残る邪が少なくなるので、そこでの邪正相争は一見緩やかになる。つまり、"脈緩"という訳である。

龍野一雄はこの条文を解説して、「この条は解釈にも臨床応用上にもむずがしいが、註釈家は傷寒の軽症で水と気と未だ凝らず脈は浮緩を呈し身疼まず水があるために但重という程度だと解釈している。私は病が深いために反って病状の発揚性が抑制されて恰も少陰病と区別を要するが如き状態に陥っていると考える。大承気湯の『表裏の証なく』、麻黄湯の『脈但浮無余証者』などと同様に、劇しい動揺性症状を呈するものが極限に於て、逆に静まり返っている趣きであろうと思う」（『漢方医学大系⑭・傷寒論・金匱要略要方解説』）、と述べる。

私の臨床経験（本方の経験だけでない）からも龍野の説に説得力を感じる。病が重くなると痛いとか熱いといった個々の症候の訴えは却って少なくなって、ただ"体がだるい""重い"といったものになる。条文の"但重"はこれを表現しているのではないか。

次に、「但重、乍有軽時」について検討する。まず諸家の解釈をみてみよう。

奥田謙蔵、「身、疼まずして、但だ沈重を覚ゆ。是其の病勢漸く蟄伏の状を現せる者なり。此の證、一見良性なる中風に似て、中風に非ず。實に悪性なる傷寒の傷寒たる所以なり」（『傷寒論講義』）。

龍野の上述した見解と同じである。

大塚敬節、「身重は、少陽病にも、陽明病にも見られる症状であるが、この身重が、少陽、陽明のそれでないことを『たちまち軽き時あり』の句によって示している。身重が時々ちらっと軽くなることによって、この身重が表証の身重であることを見せている」（『傷寒論解説』）。

そもそも"表証の身重"とは何であろうか。大塚の解釈には組せない。

高山宏世、「一方衛陽は依然として閉塞させられたままなので、全身の気のめぐりが円滑に行われず、体は痛まずただ重だるいという症状が現れます。邪が表裏の間を迷走するので、症状は顕著になったり軽減したりと変化します」（『傷寒論を読もう』）。

気のめぐりが円滑でないと何故痛まないのか。邪が表裏の間を迷走するとは具体的に何をイメージしたらよいのか。言葉の上ではスムースに読めても、今ひとつすっきりしないものが残る。

やはり、奥田、龍野の説に従いたい。つまり、「病勢漸く蟄伏の状を現せる」

● 七味薬方　大青竜湯　方意

（奥田）のであり、「劇しい動揺性症状を呈するものが極限に於て逆に静まり返っている趣き」（龍野）である。とすれば、「乍有輕時」の"軽"は"身重"が軽くなるのでなく、病状に活動性のみられることをいっていると解釈すべきだろう。すなわち、ただただ"体がだるい""重い"といっていたものが、具体的にあっちが痛いだとか、こちらが痛いとか、苦しいとかを訴え、病状に活動性がみられるケースである。

　元気のある時には訴え、身体の動きに当然力があるが、弱るに従って次第に訴えが少なくなり、力がなくなる。しかし時折、ふと訴えが多くなり、身体に活動性のみられることは日常の臨床でまま経験する。しかし、本条文は邪が蟄伏して表面的に擬似的に軽くなっているだけで、決して少陰病に陥った訳ではない。少陰病に陥っていたら、大青竜湯など使える訳がないので、このことを念を押す為にわざわざ「無少陰證」と記したのである。決して後人の傍註などではないと考える。

　「大青龍湯發之」。本病位は「病勢漸く蟄伏の状を現せる」（奥田）であるも、"脈浮"で病位はやはり表にあるとして対処すべきである。従って、裏への配慮を十分した上で注意しながら発表すべきであるので、"大青竜湯発之"と記したのである。

　このような病態は慎重に慎重を重ねて当らなければならない。大青竜湯を与えてどうなるかはまだ分からないが、まずは発表して、その後は証に従って対処すべきである。それが故に"主之"とせず、あえて"発之"としたと理解する。

病溢飲者、當發其汗、大青龍湯主之、小青龍湯亦主之、（金・痰飲欬嗽病）

　金匱要略の痰飲欬嗽病篇に4種類の飲病の定義が述べられ、溢飲（いついん）は"飲水流行帰於四肢当汗出而不汗出、身体疼重、謂之溢飲"とある。大塚はこれを「飲んだ水が流れて行き、手足の方でむくみになる。汗になって出ればいいのだが、汗になって出ないから、水のために身体が重くなってくる。飲が外にあふれているのだから溢飲（いついん）です」（『金匱要略講話』）と講じ、中国・中医研究院編『金匱要略』は「水を飲んだ後、水液は四肢まで流れ散じ、本来は汗が出るのに汗が出ず、身体は痛み、重く感ずる。これを溢飲と称する」と口語訳する。大塚の解説は臨床的で分かり易いが、"身体疼重"を"身体が重くなる"としてしまうのはいかがなものか。

　『漢方用語大辞典』には「溢飲　痰飲の一つ。水液が体表や皮下組織に留まり，

一般の水気病と同じであるものをさす。主な症状は身体疼痛、四肢の浮腫と重だるさで、あるいは喘咳などの症状もあらわす。心臓病の水腫や腎炎の水腫などに類する」とある。

同辞典で"水気病"をみると、「水液が体内に停留して生ずる病証」をさし、それは「脾腎の陽が虚して水湿を運化することができなくなっておこる」と解説されている。

確かに、食べすぎたり、飲みすぎたりした後、身体が何か腫れぼったく、重だるい経験は誰もが持っているだろう。摂取が急速すぎて、その処理が間に合わないと常識的には考えてよかろう。"脾腎の陽が虚し"の"陽"を、その組織、器官の有している本来的働きと解釈すれば、上記したことはスムーズに理解出来る。西洋医学は水代謝の中核を担うものは腎臓であり、その補助的役割として循環器を考えているも、消化管（脾胃）への配慮は殆どない。漢方が水代謝に於ける脾胃の働きを重視しているのと対照的である。

西洋医学の言葉で傷寒論、金匱要略を解説しようとした森田幸門は、「溢飲（即ち腎性浮腫）」と述べ、本条文を「溢飲（即ち腎性浮腫）を病う場合は、当然発汗性治癒転機を起させるべきである。この場合は大青竜湯の本格指示である。同時に小青竜湯の本格指示である」(『金匱要略入門』) と訳す。

溢飲＝腎性浮腫としてしまうことには反対である。そもそも、腎性浮腫に何故発汗性治癒転機が必要なのか。

さて、以上を踏まえて、本条文を検討してみよう。

水液が体内に停留して惹起される水気病の一種である溢飲は、水液が体表や皮下組織に停留する病態である。金匱要略の溢飲の定義では、手足の方に流れていってむくむとあるが、四肢は軀殻の最も出っぱった部であり、表、皮膚、皮下組織、筋骨等を強調した言葉とここでは理解したい。重症で横たわっている患者を診ると、手足がパンパンに腫れていても、お腹とか胸ではさほどそれは目立たない。よく診れば背中も腫れぼったいが、手足程著明でないことが多い。このような患者を念頭に、溢飲の定義を提示したのではないか。

いずれにしても、溢飲を病む病者は、体表や皮下組織に余分な水液が貯留しているのだから、その治療は発汗であり、裏（熱）への配慮のなされている大青竜湯を与えるがよい（"大青竜湯主之"）という訳である。

つまり、条文の「當發其汗」である。

「小青龍湯亦主之」。これについて諸家の説をみてみよう。

大塚敬節、「大青龍湯は表邪があって、裏に熱のこもっている時に用いる方剤であり、小青龍湯は、表邪があって裏に寒のある場合に用いる方剤であるか

ら、区別は裏熱があるか、裏寒があるかのちがいである」(『金匱要略の研究』)。

金子幸夫、「本方〈大青竜湯〉は、溢飲に罹患し、表に寒があり、裏に欝熱がある場合に散寒化飲（さんかんかいん）・清熱除煩（せいねつじょはん）する」一方、「本方〈小青竜湯〉は、溢飲に罹患し、表に寒があり、裏に飲がある場合に解表散寒（げひょうさんかん）・温肺化飲（おんはいかいん）する」(『金匱要略解説』)。

何任、「大青竜湯は辛涼解表の方剤であるから、水気が甚しくはなく、さらに熱状を帯びているものに比較的よく適合する。小青竜湯は辛温解表の方剤であるから、水飲が多くて寒邪が内に伏（かく）れているものに比較的よく適合する」(『金匱要略解説』)。

三者皆同じ趣旨を述べていると考える。

つまり、むくみ、身疼、咳、喘等の表の症状と同時に、内部に水気がみられるというもので、内部の水気に熱が加わっているか否か、加わっている場合は多くのものの通性として水気が粘性を帯びて、その対処が困難となる。熱の加わらない水飲の場合は、逆に容易である。前者は生津清熱の石膏を含む大青竜湯でないと手が付けられないに対し、後者は細辛、乾姜を含む小青竜湯で対処出来るということである。傷寒論では大・小青竜湯が各々違う病態の場で述べられているのに、溢飲という基準に照らせば、この２方が一緒に括られる。むくみの患者に小青竜湯を使用した経験はあるが、大青竜湯の経験はない。全身がパンパンに腫れて、熱があって苦しがっている急性腎炎の患者には案外適応があるかも知れない。

「二陽併病、太陽初得病時、発其汗、汗先出不徹、因転属陽明、続自微汗出、不悪寒、若太陽病証不罷者、不可下、下之為逆、如此可小発汗、設面色縁々正赤者、陽気怫鬱在表、当解之熏之」、若発汗不徹、不足言、陽気怫鬱不得越、当汗不汗、其人躁煩、不知痛処、乍在腹中、乍在四肢、按之不可得、其人短気但坐、以汗出不徹故也、更発汗則愈、何以知汗出不徹、以脉濇故知也、（宜本方）(太陽中)

龍野一雄は（宜本方）として本方の関連条文とする。荒木性次は次の如く解説する。

「一條の大意は太陽と陽明との二陽の併病の場合は最初太陽から發病するものであるが其の太陽が始めて病を得た時に發汗法を行ひ汗は先づ出たことは出たが其の出かたが徹しないとそれが原因となって太陽を病ませてゐた邪氣は陽明經へうつり込みそれから自然と微に汗が出て惡寒はしなくなる、その時若しも

太陽の病證が罷んでゐない者は下してはいけない之を下すと病氣を惡化させる、斯ふいふ場合には小し汗を發してやると宜しい、若しも太陽の病證の罷んでゐる者でも顔色が燃えてゐる様にまっかになってゐる者は陽氣が沸鬱して表に在るのであるから當にその陽氣の出られないでこもってゐるのを解してやるべきである、所がそうしやうと思って熏じてやったり又は發汗してやっても其のやり方が中途半端だったり又は弱かったりした場合には陽氣は中に籠ったまま皮膚から外へ出ることが出來ない、そういふわけで當然出るべき汗が出ないと其病人は躁ぎ煩えてあっちが痛いこっちが痛いとさわぐが扨さはってみても痛みの場所はわからない、そして其病人は呼吸が早く臥してゐられないので坐ってるが之は汗の出が徹せない故である、斯ふ云場合は更に汗を發してやれば愈るのである、ではどうして汗出の不徹を知るかといへば、脈がしぶっているからそれでわかるのである」（『方術說話 第二卷』）。

そして、「本條は二陽の併病の場合に於て表の不解より發する證候と及びその治法とを論じたるもの」（同書）と結ぶ。

二陽の併病で太陽が最初に病を發したケースで、表の治療が不徹底であったが為に、表の邪の大部分が陽明に雪崩込み（転属し）陽明病証を呈するのであるが、"陽明之為病、胃家実是也"の典型的陽明証ではない。表の病症が完全におさまったのではない。従って、"面色緣緣正赤"とか"陽気沸鬱在表"等の病症が出現し得る。この場合は先表後裏の法に則って発表剤を使わなくてはならないものの、純然たる表に働く桂枝湯or麻黄湯では、それはうまくいかない。裏に対する配慮のなされている本方の出番ということであろう。

大塚敬節は「元来この章は、後人の註文が本文に混入しているため、すこぶる繁雑になっているので、康平本によって、註文を削り、原文だけを解釈する」（『傷寒論解説』）と述べ、条文を「二陽併病、太陽初得病時、發其汗、汗先出不徹、因轉屬陽明、續自微汗出、不惡寒、如此可以小發汗。設面色緣緣正赤者、陽氣拂鬱、不得越、其人短氣、但坐、更發汗則愈」（同書）と記している。

原文であるか、註文であるかは考証学的には非常に重要な問題であろうが、我々臨床医にとっては、まず臨床の視点よりみることが求められる。後人の註文or単なるメモ的なものであろうと、臨床的に有用であればそれを取り上げるべきである。

大塚はこの条文の〔臨床の眼〕で、「この章には、闕文があって、原文ではおそらく、最後に薬方が提示せられていたであろうと思われるが、今では、これを推則するだけである。そこで、このような場合に用いる薬方として考えられるものは、桂枝麻黄各半湯、桂枝二麻黄一湯、桂枝二越婢一湯などである」（同

● 七味薬方　大青竜湯　方意

書）と述べる。大青竜湯を挙げていない。私は"面色縁々正赤"、"陽気沸鬱"、"煩躁"、"乍在腹中、乍在四肢"等より大青竜湯も含めたい。この条文に大青竜湯証をみて取る龍野の慧眼に敬服する。

> 麻黄湯証、(本方亦主之)

　龍野は、麻黄湯のいく証の中にも本方を使ってよいケースがあるとするが、実際の臨床に於いて、流行性感冒、インフルエンザで何かそこに切迫した空気の感じられる場合には、麻黄湯でなく、思い切って大青竜湯（といっても麻黄湯エキス剤と越婢加朮湯エキス剤を混合したもの）を与え、よい結果を得ている。自身の経験でも、背すじあたりがかすかにざわざわしてきて、やばいなー、かぜ引いたのかなと思う時、これを服すとそれが取れてくる。多用する葛根湯とはやはり違う。本方はもっと深いところからざわざわが湧出してくる感じである。私は麻黄湯を単独で服した経験が殆どないので確言的にはいえないが、以上の経験からも龍野の「麻黄湯証、(本方亦主之)」は誤りではないと思う。
　つまり、病態はここまでが麻黄湯証、ここからは大青竜湯証という如く、クリアカットに区分出来るものではないのである。スペクトラム的に布置されるといってよかろう。

> 飲水流行、帰於四肢、当汗出而不汗出、身体疼重、謂之溢飲（宜本方）　(痰飲)

　"病溢飲者、当発其汗、大青竜湯主之"（金・痰飲欬嗽病）より、当然上記条文も本方の関連条文としてよかろう。

> 胸中有留飲、其人短気而渇、四肢歴節痛、脉沈者、有留飲（宜本方）(痰飲)

　大青竜湯はエキス剤にないので、その方意の近いものとして麻黄湯（エキス）＋越婢加朮湯（エキス）を処方するが、咳、痰もあるといった場合には麻黄湯（エキス）＋麻杏甘石湯（エキス）として出すこともある。この経験からいって、龍野がこの条文を関連条文とした意図が理解される。ただ"四肢歴節痛"を本方で治し得るかが疑問である。或いは、これを広義の煩躁の一種と考えてのことだろうか。記された個々の症候ではなる程と思うものがあっても、やはり、本方の病理を検討するに際してのあくまで参考とすべき条文と考える。

450

本方は麻黄湯に生姜、大棗、石膏を加味した構成であるが、個々の生薬でみると、麻黄、甘草は各々麻黄湯の倍量となり、杏仁が麻黄湯の70箇より40枚と減量されている。私は『「傷寒・金匱」薬方大成 四味編』で麻黄湯を解説し、次のように述べた。本方証（麻黄湯証）を呈するものはいわゆる実証で、つまり衛陽が充実しているので、強力な病邪（寒邪）との闘いは激しい。従って結果的にすぐ発熱をみる。更に高熱故、陽気盛んで陽の陽たる頭が割れるように痛む。そして麻黄湯は発表の基本方剤である、と。この麻黄湯に生姜、大棗を加える意味は何であろうか。生姜は、桂枝湯では「桂枝を助けて順気利水し、且つ桂枝、甘草、大棗の甘味が胃にもたれるのを予防する」（龍野）、葛根湯では「表気を順らせる」（龍野）、小柴胡湯では「中部の気を開き人参を助け利水を図り、半夏を助けて水気上衝の嘔を治す」（龍野）、真武湯では「表裏に亘り気を順らし水を逐ふ」（龍野）等の働きがある。つまり、表にも裏にも働き、他の薬物と組んで気を順らし、水を逐う作用である。

　小柴胡湯で、龍野が"中部"と表現しているように、裏は主として消化器官としてよかろう。大棗は、桂枝湯では「胸中を和潤して胸煩を予防する」（龍野）、炙甘草湯では「心胸を和潤する」（龍野）、小柴胡湯では「上部を和潤する」（龍野）、麦門冬湯では「胸部を和潤し気逆を緩和する」（龍野）、呉茱萸湯では「胸の虚満を和潤する」（龍野）等の働きがある。つまり、胸部の和潤（この現代医学的意味合いは今は説かない）が第一の作用である。純然たる表に働く麻黄湯に生姜、大棗を加えることで、裏への対処の備えをするのであろう。

　本方の主条文の"太陽中風、脈浮緊、……大青竜湯主之"は、日本漢方的にはやや虚証のものが比較的強力な外邪に襲われたケースと考えてよかろう、と本論で既に述べた。つまり、胃腸への対処を疎かにしてはならない病者であり、ここに甘草を倍量し、生姜、大棗を加味した意味があるのだろう。そして、内熱、煩躁に対して比較的一回量としては多い量の石膏を加えるのである。

　龍野は本方の生薬の働きを次のように説明している（『傷寒論・金匱要略要方解説』）。

「第一主薬
　　麻黄　麻黄湯より量が多く、表緊、裏水が強い。
　　石膏　麻黄と共に裏水、外熱を治し煩躁をしずめる。
第二主薬
　　桂枝、杏仁　麻黄を助けて発表、利水する。
補助薬
　　甘草　裏気動揺を予防し、桂枝を助けて気上衝を治す。

生姜　桂枝を助けて順気利水し、且つ桂枝甘草大棗の甘味が胃にもたれるのを予防する。
　大棗　胸中を和潤して胸煩を予防する」

　"表緊、裏水が強い"は上述した本稿の記述（日本漢方的にはやや虚証のもの）と異なる。ここで、龍野が上記したことのいわゆる科学的エビデンスはないといってよかろう。あくまでも龍野の学識と臨床経験を基に述べたものと考えなくてはならない。
　つまり、このように解釈すると、本方の病理、各生薬の働きが理解し易いということに過ぎないのである。龍野は石膏を"麻黄と共に"と述べるが、他の桂枝、或いは杏仁、或いは生姜等とも何等かの相互作用はある筈で、これを完全に科学的に説明することは多分不可能であろう。やはり、ここに我々は麻黄、桂枝、甘草、杏仁、生姜、大棗、石膏よりなる"大青竜湯"として理解しようとする道を歩まねばばらない理由の一つがあるといえよう。
　中医の説明をみてみよう。

金子幸夫『傷寒論解説』
「本方は麻黄湯の中の麻黄と甘草の用量を増加し、さらに石膏、生姜、大棗を加えた処方である。方中の麻黄湯で発汗解表し、麻黄を六両に増量して発汗解表の効果を増強し、石膏で清熱除煩し、甘草を二倍に増量更に生姜と大棗を加えて中気を和して営衛を調える。諸薬を合用すると、外は風寒の欝閉を解し、内は清熱除煩する」
　分かり易い解説であり、龍野のいわんとすることと一致しているように思われる。麻黄の増量を"発汗解表の効果を増強"する為とするが、これは私の見解と異なる。

中国・中医研究院編『傷寒論』
「風寒が外表に停滞しているばかりでなく、内部には欝熱があるから、麻黄と桂枝の辛温で風寒をとり去り、石膏の寒涼で裏熱をさまして表証裏証ともに解除し、一方杏仁で気を降し、甘草で胃気を調和し、生薑と大棗で営気、衛気を調和する」
　やはり同じことを述べている。

大青竜湯の運用

●『類聚方広義』（西山英雄 訓訳『和訓類聚方広義』）

「喘及び咳嗽し、渇して水を飲まんと欲し、上衝し、或は身疼し、悪風寒ある者を治す」

頭註に、

「麻疹にして脈浮緊、寒熱頭眩、身体疼痛、喘咳咽痛、汗出でず、而も煩躁する者を治す」

「眼目疼痛し、風涙止まず、赤脈怒脹して雲翳、四囲にかかり、或は眉稜骨疼痛し或は頭疼み耳痛む者を治す。又、爛瞼風にして涕涙稠粘し、瘙痒疼痛甚だしき者を治す。倶に芣苡（おおばこ）を加うるを佳とす。兼ぬるに、黄連解毒湯加枯礬を以て頻頻に洗蒸し、毎夜臥するに臨み応鐘散を服し、五日十日毎に柴（紫）円を五分か一銭を与えて之を下すべし」

「雷頭風にて發熱悪寒し、頭脳劇痛して裂くが如く、昼夜眠る能わざるものを治す。若し心下痞し、胸膈煩熱する者は、兼ぬるに瀉心湯、黄連解毒湯等を服し、若し胸膈に飲ありて心中満して肩背強痛する者は当に瓜蔕散を以て之を吐すべし」

雷頭風（らいずふう）「病名。頭痛時に雷鳴があり，頭面にしこりが出来たり，腫痛，憎寒壮熱，赤色を呈するもの」（『漢方用語大辞典』）。頭部のおできの類であろうか。葛根湯＋排膿散は駄目なのか。"頭脳劇痛""昼夜眠る能わざる"を煩躁として捉えたのであろう。いずれにしても、表の病気故に発表を念頭に置いての対処であろう。

「風眼の症にて、暴発劇痛する者は早く救治せざれば、眼球破裂逆出し、尤も極険至急の症とす。急いで柴（紫）円一銭か一銭五分を用いて峻瀉数行を取り、大勢已に解したる後此の方を用うべし。その腹症に随い大承気湯、大黄硝石湯、瀉心湯、桃核承気湯等を兼用する」

風眼（ふうがん）「俗にいうハヤリ目のこと」（『漢方用語大辞典』）とあるが、榕堂の記述はもっと深刻な病症である。かつてはこの如き劇しいハヤリ目が存在したのか。

「小児の赤遊、丹毒にして大いに熱し、煩渇し驚惕し、或は痰壅盛なる者を治す。紫円、或は竜蔡丸を兼用す」

赤遊（せきゆう）「赤遊丹〈せきゆうたん〉に同じ」「赤遊丹　丹毒の一種。その色が赤くて，発する所が一定の場所でないので，この名がある」（『漢方用語大

辞典』)。
　龍葵丸、軽粉、巴豆（各三両）龍蔡（十両を霜と為す）。一身発瘡し（痒痛し）或は疼痛する者を治す。
「急驚風にて痰涎沸涌し、直視し、口禁する者、当に先ず熊胆、紫円、走馬等を撰んで吐下を取るべし。後、大熱煩躁し、喘鳴あり、搐搦して止まざる者は宜しく此の方を以て発汗すべし」

● 荒木性次『新古方薬嚢』
「大青龍湯の證……麻黄湯の證にて一段と發熱や惡寒の劇しく病人苦んで落着かざる者、此は汗の出が麻黄湯より餘計出惡き為に病人が騒ぎ落着かざるなり、全身にむくみを生じ汗出でず、身體重くだるくして身の置場もない様な者」

● 奥田謙蔵『漢方古方要方解説』
「応用
　Ⅰ) 熱性病、悪風して身疼み、下痢頻々、腹部灼熱し、煩渇して汗無き証。
　Ⅱ) 熱性病、倦臥し、四肢懶惰にして、時々寒熱あり、食慾減退し、脈促なる証。
　Ⅲ) 悪寒ありて汗出でず、口舌乾燥し、四肢沈重疼痛する証。
　Ⅳ) 咳嗽頻発し、口舌乾燥し、渇して水を欲する証。
　Ⅴ) 麻疹、及び痘瘡等にして、疹子陥没の兆ある証。
　Ⅵ) 急性腎炎の初期にして、浮腫、脈浮緊、頭痛、発熱し、関節疼痛し、口渇、煩躁し、尿不利、或は既に水腫胸腹部に及ぶ証。
　Ⅻ) 脚気にして、脚部の痿弱、浮腫を現はし、脈浮緊、口渇、煩躁し、汗無くして尿利著しく減少する証」

● 龍野一雄『新撰類聚方』
「Ⅰ) 流感・肺炎・麻疹・丹毒・猩紅熱・チフス等の急性伝染病で発熱煩躁が強く、或は頭痛関節身体痛或は咳するもの
　Ⅱ) 急性腎炎で発熱悪寒頭痛脉浮緊浮腫するもの
　Ⅲ) 高血圧で浮腫口渇頭痛肩こり脉浮緊のものを治した例がある
　Ⅳ) 妊娠腎で浮腫腹満微喘脉浮滑のものを治した例がある
　Ⅴ) 角膜潰瘍・風眼等の眼病で充血流涙頭痛額痛項背強口渇等のあるもの
　Ⅵ) 腹水で発熱口渇脉沈緊のものを治した例がある
　Ⅶ) 皮膚病で充血かゆみが強く或は口渇し脉浮緊のもの」

本方の治験は少なくないが、典型例として荒木の症例を挙げておく。
「大青龍湯の應用例……一婦人風を引き發熱して數日解せず。二三の洋藥を服して効なし。熱は四十度に近く頭痛割られるが如く、咽乾きて水を呑みたがり悶え苦んで夜も睡られず。時々劇き惡寒來り正に死せんとするが如く苦み騒ぎし者に汗出でざると煩躁とを主と見て大青龍湯を與へたるに服後大いに汗出で諸の苦惱脱然として消失したるものあり」（荒木性次『新古方藥嚢』）

昨今、このような症例に遭遇することは殆どない。医者が身近な存在となり、一方で安全で比較的よく効く薬を容易に街の薬局でも入手出来る社会というか、環境になった為であろう。まず、荒木の如き症例は、ほぼ全員救急外来を受診する。私のところを、かぜ引いたといって訪れる患者の半数以上は、何等かの薬、……葛根湯、解熱剤の類を服している。従って、荒木の症例の如き典型的大青竜湯証の患者をみることは少ないが、インフルエンザの患者に屢々本方を使っている。
私の本方治験例を呈示する。

「インフルエンザ（?）に大青竜湯」
　昭和21年生　51歳　♀
　貧血、便秘、更年期障害等の傷病名で以前より治療中の患者。鮮魚店を自営しているので、その仕事と主婦業で目がまわる程忙しい。それに更年期が重なって大変である。動悸、胸苦しい、眩暈、頭痛、イライラ、不眠等々があり、更に食事が不規則、ゆっくり食べていられない、職場が冷える等で屢々胃部症状を訴える。胃部不快、胃に何か固いものでもつまっている感じ、空腹時胃部不快、お腹が空くがおいしくない、常に胃に物を入れていたい感じ、胃散がほしい感じ等々である。あれこれ漢方薬を工夫しながら対症的に加療した。
　ところで、今度はかぜを引いたと平成11年1月11日にやって来た。昨日より咽が痛く、節々が痛く、熱が出た。今迄仕事をしていたがたまらなくなってやって来た、と今にも泣き出さんばかりの様子であった。眼が痛い、口がかわくとも言う。汗はない、寒気もない。抗生物質の点滴と桂枝二越婢一加朮湯（桂枝湯〈エキス〉＋越婢加朮湯〈エキス〉）を処方した。
　1月13日（再診）。1昨日（11日）、昨日（12日）と39.5℃迄熱が上がったので坐薬を入れて熱を下げたが、今朝まだ38.5℃あったと言う。四肢痛、寒気、食欲不振、咳、痰（黄色）、胸部痛もあるというも顔付きは11日よりよくなっている。同じく点滴をし、思い切って大青竜湯（煎）を投与した。

その日に、3回服薬。体温13日朝38.5℃だったが夕37.2℃、14日朝には36.8℃に下がる。大変服し易い。汗は1度も出なかったが、服す度に体が楽になるのを自覚した。14日朝、ベターッとした残骸のような便が出てお腹がスッキリした、黄色の小便が多かった、食欲も出てきた、と言う。14日はほぼ平常の顔付きに戻っていた。大青竜湯が奏効した。

最初の桂枝二越婢一加朮湯も全く駄目というのでなく、体を鼓舞するのに多少役立ったと感じている。再診の13日の顔つきがよくなっていたからである。

ウイルスの検査はしていないがインフルエンザが流行していたこと、その臨床症状の激しさからインフルエンザとしてよいのではないかと思う。大青竜湯は強烈な薬のようなイメージがあるが、もっと使われてよい方ではなかろうか。病状の激しいこと、つまり煩躁の趣のある時には、どしどし使ってよいのではないか。この患者、大青竜湯が服し易かったという。汗のかわりに便として邪を排出したのであろうか。

(『漢方精選300例』〈症例19〉p.28)

「大青竜湯の治験……かぜ」
昭和13年生　61歳　♀

以前から屢々、かぜ・鼻炎等で当院の治療を受けている。かぜを引いてそれをこじらせると、まず激しい咳が頑固に続く。今迄も小青竜湯とかその加味、或いは越婢加半夏湯等々をあれこれ使用するも今ひとつであった。

今年（平成12年）になって1月15日、3日前よりかぜを引いてクシャミ・鼻水、四肢痛、頭痛に顔面紅潮より桂麻各半湯（エキス）、その後胃部症状、口渇等より白虎加人参湯（エキス）＋調胃承気湯（エキス）を投与してなんとか治まる。

2月4日、またかぜ引いたと来院した。かざ声、鼻がグジュグジュして痰が出る、熱っぽい汗が出るというので、脈証も浮緊であり、ありきたりの方で結局症状の後追いになってしまった今迄の経験とから、思い切って大青竜湯（煎）を処方した。

5日夜半に腹痛を覚え、その後下痢。大量の排便があってかぜ症状は治った。汗はかかなかったという。

これまではかぜ引いて1日、2日でそのまま治るということは殆どなく、必ずといってよい程鼻炎、気管支炎症状に移行したことより、今回は大青竜湯で下痢して治癒したと考えたい。発汗の代りに下痢することはよく経験する。いずれにしても初期に病邪を思い切って叩くことがかぜの治療には必要であると改めて思った次第。

(『漢方精選300例』〈症例20〉p.30)

「大青竜湯の治験（急性扁桃腺炎）」

昭和44年生　30歳　♀

初診：平成12年1月27日

昨日体がだるくなり、咽が痛くなり扁桃腺が腫れた。今朝になって寒気がし、節々が痛くなり、検温したら39.4℃もあったので市販の薬を服用してわずかに汗をかき、現在（来院時）は38.4℃となった。食欲がなく何も食べていない。胃腸症状なし。鼻水とか咳なし。口の渇きなし。脈数、緊張はよい。身長162.8cm、体重51kg。煩躁とまではいかないが、全体的に症状に激しさが感じられたので、思い切って大青竜湯（煎、大塚・矢数処方分量集）を処方した。

1月28日（二診）。昨日40℃まで熱が上がってしまった。汗をかこうと温まるも汗が出ない。今朝は39℃、体がだるい。来院時37.4℃、扁桃腺は潮紅し白斑が見られ、患者が不安がるので抗生物質を加えた点滴を施行する。熱の為か尿も少なかった。

1月29日（三診）。昨夜半より汗をかいて下熱し楽になる。昨日はあのまま（来院時の37.4℃）熱は上がらなかった。今日は咽が少しチクチクするのみ。点滴do。

　　　Rp　柴胡桂枝乾姜湯（エキス）＋桔梗石膏（エキス）＋青黛

[考　察]

抗生物質の点滴をしているけど大青竜湯も効があったと考えたい。とにかく病気は峠を越さなければ治らない。大青竜湯を服したその日は却って40℃に迄上がってしまった。しかしその日は汗をかいていない。28日の夜半より初めて汗をかき下熱している。下熱後はすっきりした。抗生物質で下熱したなら少なくとも点滴後数時間以内に汗をかく筈ではなかろうか。大青竜湯は指示通り服していたのだから、発汗・下熱の直接の働きは大青竜湯と考えたい。

洋薬の下熱剤は使い方によっては峠を越そうと坂道を一生懸命登っているのを無理矢理引きずり降ろすような作用もするだろう。この患者は日本漢方的にいうなら虚実中間証で、とても実証の大青竜湯証ではなかったが、大青竜湯が効いた。要するに正邪相争の激しい時には、本方の如き薬方でないと治癒に至らしめないということだろう。

(『漢方精選300例』〈症例21〉p.31)

「大青竜湯の治験……流感」

昭和59年生　16歳　♀

一家揃って漢方を愛好している。幼い頃より煎じ薬にも慣れ親しんでいる。多少喘息の気がある。

流感のはやっていた本年（平成12年）の2月1日、1昨日より39℃の熱発があって咽が痛い、咳が出る、腰が痛い、お腹も痛いと言って来院。口が乾き、口唇が乾燥している。舌は紅舌で茶色っぽい苔がある、湿りは普通。寒気がする。

　流感であろうと考え大青竜湯（煎）を処方。

　2月1日夜、38.1℃。2月2日朝、37.8℃。2月3日朝、37.3℃。

　2日の夕方あたりから汗をかき腰痛もとれ楽になったと言う。しかしまだ少し咽が痛いとか、痰が出るとか言うので、桂麻各半湯（エキス）に青黛を少量加味し投与した。

（『漢方精選300例』〈症例22〉p.33）

「大青竜湯の治験…かぜ（？）」

　昭和4年生　71歳　♀

　高血圧症で以前より通院中の患者。現在バイロテンシン10mg/日、レニベース2.5mg/日でほぼ良効に血圧は管理されている。やや肥満気味でいわゆる実証タイプと言ってよかろう。

　平成12年2月5日。昨日の夕方迄は何ともなかったが午後の8時頃から胃が痛くなって嘔気がし、11時頃迄続いた。下痢はなかった。今朝になって体が熱かったので検温したところ39℃あった。しばらくして再度計ったら平常になっていた。今朝は平常に食事出来たが何だったのでしょうか、と言う。やはりかぜのように思われた。今は熱もなく一見平穏にみえるも嵐の前の静けさで、病邪がこもっていて必ず爆発するように思われたので、この患者にも大青竜湯（煎）を処方した。

　後日、定期の来院時にその件を尋ねると、1袋を服したのみでかぜ様の症状はすっかり取れて、その後は何ともなかったとのこと。

（『漢方精選300例』〈症例23〉p.34）

「大青竜湯の治験……かぜ」

　昭和21年生　53歳　♀

　初診：平成12年2月10日

　1昨日よりかぜ気味で寒気がする、今日は38℃の熱がある、頭が痛む、昨日は節々が痛かったが今日はさほどでない、汗はかかない、鼻水が出る、と訴えて来院した。市販のかぜ薬を服した。食欲も落ちて口が渇いて冷たい水を飲みたいが、水を見ると寒気がすると言う。赤い顔をしている。

　脈104/m、やや緊、整。血圧120/70mmHg。身長147.1cm、体重41.5kg。

今年になってしばしば大青竜湯を出していたので、この患者にもこれを処方した。

後日その後の経過を尋ねると、全て服したが汗はかかなかった、3日目ぐらいで効いてきた感じがし、4日で治癒した、服し難かった、と言う。

奏効したとはいえないが、今のかぜが3、4日で治ればマアマアではないかとも思う。小柄で痩せ型で、とても日本漢方の実証とは思えなかったが、別に本方でどうということもなかった。

"口が渇いて冷たい水を飲みたいが、水を見ると寒気がする"ということに引っ掛かった。寒邪が強く凝集して内に潜んでいるのではないか、と。本方を選ぶヒントにした。　　　　　　　　　　　　（『漢方精選300例』〈症例24〉p.35）

「大青竜湯の治験」
　　昭和37年生　37歳　♂
　　神経症、自律神経失調症様症状で平成12年1月18日受診した。
　1ヶ月程前より水様性の下痢があった。正月一時よかったが7日頃より再びひどくなって某医の治療を受け、服薬すると下痢は止まるも腹が張る。3kg痩せてしまったといったことを訴えて来院した。
　　　　Rp．補中益気湯（エキス）＋五苓散
　1月22日。かぜを引いて咽が痛い、頭が痛いと言う。顔面が紅潮している。初診時、次回来る時つらいことをメモして持って来て下さいと言っておいたら、便箋にビッシリと症状を書いて持参した。体がだるい、いつも眠い、すぐ疲れる、頭痛がする、体がこる、ドキドキする、かぜを引き易い等々である。この日は苓桂味甘湯を処方した。
　1月26日。あまりよくならない、背中とか肩が痛くなる、背すじがゾクゾクッとする、体がだるい、頭がボーッとする、昨日より下痢っぽい、汗はかかないと言う。顔面紅潮。
　　　　Rp．大青竜湯（煎）　3日分
　1月31日。背中の痛みとか、頭のボーッとするのが取れて楽になる。26日の夜1回服しフトンに入り汗をかいたら次の日は大方よくなった。27日も服したが汗はかかなかった。3日分を全て服し終えた、と。
　かぜが治癒したら、また足の冷えが全く変わらない、寝付きがよくない、体がだるい、時々顔が熱くなり、下肢が冷える、しかし昨夜は足がほてり寝られなかった等々を訴え始める。虚労の小建中湯を処方。以後この方を中心に人参とか金銀花（咽痛）等を加味し投与、体調はよくなって現在に至っている。

補中益気湯、五苓散、苓桂味甘湯、小建中湯と、処方した方剤は虚証用である。何故この患者に大青竜湯を用いたか。一つには本方に興味を持って、今年に入ってからしばしば用いていたのでその流れの続きとして、一つは大事大事をとっての対処が却って病気を長引かせることのあること、そして背すじが時々ゾクゾクッとするのは寒邪が内に強く凝結しているからではないか、と考えたからである。寒邪が外にある時は、時々でなく持続的に強く寒気を覚える筈である。脈はカルテに記してないので忘れたが、全体として思い切って大青竜湯を用いて見ようと思ったということである。
　"大"と付くとついつい強い、作用が激しい、恐ろしいといったイメージを抱くが、『傷寒論』『金匱要略』での大小にはもっと違ったニュアンスがあるのではなかろうか。大柴胡湯・小柴胡湯、大陥胸湯・小陥胸湯、大青竜湯・小青竜湯、大建中湯・小建中湯、大承気湯・小承気湯、大半夏湯・小半夏湯等をみても、必ずしも作用が強い弱いだけではない。これについては改めて検討してみたい。
　いずれにしても大青竜湯は恐れずもっと使用してよい薬方ではないかと思うのである。
　本方の治験は本誌(『東靜漢方研究室』)通巻No.82の外来治験例(16)に"インフルエンザ(?)に大青竜湯"として報告しておいた。
　なお、本誌通巻No.83に斉藤輝夫先生が大青竜湯について非常に詳しく、分り易く解説しているので参照されたい。特に本方の条文"傷寒脈浮緩、身不疼但重、乍有軽時、無少陰証者、大青竜湯発之"の解説は参考になる。今回筆者の挙げた症例の多くは、この条文が役立った。
　ただ、筆者は今回の報告で"寒邪が内に強く凝結している"という表現を多く用いた。斉藤の解説とは食い違うがこの点は更に検討していきたい。多くの解説書(例、劉渡舟の『中国傷寒論解説』)に表寒兼内熱であるのでその内熱に対して石膏が行くとあるが、本当にそれだけだろうか。砂糖に少量の塩を加えて砂糖の甘味をきわだたせることがあるが、石膏にそういった意味合いはないのか。
　筆者の処方した大青竜湯は大塚・矢数の『経験・漢方処方分量集』によった。麻黄6gに対して石膏10gである。この程度の石膏の量は砂糖に対する塩の分量ではないのか。
　次に、昔井戸の手押しポンプの水が切れると、いくら押しても空回りしてサッパリ水が出なかった。そんな時少量の水を呼び水として与えると出始めた。大青竜湯に於ける石膏の役割りにこうした面があるのではないか。
　斉藤の症例も口渇の為350mlのミネラルウオーターを飲んだら、まもなく

全身からあふれるように汗が出始めたという。つまり麻黄の辛温に対して、寒で生津の石膏が少量加わることで反佐的に麻黄の作用を強めているのではないか。
『漢方精選 300 例』〈症例 25〉p.36)

「大青竜湯の治験……インフルエンザ？」
　昭和 56 年生　20 歳　♀
　アトピー性皮膚炎で以前当院に通院したことがある。現在は落ち着いている。かぜも洋薬より漢方の方がよく治るので、とかぜを引くとやって来る。
　平成 13 年 7 月 26 日。1 週間前より微熱が続き、汗をかき、ふしぶしが痛む。頭がボーッとする。食欲もなく、体がだるい。咳があり、黄色の痰が出る、とやって来た。この時は抗生物質の点滴をし（1 回）、桂枝加厚朴杏仁湯を処方し、治癒した。
　平成 13 年 11 月 19 日。昨朝より手・足・口に発疹、潮紅し小水疱をみる。足はよいが手掌がほてり痛がゆいというので、升麻葛根湯（エキス）に三物黄芩湯（エキス）を加味して投与。3 日分。その後来院しなかったから、多分これで治まったのだろう。
　平成 14 年 2 月 9 日。3 週間前より咳が続いていて、2 日前（2 月 7 日）から熱発（37.9℃）、昨日（8 日）は 38.2℃、本日になって 38.9℃に上がった。保育園に勤務しているが、インフルエンザが流行していて感染したのではないかと言う。
　一杯着込んで、なお寒いと震えている。顔色も寒々しい。インフルエンザが流行しているということ、それに症状の激しさを煩躁として大青竜湯（煎）を処方した。寒さでガタガタしているので、とても胸部の聴診・腹診のできる雰囲気ではなかった。3 週間程咳が続いているのは、今回の熱発・悪寒とは無関係に思われたが、これに対して念の為にミノマイシンを投与した。
　2 月 10、11 日と連休で少し気になっていたが、いつとはなく忘れて数日を過ごした。16 日、ふと思い出して電話を入れた。
　母親が出て、次のように報告してくれた。
　"有り難う御座いました。家に帰って早速煎じ、その 1 回分を与えたら翌朝は 37.5℃に下がり、昼にもう 1 度飲ませたら平熱になった。12 日から平常に出勤しました。服薬して汗を少しかいた様子です。薬は全部（3 日分）服しました。"
　この患者が本当にインフルエンザであったか否かは検査しなかった（当時はあまり積極的に検査しなかった。今示している病状により目が向いていた）ので分らない

が、冬山にでも出掛けるような身なりをしながら、なお寒がって震えている様子が印象に残った。口渇は聞きもらした。下熱ということだけなら、例えばアスピリンの方が確実である。しかし多くの場合またすぐ熱が出る。明らかに漢方の作用機序は洋薬とは異なる。

　それと発熱でも洋薬は何度の熱というだけであるが、漢方は発熱に伴う反応をも含めて対処する。例えばこの症例の煩躁である。こうしたことを正確に観察し、きめ細かく対処の方法を考え出した古人の智恵に改めて敬服する。

　大青竜湯については症例も多くなったので、1度、それを纏めたい。

（『漢方臨床 320 例』〈症例 16〉p.50）

「インフルエンザの治験」
　　昭和 62 年生　22 歳　♀
　　初診：平成 22 年 1 月 4 日
　昨日、急に 39℃もの熱が出た。寒気が強かった。四肢関節痛はなかった。今も 39℃の熱がある。口がかわく。鼻水、咳が少し出る。汗を殆どかかない。このような訴えで母親に連れられて、フラフラしながら診察室に入って来た。

　赤い顔をして、いくらかむくみっぽい。口を利くのも大儀そうである。迅速検査キットで調べると、インフルエンザ A 型 陽性と出た。脈；やや数で緊。よって、大青竜湯の方意で、麻黄湯（エキス）＋越婢加朮湯（エキス）を投与した。3 日分。

　1 月 7 日。元気な様子でやって来た。赤味、むくみっぽさがとれて、健常な顔貌である。はきはき応答する。いただいたお薬を数回服し（分四として処方した）、その夜びっしょりと汗をかいて、下熱した。その後、熱は一度も上がりませんでした。今は少し鼻水が出る程度で多少咳も出ますが、体のだるさはなく食欲もあります。下痢はしませんでした、と服後の経過を報告してくれた。

　強いて服薬の必要はない。本日だけ念の為体を休め、明日からは出勤しても大丈夫、と応じる。

　昨年は新型インフルエンザで国中大騒ぎであったが、幸いなことに私のところは、インフルエンザの患者は計にして 10 名そこそこだった。全て A 型であったので新型インフルエンザが含まれていた可能性を否定出来ないが、概して症状は軽かった。唯一本症例のみが、いかにもインフルエンザであった。

　半ば病名投与的に、麻黄湯（エキス）＋越婢加朮湯（エキス）で殆ど対処した。それで全員事なきを得た。

　3 日分の投与は少し長いようにも思われるが、現実問題として一日分、二日

分では何か患者に申し訳ない気もして、つい三日と書くことが多くなる。もしこれで熱が下がったら、念の為、更に一、二回服し、残したものは取っておいて、またかぜ引いた時に服しなさいと説明する。

　この患者は全てを服したが、別にどうということもなかった。若くて元気な為か。それともエキス剤の為か。(『日常外来の漢方380例』【呼吸器〈症例40〉】p.72)

「小治験……インフルエンザの治験」
　　平成3年生　19歳　♂
　　初診：平成23年1月20日
　一昨日より熱が出たと来院。赤い顔をしている。元気で陽気である。検温すると39.2℃もある。インフルエンザがぼつぼつ見られるようになったので簡易キットで調べると、A型陽性と出た。
「やはりインフルエンザです。A型陽性と出ました」
「やばいなー」
　患者は明るく笑う。大学生でアパートの一人暮しとのこと故、多分食事もコンビニで求め間に合わせているのだろう。お粥を作るなどとても無理であろうから、とにかく体を冷やす冷たいものは極力控え消化のよいものを摂ること、今日、明日は温かくして休むこと、よいお薬を処方するからそれを指示通り服すことを約束させ、下記を処方した。

　　　　Rp. 麻黄湯（エキス）二包＋越婢加朮湯（エキス）二包

　分四とし三日分を投与し、まず帰ったらすぐ一包を熱いお湯に溶かし服しなさい、そして温かくして休むこと。もし一、二時間して何も変りなかったらもう一度服しなさい。そして汗をかいたら後は念の為一、二回服し、それでよしとしましょう。熱が下がっても咳とか痰等他の症状が出たら、その時は違う薬にします。このような指示を与えた。

　この患者、中肉中背（〜やや背が高いか）、前述したように顔色は悪くない。直感でひょっとしたらインフルエンザかも知れないと思ったので、待合室でなく、奥のベッドに休ませた。聴診器をあてることも脈を診ることもせず、上記を投与した。

　三日後、学校に提出する為の診断書が欲しいとやって来た。
「メチャメチャ効いて、次の日は平熱になり楽になった。漢方がこんなに効くとは思わなかった」
　元気な明るい声で報告してくれた。当日夜、汗で一、二回着替えたらしい。

　　　　　　(『日常外来の漢方380例』【呼吸器〈症例45〉】p.78)

これまでに、私は3冊の症例集を上梓した。『漢方診療の原点 ― 精選の治験300例』(2001年8月 第一刷発刊)、『漢方臨床320例』(2007年11月 第一刷発刊)、『日常外来の漢方380例』(2014年6月 第一刷発刊)である。
　『漢方精選300例』(2009年5月 第一刷発刊)は、『漢方診療の原点』を『漢方臨床320例』に倣い、症例の配列等を組み替え、漢方の視点をつけ加えたものである。従って、症例の内容そのものは変わっていない。
　以上見るように、『漢方診療の原点』(『漢方精選300例』)の治験は殆どが煎じであるに対し、それ以降は次第にエキス剤での代用が多くなり、『日常外来の漢方380例』では煎じの症例は1例もない。この理由として、エキス剤の代用でもそれなりによく効くということ、患者が容易に服せるものを要求すること、更にこれは私の印象だが、インフルエンザそのものが、以前より軽症化しているように思われること、それと成人の場合はラニナミビルオクタン酸エステル水和物のような長時間作用型の抗インフルエンザ剤が開発され、結構有用であるので、それを優先すればわざわざ煎じの大青竜湯など持ち出すまでもない、等々があげられよう。
　しかし、私はこれ等優れた抗ウイルス剤のみでなく、殆どが代用エキス剤（麻黄湯〈エキス剤〉＋越婢加朮湯〈エキス剤〉）を併用する。そうする方が経過がスッキリすると感じられるからである。洋薬の抗ウイルス剤と漢方とは、作用点、作用機序が異なるのだから、却って好ましいのではないかとも考えている。
　インフルエンザについては、現時点では以上の視点で臨んでいる。
　一方、これは自身の経験だが、これまで何か寒気がする、体がだるい、かぜかなと思う時、私は葛根湯をまず服してきた。これについては本誌（『東靜漢方研究室』）前号で葛根湯を検討した際、述べた。しかし、このところ本方を時々服すことがある。それは背すじの奥の方から寒気を覚えるような際にである。換言すれば、葛根湯の寒気は浅く、本方は深いのである。勿論少陰病であってはならない。そして、あくまでも基本は頓服的に服すこと、2日も3日もだらだら服し続けるものではないことに留意しなくてはならない。
　その他の分野での治験は私にはない。
　これを記していて、改めて進歩した西洋医学の安全なグランドの上で、勝手にちまちま漢方をやっているのみはなかろうか、と自分の立ち位置を反省する。その立ち位置を確固とするにはどうすればよいか。
　陳腐な言葉だが、それは古人はどのように考え、どう対処したかを深く学ぶことであろう。先人の積み重ねられた経験と知恵を学ぶといい替えてもよいであろう。

科学の進歩によって、かつては死病或いは業病といわれていたものの多くが克服されたことに、我々は感謝しなくてはならない。が、不思議なことに、一方で新しい病苦が発生してくる。自然の摂理とでもいうのであろうか。或いは科学の方法論のどこかにこういうものを生み出す何か根源的なものがひそんでいるのであろうか。私には勿論それを説き明かす力量はないが、このようなものに対して、先人の知恵とか、積み重ねられた経験が有用であることは、少なくないと信じる。

　この視点で、尾台榕堂の『類聚方広義』の頭註を読むと、或る種の感動を覚える。持てる手段を総動員して難病に対している。榕堂においては本方は決して"麻黄湯より強い発表剤"だけではない。"麻黄湯より強い発表剤"と表現してしまえば、それは仲景の考えた本方の姿から遠く離れて、ごくごく軽いものに成り果てるのではないか。

　これからもより仲景に近づきたいと思う。

竹葉石膏湯
ちくようせっこうとう

POINT

①本方は、傷寒論の陰陽易病差後労復病篇に載っている。
②大塚敬節は、この篇を総括して「病後の不摂生によって再発したものばかりでなく、大病が治ったあとの余病の二、三について、その証治を論じている」(『傷寒論解説』) という。
③この目で本方の構成生薬を眺めると、その組み合わせの絶妙さを感じる。
④竹葉、石膏で残存する傷寒の熱及び陰虚の熱を消し、人参で補気し、甘草で胃気を守り、半夏で濁飲の停滞を防ぎ、麦門冬、粳米で滋陰、補精する。
⑤条文の"虚羸少気"は、気力、体力とも衰えて、少し体を動かしただけでもハッハッと浅く短い息づかいをすることであろう。
⑥同じく、条文の"気逆欲吐"は咳嗽がひどく、それにつれて胃気も動揺してあげっぽくなる病理を指していると考える。
⑦本方は結構出番の多い薬方と思われるが、我々開業医では本方証に出合うケースはさして多くない。高齢者の入院を扱うところでは有用な薬方と考える。
⑧私は、こじれたかぜ或いは肺炎に移行しそうなケースに抗生剤と併用してしばしば使う。
⑨傷寒 (外感熱病) の治療で虚実、経過等より小柴胡湯、柴胡桂枝乾姜湯、竹葉石膏湯、炙甘草湯のつながりで、理解している。

竹葉石膏湯の内容

　図表44は、大塚敬節の『傷寒論解説』、龍野一雄の『新撰類聚方』、金子幸夫の『傷寒論解説』、及び中国・中医研究院編の『傷寒論』で竹葉石膏湯方をみたものである。

　条文に各書で異同をみない。

　方に於いて、中国・中医研究院編の書は人参を三両とする。他は皆二両である。大塚は〔校勘〕で「成本、玉函は『人参』の『二両』を『三両』に作る」（『傷寒論解説』）と記す。金子の『傷寒論解説』は麦門冬（一升、去心、洗）とするも、他は全て"一升去心"で終わっている。

　図表45は、諸家の竹葉石膏湯方である。

　各家によって生薬量がかなり異なる。竹葉は、森田は4gで他の2倍である。石膏は、大塚・矢数は10gと他の16gより少ない。半夏は、龍野は8gと多く、逆に森田は2.5gと少ない。人参は、荒木、大塚・矢数は3gとする。成本の三両に従ったのであろうか。甘草、粳米はほぼ同じとみてよかろう。麦門冬は、大塚・矢数、森田は各々6g、5gと少ない。これは各家の経験及び病理観、或いは患者層によるものであろう。

　私の本方のイメージからは、荒木の量が合うように感じる。

竹葉石膏湯の方意

傷寒解後、虛羸少氣、氣逆欲吐、竹葉石膏湯主之、（傷・陰陽易差後勞復病）

　「傷寒解後」。具体的にいかなる病態であろうか。

　荒木性次、「傷寒の邪が解した後ということ、解は汗又は下により病證の解したることを云ふ」（『方術説話 第三巻』）。

　大塚敬節、「傷寒は治ったけれども、……」（『傷寒論解説』）。

　龍野一雄、「傷寒が緩解した後で……」（『漢方医学大系⑬・口語訳・傷寒論』）。

　金子幸夫、「傷寒は既に解され病邪は消退したことを指す」（『傷寒論解説』）。

　中国・中医研究院編『傷寒論』、「傷寒病が治ったものの」。

図表 44　竹葉石膏湯の条文とその方

大塚敬節『傷寒論解説』 "傷寒解後、虚羸少氣、氣逆欲吐、竹葉石膏湯主之。"（傷・陰陽易差後勞復病） 　竹葉石膏湯 　　竹葉 二把　　石膏 一斤　　半夏 半升洗　　麥門冬 一升去心　　人參 二両　　甘草 二両炙 　　粳米 半升 　　右七味、以水一斗、煮取六升、去滓、內粳米、煮米熟、湯成去米、溫服一升。日三服。
金子幸夫『傷寒論解説』 "傷寒解後、虚羸少氣、氣逆欲吐、竹葉石膏湯主之。方六。" （傷・陰陽易差後勞復篇） 　竹葉石膏湯方 　　竹葉（二把）　石膏（一斤）　半夏（半升、洗）　麥門冬（一升、去心、洗） 　　人參（二兩）　甘草（二兩、炙）　粳米（半升） 　　右七味、以水一斗、煮取六升、去滓。內粳米、煮米熟、湯成去米、溫服一升、日三服。
龍野一雄『新撰類聚方』 "傷寒解後、虚羸少気、気逆欲吐、本方主之、"（差後） 　竹葉石膏湯 　　竹葉 二把　　石膏 一斤　　半夏 半升洗　　麦門冬 一升去心　　人參 二両（成本三両）　甘草 二両炙 　　粳米 半升 　　右七味、以水一升、煮取六升、去滓、內粳米、煮米熟、湯成去米、溫服一升、日三服、
中国・中医研究院編『傷寒論』 "傷寒解後，虚羸少氣，氣逆欲吐，竹葉石膏湯主之。" （傷・陰陽病および差後勞復病） 　竹葉石膏湯方 　　竹葉（二把）　石膏（一斤）　半夏（半升洗）　麥門冬（一升去心）人參（三兩） 　　甘草（二兩炙）　粳米（半升） 　　右七味，以水一斗，煮取六升，去滓，內粳米，煮米熟，湯成，去米，溫服一升，日三服。

● 七味薬方　竹葉石膏湯　内容・方意

図表45　諸家の竹葉石膏湯方

	竹葉	石膏	半夏	人参	甘草	粳米	麦門冬	
荒木性次 『新古方薬囊』	2.0g	16.0g	5.0g	3.0g	2.0g	7.0g	10.0g	右七味を水二合を以て煮て一合二勺となし、滓を去り粳米を内れ、再び煮て米熟したらば米を去り二勺を温服す。一日三回。
奥田謙蔵 『漢方古方要方解説』	1.2g	4.8g	1.6g	0.8g	0.6g	2.8g	3.4g	右七味、水二合を以て、先づ六味を煮て一合二勺を取り、滓を去り、後粳米を入れ、煮て六勺と為し、米を去りて一回に温服す（通常一日二、三回）。
大塚敬節・矢数道明 『経験・漢方処方分量集』	2.0g	10.0g	4.0g	3.0g	2.0g	6.0g	6.0g	（一日量）
龍野一雄 『漢方処方集』	2.0g	16.0g	8.0g	2.0g	2.0g	7.0g (玄米)	10.0g	水四〇〇を以て玄米以外の薬を煮て二四〇に煮つめ、滓を去り、玄米を加えて煮直し、玄米が煮えた頃火から下して三回に分服 便法；常煎法
森田幸門 『傷寒論入門』	4.0g	16.0g	2.5g	2.0g	2.0g	8.0g	5.0g	以上七味、粳米以外の六味を、水2000瓩をもって煮て600瓩となし、濾過して之に粳米を入れ、再び米の熟するまで煮て、再び濾過して200瓩を温服すること一日一回せよ。

各家で微妙に表現が異なる。実際問題として、最も屢々接するかぜでも、"かぜは治まったが咳が残った"とか、"熱は下がって体は楽になるも咳だけが止まらない"とか、患者は種々に表現する。前者はかぜは治ったとの理解であり、後者はかぜがまだ治らないので咳が続くとのそれである。治った、治らぬを厳密に線引き出来るものではない。従って、本条文の「傷寒解後」も、発汗したり下したりして、なんとか熱は下がり寒気もとれた、つまり峠は越したが、と解釈するのが実際的であろう。漢方的には荒木、金子の解釈が妥当であろう。龍野の緩解は寛解に通じ一時的に病状が軽くなるニュアンスがあって、この場合いただけない。

「虛羸少氣」。「虛羸……精気虚し，身体羸痩するもの」(『漢方用語大辞典』)。大塚は「気力、體力ともに衰えて」(『傷寒論解説』)と訳している。つまり、ひどい外感熱病にかかったが、なんとかそれを乗り越えることができて、熱は下がり節々の痛みも一応取れた。が、体が弱り、元気もなくなったというのである。要するに、外感熱病との闘いに精力、体力を使い果した。

「少気……話す言葉に力がなく，呼吸が弱々しく短いものをさす。多くは五臓の気虚，とくに肺気の虚損，中気の不足，腎気の損耗などによってあらわれる」(『漢方用語大辞典』)。大塚は「浅い呼吸をして息が苦しいのをいう」(『傷寒論解説』)と。体力が衰弱していると呼吸も弱々しくハッハッとしてくる。マラソン等で走り終えた者がハアッハアッと浅く短かい息づかいをしながら倒れるのをテレビでよく見掛けるが、それと同類と考えてよかろう。

「氣逆欲吐」。「気逆……気が逆上して不順である病理をさしている。気が順であれば平常であり，気が逆すれば病になる。肺胃の気が降るのが順であり，肺気が逆すると喘促、咳嗽などをあらわす。胃気が逆すると嘔吐、呃逆などをあらわす。……」(『漢方用語大辞典』)。大塚は「上気して吐きそうになる者は、竹葉石膏湯の主治である。(中略) ここには、咳嗽については言及していないが、以上のような病状があって、咳嗽のあるものにも、この方を用いる」(『傷寒論解説』)と訳している。大塚が上気の病理、症候をどのように考えているか明確でないが、この記述では上気イコール咳嗽でないことが分かる。

そもそも"上気"とはいかなる原因でおこり、いかなる病理、病態であるか。『漢方用語大辞典』の説くように、"気"が逆上して不順である病理は、それでよいだろう。気が逆するには二つの病理が考えられる。一つは肺とか胃の正気（その臓器が本来的に有する己を保持する力）が衰えると、その臓腑の気がタコの糸が切れたように上昇するものである。この場合は顔がほんのり赤くなるように、そこに激しさがない。一つはその臓腑を脅かすものの侵入、或いはその存

在が負担になる場合、臓腑は渾身の力をふりしぼってそれを排除しようとする。呼吸器系の場合は咳であり、胃の場合は嘔吐である。

　本方証の場合は、主として後者の病理が中心となるのであろうが、勿論精力、体力が衰えているから前者の病理もいくらかは関与していよう。

　また、"気逆欲吐"であるから、気逆、つまりこの場合は咳嗽がひどく、それにつれ胃気も動揺してあげっぽくなる、とも解釈可能である。

　龍野一雄は本方の構成生薬の働きを次のように記している。

「構成

　　主剤　　竹葉　　　熱をさまし気を下す。
　　　　　　石膏　　　熱をさまし煩躁をしずめ、乾きを潤おす。
　　補助剤　半夏　　　水を順らし気痞を開く。
　　　　　　麦門冬　　上部を潤おし緩和する。
　　　　　　人参　　　裏虚を補い乾きを潤おし、半夏の燥を調整する。
　　　　　　甘草　　　気衝をしずめる。
　　　　　　米　　　　虚を養い、石膏の裏寒を緩和する」

（『漢方医学大系⑭・傷寒論・金匱要略要方解説』）

そして、本方証を定義して「虚気動揺胸に迫る」（同書）と述べる。

竹葉石膏湯の運用

●『類聚方広義』（西山英雄 訓訳『和訓類聚方広義』）

未試十八方として収載されている。

頭註に、

「未試方は十有八首あり。余は試験せし所僅かに十首なり。今其の説を欄外に掲ぐ」とあり、本方について下記の如く記している。ここで今我々が頻用している麦門冬湯、当帰芍薬散も未試方となっている。東洞の病理観、扱う患者層による結果であろうか。興味深い研究テーマではある。

「千金には生姜四両を用う。此の方は気逆して吐せんと欲する者を治す。当に生姜あるべし。按ずるに陶弘景曰く、竹葉一把とは二両を正と為すと」

「傷寒にして、余熱退かず、煩冤し、咳嗽し、渇して、心下痞鞕し、或は呕し或は噦する者を治す。麻疹、痘瘡も亦同じ」

「骨蒸、労熱にして、咳して上気し、衂血、唾血、燥渇し、煩悶して、眠ること能わざる者を治す」

「消渇にして、貪飲止まず、口舌乾燥し、身熱ありて、食せず、多夢にして寝汗あり身体枯槁する者を治す。若し、大便通ぜず、腹微満し、舌上黒胎ある者は調胃承気湯を兼用す」

この頭註、つまり榕堂の説をみて、現在の我国の本方、いや本方に限らず傷寒・金匱の方の運用の基礎は、榕堂によって築かれたと改めて思う。榕堂は、勿論構成生薬の個々の薬能を十二分に知っていたであろうが、それを前面に出して方剤の性格を説かない。傷寒・金匱に記載されている方をそのものとして、そのまま理解しようとする。そして、その方剤の個性を熟知しているが為に機に応じ、その個性をうまく利用し、病人を治に導いている。正に日本漢方の本質を示している。

● 荒木性次『新古方薬嚢』
「竹葉石膏湯の適證……風邪其の他の熱ある病が汗が出て一旦熱がとれた後身體疲れ息づかひも弱く時々のどむせっぽく吐きそうになる者。汗を發し汗出でたるも内の熱とれず病人甚だ熱がり胸中もだえ欬の劇しき者等にも宜し。本方は使ひ道甚だ多し」

● 奥田謙蔵『漢方古方要方解説』
「応用
　Ｉ）熱性病、上逆し、喘咳し、食慾減退して口渇甚しく、精力衰憊し、脈数にして弱なる証。
　Ⅱ）熱性病、皮膚枯燥して肌熱退かず、咳嗽、喀痰ありて煩悶する証。
　Ⅲ）吐瀉病にして、吐瀉漸やく止み、煩躁、口渇して頻りに水を欲し、或は乾呕し、或は呼吸困難を現はし、或は吃逆を発し、精力著しく衰へ、脈数にして弱なる証。
　Ⅳ）肺結核、及び其の類似疾患にして、肌熱灼くが如く、或は煩渇甚しき証。
　Ⅴ）糖尿病、或は尿崩症等。
　Ⅵ）肺結核の一証にして、漸やく衰憊し、胸満、乾呕し、日晡潮熱し、心悸亢進ありて煩悶し、乾咳頻りにして盗汗あり、咽乾口燥し、大便軟瀉し、尿利減少し、面に血色なく、気力困憊し、他薬の応じ難き者に、往々奏効することあり」

● 龍野一雄『新撰類聚方』
「Ⅰ）肺炎・麻疹・百日咳・気管支喘息・肺気腫・肺結核等で呼吸が浅く速く息が苦しいもの或は発熱口渇喀血動悸等を伴うこともある
　Ⅱ）日射病で口渇息切れするもの
　Ⅲ）心臓脚気で息が切れ動悸がし口渇して疲労気味のもの
　Ⅳ）糖尿病で疲労気味で口渇があるもの
　Ⅴ）嘔吐下痢し煩渇或は身熱があるもの
　Ⅵ）ひきつけ・脳症で高熱撺搦口渇呼吸促迫等があるもの
　Ⅶ）鼻血で渇するものに使つた例がある」

　荒木は、本方は使い道が甚だ多い、と述べるが、私は時折使う程度である。その自験例を紹介する。

「インフルエンザにタミフルと竹葉石膏湯」
　15歳　♂
　初診：平成16年2月2日
　診断：A型インフルエンザ
　昨日から急に発熱、39℃近くになってご飯は勿論水分の摂取もできない、とフラフラしながら父親に抱えられるようにして診察室に入って来た。口を利くのも大儀そうである。「明日、高校の入学試験があるので、ぜひなんとかして欲しい」と父親が言う。インフルエンザが流行していたので、簡易キッドで検査するとA型が陽性と出た。身長176.0cmのひょろっとした体型。とにかく、水分も全く摂っていないというので、プリンペランを少量加えた糖液を点滴し、タミフルを能書の指示に従って投与し、全体の印象より竹葉石膏湯を追加した。
　翌朝、気に掛かり電話で様子を伺った。「お陰で下熱し、本日主人の車で試験に出掛けました」と、母親が出て報告してくれた。詳しい様子は分からないが、まずはほっとした。後日、本人が元気に来院し、「尻とか大腿に発疹ができ、痒いので眠っている際ついかいてしまい、それがひどい」と言う。
「あの時のこと覚えていますか」
「頭がボーッとしていてよく分からなかった」
「点滴をして薬を服してからはどうでした」
「薬を服す度によくなる感じだった」
「試験当日はどうでした」
「多少頭がボワーッとした感じはありましたが、試験はきちっと受けました」

「熱は？」
「計らなかった」
「漢方薬はどんな感じでした」
「苦い薬だったが効いたと思います。3日分は全て服しました」
　タミフルが主力であったとしても、漢方も、少なくともそれなりの後方支援をしたと考えたい。
　竹葉石膏湯は『傷寒論』の陰陽易差後労復病篇の方である。「傷寒解後、虚羸少気、気逆欲吐、竹葉石膏湯主之」。
　大塚敬節は、「傷寒は治ったけれども、気力、體力ともに衰えて息苦しくて大きい深い呼吸ができないで、上気して吐きそうになる者は、竹葉石膏湯の主治である」（『傷寒論解説』）と解説している。この症例は"傷寒が治った"でなく、正に"傷寒に侵され"た、まだ初期の段階である。こうしたものに人参の入った方剤が果してよいのかの疑問は残ろう。しかし、ぐったりした様子から大青竜湯をといった思いは全く起こらなかった。普通はまだ初期として扱われる時期なのに、病邪が強力故に既に少陽から陽明に及んだと考えてもよかろう。
　結論的には、タミフルと併用したから本方でよかったといえるであろう。本方を単独で用いれば、恐らく経過は逆の方向を辿った可能性はある。
　これからの医療に於いて、我々は漢方だけでなどとはいっておられない。が、洋薬と併用するにしても、それなりのより合理的な併用があると思う。この方面の検討もしっかり進めていかなくてはならない。

（『漢方臨床320例』〈症例17〉p.52）

「竹葉石膏湯の治験」
　69歳　♂
　腹大動脈瘤術後の患者である。以前、治験例として報告している。
　平成19年4月10日。静岡医療センターの定期診察（腹大動脈瘤後のフォロー）があって、そこでかぜを引いてしまった。日中は微熱だが、夕方・夜になると38℃以上の熱が出る。咳が出て、グリーンの痰が出る。今は寒気はなくむしろ芯熱がある。腰とか膝が痛む（これは熱の為とも思われないが）。口がかわいて食欲がない。便通やや悪い。このような訴えである。赤い顔をしている。舌は深紅で黄苔をみる。やや乾燥。腹証で胸脇苦満を認めず、お腹の皮膚も赤っぽい。聴診上肺野に特記すべき所見はない。血圧134/80mmHg。脈；沈やや弱、整。

　　　Rp.　竹葉石膏湯加桔梗　　　5日分
　　　　　　ミノマイシン　　　　　3日分

4月19日。熱は翌日より平熱になった。特に服し難くなく、胃症状もなかった。まだ横になると咳き込み、痰が出るがその切れが悪い。痰の色は悪くない。食欲もなお十分でない。舌は紅舌であるも前回より淡くなり、明らかに改善している。

　　　Rp． 麦門冬湯（エキス）＋桔梗石膏（エキス）＋平胃散

竹葉石膏湯はあまり使われる方ではない。私も年に数回使う程度である。同一線上の薬方としての炙甘草湯が好きで、これは屢々使用する。竹葉石膏湯より更に病態が進んでいる。かぜで熱の取れない場合は一般的には小柴胡湯等が使われる。本方はこれより進行し気、陰液が損傷され始め、一方で邪熱がなお残存する。

ミノマイシンは、"グリーンの痰"、老人性肺炎の予防ということで使った。

（『日常外来の漢方380例』【呼吸器〈症例14〉】p.25）

当帰四逆湯
とうきしぎゃくとう

POINT

①本方は、傷寒論の厥陰病篇に収載されている。
②大塚敬節は、当帰四逆湯と当帰四逆加呉茱萸生姜湯の条文を合わせ1条文としているが、金子幸夫、龍野一雄、中国・中医研究院編『傷寒論』は別々の条文として扱っている。
③なお、大塚は康平本に従って、"四逆湯"を"囙逆湯"に作る。
④本方条文の"手足厥寒脈細欲絶者"を、殆どの成書が"手足厥寒、脈細欲絶者"と読点を打ち、解釈を試みる。
⑤私は"手足厥、寒、脈細欲絶者"と読点を打ち、解釈すべきことを方意の項で述べた。
⑥本方は"四逆湯"と名称が付いているので四逆湯類と思われ勝ちだが、あくまでも桂枝湯の去加方である。
⑦本方の治験はさして多くない。私も本方の奏効例を持っていない。これは上記⑥で述べた誤解が原因であったといえるであろう。
⑧手足は冷たく本人も寒いという。手足に触れると多少むくみっぽく血行不良の感がある。そして全体として切迫感の感じられる際は一応本方を考えてみる。
⑨つまり、桂枝湯の去加方で血虚の当帰を含むと考えればよい。
⑩更に、本方は桂枝湯の去加方であるから、小建中湯と根を一にすることも運用に際し参考となろう。

当帰四逆湯の内容

図表46は、大塚敬節の『傷寒論解説』、龍野一雄の『新撰類聚方』、金子幸夫の『傷寒論解説』、及び中国・中医研究院編の『傷寒論』で当帰四逆湯方をみたものである。

大塚は"若其人内有久寒者、宜当帰回逆加茱萸呉生姜湯"を続け一条文とするも、他は全て各々独立の条文に作る。また、康平本に従って、"四逆湯"を"回逆湯"にする。金子幸夫、龍野一雄は、更に傷寒論・不可下篇の条文を載せる。不可下篇の条文は"当帰四逆湯主之"が"属当帰四逆湯"になっている。各々の条文に他に異同をみない。

図表46 当帰四逆湯の条文とその方

大塚敬節『傷寒論解説』

"手足厥寒、脈細欲絶者、當歸回逆湯主之。若其人內有久寒者、宜當歸回逆加呉茱萸生姜湯。"（傷・厥陰病篇）

當歸回逆湯方

　　當歸 三両　　桂枝 三両去皮　　芍藥 三両　　細辛 三両　　甘草 二両炙　　通草 二両
　　大棗 二十五枚、擘、一法十二枚

右七味、以水八升、煮取三升、去滓、温服一升、日三服。

金子幸夫『傷寒論解説』

"手足厥寒、脉細欲絶者、當歸四逆湯主之。方三。"（傷・厥陰篇）

當歸四逆湯方

　　當歸（三兩）　桂枝（三兩、去皮）　芍藥（三兩）　細辛（三兩）　甘草（二兩、炙）
　　通草（二兩）　大棗（二十五枚、擘、一法、十二枚）

右七味、以水八升、煮取三升、去滓、温服一升、日三服。

"下利、脉大者、虛也。以強下之故也。設脉浮革、因爾腸鳴者、屬當歸四逆湯。方三。"（傷・不可下篇）

當歸四逆湯方

　　當歸（三兩）　桂枝（三兩、去皮）　細辛（三兩）　甘草（二兩、炙）
　　通草（二兩）　芍藥（三兩）　大棗（二十五枚、擘）

右七味、以水八升、煮取三升、去滓、温服一升半、日三服。

方に於いて、生薬量に各書で異同はないが、生薬の記述順序が厥陰病篇の方と不可下篇の方とで異なる。また、中国・中医研究院編『傷寒論』は大棗、通草の順であるも、他は通草、大棗である。更に、大棗の量を龍野は"大棗二十五枚一法十二枚"とするに対し、他は全て"二十五枚擘一法十二枚"である。単純ミスで"擘"字を落としたのであろう。

図表47は、諸家の当帰四逆湯方である。

奥田の量は一回量であるから、これを1日、2、3回服すとなれば他者の2倍弱となる。

細辛の量に関して、奥田謙蔵は「此の方、成本に在りては細辛の量稍や少なし。今、宋版に従う」(『漢方古方要方解説』)と記す。荒木、大塚・矢数は、当帰、桂枝、芍薬 各3グラムに対し、細辛を2グラムと少なくするも、奥田、龍野、森田は同量の3グラムである。細辛は服し難く、少しく減量するのが現実的

龍野一雄『新撰類聚方』

"手足厥寒、脉細欲絶者、本方主之、" (厥陰)

"下利脉大者、虚也、以強下之故也、設脉浮革、因爾腸鳴者、属本方" (不可下)

当帰四逆湯

　当帰 三両　　桂枝 三両去皮　　芍薬 三両　　細辛 三両　　甘草 二両炙　　通草 二両

　大棗 二十五枚一法十二枚

　右七味、以水八升、煮取三升、去滓、温服一升、日三服。

中国・中医研究院編『傷寒論』

"手足厥寒，脈細欲絶者，當歸四逆湯主之。" (傷・厥陰病)

當歸四逆湯方

　當歸（三兩）　桂枝（三兩去皮）　芍藥（三兩）　細辛（三兩）　甘草（二兩炙）　大棗（二十五枚擘一法十二枚）　通草（二兩）

　右七味，以水八升，煮取三升，去滓，温服一升，日三服。

であろう。それと奥田の大棗の量が他と比べて少量である。どのようなお考えに基づくのであろうか。大塚・矢数の分量集、龍野の処方集は通草が木通となっているが、同じものである。

図表47　諸家の当帰四逆湯方

	当帰	桂枝	芍薬	細辛	大棗	甘草	通草	
荒木性次 『新古方藥嚢』	3.0g	3.0g	3.0g	2.0g	8.0g	2.0g	2.0g	右七味を水一合六勺を以て煮て六勺に煮詰め、滓を去り一回に二勺を温服すべし、一日三回毎食前一時間に服するが宜し。
奥田謙蔵 『漢方古方要方解説』	1.8g	1.8g	1.8g	1.8g	1.8g	1.2g	1.2g	右七味を一包と為し、水一合六勺を以て、煮て六勺を取り、滓を去りて一回に温服す（通常一日二、三回）。
大塚敬節・矢数道明 『経験・漢方処方分量集』	3.0g	3.0g	3.0g	2.0g	5.0g	2.0g	3.0g (木通)	（一日量）
龍野一雄 『漢方処方集』	3.0g	3.0g	3.0g	3.0g	6.5g	2.0g	2.0g (木通)	水三二〇を以て煮て一二〇に煮つめ三回に分服 便法；常煎法
森田幸門 『傷寒論入門』	3.0g	3.0g	3.0g	3.0g	6.0g	2.0g	2.0g	以上七味、水800竓を以て煮て300竓となし、濾過して100竓を温服すること一日三回せよ。

当帰四逆湯の方意

> 手足厥、寒、脈細欲絶者、當歸四逆湯主之、（傷・厥陰篇）

　成書の殆どが"手足厥寒、脈細欲絶者、当帰四逆湯主之"となっているが、

上記の如く読点をふり、"手足厥し、寒で、脈細絶せんと欲する者、当帰四逆湯之を主る"と訓じたい。

何故上記のようにするかは、従来の訓じ方に従って本条文の方意を検討した上で述べる。

「手足厥寒」。大塚敬節はこれを解説して次のように語る。「ここに初めて厥寒という言葉が出てきた。厥冷は他覚的に手足の厥冷を知ることができるが、患者自身は必ずしも厥冷を自覚しないのに、厥寒の方は、患者自らが手足の寒冷を訴えるのである」(『傷寒論解説』)。

臨床的で分かりやすい。

荒木性次は、「手足が冷たくしかも自から其の冷たさを強く訴へる者」(『方術説話 第三巻』)と、奥田謙蔵は「他覚的には微冷し、患者も亦自から其の寒冷を覚ゆる者」(『傷寒論講義』)と、『漢方用語大辞典』は「(厥寒は)厥冷と類似し、寒が体表にあり、自覚的に寒を覚えるもの」と記す。患者自らが寒冷を訴える点で皆同じである。

では、両者は病理的に如何に異なるのであろうか。

大塚は、宇津木昆臺の比喩を引用しながら次のように説く。

「囘逆湯(中川注：康平本に従って大塚は四逆湯を囘逆湯に作る)の方を、體力がしんから疲れ果てて歩く力がなくなって道に倒れているものに用いる薬方と仮定するならば、当帰囘逆湯は泥棒に組み伏せられて歩くことのできないものに用いる薬方である。前者は、内の陽気が衰えて、手足の厥冷を起こしているのに、後者は外からの寒冷におそわれて、それに反応して厥寒を起こしている場合である」(『傷寒論解説』)、と。

つまり、厥冷は、内の陽気の衰えにより、厥寒は外の寒冷におそわれて手足の冷するものというのである。

奥田は、「本證は、唯内に水邪の停滞有りて、外、微邪に侵襲せられ、病者自ら手足の寒冷を覚ゆるに過ぎざる也」(『傷寒論講義』)と述べる。大塚の"泥棒に組み伏せられて"と"微邪に侵襲せられ"とでは大きくニュアンスが異なるが、病理は同じとみてよかろう。

『漢方用語大辞典』をみると、「(厥寒は)厥冷と類似し，寒が体表にあり，自覚的に寒を覚えるもの。厥は厥冷のこと。冷はつめたいことで，内に属する。寒はさむいことで，外に属する」とある。冷は内に属し寒は外に属すと病理を述べるも、その具体的意味が今ひとつ理解し難い。が、大筋で大塚と同じことを述べているのではないか。

ここで、大塚の述べる病理に従えば、厥冷の冷は厥の結果ということになる

に対し、厥寒の寒は厥の結果でなく原因であり、厥が結果となる。この場合、厥寒という述語が成立するであろうか。かなり苦しい。厥冷、厥逆という述語があるので、厥寒もつい一つの述語と誤解したのではないか。よって、その解釈に苦しむようになる。

この件は、これでひとまず置いておき、厥冷、厥逆、……の"厥"の字義を今一度検討する。

諸橋轍次『大漢和辞典』
「厥　1）石を発掘する。2）ほる。3）つくす。つきる。4）つく。突きたてる。5）（病名）。のぼせ。6）その。それ。7）の。8）句調を調へる助辞。9）みじかい。10）石の名。11）ゆれ動くさま。12）蹶に通ず。……」
幅広く字義が記されている。

白川静『字通』
「語系厥、竭、碣にはみな尽きる意があり、……」

『漢方用語大辞典』
「厥とはつくす，つきるの意味がある。気が上逆して陰陽の失調をおこし，軽ければ四肢寒冷し，重ければ人事不省となる」

柴崎保三は、漢字を語源的に解釈し、難解な素問・霊枢を解読したすぐれた業績を残した（『鍼灸医学大系・黄帝内経素問』）。
そこで、"厥"について詳細に論じている。
"厥"は、"厂"と"欮"とに分解出来る。"厂"はがけとかいしを表わす。"欮"は更に"屰"と"欠"とに分解し得る。"屰"は金文の字形でみると、大の字をさかさまにした字形で、つまり人間をさかさまにした姿を以て逆の意を表わしたもの。"欠"は歎、欲、歌、飲などの右側に含まれる字体で、人間が腹を凹ませてかがみこんだ姿を示す象形文字である。
従って、"欮"は、人間がコ（の字）形にからだを曲げて胃の中のものをもどしたり、ゲップを出しているさまを表わす、と解説する。
それに、がけとかいしの意を表わす"厂"が付け加わるので、或るものががけとかいしに突き当たって、にっちもさっちもいかなくなり引き返す、もどる、逆流するという意が強調されるであろう。この場合の"或るもの"は漢方では気であり、血である。柴崎も（厥は）気血の流れが逆行することによって生ず

る諸症状（同書素問、p.294）と述べる。

　上記したように、現在の辞書でみると厥はかなり幅広い意味で使われるが、本来はやれるだけやった、やるだけはやった、が、どうしようもない、精力が尽きた、もう先へ進むことは出来ないので苦渋の決断で引き返す、もどるの意をなすのであろう。（気血が）引き返すことで四肢の末端からこごえてくる。

　つまり、厥には既に逆冷の字義が含まれるのである。

　本方証の場合は、大塚の解説を参考にすれば、外気等の寒冷に襲われ、ここは一旦退却すべきと気血が逆行するのをいうのであろう。厥冷は内の気血が損耗しているので、とてもでないが四肢末端までは面倒を見切れない、と気血を引き上げるケースである。生体(に限らないが)は、とにかく中枢を守ろうとする。場合によっては末梢の犠牲をいとわない。

　以上、厥の字義を検討し、諸家の解説を読み、厥冷、厥逆は一つの病理、病態用語（述語）としてすんなり理解出来るも、厥寒はどうしてもそれは無理、と思われる。

　本条文を従来の"手足厥寒"とするでなく、"手足厥"と"寒"に分離して読むべきと考える理由である。

　ここで、金子幸夫は厥寒と厥冷を違った視点で記しているので触れておく。「『手足厥寒す』は、『手足厥冷』よりは程度が軽い状態を指す」（『傷寒論解説』）。病理の違いではなく、程度の差というのである。

　一般的に、病は浅いところから深くなり、外より次第に内部に進行する。また、病態が重篤になるにつれ、逆に生体の反応は一見軽くみえる場合がある。つまり、病位は浅い（程度が軽い）のに病症は（表面的にしろ）顕著（この場合は寒冷を自覚して寒い寒いと口にすること）と解釈すれば、それなりに整合性がとれ、納得出来るが、やはり上記大塚等の解釈に従いたい。ただ、程度（病態）が軽いは、後述する奥田の記述と併せて参考とすべきである。

「脈細」。細脈は、「細くまっすぐで軟らかく，形が糸のようで，また髪の毛ように感じる脈」（『漢方用語大辞典』）で、「主に気血の両虚あるいは諸虚労損のときにあらわれる」（同書）という。

　本方証の"脈細"は、勿論気血の両虚である。

「欲絶者」。絶せんと欲すは途絶えてしまいそうに感じられる脈ということ。死期が迫ると脈は弱くなり、細くなり、時々止まり、またしばらくしてポンと拍つ。止まっている時間が次第に長くなり、最後は全く拍たなくなる。臨床ではこれを重要な徴候として死を告げる。本条文の細脈は、勿論これとは異なる。樋の水量が細ってきて、いかにもそのうち止まってしまいそうだというだけで

ある。和久田叔虎は「細ハ幅ノナク絲ノゴトキ脈ナリ。故欲絶トイフ。キレソウに思ナリ」(『近世漢方医学書集成83』) という。いかにも切れそうとはうまい表現だ。

同様の表現に、通脈四逆湯の"手足厥逆、脈微欲絶"がある。これと対比しながら奥田は下記の如く述べる。

「此の證 (中川注：本方証)、一見通脈四逆湯證に似たる所有り。然し彼に在りては裏寒の極、手足厥逆し、脈微にして絶せんと欲するなり。是、一見似たるが如しと雖も、實は大いに異れる者にして、本證は、唯内に水邪の停滞有りて、外、微邪に侵襲せられ、病者自ら手足の寒冷を覚ゆるに過ぎざる也」(『傷寒論講義』)。

表裏、内外を慎重に使い分けている。奥田は、体表及びそれを取り巻く大気をも含め"外"といい、体表より内側、つまり体内の意で"内"といっていると理解される。

ここでも本項冒頭で示したように読点をふることで「脈細」の"細"の解釈が容易になる。つまり、外の寒によって脈は縮こまり、細くなるのである。"厥寒""脈細"とすると、その解釈がかなり苦しい。これも"手足厥"と"寒"を分離した理由の一つである。本条文の"脈細欲絶"及び通脈四逆湯の"脈微欲絶"の"欲絶"は共に脈の細、微を単に強調するものと理解すればよかろう。

以上により、本方条文を冒頭の如く読点をふり解釈するのである。

さて次に、本方の構成生薬の働きについて検討してみよう。龍野一雄の解説が分かり易いので引用する。

「(本方は) 桂枝湯から生姜を抜いて大棗を倍にし、当帰細辛木通を加えたものである。桂枝湯はよく表虚を治し、桂枝は陽気をめぐらし、芍薬は陰気をめぐらす。生姜は細辛と伍した例は桂姜草棗黄辛附湯だけで他は凡て乾姜細辛と伍している。本方に於ても内に水の変がないから (奥田は「本證は、唯内に水邪の停滞有りて」という。龍野と異なる) 細辛だけで乾姜或は生姜を除いたものであろう。細辛は温めて表の寒を逐う。大棗は倍量になっており、血を和潤暢張させるとの意に解釈されているが、私はヂギタリス様の強心作用があるのではないかと考えている。当帰は血虚を治し、木通は恐らく筋血の縮むのを伸ばし軟げるのだろうと推測する。

以上の薬物配合により本方は表の虚寒により血の循行を妨げられた状態を治す」(『漢方医学体系⑧・漢方入門1』)。

一方、中医の金子は、次のように述べる。

「本方は、桂枝湯より生姜を除き、大棗を倍量用い、当帰、細辛、通草を加え

た処方である。方中の当帰は、甘温で肝経に入り温経養血通脈する。桂枝湯は、調和営衛・疏散風寒する。細辛、通草は、温経散寒・通利血脈する。多量の大棗は、細辛の正気を消耗し発散する性質を抑え血脈の虚を滋す」(『傷寒論解説』)。

　龍野の解説をベースにし、中医の金子の解説を参考にすればベターと考える。
　本方は桂枝湯の去加方である。桂枝湯の病位は表にあるから、本方の病位も表にあると考えるべきである。それが、本方証の病因病症、つまり外の寒邪に侵襲されて生ずる"手足厥、寒、脈細欲絶者"とよく符合するのである。桂枝湯は虚証の方剤とされている。寺澤捷年は「虚の病態（虚証）とは，生体が外乱因子による否みを受けた場において動員しえた気血の力が弱い病態であり，一般的には生体全体の気血の量の水準が低いことを背景としたものである」（『症候から学ぶ和漢診療学』）と定義する。
　これによれば、本方証患者は元々生体全体の気血の量が少ないので、外の寒邪の影響をより強く受けるのである。このような時に更に発表すれば表の陽虚は益々高じて、生体のダメージが大きくなる。桂枝湯で発表に直接係わるのは桂枝と生姜であるが、桂枝を去る訳にはいかないので、相棒の生姜のみを去る。そして、現症として表われている症候は、手足の厥で脈細、現代医学的には血行障害であり、虚血である。手足の皮膚は冷たく血の気がなく、いくらかむくんでいる場合さえある。これに対してはまず血行をよくし、手足を温めてやることである。当帰、細辛、木通を加える意味がここにある。
　いずれにしても、本方は桂枝湯の去加方であると認識するのが最も重要で、本方方意の理解の要諦であるといえよう。

●七味薬方　当帰四逆湯　方意

> 下利、脈大者、虚也、以強下之故也、設脈浮革、因爾腸鳴者、屬當歸四逆湯、（傷・不可下篇）

　金子幸夫と龍野一雄が本方条文として載せている。金子の通釈が分かり易い。「下痢が出現し、脈が大になる場合は、虚証である。これは、無理に攻下したからである。もし脈が浮で革になり、これによって腹鳴がする場合は、当帰四逆湯を用いるのがよい」（『傷寒論解説』）。
　下すことで裏虚を惹起するは、本稿条文1の解説で触れた。
　「脈大」。「大脈　脈象の一種。脈が大きくしかも指いっぱいに感じられるようなものであり，振幅（中川注：脈幅？）は平常の2倍である。大脈でしかも力があれば邪熱実証であり、大脈で力の無いものは虚損して気が内を守ることがで

485

きない証である」(『漢方用語大辞典』)。
　本条文の"脈大"は勿論後者である。
　荒木性次は違った視点で"脈大"を解釈している。
「此の大は氣實より生じたるものにして血は反って虛なるものなるが故なり、表未だ全く解せず裏も實せざる者を無理に下せば裏の陽虛し陰實す陰實すれば表に聚まりたる陽氣裏に入るを得ずして脈を大ならしむるとなす」(『方術説話第三巻』)。
　一見、『漢方用語大辞典』の解説と反する。そもそも大辞典の"虛損して気が内を守ることができない"の"虛損"は何が虛損するのか、或いはどういう病態か。文脈からは気血が虛損してということだろうが、気血が虛損して果して脈が大になるだろうか。
　脈管は交感神経、副交感神経の巧妙なバランスによって適度の緊張を保ち、血圧の安定を守っている。何等かの原因でその緊張が崩れると、脈管は力を失って拡張する。私は大脈の原因の一つとしてこの病理を考える。とすれば、"気が内を守ることが出来ない"は正にこのメカニズムを述べていると理解し得る。
　一方、荒木の立場に立てば、ともかく脈管が太くなる(脈大)には、内のものが充実していなければならない。空虛であったら脈管はペチャンコとなる筈である。よって、気が実していると説くのだろう。荒木は頑なに陰陽虛実の視点で論を進め、西洋医学の視点はない。もし西洋医学的視点を加味するなら、"大は気実より生じたるものにして血が反って虛なる"の言葉は出ないであろう。陰陽虛実の視点で、その陰、陽、虛、実の本来的持性に従って論を進めるので、"陰實すれば表に聚まりたる陽気裏に入るを得ず"のごとき論理の展開が可能になる。
　荒木の論理を現代医学を学んだ我々が、そのまま受け入れることは困難であるも、古典理解の一方法論として位置づけておけば有用である。
　いずれにしても、古典の解釈は、その人の視点、立場によって大きく異なるが、そのいずれが正しいといったものでもないことは確認しておくべきだ。
　「脈浮革」。「革脈　脈象の一種。弦大で，押さえてみると中空である脈象。亡血失精の証候にみられる」(『漢方用語大辞典』)。
　"設脈浮革"以下の病理を荒木は次のように述べる。
「設し(もし)脈浮革なる者は之は外に寒あり内に血虛あるものとなす而も其の強下によって斯くなりたる者は下に依って津液を失ひ血虛を生じ陽氣を亡ぼし外に寒を起したるに本づくものと見えたり、腸鳴は腸冷えて腸中の氣腸外に

出づる能はざるによりて生ずる所となす之れ恐らく元より血少なく表未だ解せざる者を強いて下して内外倶に寒を生ぜしむるに至りしものなるべく其治を當歸四逆湯の主治に屬すると謂ひし所以なるべし、案するに當歸四逆湯は桂枝湯の變方なれば桂枝を以て外を解し細辛内を温め通艸氣を通じ當歸其の寒を散じ大棗を増して血を行らしむるものと見えたり」(『方術説話 第三巻』)。

　前条文の検討で奥田の解説を引用して、奥田は体表及びそれを取り巻く大気をも含め"外"といい、体表より内側、つまり体内の意で"内"といっていると述べた。この荒木の文章中の"外""内"もこれに従いたい。つまり強下によって陽気及び津液をうしない、陰気が増し、血虚を惹起する。その為に外気と接する表は、外気の寒をより一層強く感じるのである。革脈の弦大の"弦"はその外気の寒に応ずるものであり、"大"は上述した病理によるのであろう。

　従って、本条文の"下利、脈大者、虚也、以強下之故也、"は下利によって脈大のおこる一般的病理を述べただけで、当帰四逆湯に直接連がるものではないと考える。更に、外に寒がある為に脈は表面的に力のある弦脈を呈するが、強く押さえてみると中空の革脈である。強下によって体内の陽気、陰液を失っているので、体表では外気の寒に強く影響され、内にあっては中焦の陽気が虚し寒が旺盛になるので、腸がゴロゴロ鳴る。この病理は大建中湯のそれと同じであろう。荒木の腸鳴は腸が冷えて腸中の気が腸外に出ることが出来ないからである、との説明が私にはまだ十分理解出来ない。冷のかたまる本質的性質によって腸中の気が凝結してしまって発散出来ないから、或いは多少は発散しようとして、その動きが腸鳴というのだろうか。

　以上の如く解釈すると、前条文との整合性がとれる。

　要するに元来、虚弱の体質の者の外感熱病に、誤って下法（それも強下）を用いて惹起された病証に対する治法の一つの選択肢として、当帰四逆湯があることを述べている。

　下してはいけない病態であるので、不可下篇に改めてまとめたのであろう。

当帰四逆湯の運用

● 『類聚方広義』（西山英雄 訓訳『和訓類聚方広義』）
拾遺方として収載されている。

拾遺方について、「以下の諸方は疑うらく仲景の方に非ず。然して之を用いて効を得ること少なからず。故に今之を収録す」と頭註で解説している。
　頭註
「疝家＊にして、発熱悪寒し、脇腹攣痛し、腰脚拘急し、手足寒にして、小便不利の者を治す。消塊丸を兼用す」
　　＊疝家：「疝家、疝は下腹部に於て性器に放散する疼痛のこと。かゝる疼痛を常習的に訴える患者を疝家という」（森田幸門『傷寒論入門』p.426）。
　慢性の腎盂腎炎等の尿路感染症であろうか。消塊丸の詳細は分からない。
「婦人の血気痛＊にして、腰腹拘攣する者を治す」
　　＊血気痛：貧血にて身体の諸所に疼痛を訴える場合をいう（森田幸門『傷寒論入門』p.426）。
　生理痛の類か。
「経水不調にして、腹中攣急し、四支酸痛し、或は一身習々として虫行するが如く、日に頭痛する者を治す」
　いわゆる血の道症として対処する患者さんであろう。恐らく足が非常に冷えて、種々多様の訴えをするであろう。

● 荒木性次『新古方薬嚢』
「當歸四逆湯を用ふるの證……手足冷えて其の脉が細かく時々無くなったり出たりする事のあるもの、手足冷えて甚だ寒がる者、熱はある者もあり無い者もあり、或は腹ゴロゴロとなりて下利する者、又は下利せず但腹鳴りて脹り苦しむ者等、皆本湯を用ふるの目標なり」

　当帰四逆湯を用いる証
　○ 手足が冷えて其の脈が細かく時々無くなったり出たりするような者。
　○ 手足が冷えて甚だ寒がる者。
　　熱はある場合も無い場合もある。
　　或はその為（手足が冷えて）、腹ゴロゴロと鳴りて下利するケースもある。
　　下利はしないが、ただ腹鳴して腹が張って苦しいという場合もある。

と書き換えれば分かり易いであろう。要するに、冷えということである。

● 奥田謙蔵『漢方古方要方解説』
「応用
　Ｉ）四肢疼重、言語、動作懶惰なるも、食慾、二便には尚ほ著しき変常なく、

脈数にして弱なる証。
Ⅱ）尿利渋滞し、時に微熱を発するも、手足に寒冷を覚え、食慾に著変なき証。
Ⅲ）胃部少しく膨満を感じ、尿利渋滞し、気鬱を発し、脈稍や数なる証。
Ⅳ）気鬱、心煩を発し、或は腹痛し、尿利頻数にして四肢に麻痺感あり、脈沈細なる証。
Ⅴ）遺精の傾向ある等の証。
Ⅵ）下血には、証に由り人参を加味す」

胃部少しく膨満、気鬱、心煩等が運用に際し参考になる。

● 龍野一雄『新撰類聚方』
「弁脉二八条も宜本方
　Ⅰ）流感・腸チフスの経過中或は誤汗して手足冷え脉微となるもの
　Ⅱ）チフス様疾患で譫妄面赤脉緊数にして力なく微下利肌熱するものを治した例がある
　Ⅲ）脱疽・凍傷・皮膚病などで脉微にして冷え患部が鬱血又はチアノーゼを呈するもの
　Ⅳ）虚弱の小児で身体反張するのを治した例がある
　Ⅴ）腰から臀部にかけ冷風が通過するごとき不快な悪寒を訴えるものを治した例がある
　Ⅵ）頭痛して脉沈弦或は手足冷え或は頭が冷えるもの
　Ⅶ）所謂疝気と称するもの、慢性虫垂炎・脱腸・慢性腸狭窄等で腰部冷痛し脉微又は沈弦或は腰に牽引し或は手足が冷えるもの
　Ⅷ）婦人で腰腹冷え痛みつれるもの
　Ⅸ）婦人で下腹がつれ四肢冷え痛み或は一身に虫がはうごとき異常感があり頭痛するもの
　Ⅹ）急性慢性腸炎で下利腸鳴するもの
　Ⅺ）休息痢とて下利が起つたり休んだりするもの、五更瀉とて早朝下利するもの
　Ⅻ）血便或は黒便に血が混るもの
　XIII）吐血して手足冷るもの」

　Ⅰ）Ⅱ）は本来の四逆湯の適応ではないか。

Ⅲ）が本方本来の使い方であろう。
Ⅳ）は後述の荒木の症例を述べたものと思われる。
Ⅴ）〜Ⅸ）は非常に参考となる。
Ⅹ）〜Ⅻ）は"因爾腸鳴者"の"腸鳴"からの運用であろう。
ⅩⅢ）は手足冷と当帰を含むことからの運用と考える。
　龍野は、「本方は頻用とは言えないが、古方家が考えているほど稀用ではない」（『漢方医学大系⑧・漢方入門1』）という。

　荒木性次の治験例を引用する。
「當歸四逆湯の應用例……一女兒三歳。風邪を引き二三日咳出で少し熱の氣ありしが一朝急に引き付け手足冷たくなりし者に寒氣逆上の證ならんとて本方を四分の一量にて與へ其のひきつけゆるみ後數日して全く感えたる者あり」（『新古方藥嚢』）。
　この文章より確実なものとして取り上げ得る事項は、幼児である、かぜを引いた、ひきつけを起こした、手足が冷たいである。幼児は発育過程の存在で、心身共にまだ固まっていない。固まっていないものは、軟らかく、種々のものの影響をすぐ受けて変形する、しかし逆に元に戻るのも容易である等の性質を具有する。かぜを引いたは寒邪に侵襲されたことである。幼児は上述したように、心身共に軟らかであるので、寒邪の影響を容易に受け、それはまたたく間に全身に拡大する。この意味での抵抗力がなお未熟なのである。
　"咳出で少し熱の気あり"との記述からは、その症候は一見軽微である。が、"少し熱の気あり"は体温計で計測したのでないから、これを微熱と理解すべきではなかろう。38℃以上あったかもしれない。一方、このような反応を示す児は元々虚弱な体質といってよい。
　いずれにしても発熱したのだから、このひきつけは熱性痙攣と考えられる。脈の記載はない。これは薬剤師としての荒木の立場によるものだろう。
　寒気逆上とある。虚弱な幼児が寒（気）に襲われ、その為に正気（陽気）は末梢から徐々に退却して中枢に集まる（この病理は方意の項で述べた）ので、中枢の陽気が高まり、熱性痙攣と同じ機序でひきつけを起こした、と理解すればよいだろう。
　本方は桂枝湯の去加方であり、小建中湯とその根を同じくする。虚弱児と述べたことと符合する。龍野がジキタリス様の強心作用があるのではないかという大棗を多量に含むことも、この場合、好ましかろう。
　本方に含まれる当帰を"血虚を治す"とすれば、この幼児のケースでは違和

感がある。金子幸夫の"温経養血通脈"作用とすれば納得出来る。
　ひきつけに注目すれば本方を思い浮かべることはなかろうが、急に手足が冷たくなったという症候を重視すれば、"四逆"で、なる程と思う。
　足が冷えて冷たいという、特に中高年の婦人の場合、局所は多くの場合、むくみっぽく、そしていかにも血行が悪そうな色調をしている。勿論触れると冷蔵庫より出したばかりのコンニャクの如く、ヒヤッとする。こういうものには当帰、細辛、木通が必要なのだろう。
　荒木は、当帰の効用を「中を緩め外の寒を退ぞけ氣血の行りをよくすることを主どる」(『新古方薬嚢』)と、木通（通艸）の効用を「氣を通じ血を循らし、よく手足を煖む」(同書)という。
　体外の寒冷刺激による手足の冷えには、上記薬草のコンビが有用である理由が納得出来る。
　ここで、現在の医療体制の下で、このような漢方治験を得ることは不可能であると指摘しておく。殆どが小児救急外来に連れていかれるであろうし、その方が確実である。ましてや、漢方の煎じ薬でそれを作るには30分を要する。そして、それを飲ませるのも一苦労だろう。下手をすれば訴えられる可能性もある。
　従って、往時の漢方医のこうした経験は貴重である。我々はこれをテキストに机上訓練を積めばよい。その中でこの方の方意を十分に会得して、出番をうかがうのである。荒木の症例は幼児だが、幼児でなくてもよい。手足が冷たく本人も寒いという。手足に触れると多少むくみっぽく血行不良の感がある。そして、全体として切迫感が感じられる際は一応本方を考えてみるということではないか。勿論脈は細かい筈だ。
　奥田、龍野は、更に多くの症候或いは病名を挙げて種々のケースを述べるが、これのみでは反って運用し難い。
　これら病名、症候は参考として、以上述べた3条件を満たしていれば、まずは本方を考えてみるとすれば本方の運用は容易となり、その幅も広がるのではないか。本方は桂枝湯の去加方で小建中湯と根を一にすることを忘れてはならない。

　私も今迄本方を何度か使用したが、期待した効を得ることがなかった。当帰四逆湯の"四逆湯"より四逆湯の仲間と思っていたからである。あくまでも桂枝湯の去加方で、血虚の当帰を含むと考えれば、効を得ることも多くなろう。

治馬墜及一切筋骨損方
ばついおよびいっさいのきんこつをそんじるをじするのほう

POINT

①本方剤は、条文がそのまま方名となっている。
②緋帛、久用炊単布、敗蒲と、他には用いられないものが使われている。
③これらについての荒木性次の記述は興味深い。例えば、久用炊単布では「要は穀氣の布中に滲み込みあるが大切なり」(『新古方薬嚢』)と述べている。
④また荒木は、本方の効用について「此方法は墜打其の他の外傷に對する救急法として最も神効あるもの（中略）。此方により救はれたる人数へ難し」（同書）という。"此方法"は勿論、大黄、緋帛、乱髪等の内服と、敗蒲席の煎湯浴を示している。
⑤大塚も「打撲なんかのときに、こんな風呂をわかして入ったら面白いだろうと思います」(『金匱要略講話』)と語る。
⑥勿論、現代これをそのまま応用することは現実的でないし、まず不可能である。が、私には"病者の治療"という視点で学ぶべきこと、ものが潜んでいるように思われる。
⑦本方の治験はない。勿論私にも一例としてない。

治馬墜及一切筋骨損方の内容

図表49は、大塚敬節の『金匱要略講話』、龍野一雄の『新撰類聚方』、金子幸夫の『金匱要略解説』及び中国・中医研究院編の『金匱要略』で治馬墜及一切筋骨損方をみたものである。

条文がそのまま方名となっている。条文及び方に各書で異同はない。

図表48は、諸家の治馬墜及一切筋骨損方である。

図表48　諸家の治馬墜及一切筋骨損方

荒木性次
「大黄一．〇　緋帛手大の如きもの（黒焼とす）
　亂髪雞卵大の如きもの（黒焼とす）
　久用炊單布一尺四方（黒焼とす）　敗蒲一握り三寸、桃仁　三．〇
　甘草　二．〇
右七味を男兒の小便適當量を以て煎じ、よく煮えたる頃酒三勺を加へ、次に大黄を内れ滓を去り三回に分ちて温服すべし。別に先づ使ひ古したる疊の表てを一疊の四分の一量位を煎じ此煎汁を以て病人を浴みさし、衣類を以て蓋ひ覆ふ、然る時は忽ちにして數回の便通を催し痛苦立所に愈え、大小便及び浴したる水など皆赤色を現はす。之は則ち墜墮等によりて體内に生じたる瘀血が薬の効により外に出でたるものなれば少しも怪しむ所は無いのであると謂ふ。惟れ則ち薬効の發現なり」（『新古方薬嚢』）

森田幸門
「大黄　1.0　緋帛　約10糎平方のものを焼いて灰となす。　乱髪　雞卵大のものを焼いて灰となす。桃仁　49個　久しく炊事に使用したる単布　一尺平方のものを焼いて灰となす。　敗蒲　一握三寸に切る。　甘草　中指節の如きもの炙って剉く。
以上七味、大黄以外の六味を童子小便をもつて、多少を量つて湯を煎じて成りたるとき、酒一大盞をいれ、次いで大黄をいれ、濾過して三つに分つて温服せよ。先ず敗蒲席半領を剉んで湯に煎じ、之を浴びたる後衣被をもつて蓋覆せよ。かくするときは須らく数回の便通があつて、疼痛は立ちに軽快するであろう。このとき尿及び浴水は赤く着色するが、それは瘀血のためである」（『金匱要略入門』）

図表 49　治馬墜及一切筋骨損方の条文とその方

大塚敬節『金匱要略講話』
　"治馬墜。及一切筋骨損方。見肘後方"（金・雑療方）

　　大黄　一兩、切、浸、湯成下、○肘後、用三兩　　緋帛　如手大、燒灰　　亂髪　如雞子大、燒灰、用　　久用炊單布　一尺、燒灰
　　敗蒲　一握三寸　　桃仁　四十九箇去皮尖、熬　　甘草　如中指節炙、剉

　右七味、以童子小便量多少。煎湯成。内酒一大盞。次下大黄。去滓。分温三服。先剉敗蒲席半領。煎湯浴。夜被蓋覆。斯須通利數行。痛楚立差。利及浴水赤。勿怪。即瘀血也。

金子幸夫『金匱要略解説』
　"治馬墜及一切筋骨損方：（見《肘後方》。）"（金・雑療方）

　　大黄（一兩、切、浸、湯成下）　緋帛（如手大、燒灰）
　　亂髪（如雞子大、燒灰用）　久用炊單布（一尺、燒灰）　敗蒲（一握、三寸）
　　桃仁（四十九枚、去皮尖、熬）　甘草（如中指節、炙、剉）

　右七味、以童子小便量多少煎湯成、内酒一大盞、次下大黄、去滓、分温三服。先剉敗蒲席半領、煎湯浴、衣被蓋覆。斯須通利數行、痛楚立差。利及浴水赤。勿怪。即瘀血也。

龍野一雄『新撰類聚方』
　"馬墜及一切筋骨損、"（雑療方）

　　大黄　一両切浸湯成下、肘後用三両　　緋帛　如手大燒灰　　乱髪　如雞子大燒灰用　　久用炊単布　一尺（三〇センチ四方）燒灰
　　敗蒲　一握三寸　　桃仁　四十九箇去皮尖熬　　甘草　如中指節炙剉

　右七味、以童子小便量多少、煎湯成、内酒一大盞、次下大黄、去滓、分温三服、先剉敗蒲席半領、煎湯浴、衣被蓋覆、斯須通利数行、痛楚立差、利及浴水赤、勿怪、即瘀血也、

中国・中医研究院編『金匱要略』
　"治馬墬，及一切筋骨損方見『肘後方』"（金・雑療方）

　　大黄（一兩，切，浸，湯成下）　緋帛（如手大，燒灰）
　　亂髪（如雞子大，燒灰用）　久用炊單布（一尺，燒灰）　敗蒲（一握三寸）
　　桃仁（四十九個，去皮尖，熬）　甘草（如中指節，炙，銼）

　右七味，以童子小便，量多少，煎湯成，內酒一大盞，次下大黄，去滓分温三服，先銼敗蒲席半領，煎温浴，衣被蓋覆，斯須通利數行，痛楚立差，利及浴水赤，勿怪，即瘀血也。

10cm平方の薄い絹布を黒焼きにして or 焼いて灰となし、どれ程のものが採れるであろうか。器具を工夫し、注意に注意を重ねて行わなければ、どこかに吹き散ってしまうであろう。救急の病人に出会って黒焼きを始めても間に合わないから、あらかじめ暇をみてたくさん作り置きしたと考えられる。いざという時、それを小さな…耳かき程の…匙で掬って用いたのであろう。これは以下乱髪にも、久用炊単布にもいえることだろう。
　例えばこの10倍量を作り置きし、実際に使う時はその10分の1量とすればよい。

治馬墜及一切筋骨損方の方意

　"治馬墜及一切筋骨損"、つまり馬墜及び一切の筋骨損を治するというのだから馬墜、その他一切の筋骨損傷が適応する病理、病態である。が、これだけでは全く手のつはようがないから、ここは構成生薬の薬能より帰納する中医学の方法論を借用する。
　金子幸夫が詳細に解説しているので引用させて貰う。
　「落馬によって全身を打撲し、あるいは種々の原因で筋骨を損傷すると、気滞血瘀が発生するので、激しい疼痛が出現し、損傷は治癒し難くなる。そこで、治療は活血行瘀鎮痛を主とする。本方は、内服薬によって瘀血を下し外浴によって瘀血を散じる方法である。方中の桃仁、大黄は逐瘀する。紅花の余である緋帛は、活血通経・消腫止痛する。血の余である乱髪は、止血散瘀する。童便は、引瘀下行する。炊布は、散滞消腫する。敗蒲は破血行気し、腹部の損傷あるいは瘀血を治療する。甘草は、緩急・調和諸薬する。酒を加えて薬力を補助し、内臓の気滞血瘀を治療する。更に、敗蒲席を煎じて沐浴し、衣服で身体を温め、全身の経絡の気血の運行を促進させる」(『金匱要略解説』)。
　以上で、本方の大凡の効能が理解出来よう。或る部が打撲を受けると、生体の気血はそこに集まり滞る。中医の言葉でいうと気滞血瘀の発生である。本質的にはこれは自然の経過で好ましいものと考えるべきだが、生体には落馬のような突発事項にまでは適応能力が備わっていないので、対応が理想的に進むとは限らない。ここに他からの介入の必要性が生じる。

適応が過度になったり、相対的に不足だったりするも、実際には過度のことが多いのではなかろうか。必要以上に腫れたりすると、そこでの修復の作業は却ってやりにくくなるであろう。日常臨床で勿論皮膚がさけ、筋肉の見えるようなものは、我々の所にはこないが、打撲して痛いが外科に行く程でもないと思われるも、ついでに診て欲しいといった程度のものには屢々遭遇する。これ等に治打撲一方と利水剤として五苓散、或いは越婢加朮湯を与えたりすると治りが速く、患者さんから感謝される。打撲が血瘀を発生させるは、実感出来る。
　それにしても、こうした事象に乱髪とか使い古したふきんの類、敗蒲等を何故用いたかは想像だに出来ない。前述した金子の血の余である乱髪といった薬能論理から用いたのではないと思われる。ふきんは水気をとってくれる。使い古したのはよく働いたということで、久用炊単布を加えたのではないか。あくまで民間療法的に生れてきた方という気がする。傷寒・金匱の他の方には必ずある使用目標の条文がこの方にないのも、この思いを補強する。
　大塚敬節は、「蒲の席(むしろ)と、頭の髪の毛の黒焼、茜染の布、こういったものを使っているわけですね。この中で桃仁、大黄、緋帛というのは瘀血を去る働きがありますね。打撲なんかのときに、こんな風呂をわかして入ったら面白いだろうと思います」(『金匱要略講話』)と語る。

治馬墜及一切筋骨損方の運用

● 荒木性次『新古方薬嚢』
「此方法は墜打其の他の外傷に対する救急法として最も神効あるものなればよく記憶せられて時に臨み忘れずに應用せられん事を望んで止まざる次第なり。此方により救はれたる人数へ難し」

● 龍野一雄『新撰類聚方』
「緋帛は赤いモミの切れ、乱髪は抜け髪、久用炊単布は使い古した布巾、敗蒲は使い古した畳表ござの類
　Ⅰ）打撲・捻挫等の外傷・重傷のものにも奇効がある」

　私には１例の治験もない。

半夏瀉心湯
はんげしゃしんとう

POINT

①本方条文は、傷寒論の太陽病下篇と、金匱要略の嘔吐噦下利病篇に各々一条がある。

②大塚敬節の『傷寒論解説』は、康平本に従って"復与柴胡湯"に続く"此雖已下之、不為逆"と、"若心下満而鞕痛者"に続く"此為結胸也"、及び"但満而不痛者"に続く"此為痞"を傍註として削除する。

③しかし、これは単なる傍註として扱う以上の意味を持つと考え、あるものとして検討した。

④特に"不為逆"は"以他薬下之"にかかるのでなく、"復与柴胡湯"が"不為逆"なのである。

⑤つまり、傷寒の病は、太陽→少陽→陽明と進行し、それによって治法も発表、和解、瀉下となる。本条文では他薬で下している。治療の順序が逆になるが、柴胡の証がなお存在しているから柴胡湯を与えて何等支障がないというのである。

⑥そして、それによって発汗性治癒機転が作動して、治癒するケースを述べる。

⑦一方で、"心下満而鞕痛"の大陥胸湯証を呈するケースと、"但満而不痛"の半夏瀉心湯証を呈するケースを記述する。

⑧半夏瀉心湯に進むケースの病理・病態を考察した。

⑨半夏瀉心湯証は、少陽証のごく僅かしか存在しない状況下で、瀉下がやや過度に過ぎ、裏の邪実はとれたが、正気もそれなりに傷められたケースと考えられる。

⑩瀉下によって胃気・脾気は損傷され、従って胃気の"降を主る働き"、脾気の"昇を主る働き"、つまり"昇降を主る働き"が弱く

なり、腸管内には気（正気、邪気を含めて）が停滞する。気は本来的に上昇する性質を持つので、昇って心下に集まる。

⑪それが"心下満"と考えられ、気は本質的に動き回る存在であり、上に動けば嘔（吐）となり、下に動けば下痢を伴う。

⑫龍野一雄は本方証を定義して、「中部（心下）の気痞上下に動揺するもの」という。優れた定義であると考える。

⑬一方、金匱要略の条文は"嘔而腸鳴、心下痞者、半夏瀉心湯主之"と簡潔である。"嘔""腸鳴""心下痞"とやはり気の変を述べている。

⑭本方の構成生薬より、本方証を考察した。

⑮本方は重要処方の一つで薬価にも収載されている。自験例を5症例呈示した。

半夏瀉心湯の内容

図表50は、大塚敬節の『傷寒論解説』『金匱要略講話』、龍野一雄の『新撰類聚方』、金子幸夫の『傷寒論解説』『金匱要略解説』及び中国・中医研究院編の『傷寒論』『金匱要略』で半夏瀉心湯方をみたものである。

条文1に於いて、大塚の書に"此雖已下之、不為逆""此為結胸也""此為痞"がない。大塚は〔校勘〕で、「宋本、成本は『必蒸蒸而振』の上に『此雖已下之、不爲逆』の八字があり、康平本は、これを傍註に作り、『逆』の下に『也』の字がある。（中略）また宋本、成本、玉函ともに『大陷胸湯』の上に『此爲結胸也』の五字がある。康平本は、これを『此爲結』に作り、傍註とする。同じく以上の諸本は『柴胡』の上に『此爲痞』の三字があり、康平本は、これを傍註とする。今、康平本によって、これらを原文から削る」（『傷寒論解説』）と述べる。

龍野は"嘔而発熱者、柴胡証具"に作るも、他書は全て"柴胡湯証具"である。龍野の単純ミスであろう。なお龍野は"傷寒五六日"から"大陷胸湯主之"まで及び"柴胡不中与之"を「　　　」でくくっている。『類聚方広義』の凡

例に、処方の指示に直接関係のない所は「　　」をしておいた、とある。とすれば、条文は"但満而不痛者、此為痞、宜半夏瀉心湯"となり、却ってその病理を理解し難くなるのではないか。もし鉤カッコでくくるとすれば「大陷胸湯主之」とすべきと考える。

　方に於いて、大塚、龍野の書は"温服一升、日三服"で終るに対し、金子の『傷寒論解説』、中国・中医研究院編『傷寒論』は"須大陷胸湯者、方用前第二法、一方用半夏一升"の 19 字が続く。
　条文 2、つまり金匱要略の条文が、龍野の『新撰類聚方』にない。これは龍野の単純ミスであろう。
　図表 51 は、諸家の半夏瀉心湯方である。
　半夏の量を龍野は 8g とするに対し、森田は 2.5g と 1/3 量である。各自の病理観、経験によるのであろう。他は大棗の量に少し違いをみるも、ほぼ同じと考えてよかろう。

図表50 半夏瀉心湯の条文とその方

	大塚敬節『傷寒論解説』	金子幸夫『傷寒論解説』
1	"傷寒五六日、嘔而發熱者、柴胡湯證具。而以他藥下之、柴胡證仍在者、復與柴胡湯、必蒸蒸而振、却發熱汗出而解。若心下滿而鞕痛者、大陷胸湯主之。但滿而不痛者、柴胡不中與之、宜半夏瀉心湯。"（傷・太陽病下篇） 半夏瀉心湯方 半夏 半升洗　黄芩 乾姜 人參 甘草 各三両炙 黄連 一両　大棗 十二枚擘 右七味、以水一斗、煮取六升、去滓、再煎取三升、温服一升、日三服。	"傷寒五六日、嘔而發熱者、柴胡湯證具。而以他藥下之、柴胡證仍在者、復與柴胡湯。此雖已下之、不爲逆。必蒸蒸而振、却發熱汗出而解。若心下滿而鞕痛者、此爲結胸也。大陷胸湯主之。但滿而不痛者、此爲痞。柴胡不中與之。宜半夏瀉心湯。方十五。"（傷・太陽下篇） 半夏瀉心湯方 　半夏（半升、洗） 　黄芩 乾姜 人參 甘草（炙、各三兩） 　黄連（一兩）　大棗（十二枚、擘） 右七味、以水一斗、煮取六升、去滓、再煎取三升、温服一升、日三服。須大陷胸湯者、方用前第二法。（一方用半夏一升）
	大塚敬節『金匱要略講話』	金子幸夫『金匱要略解説』
2	"嘔而腸鳴。心下痞者。半夏瀉心湯主之。"（金・嘔吐噦下利病） 半夏瀉心湯方 半夏 半升洗　黄芩 乾薑 人參 各三兩 黄連 一兩　大棗 十二枚　甘草 三兩炙 右七味。以水一斗。煮取六升。去滓。再煮取三升。温服一升。日三服。○宋板傷寒論。再煮作再煎。	"嘔而腸鳴、心下痞者、半夏瀉心湯主之。"（金・嘔吐噦下利病） 半夏瀉心湯方 　半夏（半升、洗）　黄芩（三兩） 　乾薑（三兩）　人參（三兩） 　黄連（一兩）　大棗（十二枚） 　甘草（三兩、炙） 右七味、以水一斗、煮取六升、去滓、再煮取三升、温服一升、日三服。

龍野一雄『新撰類聚方』	中国・中医研究院編『傷寒論』
"「傷寒五六日、嘔而発熱者、柴胡証具、而以他薬下之、柴胡証仍在者、復与柴胡湯、此雖已下之、不為逆、必蒸々而振、却発熱汗出而解、若心下満而硬痛者、此為結胸也、大陥胸湯主之、」但満而不痛者、此為痞、「柴胡不中与之、」宜半夏瀉心湯。"（太陽下） 半夏瀉心湯 　半夏　半升 洗、一方一升 　黄芩　乾薑　人参　甘草 炙 各三両 　黄連　一両　　大棗　十二枚 擘 右七味、以水一斗、煮取六升、去滓、再煎、取三升、温服一升、日三服。	"傷寒五、六日，嘔而發熱者，柴胡湯證具，而以他藥下之，柴胡證仍在者，復與柴胡湯，此雖已下之不爲逆，必蒸蒸而振，却發熱汗出而解。若心下滿而鞕痛者，此爲結胸也，大陷胸湯主之。但滿而不痛者，此爲痞，柴胡不中與之，宜半夏瀉心湯。" 　　　　　　　　　　（傷・太陽病〈下〉） 半夏瀉心湯方 　半夏（半升洗） 　黄芩　乾薑　人參　甘草（炙）各三兩 　黄連（一兩）　大棗（十二枚擘） 右七味，以水一斗，煮取六升，去滓，再煎取三升，温服一升，日三服。須大陷胸湯者，方用前第二法。一方用半夏一升。
	中国・中医研究院編『金匱要略』
	"嘔而腸鳴，心下痞者，半夏瀉心湯主之。" 　　　　　　　　　　（金・嘔吐噦下利病） 半夏瀉心湯方 　半夏（半升，洗） 　黄芩　乾薑　人參（各三兩） 　黄連（一兩）　大棗（十二枚） 　甘草（三兩，炙） 右七味，以水一斗，煮取六升，去滓再煮，取三升，温服一升，日三服。

図表51　諸家の半夏瀉心湯方

	半夏	黄芩	乾姜	人参	黄連	大棗	甘草	
荒木性次 『新古方薬嚢』	5.0g	3.0g	3.0g	3.0g	1.0g	4.0g	3.0g	右七味を水二合を以て煮て一合二勺となし、滓を去り再び煮て六勺となし、一日三回に分ちて温服すべし。
奥田謙蔵 『漢方古方要方解説』	3.6g	1.8g	1.8g	1.8g	0.6g	1.8g	1.8g	右七味を一包と為し、水二合を以て、煮て一合二勺を取り、滓を去り、再煎して六勺と為し、一回に温服す（通常一日二、三回）。
大塚敬節・矢数道明 『経験・漢方処方分量集』	5.0g	2.5g	2.5g	2.5g	1.0g	2.5g	2.5g	（一日量）
龍野一雄 『漢方処方集』	8.0g	3.0g	3.0g	3.0g	1.0g	3.0g	3.0g	水四〇〇を以て煮て二四〇に煮つめ、滓を去り、煮直して一二〇に煮つめ三回に分服 便法；常煎法
森田幸門 『傷寒論入門』	2.5g	3.0g	3.0g	3.0g	1.0g	4.0g	3.0g	以上七味、水1000瓩を以て煮て600瓩となし、濾過して再び煎じて300瓩となし、100瓩を温服することを一日三回せよ。

半夏瀉心湯の方意

> 傷寒五六日、嘔而發熱者、柴胡湯證具、而以他藥下之、柴胡證仍在者、復與柴胡湯、此雖已下之、不爲逆、必蒸蒸而振、却發熱汗出而解、若心下滿而鞕痛者、此爲結胸也、大陷胸湯主之、但滿而不痛者、此爲痞、柴胡不中與之、宜半夏瀉心湯、（傷・太陽下篇）

"傷寒五六日" より "大陷胸湯主之" までを、『「傷寒・金匱」薬方大成 三味編』の大陷胸湯の解説で次の如く述べた。

「傷寒五六日は、少陽位に相当する（傷寒五六日中風、往來寒熱……小柴胡湯主之）。更に嘔とか発熱もあるのだから柴胡湯（小柴胡湯）の証は具わっている。而るに陽明証にも類似しているので承気湯の類（他薬）で下した。病態が改善せず、なお柴胡の証のみられる時は改めて柴胡湯を与える。これは已に下したといっても必ずしも誤治ではない。下すべき証も存在したのである。その下すべき病態が無くなり純粋の柴胡湯証のみ残ったので、柴胡湯がよく効き『蒸蒸而振』の瞑眩様の反応を経て病は解するのである」。そして、「次に、下すべき証がないのに誤って下した場合には条文１で述べたような病理で結胸を為し大陷胸湯の適応となる」、と。

しかし、今、改めて考えるに、この解釈は誤っているので改める。"以他薬下之" が "不爲逆" とする意に取ったが、これはあくまでも "復与柴胡湯" が "不爲逆" なのである。傷寒の病は太陽 → 少陽 → 陽明と進行し、それによって治法も発表、和解、瀉下となる。ここでは既に他薬（承気湯の類）で下している。治療の順序が逆になるが、柴胡の証が消え去らず残存しているから、柴胡湯を与えて何等支障がないと解するのが正しかろう。

次に "蒸々而振"。これを瞑眩様の反応と述べたが、荒木性次は「蒸蒸はからだが熱くなって來る様子、振はふるへる又はうごく（こと）」（『方術説話 第二巻』）という。この言葉に陽明病としての臭いを感ずるのである。仲景は明らかにそれを意識して述べていると考える。これは続く "却発熱汗出而解" の病理の検討の中で改めて触れよう。

では、"却発熱汗出而解" は如何なる病理か。まず瀉下する（"以他薬下之"）ことで裏に少しなり侵入した病邪は除かれるも、裏は虚に陥いる。裏の病邪がなくなれば、それと対峙していた正気は少陽位 or 太陽位の応援に移動が可能となる。一方、他薬（承気湯の類）を以ってこれを下しなお柴胡の証が存在する

のは何等かの原因で外邪の多くが少陽位に留まり裏には僅かしか侵入していなかったからである。つまり、この病態に下法を用いるのは先発隊 or 偵察隊のみを攻撃するようなもので、的外れである。そこで改めて本隊に向けての攻撃（小柴胡湯の投与）を開始するのだが、そこにフリーになった裏の正気が応援に駆り出され（漢方薬には、例えば桂枝湯は表と、小柴胡湯は少陽という如く、部位親和性があり、これら薬方は各々の部位に正気を呼び寄せる力を有している）、少陽位の外邪と対峙する。

この正気のベクトルは外を向く。

更に、普遍的現象として、あるものの力が弱まると、その周囲の取り巻きはそこを離れ去っていく。本病態も瀉下によって裏虚になりかけたとすれば同じ状況が出現し、邪正相争のベクトルは（これまでとは逆の）外に向うといった機序が働くのではないか。

これ等が複合的に作用しあって本条文の"却発熱汗出而解"、つまり発汗性治癒機転が作動して解したと考えればよかろう。先に触れた"蒸々而振"は、結果的には太陽病と同様の発汗性治癒機転をとったが、その病理の一つとして陽明も関連していることを指摘したものだろう。

次に、治癒に至らず"心下満而鞕痛"の大陥胸湯証を呈するケースと、"但満而不痛"の半夏瀉心湯証を呈するケースを述べる。

奥田謙蔵は「若心下満而鞕痛者」を解説して、「此れ上文の者（中川注："却発熱汗出而解"の者）と異り、下證なくして之を下し、而して逆と為る者を論ず。故に若しと言ひて別に一頭を起す。此れ所謂陽気内に陥り、心下満ちて鞕痛する證也。之を結胸の證と為す」（『傷寒論講義』）という。

結胸については、同じく『傷寒・金匱』薬方大成 三味編』で次の如く述べた。「結胸は、病位が太陽→少陽→陽明と進む際の少陽位と陽明位の間の特殊な病態と理解してよかろう。その形成は熱邪と水飲が互結しておこなわれる。その症候は心窩部の疼痛と、上腹部の腹筋、側脇部の筋肉の拘攣と脈の沈緊である。（中略）激しい甘遂を使うことからその病態は緊急性を持ったものといえよう」、と。

奥田は「下證なくして之を下し」というが、これについての異論は既に述べた。

また、奥田は"若心下満而鞕痛"を"而以他薬下之"に続ける解釈をするも、これは上述したように"復与柴胡湯"後の変証と理解すべきと考える。つまり、柴胡湯を与えて解するものもいるし、結胸に陥るものも、痞証を呈するものもいるということである。

次に、痞証の「但滿而不痛者」について考える。これは字の如く心下は満しているも、痛むことがないケースである。同じ治法を用いて、一方は"心下満而鞕痛"を生じ、他方は"但満不痛"を呈するが、何によってこの差を生ずるのであろうか。
"傷寒五六日"であれば病位は少陽或いは陽明を考える。従って、"他薬（承気湯の類）"で瀉下を試みたのも誤りとはいえないし、それで柴胡湯証が残ったので、また柴胡湯を与えるのも誤りではない。これで治ってしまうケースもあるが、些細な要因の絡みで、或るものは大陥胸湯証を呈し、或るものは半夏瀉心湯証を呈するのである。
大陥胸湯証は、なお少陽証が結構残存する状況下で、瀉下がやや不足気味であったケース、対し半夏瀉心湯証は少陽証はごく僅かにしか存在しない状況の下で瀉下がやや過度に過ぎたケースといえるのではないか。これが条文の"柴胡不中与之"と関連する。また、"結胸"を"病位が太陽→少陽→陽明と移る際の少陽位と陽明位の間の特殊な病態"と述べたのは、これを踏まえてのことである。
戦争に例えるのは気が引けるが、敵機来襲で爆弾を落とされ（条文に従って述べれば下法を用いられ）、戦闘員は散りぢりになるも、敵機が去るにつれて生き残った兵士が三三五五また集結する。食糧、生活物資、弾薬が残り少ないなか、今後どうしようと話し合うのと同じ類の動きではなかろうか。戦意旺盛とはいえないし、またその力も伴わない。従って、そこでの戦闘は散発的な小競り合い程度であり、周辺への影響も限局的である。これが"但満不痛者"の"不痛"の病理ではないか。一方、瀉下によって胃気・脾気は損傷され、従って、胃気の"降を主る働き"、脾気の"昇を主る働き"、つまり"昇降を主る働き"が弱くなり、腸管内には気（正気、邪気を含めて）が停滞する。気は本来的に上昇する性質を持つので、昇って心下に集まる。これが心下満であると考える。そして気は本質的に動き回る存在である。つまり上に動けば嘔（吐）となり、下に動けば下痢を伴う。
龍野一雄は本方証を定義して、「中部（心下）の気痞上下に動揺するもの」（『漢方医学大系⑭・傷寒論・金匱要略要方解説』）と記す。そして、「乾姜の代りに生姜、黄連の代りに柴胡にすると小柴胡湯になる。言換えると本方は小柴胡湯に構成が近いからその適応証も稍それに近いのである。（中略）小柴胡湯は胸脇苦満、脇下満だし、本方は心下痞である」（『漢方医学大系⑧・漢方入門1』）と解説する。一方、龍野の『傷寒論・金匱要略要方解説』で小柴胡湯証の定義をみると、「上部胸脇を主として中部心下に及ぶ実又は実熱を瀉し、熱による気上衝を治し、

併せて水を順らす」とある。半夏瀉心湯の"心下"に対し、小柴胡湯は"上部胸脇"を主とし"中部心下"に及び、作用部位が広い。換言すれば、小柴胡湯は、勿論中核は少陽であるも、一方で太陽へ目配りし、一方で陽明への目配りをした方である。従って、本条文の"傷寒五六日、嘔而発熱"の時点で小柴胡湯を与えれば治癒した可能性は高かったといえよう。しかるに、仲景はあえて"以他薬下之"の如き誤り易いケースを呈示し、我々に治の道を教えようとしたとも考えられる。一種の思考実験といえよう。

小柴胡湯の"上部胸脇を主として中部心下に及ぶ"作用部位に対し、本方は心下に限定される。

次に、本方構成生薬より、本方証を考察してみよう。

まず、柴胡を黄連に替えることで、黄連、黄芩となり、瀉心湯の方意を獲得する。瀉心湯の方意について『「傷寒・金匱」薬方大成 三味編』で「心気不足、吐血、衄血を一つの症候群と捉え、この症候群に本方を使うと理解する」と述べた。本方は、黄連、黄芩を含むも、他の多くの生薬ともコンビを組んでいるので、この瀉心湯の方意が直截的に現出しないということであろう。

小柴胡湯の生姜を乾姜に替えるのには以下の意味があろう。一つは小柴胡湯の発表に向うエネルギーを減じること、"嘔"も下すことでかなり静まっていて半夏だけで十分対応出来るであろうこと、そして瀉下により裏陽虚に傾いているのを（温めて）立て直す必要のあること、黄連、黄芩の清熱薬の作用が過度にならないようにすること、である。

心下に気痞、つまり気が留まり動かないことで、結果的にはそこに熱を帯びてくるのを予測しながら対処しなくてはならず、黄連、黄芩が必要となるのである。

龍野は本方の第一主薬として、黄連、黄芩を挙げ、その働きを下記の如く説明する。

「ともに心下の実を瀉すが、黄芩は心下から上又は表にかかり、血熱血煩を治し、黄連は心下から下方にかかり動的な煩躁症状を治す。両者は協力して心下の気痞を瀉し、上下に及ぶ動揺症状を治す」（『漢方医学大系⑭・傷寒論・金匱要略要方解説』）。

ついで第二主薬として、半夏、乾姜をあげ、「ともに気を順らせ停水をさばき、心下の水が気上衝につれて動き嘔するのを治す」（同書）と説く。

これだけならば乾姜より生姜の方が好ましかろうが。

そして、人参、甘草、大棗は補助薬としている。補助薬でよいけれど、"以他薬下之"した為に、裏虚に陥っていることに対処する意味もあるのだろう。

> 嘔而腸鳴、心下痞者、半夏瀉心湯主之、（金・嘔吐噦下利病）

「嘔」。「口中に声とともに物が出ること」（『漢方用語大辞典』）。
「腸鳴」。「証名。腹鳴ともいう。腸が動いて音のすることをいう。中焦の虚，あるいは邪が大腸にあることによりおこる」（『漢方用語大辞典』）。
「心下痞」。「胃脘部が満悶し，これを按じると柔軟で痛みのない症状をさす。多くは，傷寒の表邪が解せず，下法を誤用することによって邪気と痰湿とが相結合し，寒熱錯雑をおこしておこる」（『漢方用語大辞典』）。
"嘔而腸鳴"の"而"は、並列の症候を述べる時に用いられる。つまり、"嘔して、その結果腸鳴する"のではなく、"嘔"という症候と"腸鳴"という症候が対等の症候として述べられている。"嘔"は胃の症候であり、"腸鳴"は小・大腸の症候である。つまり、中・下焦の全腸管に症候が見られるというのであるが、続いて"心下痞者"と限定が付けられており、やはり病理の中心は心下にあるのである。とすれば、小・大腸の症候の"腸鳴"は心下の病態の影響、波及と考えるのがよいであろう。

半夏瀉心湯の運用

● 『類聚方広義』（西山英雄 訓訳『和訓類聚方広義』）
「嘔して心下痞鞕し、腹中雷鳴する者を治す」
頭註に、
「痢疾腹痛にて、嘔して心下痞鞕し、或は便に膿血ある者、及び飲食、湯薬の腹に下る毎に、直ちに瀝々として声あり、転泄する者に以下の三方を撰用すべし」
"転泄"は「下痢のこと」（『漢方用語大辞典』）。"以下の三方"は半夏・甘草・生姜瀉心湯のこと。
「疝瘕、積聚にて、痛、心胸を侵し、心下痞鞕し、悪心、嘔吐、腹鳴あり、或は下痢する者を治す。若し大便秘する者は、消塊丸、或は陥胸丸を兼用す」
「心下満して鞕痛する云々、の説は小柴胡湯に見る」

● 荒木性次『新古方薬嚢』
「半夏瀉心湯を用ふるの證……胃のあたり重苦しく或は脹り或はつかへ或は痛み、むかむかと嘔氣あるものあり。胸やけ強きものあり、腹部脹りて時にゴロゴロと鳴るものあり。食は一向に進まざるものあり、又は平常と變りなきものあり。便通は多少ゆるみ勝ちのものもあり、平常の如きものもあり。然れども長く秘結して腹鳴し嘔氣あるものには本方の證少なし。小便は大抵常の如し、餘り近きものには本方の證少なし。兎に角心下部の重苦しきを第一として本方は用ふべきものなり。食べ過ぎ等の場合割合に好き嫌い少なく効くものなり」

● 奥田謙蔵『漢方古方要方解説』
「応用
　Ⅰ）飲食物停滞の感ありて、心下痞鞕する証。
　Ⅱ）嘔吐、或は下痢性疾患にして、心下痞し、或は時々腹中雷鳴を発する証。
　Ⅲ）吃逆等にして、心下痞鞕する証。
　Ⅳ）姙娠嘔吐等にして、心下痞する証。
　Ⅴ）神経衰弱性不眠症等にして、心下痞し、心悸亢進等ある者には、証に由り茯苓を加ふ」

● 龍野一雄『新撰類聚方』
「再煎すると飲みよくなる
　Ⅰ）胃炎・胃酸過多症・胃拡張症・胃下垂・胃潰瘍・十二指腸潰瘍・悪阻・胃腸カタル・薬物副作用・神経性嘔吐等で心下部がつかえ、嘔吐下利胸やけ食欲不振腹鳴の内の一つ或は二つ以上あるもの
　Ⅱ）口中糜爛・便秘・吃逆・食道痛・胃痛・腹満痛等で心下がつかえるもの
　Ⅲ）肺結核で心下部硬く腹鳴するものに使つた例がある
　Ⅳ）蓄膿症で心下痞硬するを治した例がある
　Ⅴ）視力障害で心下痞するを治した例がある
　Ⅵ）喘息で心下痞するもの
　Ⅶ）心中煩悸・悲傷・癇・精神分裂症等で心下痞するもの
　Ⅷ）月経不順・経閉で心下痞するものを治した例がある
　Ⅸ）鼠毒で心下痞するものを治した例がある
　Ⅹ）浮腫で心下痞するもの」

● 稲木一元『臨床医のための漢方薬概論』
「半夏瀉心湯の使用目標と応用
　○応用
　・機能性胃腸症（慢性胃炎など），消化性潰瘍（再発予防），胃食道逆流症（逆流性食道炎），過敏性腸症候群（下痢型），急性慢性の下痢，イリノテカンによる下痢，口内炎，不眠症，神経症など
　○症候
　・心窩部不快感（強い胃痛はない），もたれ，悪心，嘔吐，げっぷ，胸やけ，口内炎，腹鳴，軟便～下痢（切迫性），項背部のこり
　○腹部所見
　・心窩部腹壁の緊張亢進（心下痞鞕），腹壁が軟弱でないこと
　○体質
　・中等度～やや痩せ型まで広く使用可」

本方は結構広く使われている。私の治験を5例呈示する。

「胃部症状に半夏瀉心湯（エキス）＋黄連解毒湯（エキスカプセル）」
　大正14年生　76歳　♂
　平成2年より高血圧症で通院中の患者。アダラート、レニベースで血圧はよくコントロールされている。
　平成14年6月28日。食べすぎたのか、昨夕食後10～20分程して、胃が痛んで来た。胃がなんともはやムカムカしてつらい。嘔吐、下痢はない。ゲップも出ない。温めてみたが駄目、と来院。腹証は鳩尾と臍部の中間あたり…心窩部より少し下部が軽く膨隆している。しかし、やわらかくて特に抵抗とか圧痛はない。その上部…心窩部はやわらかいが圧痛を認める。舌は灰黄苔に被われ乾。赤ら顔。血圧134/80mmHg。
　今迄過食による胃部症状には胃気不和の調胃承気湯と平胃散を合方で出すことが多かった。この患者にも一瞬それを考えたが、赤ら顔と胃の強いムカムカとから半夏瀉心湯がより適するように思われた。それに欲ばって黄連解毒湯を加えて出すことにした。半夏瀉心湯（エキス）＋黄連解毒湯（エキスカプセル）、2日分を処方。
　次回来院時にその後の様子を聞いてみた。大変よく効いて1日分を服したら楽になり、後の1日分は残してあるという。腹診では心窩部下の軽度の膨隆はまだみられるも心窩部の圧痛はなかった。

半夏瀉心湯の病理を龍野先生は次の如く述べている。
「発汗下を経て表裏虚し、ただ心下に気が痞塞して流通せず、その痞気が上下に動揺しようとする状態」。そして、その証を「中部（心下）の気痞上下に動揺するもの」と定義している（『漢方医学大系⑭・傷寒論・金匱要略要方解説』）。要するに最も基本になるのは心下の気痞であるが、原因は種々のものが考えられよう。
　過食によって胃部に（邪）気が集結するのもその一つ。この場合は胃の負担になっているものをすみやかに排除するのが一番であるが、"嘔多きものは下すべからず"（傷・陽明）より、本症例には大黄剤は適応とならない。黄連・黄芩で心下の熱を清するのだが、黄連解毒湯を加えてその力を更に強めたといってよかろう。
　初めからここまで考えたのではなく、今迄半夏瀉心湯を多く使ったが、単味ではさほどの切れ味を経験しなかったことと赤ら顔より合方したまでである。が、結果としてよく効いた。こうした使い方の自在に出来るのは、やはりエキス製剤を手にしているからである。　　　（『漢方臨床320例』〈症例61〉p.174）

「胃がドーンとするのに半夏瀉心湯（エキス）＋黄柏末」
　　昭和32年生　46歳　♀
　漢方一家である。そして不思議と皆漢方がよく効く。本人の治験は何度か本誌（『東静漢方研究室』）に報告させて頂いた。元々胃腸が余り丈夫でなく、その為の薬をしばしば持っていく。カルテの傷病名も慢性胃炎、胃下垂、眩暈、低血圧症等々となっている。やせ型。
　本年（平成16年）初、亜急性甲状腺炎で国立東静病院（現 静岡医療センター）に入院治療したりで、しばらく間を置いて、7月26日久し振りにやって来た。胃がドーンとする、冷たいものを摂った為かという。この時しっかり弁証することなく湿邪、食積の平胃散、冷の安中散とし、その合方を出した。5日分。
　多分これでよくなるだろうと思っていたら8月4日、胃のドーンとする感がとれない、体がスッキリしないので家にあった我朮・黄柏・ゲンノショーコを含む置薬を服したらスーッとした、と言って来院。我朮・ゲンノショーコの入った薬価収載薬はないので、苦し紛れに半夏瀉心湯（エキス）に少量の黄柏末を加え投与した。5日分。
　8月13日。あの薬大変よく効いたのでもう少し欲しいと来院。
　半夏瀉心湯は「熱の邪と水の邪が心下に痞えて、痞硬をきたし、上下に動揺を起こし、嘔吐・腹中雷鳴・下痢などを発するものに用いる」（矢数道明『臨床応用漢方処方解説』）という。

即ち単純な湿邪ではないが、胃がドーンとして重苦しいという場合は湿邪を考えたい。湿邪が長く留まれば熱を帯びて来る。黄柏は蛇足だったかも知れない。
（『漢方臨床 320 例』〈症例 70〉p.186）

「胃部症状（不快、張る、むかつく等）に半夏瀉心湯（エキス）＋平胃散」
　昭和 3 年生　76 歳　♀
　高血圧症、高脂血症の傷病名で通院している。カルシウム拮抗剤、メバロチンを処方し、血圧、コレステロールはほぼ良効にコントロールされている。時々かぜっぽいとか胃の具合悪いとかで、葛根湯とか小柴胡湯を臨時で投与する。身長 147.2cm、体重 48.2kg。顔色は余りよい方ではない。検査では尿蛋白（+）、血清クレアチニン 1.31 と軽度の腎不全はあるも殆んど進行性がない。
　平成 17 年 6 月 13 日。この日胃の薬として出していた小柴胡湯に替えて、五積散（エキス）＋安中散を 3 日分処方している。カルテの記載が不十分で変方の理由を思い出せないが、恐らくお腹を冷やしたのではなかろうか。6 月 28 日は別に何ともいってないので、それでよかったのであろう。
　7 月 9 日。2、3 日体調が悪い。昨夜胃部不快あり、トイレに何度も起きた。お腹が時々痛む。便の出もよくない、スッキリしないという。舌証；舌苔（+）、湿（+）。腹証では胃部にやわらかい抵抗がある。左臍下には瘀血腹証の圧痛がある。食欲は普通だという。かぜの症状はなかったが胃腸型かぜの一種だろうぐらいに考え、藿香正気散科に少量の芍薬・大黄を加味し処方した。
　7 月 15 日。昨日よりまた胃が張る、むかつく、大便は量が少なく回数のみが多い、排便痛はないという。要するに 7 月 9 日の病状がまだ治り切っていないということ、つまり藿香正気散加方は効がなかった。半夏瀉心湯（エキス）に少量の平胃散を加味し処方する。5 日分。
　8 月 10 日。定期の来院。先回の薬は大変よく効いて一服したら症状がすーっと取れてきた。2 日分を服し余ったのは取って置き時々服した。本日も予備にいただきたい、という。
　半夏瀉心湯証、「中部（心下）の気痞上下に動揺するもの」（龍野一雄）。気痞によって停水を生じ、留まることで熱を帯びる。その熱の邪と水の邪が心下に痞えて痞硬を来たし、上下に動揺を起こすのが半夏瀉心湯の病態である。平胃散は胃内に食毒と水毒が停滞しているのを平らかにする方である。
　この症例も半夏瀉心湯のみでもよかったかも知れないが、胃内の食積をとる意味もあって加味した。食べすぎた際等には平胃散を中心としたものがよく効くという経験もあってのことである。

ただこの場合あくまでも加味という感覚で規定量の1/3量を用いた。半夏瀉心湯も少しく減量した。あくまで半夏瀉心湯が主方である。エキス剤の長所の一つはこの如き量の加減が自在に出来ることである。

(『漢方臨床320例』〈症例73〉p.192)

「半夏瀉心湯（エキス）＋黄柏末」
　昭和28年生　58歳　♀
以前から冷え症、うつ、自律神経失調症状、不眠等で通院中である。
　中背、やや肥満気味。顔色もよくなく、いかにも冷え症という感じで、水毒体質である。冬季は冷えるので、カイロを体のあちこちに貼りつけている。
　本年（平成23年）6月まで、五積散（エキス）を朝一度、甘麦大棗湯（エキス）を夕に、帰脾湯を夜に各一包服し、更に床に就く時、リーゼ（5）一錠を服していた。五積散は水毒体質と冷えで、甘麦大棗湯は気分の落ち込み、帰脾湯はクヨクヨ悩んで眠られないことで処方した。
　4、5月頃から、リーゼとかレンドルミンを使わなくとも眠られると口にする。やはり足が冷えて、顔がポッポッとする。
　6月27日。五積散（エキス）と桂枝茯苓丸を朝・夕とし、帰脾湯 一包を同じく夜服すようにする。
　7月14日。体調が余りよくない。特に、足に熱い毛糸の靴下をはき、びっくりする程の厚着である。足が冷えるという。同方処方。
　8月31日。顔がポッポッする。気温が31℃近くになると眩暈してくる。特に湿度が高いと悪い。クーラーが辛い。やはり、下肢に厚く衣類をまき付けている。同方処方。
　9月21日。9月に入り、冷えは多少よい。汗が全身から出る。寝汗も多く、夜間一度着替える。足は冷えるが首から上がのぼせ、特に額がひどい。小便はよく出るも、足が時々むくむので灸をしている。
　　　　Rp.　i）五積散（エキス）一包＋防已黄耆湯（エキス）一包　　朝
　　　　　　ii）桂枝茯苓丸 1.0g　　　　　　　　　　　　　　　　夜
　9月29日。汗の出は少なくなった。一昨日、ストレスで不眠。昨日は神経性胃炎のような症状があって、お腹が空かない。
　　　　Rp.　甘草瀉心湯（半夏瀉心湯〈エキス〉＋甘草湯〈エキス〉）
　10月6日。胃の症状は楽になったとのこと。昨日、胃内視鏡の検査を受け、表層性胃炎だとアレコレの薬を処方されるも、何となく服薬に抵抗がある。
　　　　Rp.　半夏瀉心湯（エキス）＋黄柏末

この方を二週間持参し、10月27日の来院時、胃の方はすっかりよくなりました。先回の薬（甘草瀉心湯）より今回の薬の方がよく効きました、と報告してくれた。
　本症例は、本来の冷え症とか不眠、うつ、自律神経失調症状の治験ではない。こちらはその時の雰囲気、考えでそれなりに対処するも、中々一筋縄でいかず苦労させられている。
　甘草瀉心湯は、龍野一雄の『漢方処方集』に、目標として「下利、腹中雷鳴、心下痞硬満、乾嘔、心煩、或は黙々として眠らんと欲するも目を閉じることが出来ず、臥起安からず、飲食を欲せず、声嗄すもの」とある。
　"黙々として眠らんと欲するも目を閉じることが出来ず"、"欲食を欲せず"が、いかにもこの患者にピッタリで処方し、それなりに効いたが、半夏瀉心湯に黄柏末を少量加えたものが、"今回の薬の方がよかった"というのでメモして置いた。
　原点に忠実にという視点からは外れるが、原点の精神を忘れず処方を運用するということで、これは許されよう。黄柏に限らず、黄連末、当帰末、或いは千葉の盛が盛んに発表している竜骨、牡蛎の粉末を加えるというのは、今までの経験からも、少量で結構満足の出来る効を得る。
（本症例は甘草瀉心湯の項でも呈示した。そこでは、エキス剤では半夏瀉心湯に甘草湯を加味することで甘草瀉心湯の方意を得られるとの視点を含めて提示したが、ここでは半夏瀉心湯そのものの視点としてあえて呈示した。)

『日常外来の漢方380例』【消化器〈症例50〉】p.185)

「花粉症の一治験……半夏瀉心湯（エキス）＋五苓散が奏効した」
　　昭和28年生　57歳　♀
　平成21年秋より、更年期障害、口内炎、胃炎の傷病名で通院中である。年齢的に更年期障害とするのはどうかとも思うも、その症状が多彩で更年期の症状と同じであるので、あえてこのようにした次第。それと、しばしば胃部症状を訴え、口内炎がよく出来る。
　その時々の症状に合わせて、あれこれと漢方を与えてきたが、昨年（平成22年）暮からの小柴胡湯（エキス）と桂枝茯苓丸加大黄で体調がよい。中肉中背（〜やや高いか）。顔色も悪くない。
　本年（平成23年）に入ってからの経過を記す。
　1月11日。尿量が増えた。身体のむくむ感じが減った。睡眠もよい。一昨日、食べ過ぎた為か、口内炎（アフター性）がまた出来た。血圧120/76mmHg。

Rp.　小柴胡湯（エキス）＋桂枝茯苓丸加大黄

　この日は、その他として二陳湯（エキス）＋黄連解毒湯（エキス）を口内炎用として５日分処方し、こちらを先に服すよう指示。
　小柴胡湯と桂枝茯苓丸加大黄で小便の出がよくなったというのである。
　２月８日。口内炎が大分よくなって、出ても余り長く続かない。
　最近、胸やけ症状があって、続いて頭痛（前頭部のズキズキするような）、嘔吐が起こってくる。午前中に多く、その間はフワフワ、ヨロヨロしたような感じが続く。食欲はある。血圧 128/84mmHg。小柴胡湯と桂枝茯苓丸加大黄は同様に出し、頓用で半夏瀉心湯（エキス）＋五苓散を処方した。上記症状のある時に服してみましょう、という感じである。
　３月19日。少し動悸、不安感がある。これは東日本大震災に続く、静岡県東部大地震の影響もあろう。この日は右足をかばうようにして診察室に入って来た。右股関節部、下腿の痛みがあって、整形外科で腰からきているといわれたとのこと。
　興味深いことを話してくれた。
　先日いただいた胃の薬を服すと、花粉症の症状がピターッと止まります。眼の痒みはさしてひどくないが、クシャミ、鼻水が辛かった。胃薬を一回服すと鼻水が止まり、二日間程は非常に楽に過ごせる。早めに服すとよいみたい。勿論、胃の調子もよいし、頭痛も軽くなります、と。
　本年は花粉の量が夏の猛暑で例年の10倍は飛ぶであろうといわれていたので、それなりの覚悟をしていた。しかし、２月のきびしい冷え込みの為か、花粉症発症の時期は却っていつもより遅かった。それが三月に入ってどっと出てきて、重症のものが多かった。
　私はこれ迄、麦門冬湯（エキス）＋三物黄芩湯（エキス）を主体とするものと、逆に小青竜湯（エキス）（＋越婢加朮湯〈エキス〉）を主体とするもので何とか切り抜けてきた。しかし、半夏瀉心湯＋五苓散は初めてである。それも一回服薬すると二日間は楽であるというから、かなりよく効いたといえよう。水毒 イコール 五苓散とすれば、それなりの説明はつくし、半夏瀉心湯も理屈は付け得よう。
　しかし、私はそれよりも漢方治療の多面性というか、偶然性というか、そのことに興味を覚える。或いはこちらにこそ漢方の本質があるのかも知れない。全く思いもせぬ方で奏効する。西洋医師はこれを、時にはこういうこともあろう、或いはたまたまであろう、といって相手にしない。しかし、よくなったというのは、まぎれもない事実である。逆によくなる、治癒する、楽になる、との視点に立てば、プラセボであろうと、漢方であろうと、洋薬であろうと、そ

れは何でもよいのだ。

　医療、癒やしには、よくするでなく、よくなるとの視点が重要であり、より患者の側に立っているといえよう。今後はこのスタンスでの研究が望まれるのではなかろうか。　　　　　（『日常外来の漢方380例』【耳鼻科〈症例18〉】p.561）

文蛤湯
ぶんごうとう

POINT

①本方構成生薬の文蛤については混乱がある。現在市場で文蛤の流通はなく、"海蛤殻"の名称で粉末状のもののみが入手出来る。
②この海蛤殻と文蛤の厳密な異同は分からない。
③更に、本方条文の"文蛤湯主之"は"文蛤散主之"となすべきであり、五苓散条文の"反不渇者、服文蛤散、若不差者、与五苓散"の文蛤散は文蛤湯とすべきとの意見がある。
④榕堂は『類聚方広義』頭註で強くこれを主張している。
⑤しかし、私は本条文をそのまま、そのものとして理解しようとするスタンスをとる。
⑥本方条文の冒頭の"吐後"、これに対し、何等かの処置がなされて吐したのか、病気による自然の経過として吐したのか、二つのケースが考えられるが、ここはいずれのケースも含むと解釈する。
⑦"渇欲得水"は意味深長な表現である。強いて口語訳すれば、"水が欲しいなーと思う"であろうが、激しい嘔吐で体力を消耗して積極的に水を求める意欲すら薄らいでいると考えるのである。
⑧"而貪飲者"、しかし陰虚の病態が強度故、水に有り付くと貪るように飲む。
⑨つまり、水を求める動作は、激しい嘔吐反射で体力を消耗しているので、一見静的であるが、一旦水にありつくと貪るように飲む。それだけ陰虚の病態が強いのである。
⑩これに類することを現在の気象を例に述べた。
⑪体力が弱っている高度の陰虚病態、一方で貪るように水を飲むことによって胃に水分過剰をおこしてそれが溢飲になる病理が展開され始めているもの、と本方証を定義してよかろう。

⑫この病態を治すには、一方で組織に柔軟性を与えながら、一方で邪魔になっている水飲の停留をさばくことが必要になる。この配慮がなされているのが大青竜湯類縁の本方である。
⑬"兼主微風脈緊頭痛"も問題の多い文章である。
⑭私はこれを次のように解釈した。条文の微風を軽いかぜとするものが多いが、これがそもそもこの条文の解釈を困難にしている。強度の陰虚が存在するのだから、その為に虚熱を生じ、体が熱っぽく、軽くかぜでも引いたようだというのを、このように表現したのではないか。
⑮本方の具体的治験はない。私も一例の治験すら持っていない。

文蛤湯の内容

図表52は、大塚敬節の『金匱要略講話』、龍野一雄の『新撰類聚方』、金子幸夫の『金匱要略解説』、及び中国・中医研究院編の『金匱要略』で文蛤湯方をみたものである。

各書で条文に異同はないが、龍野は"兼微風脈緊頭痛"を独立の条文に作る。龍野の本方方意の理解に基づくものと考える。

図表53は、諸家の文蛤湯方である。

杏仁と大棗の量が多少異なるのみである。6升を2升に、つまり3分の1に煮つめるのは十分に煎じて文蛤、石膏の有効成分の抽出を高めようということであろう。また、本方が頓服的服法であるのは大青竜湯に近い内容故に、注意深く与えて様子をみなさいとの意からと理解する。

図表 52　文蛤湯の条文とその方

大塚敬節『金匱要略講話』 "吐後。渇欲得水。而貪飲者。文蛤湯主之。兼主微風脉緊頭痛。" 　　　　　　　　　　　　　　　　　　　　　　　　　　（金・嘔吐噦下利病） 　文蛤湯方 　　　文蛤 五兩　麻黃 甘草 生薑 各三兩　石膏 五兩　杏仁 五十箇　大棗 十二枚 　　　右七味。以水六升。煮取二升。温服一升。汗出卽愈。
金子幸夫『金匱要略解説』 "吐後渇欲得水而貪飲者、文蛤湯主之。兼主微風脉緊、頭痛。" 　　　　　　　　　　　　　　　　　　　　　　　　　　（金・嘔吐噦下利病） 　文蛤湯方 　　　文蛤（五兩）　麻黃（三兩）　甘草（三兩）　生薑（三兩）　石膏（五兩） 　　　杏仁（五十枚）　大棗（十二枚） 　　　右七味、以水六升、煮取二升、温服一升、汗出卽愈。
龍野一雄『新撰類聚方』 "吐後渇欲得水、而貪飲者、本方主之、"（嘔吐） "微風、脉緊頭痛、"（嘔吐） 　文蛤湯 　　　文蛤 五両　麻黃 甘草 生薑 各三両　石膏 五両　杏仁 五十箇　大棗 十二枚 　　　右七味、以水六升、煮取二升、温服一升、汗出即愈、
中国・中医研究院編『金匱要略』 "吐後渇欲得水而貪飲者，文蛤湯主之，兼主微風脈緊頭痛。" 　　　　　　　　　　　　　　　　　　　　　　　　　　（金・嘔吐噦下利病） 　文蛤湯方 　　　文蛤（五兩）　麻黃 甘草 生薑（各三兩）　石膏（五兩）　杏仁（五十個） 　　　大棗（十二枚） 　　　右七味，以水六升，煮取二升，温服一升，汗出即愈。

図表53　諸家の文蛤湯方

	文蛤	麻黄	甘草	生姜	石膏	杏仁	大棗	
荒木性次 『新古方藥囊』	5.0g	3.0g	3.0g	3.0g	5.0g	2.0g	4.0g	右七味を水一合二勺を以て四勺に煮つめ、滓を去り二勺を温服す。本湯を服して汗が出れば即ち愈ゆるなり。
大塚敬節・矢数道明 『経験・漢方処方分量集』	5.0g	3.0g	3.0g	3.0g (乾1.0)	5.0g	4.0g	3.0g	(一日量)
森田幸門 『金匱要略入門』	5.0g	3.0g	3.0g	3.0g	5.0g	5.0g	4.0g	以上七味、水600㏄を以て煮て200㏄となし、100㏄を温服せよ。発汗するときは治愈する。

文蛤湯の方意

> 吐後、渇欲得水、而貪飲水者、文蛤湯主之、兼主微風脈緊頭痛、
> 　　　　　　　　　　　　　　　　　　　（金・嘔吐噦下利病）

　本条文の文蛤湯は、文蛤散の誤りであるとの説がある。
　尾台榕堂は、『類聚方広義』の頭註で次の如く述べている。
「文蛤湯の其の症は錯誤なるや明なり。之を事実に験すれば則ち自ら了了たり。夫れ此の方は大青竜湯と出入する所僅かに一味にして、而して分量亦小異有るのみ。此の方は本より発散の剤なり。方後に汗出即愈の語を観る。而して見るべきか、兼主云々の八字の如き註語に似ると雖も亦以て其の方意を見すに足る。(中川注："……の語を観る。而して見るべきか、兼主云々……"と訳しているが、"方後の汗出即愈を観て〈頭に入れて〉〈本条文を〉見るべきだ、とする方がよいと思う)。今挙ぐる所、

特り渇飲の一症のみ。是れ渇して水を飲まんと欲すは止まざる者と同じく文蛤散の症なり。此に由て之を観れば、吐後以下の十字は錯簡たるや断乎として明らかなり。按ずるに、五苓散の条に列挙する所の症は正に是れ文蛤湯の症なり。本論（中川注：五苓散の条文）に文蛤散と作るは誤なり。全章の意を審かにすれば、其の義自ら見る。金匱、本論（中川注：五苓散の条文）倶に錯誤に属す」（西山英雄訓訳『和訓類聚方広義』）。

つまり、榕堂は傷寒論・太陽下篇の条文"病在陽、……反不渇者、服文蛤散、若不差者、与五苓散"の文蛤散は文蛤湯であり、金匱の本条文の文蛤湯は文蛤散である、というのである。中国・中医研究院編の『金匱要略』も、〔注解〕で同様のことを述べている。

金子は、「本条文の『文蛤湯主之』の五字は、『頭痛』の下に移して解釈がなされている。また、『兼主』の『主』の字は、衍文であるとされている」（『金匱要略解説』）と述べる。文蛤湯の処方構成と記載されている症候との微妙な不調和、更には"兼主"以下の文言との整合性の視点から、上記の如き解釈をしたのであろうが、やはり無理が感じられる。

龍野一雄は"吐後……文蛤湯之を主る"と"兼ねて……主る"の二節に分けてはいるも、そのまま、そのものとして解説する（『漢方医学大系⑧・漢方入門1』）。

大塚敬節は、「この薬方は越婢湯とか大青竜湯とかに似ていませんか」（『金匱要略講話』）と述べ、「私はこれを使った経験が無いのです」（同書）とし、上記の件に深く触れることなくさらりと流している。

このような状況の中で、いかなるスタンスで本条文を考えていくべきか。私は龍野と同じく、本条文をそのまま、そのものとして検討する。

「吐後」。これに二つのケースが考えられる。一つは何等かの処置がなされて吐した、一つはそれがなくて病気の自然の経過として吐したであるが、そのいずれであろうか。どちらのケースも含むと解釈する。

つまり、眼前の患者は吐した後の結果としての病態を呈しているのである。吐すことで如何なることが惹起されるか。治癒機転としての嘔吐もある筈だが、この場合は胃の負担は軽減し、多くはこれで自ずと治癒に向かうであろう。一方、これでよくならないものが存在する。また、嘔吐反射によってこれに関与する筋群は疲労し、その全身への波及も考えられる。しかし、最も顕著なものは水液の喪失である。

条文は「渇欲得水」と続くが、正にそのことを示している。"渇"の文字は傷寒論、金匱要略に結構多く出てくる。その基底の病理はその場の津液不足であるも、単純に全身の津液（水液）が不足しているとのみは出来ない。例えば、

肝硬変末期で著明な腹水に苦しむ患者の場合、生体総体としての水液はむしろ過剰になっているも、患者は激しい口渇を訴える。明らかに水液の偏在である。
　また、理中丸方後の"渇欲得水者加朮"なる、或いは生姜甘草湯の"咽燥而渇"なる言葉は、濁飲が胃中にあるも、それは生体にとって役立たないので、渇を覚えると解釈しなくてはならない。その他、瘀熱（茵蔯蒿湯）、熱結在裏（白虎加人参湯）による場合もあるのだ。
　本方の場合は、単純に嘔吐による喪失性の水液不足としてよかろう。
　ここで、本条文の"渇欲得水"、口語訳すれば水が欲しいなと思うとでもなろうが、誠に考え抜かれた表現だと感心する。激しい嘔吐で体力を消耗して、能動的に水を飲もうとする意欲すら弱くなっているのである。しかし、水液の喪失が強いので陰虚の病態は高度、よって、水に有り付くと貪って飲む。それが「而貪飲者」である。つまり、ただ水を飲みたいと思うだけでなく、むさぼるように飲むのである。ここで、"而貪飲者"の"而"はどのような意味を有するのであろうか。福田佳弘は、麻黄湯及び大青竜湯の条文にみられる"而"の字義について、病態の劇化を意味すると述べる（『漢方の臨床』62〈3〉：58, 2015）も、では厚朴三物湯の"痛而閉者、厚朴三物湯主之"の"痛而閉"はどうなのか。病態の劇化では説明し難い。これについて私は、「『閉而痛』とすれば閉じることが原因で痛みを起こす場合と解釈されるが、本条文は『痛而閉』である。その原因は今は定かでないが、まずとにかく痛む、そして、閉じた状態である、と。"痛"と"閉"を対等の症候としている。……」（『「傷寒・金匱」薬方大成・三味編』）と述べた。
　本条文の"而貪飲者"も、この線上で解釈したい。まず、口が渇いて水が欲しいと思い、（水に有り付くと）貪って水を飲む者、である。病態が悪化したので貪って水を飲むのではない。これには文蛤湯を与えるがよい（文蛤湯主之）、というのである。
　この条文のポイントは、"水が欲しいなー"と一見口のかわきもさほどでないが、水に有り付くと貪って飲むことと考える。もし口が渇いて水が欲しいと思うだけなら、水を与えれば治癒する筈であるのに、それだけでは病状が改善しないので、薬の必要性が生じてくる。或るセットポイントを踏み越えると、自力のみでは立ち直れないということである。
　龍野はこの節を解説して、次のように述べる。
「文蛤散も渇を治し、石膏も渇を治すから文蛤湯も同様に渇を主ることは当然考えられる。しかしこの渇は吐後に起ったもので吐剤によって胃内の水が欠乏し熱を生じて渇するに至る。文蛤石膏共に寒剤だから裏熱があることが窺われ

る。所が貪るように水を飲むと今度は胃に水分過剰を起して来てそれが溢飲になる可能性がある」(『漢方医学大系⑧・漢方入門1』)。

　龍野は吐剤によっての嘔吐とするが、この点は私の最初に述べたことと異なる。

　また、貪るように水を飲むと溢飲になる可能性を指摘しているが、これが麻黄、杏仁、生姜の宜肺散飲の薬物を含む理由なのだと言外に述べているのだろう。

「兼主微風脈緊頭痛」。"兼主"の"主"は衍文であるとされている。荒木はこれを、同時にあわせて微風（風邪）で脈がしまり頭痛する者を治す、と中国・中医研究院編『金匱要略』は「軽い風邪にかかって脈象が緊となる、頭痛がするなどの症候をも治療する」、と訳している。

　金子は「また、風寒の邪を外感すると、脈は緊になり、頭痛が出現する。本証は、多量の水を飲むために脾の陽気が虚して水飲が体内に停滞し、また、余熱が完全には清せられず、同時に表証を兼ねた状態にある」(『金匱要略解説』)と説く。

　金子も基本的には同じ立場と考えられる。

　以上の三者の説にはそのまま単純に賛成することが出来ない。

　まず、嘔吐している病態、勿論その原因はここには記されてないので分からないが、結果としての嘔吐の病態に、更にかぜの症状が重なるいう如きごくごく稀なケースをわざわざ取り上げて説明する必要があるだろうか、との疑問である。これが賛成出来ない第一の理由である。

　次に本条文の前節と病理的にどのように整合性を持たせるか、これも困難である（金子はこれに触れてはいる）。更に、含まれる生薬との関連も説明し難い。

　これより、次のように考えた。条文の微風を軽いかぜとしているが、これがそもそもの間違いの元ではないか。本病態は吐後で貪るように水を飲むのだから、強度の陰虚でその為に虚熱を生じ、体が熱っぽく、軽くかぜでも引いたようだというのを、こう表現したのではないか。

　一方、貪るように水を飲んだ結果溢飲を生じかけているので脈は緊を呈し、この水毒、或いは虚火による溢飲の上昇等で頭痛を惹起する病理が展開されていると考える。

　本方は**図表54**にみる如く、大青竜湯と極めて近い処方構成である。即ち、大青竜湯の桂枝を去り、文蛤を代りに加えたものである。ただ、分量に於いて、麻黄とか石膏の量を少なくし、甘草、杏仁、大棗を増量している。つまり、大

●七味薬方　文蛤湯　方意

図表54　文蛤湯と大青竜湯

	麻黄	桂枝	甘草	杏仁	生姜	大棗	石膏	文蛤
大青竜湯	6両	2両	2両	40枚	3両	10枚	如鶏子大	
文蛤湯	3両		3両	50箇	3両	12枚	5両	5両

青竜湯の激しさを削ぎ、やや補に傾けたものと考えられる。が、大青竜湯の利水、煩躁の基本効能は保持されている。

　貪るように水を飲むのを煩躁と理解してよく、また、一方に於いて強い陰虚、一方に於いて溢飲の混在する病態で、利水を計るには大青竜湯の如き激しい性を必要とする。五苓散では歯が立たない、ということではないか。

　ここで貪るように水を飲む、というところにポイントがあるのでは、と思うのである。自然界の雨を考えてみれば理解し易かろう。近年の自然現象は何かおかしい。雨の降らない時はそれが何日も続き、大地はカラカラに乾いて固くなってしまう。そして、一旦降りだすと土砂降りだ。このような雨は大地にとって好ましくない。ただ表土を流すだけで大地の深くまで適度の湿りを与えることがない。かつての静かにシトシト降る梅雨は大地に優しく湿りを与えてくれた。

　これと同じよに、貪るようにして飲んだ飲水は、身体組織に好ましい湿りを与えることはなく、己の居場所を見付け、そこに意味なく停留するのみである。従って、この病態を治すには、一方で組織に柔軟性を与えながら（これに対応するのが甘草、杏仁、大棗、石膏であろう）、一方で邪魔になっている水飲の停留をさばく（これに対応するのが麻黄、桂枝、生姜、石膏であろう）ことが必要になる。この配慮がなされているのが正に本方ではないか。五苓散は偏在する水飲をただだ利水するに偏っている。

　日常臨床で、これに近い病態はなんであろうか。

　運用の項で触れてみる。

文蛤湯の運用

● 『類聚方広義』（西山英雄 訓訳『和訓類聚方広義』）
「煩躁して渇し、悪寒、喘咳、急迫する者を治す」

東洞は、最後に「為則按ずるに、当に喘の証あるべし」と述べている。大青竜湯の類方との理解が基底にあったのであろう。この大青竜湯の"煩躁者"を念頭に、"渇欲得水、貪飲者"を渇して煩躁しと、"微風、脈緊、頭痛"を"当に喘の証あるべし"で悪寒、喘咳と訳し、そして文脈全体より受け取る印象より"急迫"を加えたのであろう。東洞の直観と、スパッとした割り切りを感じる。しかし、これのみで具体的な臨床像をイメージするのは困難である。
例えば、一方で渇し、一方で水飲の絡む喘のあるのはどういう病態か、である。

● 荒木性次『新古方薬嚢』
「文蛤湯の證……急に吐き氣を催し、吐いて後のどが渇いてむしように水を飲みたがる者、又風邪を引いて熱があり頭痛やさむけ等もあり汗が出ず時に吐き氣を催し甚だ水を呑みたがるもの。
　文蛤湯は大青龍湯の桂枝を文蛤に更へたるが如き方なれば其の證大青龍湯に少し似たる趣きありて外に向ふ氣少く反って内に迫る所多きものとも思へるなり。之吐き氣ありて水を欲する所以なるべし。平常胃わるく好く水を呑む人など風邪を引きたる時に此の様な證を發することもあるべきか」
荒木は本方条文を二節に分けて、各々の適応を述べているが、このようにすると我々の日常臨床でも、時折遭遇しそうな病態となる。
「平常胃わるく好く水を呑む人など風邪を引きたる時に此の様な證を發することもあるべきか」は大いに運用の参考になる。
現代に於いて、本方の治験を見ない。大塚敬節は「私はこれを使った経験が無いのです」（『金匱要略講話』）と語り、龍野一雄の『新撰類聚方』の頭註は空白である。が、一方で、龍野は本方条文を2つに分け、運用として、その一．嘔吐、その二．発熱、を挙げ、発熱のところで「感冒などに表証軽く口渇頭痛を訴えるものに使う機会を狙っているが未だこの適応証に出合わない」（『漢方医学大系⑧・漢方入門1』）と述べる。
勿論、私には本方の治験は一例もないが、以上検討してみて、意外に面白い

方だと思った。

牡蛎沢瀉散
ぼれいたくしゃさん

POINT

①本方は傷寒論の陰陽易差後労復病篇の方である。
②この"陰陽"は、奥田謙蔵によると「男女の交接を指して言ふ」(『傷寒論講義』)、"易"は「交易又変易の義也」(同書)と。"差後"の"差"は病状が変化して軽快した意であるという。
③つまり、病後の不摂生で、一旦回復に向かったところでの異変であるので、後人が特にこれを追論し、"陰陽易差後労復病"として補遺したものといわれている。
④本方条文の"大病"は重症の急性熱病と解釈する。
⑤何故腰下に"水気"がみられるかについては奥田の説に従った。
⑥奥田は、「此れ病差えて後、精氣未だ平復せず、氣血の循環妨げられ、水氣主として下部に鬱滞し、小便利せざるの致す所也。故に腰より已下に浮腫有りて、未だ上部に及ばざる也」(『傷寒論講義』)と説く。
⑦本方は入手し易い生薬で構成されているも、何故かその具体的治験はない。
⑧勿論、私には本方の治験は一例もない。

牡蛎沢瀉散の内容

図表 56 は、大塚敬節の『傷寒論解説』、龍野一雄の『新撰類聚方』、金子幸夫の『傷寒論解説』及び中国・中医研究院編の『傷寒論』で牡蛎沢瀉散方をみたものである。

条文、方に各書で異同はない。

図表 55 は、諸家の牡蛎沢瀉散方である。

荒木は一回服薬量が 2g であるに対し、大塚・矢数、森田は 1g である。いずれが正しいかでなく、1〜2g の幅を持たせて、病者に対した時の閃きの如きで決めればよいであろう。

図表 55　諸家の牡蛎沢瀉散方

荒木性次『新古方藥嚢』	牡蠣　澤瀉　括蔞根　蜀漆　葶藶　商陸根　海藻 　　　　　　　　　　　　　　　　　　以上各等分 右七味を各別に擣き篩ひて散と爲し更に臼中に入れよく擣き混ぜ、おもゆに和して二．〇を服す。 一日三回服用。若しよく小便出づる事を得れば服するを止むべし。
大塚敬節・矢数道明 『経験・漢方処方分量集』	牡蠣　沢瀉　括蔞根　蜀漆　葶藶　商陸　海藻　各等分 右細末とし一回一．〇　一日三回
森田幸門『傷寒論入門』	牡蠣　沢瀉　蜀漆　葶藶子　商陸根　海藻　括楼根 　　　　　　　　　　　　　　　　　　　各等分 以上七味、各々別に細末となしたる後混和し、重湯をもって 1.0 を服用すること、一日三回せよ。服後小便が快通するときは、後服を中止せよ。

図表56　牡蛎沢瀉散の条文とその方

大塚敬節『傷寒論解説』
　"大病差後、從腰以下、有水氣者、牡蠣澤瀉散主之。"（傷・辨陰陽易差後勞復病）

　牡蠣澤瀉散方
　　牡蠣 熬　　澤瀉　蜀漆 煖水洗去腥　　葶藶子 熬　　商陸根 熬　　海藻 洗去鹹
　　括蔞根　各等分

　右七味、異擣、下篩、爲散、更於臼中、治之、白飲和、服方寸七。日三服。小便利止後服。

金子幸夫『傷寒論解説』
　"大病差後、從腰以下有水氣者、牡蠣澤瀉散主之。方四。"
　　　　　　　　　　　　　　　　　　　　　　　　　　（傷・陰陽易差後勞復篇）

　牡蠣澤瀉散方
　　牡蠣（熬）　澤瀉　蜀漆（煖水洗去腥）　葶藶子（熬）　商陸根（熬）
　　海藻（洗去鹹）　括樓根（各等分）

　右七味、異擣、下篩爲散。更於臼中治之、白飲和服方寸七、日三服。小便利、止後服。

龍野一雄『新撰類聚方』
　"大病差後、從腰以下、有水気者、本方主之、"（差後）

　牡蠣沢瀉散
　　牡蠣 熬　　沢瀉　蜀漆 煖水洗去腥　　葶藶子 熬　　商陸根 熬　　海藻 洗去鹹
　　括楼根 各等分

　右七味、異擣、下篩為散、更於臼中治之、白飲和服、方寸七日三服、小便利、止後服、

中国・中医研究院編『傷寒論』
　"大病差後，從腰以下有水氣者，牡蠣澤瀉散主之。"
　　　　　　　　　　　　　　　　　　　　　　　（傷・陰陽病および差後勞復病）

　牡蠣澤瀉散方
　　牡蠣（熬）　澤瀉　蜀漆（暖水洗去腥）　葶藶子（熬）　商陸根（熬）
　　海藻（洗去鹹）　栝蔞根（各等分））

　右七味，異搗下篩爲散，更臼中治之，白飲和服方寸匕；日三服。小便利，止後服。

●七味薬方　牡蛎沢瀉散　内容

牡蛎沢瀉散の方意

> 大病差後、從腰以下有水氣者、牡蠣澤瀉散主之、（傷・陰陽易差後勞復篇）

　本条文の属する"陰陽易差後労復病"を解説して奥田謙蔵は次のように述べる。

　「茲に陰陽とは、蓋し男女の交接を指して言ふ。易とは、交易又は変易の義也。此の病、固より従前より在りし所の證に非ず。男女の交はること甚だ早きに因り、病、交易し、新たに病證を現はすなり。故に之を陰陽易と謂ふ。男子の新たに得る者は、之を陰易と謂い、女子の新たに得る者は、之を陽易と謂ふ。

　病新たに瘥えて、起居労作を慎まず、其の労力過劇なるに因て、復（ふた）たび病む者は、之を差後労復病と謂ふ」（『傷寒論講義』）。

　要するに病後の不摂生である。一旦回復に向かったところでの異変であるので、後人が特にこれを追論して補遺したものであろうといわれている。

　冒頭の「大病」について、二つの解釈がある。一つは重病とするもの、一つは外感性の熱病とするものである。荒木性次、金子幸夫、森田幸門は前者の立場をとり、高山宏世は後者である。

　森田幸門は「大病というのは病源候論に記載せる如く、中風、傷寒、熱労、温瘧の類で、重篤なる急性熱病のことである」（『傷寒論入門』）といい、高山は「大病とは、傷寒や温病などの外感性の熱病を指します」（『傷寒論を読もう』）という。

　本条文の前々に、"大病差後労復者、枳実梔子豉湯主之"なる条文がある。『「傷寒・金匱」薬方大成　三味編』で、これにつき以下の如く述べた。「大病は『①重症な疾病。②急性および亜急性の熱病」（『漢方用語大辞典』）という。本方（枳実梔子豉湯）は傷寒論の方であるから当然急性熱病である。しかし、ただ急性熱病とするでなく、"大"の本来もっている広大、長大、多大など盛大の義をもたせて、大病…重症の急性熱病、とするのがよかろう」、と。往時に於いて感染症は最も恐れられた疾患であった。その感染症を渾身の力でなんとか制圧したんだよの意がこの大病の"大"に含まれていると考えるのである。

　「差後」の"差"は病状が変化して軽快した意である。

　奥田は、「差は、音サイ、病差（中川注：ヤヤ）解して、未だ全く平常に復し終らざるを謂ふ。愈の字と少しく異なれり」（『傷寒論講義』）と述べる。これより、"大病差後"は急性熱病ではらはらしたがやっと峠を越し明かりの見え始めた時と解するのがよいであろう。

「從腰以下有水氣者」。"水気"は「水腫のこと」（『漢方用語大辞典』）という。つまりむくみである。むくんでいるところは水がたまっていると推定するも、眼で直接水を確認することは出来ない。この為水の気配があるとの意で"水気"と表現したのであろう。更には"水"だけでなく"気"の変調もあることをいおうとしたとも解釈出来るが、そこまで考える必要はなかろう。

では、何故腰以下にそれが見られるかについて、諸家が種々述べているも奥田謙蔵の説に従いたい。「此れ病差えて後、精氣未だ平復せず、氣血の循環妨げられ、水氣主として下部に鬱滞し、小便利せざるの致す所也。故に腰より已下に浮腫有りて、未だ上部に及ばざる也」（『傷寒論講義』）。

牡蛎沢瀉散の運用

● 『類聚方広義』（西山英雄 訓訳『和訓類聚方広義』）
「身体腫れ、腹中に動有り。渇して小便利せざる者を治す」
　頭註に、
「後世、虚腫と称する者は、此の方に宜しき者あり。宜しく其の症を審かにし以て之を与うべし。若し散を服し能わざる者は湯と為し用いて可なり」

● 奥田謙蔵『漢方古方要方解説』
「応用
　Ⅰ）心悸亢進、逆上感あり、尿利著しく減少し、腰脚より趾頭に至るまで水腫ある証。
　Ⅱ）身体稍や羸痩し、逆上感あり、下腹部麻痺し、尿利減少し、下肢腫れて倦怠甚だしき証。
　Ⅲ）或は発汗し、或は下して後、心悸亢進、逆上を感じ、尿利著しく減少し、下腹部麻痺し、脚部腫れて脱するが如き感ある証。
　Ⅳ）発汗、下後、全身疲労し、頭重、逆上を感じ、尿利渋滞し、脚部腫れて惼痛し、特に亀頭部に寒冷を覚ゆる証」

● 龍野一雄『新撰類聚方』
「Ⅰ）脚気・腎炎・ネフローゼ・心臓不全・栄養失調等で浮腫が腰以下に強く小便不利心下緊張等を伴うもの」

　本方の具体的治験はないが、細野史郎が座談会「診療餘話」で師新妻の治験を紹介している。
「マーグンクレーブス（胃癌）の患者に解急蜀椒湯又は附子粳米湯に丁香、縮砂をやりましたら、胃痛はなくなつたが全身が腫れて來たので、枳朮湯をやられました。いつもならそれでほどなく腫れが引く筈だがその人には一向に効かない。そのうちに腰以下がひどく腫れて來たりしたのでこんどは牡蠣澤瀉散料を與えられた處が、腫れが引いたと同時に、例の胃癌といわれていたでき物も消失してしまつていたと云う話を聞いたことがありました」（『漢方の臨牀』2〈1〉：22, 1955）。

　私には勿論本方の治験は一例もない。

苓甘薑（姜）味辛夏仁湯

りょうかんきょうみしんげにんとう

＊正式の方名は苓甘五味加薑辛半夏杏仁湯であるが、苓甘薑（姜）味辛夏仁湯の略称を用いる。

POINT

①本方は、小青竜湯服後の変証に対する一連の対処のうちの一方である。
②具体的には苓甘薑味辛夏湯服後の変証に対する方である。
③つまり、苓甘薑味辛夏湯によって痰飲が去り、嘔気がとまったが、今度は身体がむくんできたというもの（其人形腫者）に与える方というのだ。
④しかし、苓甘薑味辛夏湯によってむくみを惹起するということは考え難い。むくみが目立ってきた、第一の症候になったということではないかとの私見を述べた。
⑤つまり、本方の前の苓甘薑味辛夏湯は、"冒"及び"嘔"が、その前の苓甘薑味辛湯は"欬"及び"胸満"が第一の症候というだけで、それらにも身体のむくみっぽさは存在していたと考えるのである。
⑥そのむくみを取るに、杏仁を加えるところが興味深い。
⑦杏仁は上焦、肺に親和性を持ち、"水"に関連した病態を治すといえよう。
⑧このような病態には、一般には麻黄をまず考えるが、麻黄は発表作用が強く陽気を消耗させる危険があって、小青竜湯証からよたよたしながらやっと辿り着いた本方証には使い難いと述べた。
⑨本方は薬価に収載され、エキス製剤が発売されているが、その治験はさして多くない。その方意が十分に理解されていない為と考えられる。
⑩龍野一雄は、条文の"其人形腫"を浮腫及び浮腫でなくて何とな

> く腫れぼったいものの二つに掛けて解釈していると述べている
> が、これを目標にすれば結構運用の幅が広がると思われる。

苓甘薑（姜）味辛夏仁湯の内容

　図表 57 は、大塚敬節の『金匱要略講話』、龍野一雄の『新撰類聚方』、金子幸夫の『金匱要略解説』、及び中国・中医研究院編の『金匱要略』で苓甘薑（姜）味辛夏仁湯方をみたものである。
　条文、及び方に於いて、各書で異同をみない。
　図表 58 は、諸家の苓甘薑（姜）味辛夏仁湯方である。
　荒木性次は茯苓、甘草、乾姜、細辛の量を原典の1/2量とする（荒木は一両を1gに換算する）。頑なまでに原典に忠実である荒木が何故このようにするか。恐らく原典の指示からの誘導であろう。
　原典は「煮取三升、去滓、温服半升、日三」となっている。つまり煎液の半量を残す、換言すれば1袋を2日で服すことで、作り置きしておくのである。冷蔵庫がない時代、どのように保存したのか。そもそもなぜこのような作り方をしたのか。これに対する言及はどの成書にもない。
　奥田謙蔵は全ての方に於いて、服す度に煎じる法をとる。薬は服す度に心を込めて作って与えるべきだとの奥田の哲学によるのであろう。
　龍野一雄、森田幸門は原典に従い、茯苓、甘草、五味子、乾姜、細辛の量を荒木の倍量とする。半夏、杏仁の量が各々異なる。これは各自の臨床経験からの調整と考える。
　龍野処方は半夏の量が多い。
　本方は薬価に収載され、小太郎漢方が製剤を作っているが、大塚敬節・矢数道明の『経験・漢方処方分量集』に準拠している。

図表57 苓甘薑（姜）味辛夏仁湯の条文とその方

大塚敬節『金匱要略講話』
"水去嘔止。其人形腫者。加杏仁主之。其證應内麻黄。以其人遂痺。故不内之。若逆而内之者必厥。所以然者。以其人血虛。麻黄發其陽故也。"（金・痰飲欬嗽）

　苓甘五味加薑辛半夏杏仁湯方
　　　茯苓 四兩　　甘草 三兩　　五味 半升　　乾薑 三兩　　細辛 三兩　　半夏 半升
　　　杏仁 半升
　　　　　 去皮尖
　　右七味。以水一斗。煮取三升。去滓。温服半升。日三。○俞本。
　　　　　　　　　　　　　　　　　　　　　　　　　　　　　　有服字。

金子幸夫『金匱要略解説』
"水去嘔止、其人形腫者、加杏仁主之。其證應内麻黄、以其人遂痺、故不内之。若逆而内之者、必厥。所以然者、以其人血虛、麻黄發其陽故也。"（金・痰飲欬嗽）

　苓甘五味加薑辛半夏杏仁湯方
　　　茯苓（四兩）　甘草（三兩）　五味子（半升）　乾薑（三兩）　細辛（三兩）
　　　半夏（半升）　杏仁（半升、去皮尖）
　　右七味、以水一斗、煮取三升、去滓、温服半升、日三服。

龍野一雄『新撰類聚方』
"水去嘔止、其人形腫者、加杏仁主之、其証応内麻黄、以其人遂痺、故不内之、若逆而内之者、必厥、所以然者、以其人血虛、麻黄発其陽故也、"（痰飲）

　苓甘五味加薑辛半夏杏仁湯　　略称 苓甘味辛夏仁湯
　　　茯苓 四両　　甘草 三両　　五味 半升　　乾薑 三両　　細辛 三両　　半夏 半升
　　　杏仁 半升
　　　　　 去皮尖
　　右七味、以水一斗、煮取三升、去滓、温服半升、日三服、

中国・中医研究院編『金匱要略』
"水去嘔止，其人形腫者，加杏仁主之；其證應内麻黄，以其人遂痺，故不内之。若逆而内之者，必厥。所以然者，以其人血虛，麻黄發其陽故也。"
　　　　　　　　　　　　　　　　　　　　　　　　　　　　　（金・痰飲咳嗽）

　苓甘五味加薑辛半夏杏仁湯方
　　　茯苓（四兩）　甘草（三兩）　五味子（半升）　乾薑（三兩）　細辛（三兩）
　　　半夏（半升）　杏仁（半升，去皮尖）
　　右七味，以水一斗，煮取三升，去滓，温服半升，日三。

図表58　諸家の苓甘薑（姜）味辛夏仁湯方

	茯苓	甘草	五味子	乾姜	細辛	半夏	杏仁	
荒木性次 『新古方薬嚢』	2.0g	1.5g	1.5g	1.5g	1.5g	2.5g	2.5g	右七味を水一合を以て煮て三勺となし、滓を去り一日三回に分けて一勺宛温服すべし。
奥田謙蔵 『漢方古方要方解説』	1.6g	1.2g	2.0g	1.2g	1.2g	2.4g	2.4g	右七味を一包と為し、水二合を以て、煮て六勺を取り、滓を去りて一回に温服す（通常一日二、三回）。
大塚敬節・矢数道明 『経験・漢方処方分量集』	4.0g	2.0g	3.0g	2.0g	2.0g	4.0g	4.0g	（一日量）
龍野一雄 『漢方処方集』	4.0g	3.0g	3.0g	3.0g	3.0g	5.0g	3.0g	水四〇〇を以て煮て一二〇に煮つめ一回二〇づつ一日三回服用 便法；水半量で常煎法
森田幸門 『金匱要略入門』	4.0g	3.0g	2.5g	3.0g	3.0g	2.5g	2.5g	以上七味、水1000竓をもって煮て300竓となし、濾過し50竓を温服すること日に三回せよ。

苓甘薑（姜）味辛夏仁湯の方意

水去嘔止、其人形腫者、加杏仁主之、其證應內麻黃、以其人遂痺、故不內之、若逆而內之者必厥、所以然者、以其人血虛、麻黃發其陽故也、

（金・痰飲欬嗽）

本方は、苓甘薑味辛夏湯服後の変証に対する方である。

　苓桂味甘湯、苓甘薑味辛湯、苓甘薑味辛夏湯、本方、苓甘薑味辛夏仁黄湯の5方は、小青竜湯服後の変証に対する一連の対処を記したものであることは前に述べた。

　また、次のように述べた。

「以上を要するに、小青竜湯から苓甘薑味辛夏仁黄湯までの一連の方剤の最もベースの病態は心下の痰飲であり、それがあちこちに干渉し、あれこれの症候を呈する。それに対して適方と考えられるものを投与するも、違った顔をしつこくまた現わすと理解する」(『東静漢方研究室』36〈6〉：40, 2013)。

　本方の前の条文は、「欬滿卽止、而更復渇、衝氣復發者、以細辛乾薑爲熱藥也、服之當遂渇、而渇反止者、爲支飲也、支飲者、法當冒、冒者必嘔、嘔者復內半夏」である。即ち、支飲があるので頭がボーッとし、嘔気を催す。これに痰飲を駆逐し、嘔吐や気の上逆を止める作用のある半夏を加味した苓甘薑味辛夏湯を投与するのである。

　この方によって痰飲が去り、嘔気はとまったが今度は身体がむくんできた(其人形腫者)。この"形腫"につき、龍野一雄は次の如く述べる。

「だが形腫とは何であろうか。私は浮腫及び浮腫でなくて何となく腫れぼったいものの二つに掛けて解釈している。よく顔面などで腫れぼったく感じ指頭で押しても一向に凹まないことがある。四肢でもそういうことがよくある。それを云ったものであろう。どちらにでも解釈できるものはどちらにでも解釈して使って宜しい。実際本方はどちらにでも有効である」(『漢方医学大系⑨・漢方入門2』)。

　日常臨床で龍野の記すような患者をよく見掛ける。これを目標にすれば、本方は結構応用が利くように思われる。これは運用の項で改めて触れる。

　問題は苓甘薑味辛夏湯を投与して、何故このような変証を惹起するかである。

　金子幸夫は、「苓甘五味姜辛半夏湯（中川注：苓甘薑味辛夏湯）を服用すると、脾胃の陽気が回復し、水飲が温化されるので、水飲は消退し、嘔吐は停止する。ところが、肺気が虚して欝滞すると、衛気は外の皮毛に到達出来なくなり、肺の水道の通調を主る機能が失調するので、水気は皮膚に氾濫し、病人の身体に浮腫が出現する」(『金匱要略解説』)と説明する。脾胃の陽気の回復と肺気の虚の二つの条件が設定されている。この二者は連関があるのか、たまたま重なったのか、が明確でない。

　中国の何任は、「肺が壅塞して通じないことによって」(『金匱要略解説』)（身体に浮腫があらわれる）という。金子と同じ趣旨と考えられる。

中国・中医研究院編『金匱要略』は、「身体に浮腫が見られるのは、気が浮上するためであり、これは支飲が浮腫の形で表われた症候である」という。気の浮上というも、この方は冒頭にも述べたように、小青竜湯服後の変証に対する一連の方の一つである。気の上衝に対しては、既に苓桂味甘湯で対処している筈であり、また、この方には直接気の上衝を下げる薬物はない。また、気が浮上すると何故浮腫が惹起されるのか、その病理が分からない。この解説には従いかねる。ただ、「支飲が浮腫の形で表われた症候」は賛成だ。

「水去嘔止」。前条文は"為支飲"であるから、"支飲去嘔止"としてもよさそうなのに、わざわざ"水去"と慎重に言葉を選んでいる。

従って、この"水去"の"水"は、"冒"及び"嘔"をきたす余剰の"水"の意にとるべきであろう。半夏によって胃内の余剰の"水"は除去し得たので、"冒"とか"嘔"はなくなるも、大本の支飲が残存するので身体がむくみっぽい、つまり、"其人形腫"という訳だ。しかし、ここで半夏によって"形腫"が惹起されたとは考え難い。"形腫"は小青竜湯よりずっと続いて存在していると考えるべきであろう。この症候があっても、更に第一義的な症候が存在するので、優先してその対処を取らざるを得なかったのだ。この意味では支飲は水毒体質、むくみとなるも、その顕著な病証が心下に関連して表われるので、あえて支飲といったのかも知れない。

苓甘薑味辛夏湯の検討で、龍野の支飲の定義を紹介し、「龍野は心下の痰飲と上焦の陽虚によるその痰飲上逆を含めて支飲といっていることに注意が必要だろう」と述べた。上述の解釈は龍野の定義に近くなるようにも思われる。もう一度、金匱の四飲について徹底的な検討が必要だ。

さて、条文に戻り、この病態には苓甘薑味辛夏湯に杏仁を加えて与えるがよいとある。ここで突然、杏仁が出てくる。

これに関し、諸家の解説をみてみよう。

大塚敬節、「杏仁を加えて浮腫を目標にしているということは面白いことですね。すると杏仁の働きというものが面白くなります。杏仁というのは普通、喘鳴とか痛みには使っていますけれど、茯苓甘草湯など杏仁の入っているものは、利尿作用があって、浮腫がよくとれるのは、茯苓の働きだけではなくて、杏仁の作用がかなりあるということが考えられます」(『金匱要略講話』)。

龍野は、茯苓杏仁甘草湯の解説で「杏仁は上焦に行き気を下し水を去り血を温める」(『漢方医学大系⑨・漢方入門2』)と述べる。

以上、杏仁の利水作用を上焦、肺に関連づけて説くものが多い。

何任、「(身体に浮腫があられるのは)肺が壅塞して通じないことによってなった

もの」であるから、「肺の壅塞を散らす」杏仁を加える、という(『金匱要略講話』)。
　中国・中医研究院編『金匱要略』、「杏仁を加えて肺気を開くことによって主治する。肺気が開けば、水飲が動き、浮腫は自然に消える」
　傷寒・金匱方で杏仁を含むものは、小青竜湯、麻黄湯、麻杏甘石湯、桂枝加厚朴杏仁湯、茯苓杏仁甘草湯等にみる如く、確かに上焦、呼吸器系の疾患に使用されるものが多いし、小青竜湯方後には「若喘、去麻黄加杏仁半升」とある。ゼイゼイ、即ち喘は、肺の水浸しの状態をイメージさせる。
　いずれにしても、杏仁は上焦、肺に親和性を持ち、"水"に関連した病態を治すといえよう。小青竜湯から本方までの流れをみても、苓桂味甘湯は多少色合いを異にするも、他は全て上焦の、特に呼吸器系の症候が主になっている。従って"形腫"、つまり身体がむくむといっても呼吸器系の症候が全くなくて、ただむくむというのではなかろう。他の症候が治まったので、むくみが目立ってきたと理解する。上焦、肺に親和性を持ち、利水作用のある杏仁が適任といえるのだ。麻黄は発表作用が強く陽気を消耗させる危険があって、小青竜湯証からよたよたしながらやっと辿り着いた本方証には、当然使用し難い。
　条文の後半は、るるそれを述べたものと考える。ここに「其人血虚」という言葉が出てくるが、前の方の苓甘薑味辛夏湯までに既に血虚が形成されているというのであろう。

苓甘薑(姜)味辛夏仁湯の運用

● 『類聚方広義』(西山英雄 訓訳『和訓類聚方広義』)
「苓甘姜味辛夏湯証にして、微腫する者を治す」
　頭註に、
「痰飲家にして、平日、咳嗽に苦しむ者は此の方の半夏の代りに栝蔞実を以てし、白蜜にて膏と為し用うれば甚だ効あり」

● 荒木性次『新古方薬囊』
「苓甘五味薑辛夏仁湯を用ふる證……咳が出て痰多く頭かぶりたる如く重く、嘔き氣ありて全身に腫みある者」

● 奥田謙蔵『漢方古方要方解説』
「応用
　Ⅰ）慢性気管枝炎、及び其の類似疾患。
　Ⅱ）肺気腫にして、其の初期、軽証の者。
　Ⅲ）喘息等」

● 龍野一雄『新撰類聚方』
「Ⅰ）小青竜湯の適応証で虚寒のものに使う
　Ⅱ）腎炎ネフローゼ・萎縮腎・尿毒症・動脈硬化症・脳出血・後の半身不随・脚気・心臓不全・心臓性喘息・栄養失調等で浮腫し脈沈手足冷え小便不利し、或は喘咳或は腹水を伴うもの
　Ⅲ）気管支炎・気管支喘息・肺気腫・百日咳等で咳して顔がむくみ足冷小便不利胃部振水音咳によって嘔く等があるもの」

コタローの本方の能書には次のようにある。
「苓甘姜味辛夏仁湯エキス細粒
　効能・効果
　　貧血、冷え症で喘鳴を伴う喀痰の多い咳嗽があるもの。気管支炎、気管支喘息、心臓衰弱、腎臓病」

　方意の検討の項で、龍野が本方条文の"形腫"につき、「私は浮腫及び浮腫でなくて何となく腫れぼったいものの二つに掛けて解釈している」と述べていることを紹介した。顔とか手や身体が何となく腫れぼったいという患者をまま診る。
　この類の患者は赤ら顔をしていることはなく、貧血っぽい。が、当帰芍薬散のいくような血虚の徴候はさしてない。このような者で上焦、呼吸器系の病症を示すものと捉えれば使い易くなるかも知れない。
　本方は小青竜湯の裏の処方といわれることが多い。この"裏"とはどういう意味であろうか。一つは発熱、悪寒、頭痛、身体疼痛等の表証のないこと、冷え症、脈沈、胃内停水等の裏の症状が中心になるということであろうし、表裏を陰陽に対応させて裏証＝陰証の意味も持たせていると考える。
　本方と小青竜湯は、痰飲の病ということで中核の病態はかなり類似しているが、表出の症候は、小青竜湯が表、陽であるに対し、本方は、裏、陰と異なると理解すべきであろう。

稲木一元は、本方の使用目標と応用を分かり易く次のようにまとめている。

● 稲木一元『臨床医のための漢方薬概論』
「苓甘姜味辛夏仁湯の使用目標と応用
　○応用
　・気管支炎、気管支喘息、気管支拡張症、慢性閉塞性肺疾患（COPD）（慢性気管支炎、肺気腫）、アレルギー性鼻炎など
　○症候
　・咳嗽、喘鳴、息切れ、薄い喀痰、水様鼻汁、胃もたれ、疲れやすい、手足冷え
　○腹部所見
　・腹部軟弱、心窩部拍水音（振水音）
　○体質
　・痩せ型、胃腸虚弱、冷え症、むくみやすい」

　本方は薬価に収載されているが、その治験はさして多くない。その方意が十分に理解されていない為かも知れない。
　私も多くは使わないが、時折本方で喜ばれることがある。
　一例を挙げておく。

「苓甘姜味辛夏仁湯（エキス）の治験……鼻水」
　昭和6年生　77歳　♀
　ホームに入っているので、多くは関連の医療機関のお世話になるが、漢方が好きで時折やってくる。以前にも症例報告（『東静漢方研究室』通巻 No.128〈症例 No.609〉）したことがある。
　平成19年12月22日。昨日の朝から咽が痛かったのでルゴールを付けたり、ルルを服していたがよくならない、と来院。寒気（−）、熱（−）、頭痛（−）。咳もない。血圧120/80mmHg。寒気がないということと、かぜの症状がまだ十分に現われていないのであろうと考えて、升麻葛根湯（エキス）にバンラン根エキスを加えて投与。
　12月25日。咽の痛みは取れたが、咳、痰（透明でうすい）が出だした。非常に鼻水が多い。いくらか声がれしてきた。寒気はない。多少微熱っぽい。便が少しゆるい。苓甘姜味辛夏仁湯（エキス）を主方として処方し、もし熱が出たら頓服的に服すようにと参蘇飲（エキス）も出しておいた。

年が明けて、ハガキを頂いた。
「処方して戴きました苓甘姜味辛夏仁湯がお陰様で良く効き、ハナ水は翌日からぴったり止まりました。ハナにかかった声は長く続き、痰も初めは濃くて出すのに苦労しましたが紅茶等を飲んで出す様にしました。トシのせいですか、完治するまでに十日かかりました。……」
　苓甘姜味辛夏仁湯は小青竜湯の裏の処方で、溢飲の薬方だといってしまえばそれまでだが、実際問題として鼻水の治療も中々やっかいで、それが一日でぴったり止まったことに興味を覚える。鼻水を"飲"が溢れてくると理解すればよかろう。小青竜湯や麻黄附子細辛湯のいく程の寒の症候はない。また花粉症にみる鼻がムズムズして（私はこれを粘膜の燥、一部熱と理解している）鼻水が流れるように出る気配でもない。ただタラタラーッと鼻水が出てくるのである。といって漏症ともいい難い。やはり"飲"が溢れて出るのである。
　ハナにかかった声とか痰が濃い等に対しては、本当は別の処方にすべきであるが、その対処が現実にはままならない。
　　　　　　　　　（『日常外来の漢方380例』【耳鼻科〈症例10〉】p.547）

付．七味薬方
構成生薬

阿　膠 (あきょう)

【本書掲載薬方】黄土湯、芎帰膠艾湯
『「傷寒・金匱」薬方大成 三味編』で詳述したので省略する。

黄　耆 (おうぎ)

【本書掲載薬方】黄耆建中湯
『「傷寒・金匱」薬方大成 三味編』で詳述したので省略する。

黄　芩 (おうごん)

【本書掲載薬方】黄土湯、甘草瀉心湯、柴胡去半夏加栝楼湯、
　　　　　　　柴胡桂枝乾薑（姜）湯、小柴胡湯、大柴胡湯、半夏瀉心湯
『「傷寒・金匱」薬方大成 三味編』で詳述したので省略する。

黄　連 (おうれん)

【本書掲載薬方】黄連湯、甘草瀉心湯、半夏瀉心湯
『「傷寒・金匱」薬方大成 一味・二味編』で詳述したので省略する。

海　藻 (かいそう)

【本書掲載薬方】牡蛎沢瀉散

　ホンダワラ科小葉海藻のヨウセイサイ Sargassum　fusiforme，または大葉海藻のカイコウシ　S.pallidum　の全草をいう（根本幸夫他監修『傷寒・金匱薬物事典』）。

　神農本草經：「海藻味苦寒主癭瘤氣頸下核破散結氣癰腫癥瘕堅氣腹中上下鳴下十二水腫一名落首」

新古方薬囊：「凝りを濡らげ熱を去る。故に腫を消し水を下す。又惡性腫瘤を治すに用ひらる」

　　傷寒・金匱薬物事典：「現代における効能主治…軟堅作用をもつ，去痰する，利水する，清熱する。るいれき，瘰癧（えいりゅう），消化不良，積聚（しゃくじゅ），水腫，脚気，睾丸腫痛を治す。傷寒論・金匱要略における運用法……効能主治　利水作用をもつ」

　浜田善利・小曽戸丈夫は，本草経を次のように意釈している。
「海藻の味は苦で，気は寒である。
　主として，邪気によって，瘰（エイ），すなわち，耳下のリンパ腺腫ようのものとか，瘤（リュウ），すなわち，皮膚上にふくれあがったこぶ状のものを生じた病や，頸の下の核状のぐりぐりのある病をなおすことができる。
　また，1ヵ所に邪気が結ばれてできた結気や，比較的に根が浅くてたちの悪いおできの癰（ヨウ）の腫れや，腹中のしこりが1ヵ所へ固定した癥（チョウ）と，それが移動性の瘕（カ）や，邪気が1ヵ所に結ばれたように堅くなっている堅気の部位や，腹の中で塊が上下してごろごろと鳴るその塊を，破り散らす作用がある。
　さらに，青水・赤水・黄水・白水・黒水・黄汗・懸水・裏水・風水・気水・石水・皮水の十二種類の水気の病の水を下して，その腫れをなおすはたらきもある。
　海藻は，一名を，落首ともいう」（『意釈神農本草経』）。

　浜田・小曽戸の意釈では"瘰"と"瘤"という病気があり，その原因は邪気であるとの意に取れる。
『漢方用語大辞典』で"瘰"をみると，「この証は外感の六邪により営衛気血の凝鬱，あるいは内傷七情の怒気により，湿痰の停滞，あるいは山嵐水気の偏勝により気血が凝聚してなる。多く肩項などに生じる。色は赤く突出し，皮膚がたるみ，根本は小さく下垂し，陽証に属する」とある。現代医学での病名は思い当たらない。次に"瘤気"をみると，「赤瘤，丹熛のこと」とある。大辞典に従うと，"瘰"と"瘤気"という二種の病気とするのがよいとも思える。赤瘤，丹熛は丹毒であり，いずれにしても，外傷の感染，つまり外部よりやってくる邪気によるとの考えが基本にあるのであろう。

艾　葉（がいよう）

【本書掲載薬方】芎帰膠艾湯
『「傷寒・金匱」薬方大成 三味編』で詳述したので省略する。

葛　根（かっこん）

【本書掲載薬方】葛根湯
『「傷寒・金匱」薬方大成 四味編』で詳述したので省略する。

栝楼根（かろこん）

【本書掲載薬方】柴胡去半夏加栝楼湯、柴胡桂枝乾薑（姜）湯、牡蛎沢瀉散
『「傷寒・金匱」薬方大成 一味・二味編』で詳述したので省略する。

乾　姜（かんきょう）

【本書掲載薬方】黄連湯、甘草瀉心湯、柴胡桂枝乾薑（姜）湯、半夏瀉心湯、
　　　　　　　苓甘薑（姜）味辛夏仁湯
『「傷寒・金匱」薬方大成 一味・二味編』で詳述したので省略する。

甘　草（かんぞう）

【本書掲載薬方】黄耆建中湯、黄土湯、黄連湯、葛根湯、甘草瀉心湯、
　　　　　　　芎帰膠艾湯、桂姜棗草黄辛附湯、桂枝加厚朴杏仁湯、
　　　　　　　桂枝加竜骨牡蛎湯、桂枝去芍薬加蜀漆牡蛎竜骨救逆湯、
　　　　　　　桂枝二越婢一湯、桂枝二麻黄一湯、桂麻各半湯、厚朴七物湯、
　　　　　　　柴胡去半夏加栝楼湯、柴胡桂枝乾薑（姜）湯、小柴胡湯、
　　　　　　　旋覆花代赭石湯、大青竜湯、竹葉石膏湯、当帰四逆湯、
　　　　　　　治馬墜及一切筋骨損方、半夏瀉心湯、文蛤湯、

苓甘薑（姜）味辛夏仁湯
『「傷寒・金匱」薬方大成 一味・二味編』で詳述したので省略する。

枳　実 (きじつ)

【本書掲載薬方】厚朴七物湯、大柴胡湯
『「傷寒・金匱」薬方大成 一味・二味編』で詳述したので省略する。

芎　藭 (きゅうきゅう)

【本書掲載薬方】芎帰膠艾湯
『「傷寒・金匱」薬方大成 四味編』で詳述したので省略する。

久用炊単布 (きゅうようすいたんふ)

【本書掲載薬方】治馬墜及一切筋骨損方

　荒木性次、「久用炊單布とは久しく使ひ古したるお勝手のふきんのことなり、主として食器を拭ふに用ひたる物をさす、雑巾の類にはあらず、（中略）又穀類を蒸すに永く使はれたる木綿又は麻布の類にても可なり、要は穀氣の布中に滲み込みあるが大切なり」（『新古方薬嚢』）。
　その効用は、「ボク曰く穀氣はよく氣血の循りをよくす、炊單布はよく穀氣を隅々まで布くことをなすものの如し。又蒸炊布は湯氣に中てられたる毒を解する効ありと謂はる」（同書）。
　私達の幼かった頃は、勝手の窓ガラスに沿って麻糸、或いは針金が張ってあり、多少黄ばんだ布巾が必ず2,3枚かけられていた。それで茶碗をふいたり鍋をふいたりしていた。またおこわを作る時、餅米を蒸かす際にせいろの底にしいた網様の布も黄ばんでいたが、使用後はきれいに洗って保存していた。
　勿論化学洗剤は一切使っていないので今考えても、本当に安心できるものだった。古人はこうしたものも医療に用いたのである。今は全てが使い捨て。荒木のいうように穀気が染み込んでいるか否かは分からないが心情的には大い

に受け入れたい。こうした文化が半世紀前までは日常生活の中にまだまだ残っていたと思うと、それを完全に失った今、ぽっかり心に穴が開いた気がする。

杏　仁 (きょうにん)

【本書掲載薬方】桂枝加厚朴杏仁湯、桂枝二麻黄一湯、桂麻各半湯、大青竜湯、文蛤湯、苓甘薑（姜）味辛夏仁湯

『「傷寒・金匱」薬方大成　一味・二味編』で詳述したので省略する。

桂　枝 (けいし)

【本書掲載薬方】黄耆建中湯、黄連湯、葛根湯、桂姜棗草黄辛附湯、
桂枝加厚朴杏仁湯、桂枝加竜骨牡蛎湯、
桂枝去芍薬加蜀漆牡蛎竜骨救逆湯、桂枝二越婢一湯、
桂枝二麻黄一湯、桂麻各半湯、厚朴七物湯、
柴胡桂枝乾薑（姜）湯、大青竜湯、当帰四逆湯

『「傷寒・金匱」薬方大成　一味・二味編』で詳述したので省略する。

膠　飴 (こうい)

【本書掲載薬方】黄耆建中湯

『「傷寒・金匱」薬方大成 六味編』で詳述したので省略する。

粳　米 (こうべい)

【本書掲載薬方】竹葉石膏湯

『「傷寒・金匱」薬方大成　三味編』で詳述したので省略する。

厚　朴（こうぼく）

【本書掲載薬方】桂枝加厚朴杏仁湯、厚朴七物湯
『「傷寒・金匱」薬方大成 三味編』で詳述したので省略する。

五味子（ごみし）

【本書掲載薬方】苓甘薑（姜）味辛夏仁湯
『「傷寒・金匱」薬方大成 四味編』で詳述したので省略する。

柴　胡（さいこ）

【本書掲載薬方】柴胡去半夏加栝楼湯、柴胡桂枝乾薑（姜）湯、小柴胡湯、
　　　　　　　　大柴胡湯
『「傷寒・金匱」薬方大成 四味編』で詳述したので省略する。

細　辛（さいしん）

【本書掲載薬方】桂姜棗草黄辛附湯、当帰四逆湯、苓甘薑（姜）味辛夏仁湯
『「傷寒・金匱」薬方大成 三味編』で詳述したので省略する。

芍　薬（しゃくやく）

【本書掲載薬方】黄耆建中湯、葛根湯、芎帰膠艾湯、桂枝加厚朴杏仁湯
　　　　　　　　桂枝加竜骨牡蛎湯、桂枝二越婢一湯、桂枝二麻黄一湯
　　　　　　　　桂麻各半湯、大柴胡湯、当帰四逆湯
『「傷寒・金匱」薬方大成 一味・二味編』で詳述したので省略する。

熟地黄（じゅくじおう）

【本書掲載薬方】黄土湯、芎帰膠艾湯
『「傷寒・金匱」薬方大成 一味・二味編』で詳述したので省略する。

生　姜（しょうきょう）

【本書掲載薬方】黄耆建中湯、葛根湯、桂姜棗草黄辛附湯、桂枝加厚朴杏仁湯、
　　　　　　　桂枝加竜骨牡蛎湯、桂枝去芍薬加蜀漆牡蛎竜骨救逆湯、
　　　　　　　桂枝二越婢一湯、桂枝二麻黄一湯、桂麻各半湯、厚朴七物湯、
　　　　　　　柴胡去半夏加栝楼湯、小柴胡湯、旋覆花代赭石湯、大柴胡湯、
　　　　　　　大青竜湯、文蛤湯

『「傷寒・金匱」薬方大成 一味・二味編』で詳述したので省略する。

商陸根（しょうりくこん）

【本書掲載薬方】牡蛎沢瀉散

やまごぼうの根である。
　神農本草經：「商陸味辛平主水脹疝瘕痺熨除癰腫殺鬼精物一名葛根一名夜呼」
　新古方薬嚢：「商陸味辛平、強き利水の効あり。故によく水腫を除く」

根本幸夫他監修 傷寒・金匱薬物事典
「現代にける効能主治…大小便を通利し，水滞を除く，散結作用をもつ。水腫，腹水，腹部の脹り・膨満，脚気，咽喉の痛みと腫れ，化膿性の腫れもの，悪性のできものを治す。
　傷寒論・金匱要略における運用法
　効能主治…大小便を通利し，よく利尿して，水腫を治す」

　浜田善利・小曽戸丈夫は、本草経を次のように意釈している。
「商陸の味は辛で，気は平である。
　主として，からだに水がたまってはれる水脹の病や，下腹に冷えの気が集まって血がとどこおり，そのために，痛みとしこりがある疝（セン）とか，腹中に移動性の

かたまりをもつ瘕の病や，風・寒・湿の気にあてられて血や気の流れがとどこおり，そのために，痛んだり痺れたりする痺病をなおすことができる。また，生の根をつき潰したものか，あるいは，汁を絞って患部にあて，その上から温める熨法を用いて，比較的に根は浅いがたちの悪いはれものの癰とか，そのほかの腫れものをとり除くことができる。
　さらに，死人のたたりの鬼物とか，物の怪の精物の毒気を殺す作用がある。
　商陸は，一名を，葛根(チョウコン)または，夜呼ともいう」(『意釈神農本草経』)。

　浜田・小曽戸は"疝"と""瘕"を分けて解釈しているが，『漢方用語大辞典』は"疝瘕"と術語として扱い，次の如く解説する。
「疝瘕　病名。瘕疝，蠱ともいう。①風邪が熱と化して下焦に伝わり，湿と相結しておこるもので，小腹が熱痛し，尿道より白色粘液の流出がある。(中略)②風寒と腹内の気血が相結しておこるもので，腹皮の隆起がみられ，そこを推すとその隆起が移動し，腹痛が腰背にまで及んでいるもの」
『漢方用語大辞典』に従いたいが，本草経は①の意味で使われていると考える。
"痺""熨"は『意釈神農本草経』の解釈に従う。
　"熨"の解説はすなおに納得出来る。"殺鬼精物"は勿論内服することによってであろう。

蜀　漆 (しょくしつ)

【本書掲載薬方】桂枝去芍薬加蜀漆牡蛎竜骨救逆湯、牡蛎沢瀉散
『「傷寒・金匱」薬方大成 三味編』で詳述したので省略する。

石　膏 (せっこう)

【本書掲載薬方】桂枝二越婢一湯、大青竜湯、竹葉石膏湯、文蛤湯
『「傷寒・金匱」薬方大成 四味編』で詳述したので省略する。

旋覆花 (せんぷくか)

【本書掲載薬方】旋覆花代赭石湯
『「傷寒・金匱」薬方大成 三味編』で詳述したので省略する。

竈中黄土 (そうちゅうおうど)

【本書掲載薬方】黄土湯

「古きかまどの内側の上部にてよく火に當り焼けぬきたる所の焼け土なり。黄色又は黄褐色或は赤褐色の塊りなり。くずれ易し、微に焼け土の香りあり」(荒木性次『新古方薬嚢』)。

　恐らく、今の若い人にはピンとこないであろう。昭和40年代前半までは竈は古い農家にいけばまだ現役であった。勝手場は居間と隣接した赤土でかためられた土間で、その一角にやはり赤土で造られた竈があって、すすけて黒々とした煙突が直立し連なっていた。普通の竈は米飯釜用とみそ汁鍋用の二つの大きな穴があいていて、ご飯とみそ汁が同時に作れるようになっていたが、その間にお湯沸かし用の小さい穴のある大型の竈もあった。焚き口から薪を入れて時々火吹き竹で火に勢いをつけながら母親に今日の学校の出来事などを話した。ごくごくありふれた光景で、その頃はなんとも思わなかったが、今思い出すと何とも懐かしい温もりが、そこにはあった。赤土を十分に練りあげて、しっかり造られていて、すすけた竈は風格があった。当時はこの竈の土が薬になるなど勿論全く知らなかった。何年かに一度補修とか造り替える時、一杯排出する竈中黄土は殆どが山とか畑にばらまかれた。

　現在は竈中黄土を入手することが非常に困難だと聞いているし、化学薬品のしみこんだ建材を燃やしたものは使いものにならない。本物を手に入れようと思えば、今なお昔風の炭焼きをしているその炭焼竈の土を分けて貰うしかないだろう。昔風の炭焼きなどしている人はごくごく僅かになってしまった。つまり、黄土湯は、現在ほぼ蔵入りした薬方といってよいかも知れない。

　大塚敬節は昭和54年刊行の『金匱要略講話』で「竈中黄土というのは十年以上焼いたかまどの土で、今は手に入りませんね」と語っている。

　荒木性次も、「最近はプロパン瓦斯の普及の爲め田舎に於ても竈は年年取り壊されつゝあり今や全く滅亡せんとするに至りたり、併し黄土は一朝一夕に出

來る物に非ず、故に熱心の同志は若し竈を壊すの報を得た場合は万障を斥けて黄土を得る様心掛けられ度し」(『新古方藥嚢』)と記す。『新古方藥嚢』の刊行は昭和47年である。

名医別録：「伏龍肝氣味辛微温無毒、主治婦人崩中吐血欬逆血を止どめ醋にて調へ癰腫の毒氣に塗る」(『新古方藥嚢』より)。

新古方藥嚢：「竈中黄土は味辛微温、よく冷えを退け鬱滞を散じ血を治す。又つはりに効ありと言はる」

傷寒・金匱薬物事典：現代における効能主治……胃腸を温め，湿を除く，止嘔し，止血する。嘔吐，反胃，腹痛，下痢，吐血，鼻出血，血便，血尿，つわり，不正子宮出血，帯下(たいげ)，化膿性のできもののくずれたものを治す。

傷寒・金匱要略における運用法—効能主治……脾胃を温め，止血する」

性味辛温という。辛は長年木煙に燻されて、その染み付いた成分の為であろうか。温は毎日毎日火で焼かれることで温熱の性を獲得したということであろう。"脾胃を温める"は、真中の空洞に薪を入れて燃す竈の構造・機能が胃腸のそれと類似していることより、帰納したものではないか。黄土はまた崩れた壁の補修とか鼠の通り穴を塞ぐ際によく使われた。"化膿性のできもののくずれたものを治す"とか、各種出血への応用はこれからの発想ではないか。

大　黄 (だいおう)

【本書掲載薬方】厚朴七物湯、旋覆花代赭石湯、大柴胡湯、
　　　　　　　　治馬墜及一切筋骨損方
『「傷寒・金匱」薬方大成 一味・二味編』で詳述したので省略する。

代赭石 (たいしゃせき)

【本書掲載薬方】旋覆花代赭石湯
『「傷寒・金匱」薬方大成 三味編』で詳述したので省略する。

大　棗 (たいそう)

【本書掲載薬方】黄耆建中湯、黄連湯、葛根湯、甘草瀉心湯、
　　　　　　　　桂姜棗草黄辛附湯、桂枝加厚朴杏仁湯、桂枝加竜骨牡蛎湯、
　　　　　　　　桂枝去芍薬加蜀漆牡蛎竜骨救逆湯、桂枝二越婢一湯、
　　　　　　　　桂枝二麻黄一湯、桂麻各半湯、厚朴七物湯、
　　　　　　　　柴胡去半夏加栝楼湯、小柴胡湯、大柴胡湯、大青竜湯、
　　　　　　　　当帰四逆湯、半夏瀉心湯、文蛤湯

『「傷寒・金匱」薬方大成　一味・二味編』で詳述したので省略する。

沢　瀉 (たくしゃ)

【本書掲載薬方】牡蛎沢瀉散

『「傷寒・金匱」薬方大成　一味・二味編』で詳述したので省略する。

竹　葉 (ちくよう)

【本書掲載薬方】竹葉石膏湯

　イネ科ハチク Phyllostachys nigra の葉。
　神農本草經：「竹葉味苦平主欬逆上氣溢筋急惡瘍殺小蟲根作湯益氣止渇補虚下氣汁主風痓　實通神明輕身益氣」
　新古方藥嚢：「竹葉味苦平、逆上氣、咳などを治す。大體竹茹に似て稍効異る所あるものの如し」
　傷寒・金匱薬物事典：「現代における効能主治……津液を補い，清熱し，除煩する。利尿作用をもつ。熱病による煩渇，小児のひきつけ，咳逆による吐血，鼻出血，のぼせ，小便不利，血尿，口中糜爛を治す。
　傷寒論・金匱要略における運用法・効能主治……清熱し，あわせて咳逆上気を治す。
　① 清熱作用－清熱作用により，上焦部の煩熱を除き，気の上衝を鎮める。
　② 鎮咳作用－呼吸器系の津液を補い，炎症を鎮めることにより，咳を止める」

浜田・小曽戸は本草経を次の如く意釈している。
「竹葉の味は苦で，気は平である。
　主として，はげしい咳こみの咳逆の病や，下腹部の方から気が胸やのどや頭につきあげる上気の病や，溢，すなわち，嗌や噎で気が逆上するためにむせんでのどがつまる病や，筋がひきつれる筋急の病や，たちの悪いできものの悪瘍をなおすことができる。
　また，寄生虫の小虫を殺す作用もある。
　この根は，薬湯を作って用いると，元気を益し，のどの異常な渇を止め，虚弱になったものを補い，上にのぼった気，あるいはとどこおった気を下すはたらきがある。
　また，竹幹をあぶったときに出てくる汁は主として，風の邪気にあてられて痙攣をひきおこす風痙の病をなおすことができる。
　さらに，この実は，長く服用していると，仙人の境地ともいえる神明に通じ，身のうごきが軽くなり，元気が益してくる」（『意釈神農本草経』）。

通　草（つうそう）

【本書掲載薬方】当帰四逆湯

　通草、一名　木通。
　あけびの蔓である。「アケビ科①アケビ Akebia quinata Decaisne または②ミツバアケビ A.trifoliata Koidzumi のつる性の茎を, 通例, 横切したもの〈日局15収載〉」（『傷寒・金匱薬物事典』）。
　あけびは身近な植物である。秋になって雑木林に入ると、その雑木に絡まって2、3メートルor それ以上の高さのところに腎臓のような形をした紫色〜褐色の果実がぶらさがり、熟すと縦に割れてマヨネーズのような果肉が顔をのぞかす。年長者は、器用に木に登り、それを取って果肉を食べるのだが、小学1、2年の年少者はうらやましげに眺めるのみだった。時々おこぼれにあずかって口にした、そのなめらかな甘味を思い出す。今でも時折、村の農産物販売所で見掛けるので求めて口にすると、種の多いのに閉口するが、上品な程よい粘っこい甘さに、改めて自然のものは体に優しいことを本能的に感じる。その甘味にどきつさが全くなく、そのまま自分の体の一部になるような気がする。幼ない頃はそのあけびの蔓など、あくまでも我々の遊ぶ道を邪魔する、やっかいな

ものに過ぎなかった。それがこの年になって通草、或いは木通としてお世話になることを思うと、感慨深いものがある。

通草は、本草経の中薬の部に収載されている。

　神農本草経：「味辛平主去惡蟲除脾胃寒熱通利九竅血脈關節令人不忘一名附支」

　新古方藥嚢：「通艸味辛平氣を通じ血を循らし、よく手足を煖む」

　傷寒・金匱薬物事典：「現代における効能主治……清熱し，利尿し，水腫を消す，乳汁分泌促進作用，抗真菌作用を有す。血尿，淋濁(りんだく)，胸中の煩熱(はんねつ)，咽喉腫痛，乳汁分泌困難を治す。傷寒論・金匱要略における運用法・効能主治……気血の流れを促進する」

浜田善利・小曽戸丈夫は、本草経を次のように意釈している。
「通草の味は辛で，気は平である。
　主として，悪性の寄生虫を殺して去り，脾臓と胃腑，すなわち，消化機能の低下による病や，悪寒と発熱をともなう寒熱病のもとをとり除き，耳・目・口・鼻・尿道口・肛門の９コの穴である九竅(キユウキヨウ)や，血の流れの血脈や，骨の節々の関節の機能のとどこおりを通じて，はたらきを利(よ)くする作用がある。
　これを，服用していると，その人を頭脳明晰にし，物を忘(な)れないように令(さ)せる。
　通草は，一名を，付支ともいう」（『意釈神農本草経』）。

●生薬解説

葶藶子 (ていれきし)

【本書掲載薬方】牡蛎沢瀉散
『「傷寒・金匱」薬方大成　一味・二味編』で詳述したので省略する。

当　帰 (とうき)

【本書掲載薬方】芎帰膠艾湯、当帰四逆湯
『「傷寒・金匱」薬方大成　一味・二味編』で詳述したので省略する。

桃　仁（とうにん）

【本書掲載薬方】治馬墜及一切筋骨損方
『「傷寒・金匱」薬方大成 三味編』で詳述したので省略する。

人　参（にんじん）

【本書掲載薬方】黄連湯、甘草瀉心湯、柴胡去半夏加栝楼湯、小柴胡湯、
　　　　　　　旋覆花代赭石湯、竹葉石膏湯、半夏瀉心湯
『「傷寒・金匱」薬方大成 三味編』で詳述したので省略する。

敗　蒲（はいほ）

【本書掲載薬方】治馬墜及一切筋骨損方

　方中は敗蒲で、方後は敗蒲席である。
　大塚敬節は、「敗蒲というのは蒲の穂」「（敗蒲席）蒲の席」（『金匱要略講話』）といい、森田幸門は「敗蒲席　敗はやぶれた即ち使い古した、蒲席はがまで作ったむしろ」（『金匱要略入門』）と註記している。これより敗蒲は、古い乾燥したがま（の穂）で、敗蒲席は使い古してやぶれかかっているようながまの畳の表としてよかろう。久用炊単布と同じく、使い古したという点が興味深い。がまの乾燥して古くなったのをわざわざ使う意味は何だろうか。陳皮もそうである。古くなることで好ましくない精油成分が揮発するからであろうか。
　「敗蒲（フルキガマムシロ）敗蒲席の質。蒲灰の説に同じ。蒲灰、尿泄し且つ瘀血を逐ふ」（山田光胤 校訂『金匱要略の研究』）。

麦門冬（ばくもんどう）

【本書掲載薬方】竹葉石膏湯
『「傷寒・金匱」薬方大成 六味編』で詳述したので省略する。

半　夏（はんげ）

【本書掲載薬方】黄連湯、甘草瀉心湯、小柴胡湯、旋覆花代赭石湯、大柴胡湯、竹葉石膏湯、半夏瀉心湯、苓甘薑（姜）味辛夏仁湯
『「傷寒・金匱」薬方大成　一味・二味編』で詳述したので省略する。

緋　帛（ひはく）

【本書掲載薬方】治馬墜及一切筋骨損方

　緋帛の"緋"は、漢和辞典によれば、「目の覚めるよう鮮やかな赤色」（藤堂明保 他『漢字源』）、"帛"は「白い絹布。転じて、広く絹織物」（同書）である。荒木性次によると緋帛は茜草で赤く染めた絹織物、新絳は赤く染めたままの絹絲である（『新古方薬嚢』）。
　大塚敬節は「緋帛（もみの絹）、そのころの緋というのは何で染めたのでしょうか、アカネでしょうか」（『金匱要略講話』）と述べ染料に今ひとつ確信の持てない様子である。『金匱要略講話』をベースにした『金匱要略の研究』（大塚敬節著・山田光胤校訂、たにぐち書店、1996）では、緋帛に註して「『古方薬品考』に云う。アカネ染のキヌ　案ずるに絳はもと茜根を以て染むる所の絹なり○緋帛は茜根を以って絲を染めて織る所のものなり」と記し、茜根に大きく傾いている。
　一方大塚は緋帛（もみの絹）と記す。『広辞苑』には「もみ〔紅・紅絹〕（ベニバナを揉んで染めるからいう）紅で無地に染めた絹布。ほんもみ」とある。ここではベニバナであるが、大塚は染料のことは確信出来ないが、紅染した絹という意で用いているのであろう。
　『傷寒・金匱薬物事典』には新絳は出ているのに緋帛はない。治馬墜久一切筋骨損方も因って載っていない。新絳は赤く染めたままの絹布で、緋帛と効能は同じと考えられるので、その効能を引用する。
　「新絳、性味　苦，寒。〔現代における効能主治〕気血を行らす。止血する，通経する。皮下の血行を促進する。吐血，鼻出血，血尿，血便，子宮出血，月経閉止，リウマチによる痛み・しびれ，打撲傷，瘀血による腫れ・痛み，黄疸，慢性気管支炎を治す。〔傷寒論・金匱要略における運用法〕効能主治　血行を促進し，瘀血を除き，通経する」つまり血剤である。

絹は『本草綱目』をみても結構民間薬的に使われている。その煮汁を服せば消渇をとめ、産婦の脬損（膀胱炎の類か）に用い、痘瘡の潰爛に外用として用い、灰に焼いたものは血痢とか下血、吐血、血崩に用いる等々である。

　現在において、これを手に入れることは困難である。絹布でも化学染料を用いたものは勿論使いものにならないので、どうしてもという時は養蚕農家（今現存するだろうか。昭和20年頃までは殆どの農家が副業としてカイコを飼っていた。深夜一斉に桑の葉を食べる音が暗闇の中から聞こえてきたものだ。不思議と落ち着く。ひたすら桑の葉を上手に喰い続けるカイコが思いだされる）よりマユを分けて貰い、自分でアカネorベニバナで染めて作るより他に方法はない。

白　朮（びゃくじゅつ）

【本書掲載薬方】黄土湯
『「傷寒・金匱」薬方大成 一味・二味編』で詳述したので省略する。

茯　苓（ぶくりょう）

【本書掲載薬方】苓甘薑（姜）味辛夏仁湯
『「傷寒・金匱」薬方大成 一味・二味編』で詳述したので省略する。

附　子（ぶし）

【本書掲載薬方】黄土湯、桂姜棗草黄辛附湯
『「傷寒・金匱」薬方大成 一味・二味編』で詳述したので省略する。

文　蛤（ぶんごう）

【本書掲載薬方】文蛤湯

　はまぐりの殻である。伊田喜光 総監修の『傷寒・金匱薬物事典』は、「マル

スダレガイ科タイワンハマグリ Meretrix meretrix を含むその近縁種の生きたまま捕獲した貝殻」と記している。

『神農本草経』には、上薬の部に、海蛤、文蛤と続け別々に収載されているが、古来よりそれぞれが何を指しているかについて議論が多かったという。現在は海蛤と文蛤を合わせて蛤殻とよんでいる、と。そして、現在の市場において"文蛤"としての流通はなく、"海蛤殻"の名称で、マルスダレガイ科のオキシジミ（Cyclina sinensis の貝殻）とタイワンハマグリ（M.meretrix の貝殻）が混在して流通するのみ（『傷寒・金匱薬物事典』）という。また、傷寒・金匱の時代に文蛤を何にあてていたかは特定できないが、おそらくタイワンハマグリ（M.meretrix）を含むその近縁種の生きたまま捕獲した貝殻を用いていたと推察される（同書）とも述べている。

神農本草經：「海蛤味苦平　欬逆上氣喘息煩滿胸痛寒熱を主どる」（荒木性次『新古方藥囊』より）。

「文蛤惡瘡を主どり五痔を蝕す」（荒木性次『新古方藥囊』より）。

新古方藥囊：「海蛤文蛤味を同ふす故に本經文蛤に特に味を記さざるなり、文蛤は内に熱がこもりたる爲めにのどかわきて甚しく水を欲する者を治す。文蛤の特徴はのどかわくと雖も口中からに燥くと言ふ事少なく唯むしように水が呑み度くなると言ふ所にあり」

荒木は、海蛤、文蛤各々の本草経の条文を並べて載せるも、その異同についての言及はない。

浜田善利・小曽戸丈夫は本草経を次のように意釈している。
「海蛤の味は苦で，気は平である。

主として，はげしい咳こみの咳逆の病や，下腹部から胸やのどや頭の方へ気がつきあげる上気の病や，ぜいぜいと息があらくなってあえぐ喘息の病や，胸や腹がいっぱいにつまったようにはって胸苦しい煩満の病や，胸痛や，悪寒と発熱をともなう寒熱病をなおすことができる。

海蛤は，一名を，魁蛤（カイゴウ）ともいう」（『意釈神農本草経』）。
「文蛤の味は苦で，気は平である。

主として，たちの悪い皮膚病の悪瘡や，傷がただれたり腐ったりした蝕の病や，牡痔（ボジ）・牝痔（ヒンジ）・腸痔・脈痔・血痔の五痔の病をなおすことができる」（同書）。

海蛤、文蛤の薬能はかなり異なっていて、とても同じものと思えない程である。単に地域差によるのであろうか。これを今更証明することは不可能であるので、我々は現在入手出来る海蛤殻でまず実際に臨床実験することである。記

されている文蛤の薬能から、私がまだ小学校にあがるか否かの子供の頃、祖父母が隣近所の仲間とお伊勢さん参りといって、2、3泊の旅行に出掛け、そのみやげに"キズ薬"のエビの甲羅のようなものを買い求めて来たことを思い出すのである。遊び回ってキズをつけた時、それをけずって（やわらかく、すぐけずることが出来た）得られる多少灰色がかったその白粉をキズにつけると、見事なまでによく効いてすぐ治ってしまった。祖父母はそれを大事に大事に使っていた。そのものが何であったかを今は知る由はない。ポロポロ崩れるようにけずれたから、多分焼いたものかも知れない。が、はまぐりの殻の形はしていなかったことだけは確かである。古代に於いても、こうした使い方が民間療法的に行なわれていたのであろう。

　この薬能が、文蛤湯、文蛤散の効能と如何にして結びついていったかは分からない。

　荒木の薬能は、文蛤湯、文蛤散より逆に導いたそれと考える。

傷寒・金匱薬物事典：「現代における効能主治……清熱，利湿，去痰，軟堅作用をもつ。口渇と煩熱(はんねつ)，咳逆胸痺，るいれき，リンパ腺炎，子宮不正出血，痔瘻(じろう)を治す」

「傷寒論・金匱要略における運用法　効能主治　口渇が甚だしく多量の水を飲むもの，あるいは水を欲してはいるものの，実際はのどが渇いていないものなど，体内の水分バランスが崩れたものを治す」

牡　蛎 (ぼれい)

【本書掲載薬方】桂枝加竜骨牡蛎湯、桂枝去芍薬加蜀漆牡蛎竜骨救逆湯、
　　　　　　　柴胡桂枝乾薑（姜）湯、牡蛎沢瀉散
『「傷寒・金匱」薬方大成 一味・二味編』で詳述したので省略する。

麻　黄 (まおう)

【本書掲載薬方】葛根湯、桂姜棗草黄辛附湯、桂枝二越婢一湯、桂枝二麻黄一湯、
　　　　　　　桂麻各半湯、大青竜湯、文蛤湯
『「傷寒・金匱」薬方大成 一味・二味編』で詳述したので省略する。

乱　髪 (らんぱつ)

【本書掲載薬方】治馬墜及一切筋骨損方
『「傷寒・金匱」薬方大成 一味・二味編』で詳述したので省略する。

竜　骨 (りゅうこつ)

【本書掲載薬方】桂枝加竜骨牡蛎湯、桂枝去芍薬加蜀漆牡蛎竜骨救逆湯
『「傷寒・金匱」薬方大成 三味編』で詳述したので省略する。

〔主な参考図書〕

浅井貞庵 著・寺師睦宗 註 『静観堂方考』 漢方三方塾 1989
浅田宗伯 原著・長谷川弥人 訓注 『訓読 校注 傷寒論識』 たにぐち書店 1996
荒木性次 『新古方藥嚢』 方術信和會 1972
荒木性次 『方術説話』 方術信和會 1980
伊田喜光 総監修，根本幸夫・鳥居塚和生 監修 『傷寒・金匱薬物事典』 万来舎 2006
江部洋一郎 他 『経方薬論』 東洋学術出版社 2001
江部洋一郎・横田靜夫 『経方医学』 東洋学術出版社 2000
汪昻 著・寺師睦宗 訓訳 『本草備要』 漢方三考塾 1996
大塚敬節 『症候による漢方治療の実際』 南山堂 1967
大塚敬節 主講 『金匱要略講話』 創元社 1979
大塚敬節 『臨床應用 傷寒論解説』 創元社 1966
大塚敬節 『漢方医学（新装版）』 創元社 2008
大塚敬節・矢数道明 監修 『経験 漢方処方分量集』 医道の日本社 1969
大塚敬節 著・山田光胤 校訂 『金匱要略の研究』 たにぐち書店 1996
大塚恭男 他 企画・編集 『新 漢方処方マニュアル』 思文閣出版 1991
奥田謙蔵 『漢方古方要方解説』 医道の日本社 1973
奥田謙蔵 『傷寒論講義』 医道の日本社 1968
何任 著・勝田正泰 監訳 『金匱要略解説』 東洋学術出版社 1995
金子幸夫 『傷寒論解説』 たにぐち書店 1995
金子幸夫 『金匱要略解説』 たにぐち書店 1996
木村博昭 釈義・木村長久 筆受 『傷寒論講義』（復刻第二版） 春陽堂書店 1991
後藤實 著・山田光胤 監修 『くらしの生薬』 たにぐち書店 2006
小山誠次 『古典に基づくエキス漢方方剤学』 メディカルユーコン 1998
柴崎保三 『鍼灸医学大系・黄帝内経素問』 雄渾社 1979
清水藤太郎 『漢方藥物學』 春陽堂 1934
白川静 『字通』 平凡社 1996
白川静 『字統』 平凡社 2000
創医会学術部 主編 『漢方用語大辞典』 燎原 1984
高山宏世『傷寒論を読もう』 東洋学術出版社 2008
高山宏世『金匱要略を読もう』 東洋学術出版社 2016
田家照生 『現代本草集成 増補能毒を読む』 源草社 2001
龍野一雄 『漢方医学大系』 雄渾社 1978
龍野一雄 『漢方処方集』 中国漢方 1991
龍野一雄 『漢方入門講座』 中国漢方 1999
龍野一雄 編著 『新撰類聚方』 中国漢方 1974
田畑隆一郎 『傷寒論の謎』 源草社 1997
田畑隆一郎 『よくわかる金匱要略』 源草社 2004
中医研究院・広東中医学院・成都中医学院 編著，中医学基本用語邦訳委員会 訳編
　『中国漢方医語辞典』 中国漢方 1983
中国・中医研究院 編 『傷寒論』 中国漢方 1989

中国・中医研究院 編 『金匱要略』 中国漢方 1986
丁宗鐵 編著・鳥居塚和生 著 『漢方方剤の薬効・薬理』 医歯薬出版 2009
中川良隆 『漢方診療の原点』 源草社 2001
中川良隆 『漢方臨床320例』 源草社 2007
中川良隆 『漢方精選380例』 源草社 2014
中川良隆 『「傷寒・金匱」薬方大成 一味・二味編』 源草社 2010
中川良隆 『「傷寒・金匱」薬方大成 三味編』 源草社 2011
中川良隆 『「傷寒・金匱」薬方大成 四味編』 源草社 2012
中川良隆 『「傷寒・金匱」薬方大成 五味編』 源草社 2013
中川良隆 『「傷寒・金匱」薬方大成 六味編』 源草社 2015
浜田善利・小曽戸丈夫 『意釈神農本草経』 築地書館 1993
坂東正造・福冨稔明 編著 『山本巌の臨床漢方』 メディカルユーコン 2010
藤平健 講師・中村謙介 編者 『傷寒論演習』 緑書房 1997
藤平健 主講・藤門医林会 編 『類聚方広義解説』 創元社 2005
細野史郎 講話 『臨床傷寒論』 現代出版プランニング 1996
三浦於菟 『実践漢薬学』 医歯薬出版 2004
森田幸門 『金匱要略入門』 森田漢法治療研究所 1968
森田幸門 『傷寒論入門』 森田漢法治療研究所 1966
矢数圭堂・松下嘉一 監修 『漢方治療指針』 緑書房 1999
矢數道明 『臨床応用漢方處方解説』 創元社 1997
湯本求眞 『臨床應用漢方醫學解説』 湯川書店 2008
吉益東洞 著・尾台榕堂 註・西山英雄 訓訳
　『和訓類聚方広義・方機・方極・重校薬徴』 池中商事 1969
渡邊武 『原典に拠る重要漢薬 平成薬証論』 メディカルユーコン 1995
『南山堂 医学大辞典（縮刷版）』 南山堂 1987
『南山堂 医学大辞典（縮刷版）』 南山堂 2015

〔雑誌〕
小太郎漢方製薬『漢方研究』
東亜医学協会 『漢方の臨床』
東静漢方研究会『東靜漢方研究室』
日本東洋医学会『日本東洋医学雑誌（日本東洋醫學會誌)』

著者紹介

中川良隆 (なかがわ よしたか)

1964 年　東北大学医学部卒業
1969 年　東北大学医学部大学院修了
1973 年　国立東静病院（現 静岡医療センター）内科勤務
1981 年　中川内科医院開設　現在に至る
　　　　 静岡県三島市寿町 3-53　松井ビル 3 階
2012 年　大塚敬節記念東洋医学賞 受賞

　日本東洋医学会名誉会員
　東亜医学協会顧問

〈著書〉
『漢方診療の原点 ― 精選の治験 300 例 ―』（源草社）
『漢方臨床 320 例 ― 日常外来診療の視点から ―』（源草社）
『漢方精選 300 例 ― 症例による日常外来診療の実際 ―』（源草社）
『「傷寒・金匱」薬方大成　一味・二味編』（源草社）
『「傷寒・金匱」薬方大成　三味編』（源草社）
『「傷寒・金匱」薬方大成　四味編』（源草社）
『「傷寒・金匱」薬方大成　五味編』（源草社）
『「傷寒・金匱」薬方大成　六味編』（源草社）
『日常外来の漢方 380 例』（源草社）

〈共著〉
『現代医療における漢方薬』（南江堂）

〈雑誌〉
『東静漢方研究室』の刊行に責任者として携わり、平成 29 年 10 月現在、通巻 No.194 となっている

「傷寒・金匱」薬方大成　七味編
(東静漢方研究叢書 14)

2017 年 11 月 20 日　第一刷発行

著　者　　中川良隆
発行人　　吉田幹治
発行所　　有限会社　源草社
東京都千代田区神田神保町 1-19 ベラージュおとわ 2 階 〒101-0051
電話　03-5282-3540　FAX　03-5282-3541
E-mail：info@gensosha.net
URL：http://gensosha.net

装幀　　岩田菜穂子
印刷　　株式会社カシヨ
乱丁・落丁本はお取り替えいたします。

© Yoshitaka Nakagawa, 2017　Printed in Japan
ISBN978-4-907892-13-5

[JCOPY] <(社)出版者著作権管理機構 委託出版物>
本書の無断複写は著作権法上での例外を除き禁じられています。複写される場合は、そのつど事前に、(社)出版者著作権管理機構(電話 03-3513-6969、FAX 03-3513-6979、e-mail:info@jcopy.or.jp)の許諾を得てください。